Ethique et thérapeutique

Témoignages européens

Association Pédagogique Nationale pour l'Enseignement
de la Thérapeutique (APNET)
Réseau Européen des Enseignants de Thérapeutique (REET)

Ethique et thérapeutique

Témoignages européens

Jean-Marie MANTZ
Pierre GRANDMOTTET
Patrice QUENEAU

Préface de Madame Noëlle Lenoir
Postface du Professeur Jean Bernard

1998

PRESSES UNIVERSITAIRES DE STRASBOURG

Les auteurs remercient l'Association Pédagogique Nationale
pour l'Enseignement de la Thérapeutique (APNET),
la Faculté de médecine de Strasbourg et l'Université Louis Pasteur de Strasbourg
pour le soutien apporté à cette publication

Nos remerciements s'adressent également aux Professeurs P. Aubert (Paris) et J.C. Schrub (Rouen) pour leur contribution à la réalisation de cet ouvrage.

ISBN 2-86820-018-4

Palais Universitaire - 9, place de l'Université
67000 STRASBOURG

Liste des auteurs

Professeur Jean-Philippe ASSAL, Policlinique Médicale, Hôpital Cantonal Universitaire, GENEVE

Philippe BANVILLET. Directeur Général Adj. Centre Hospitalo-Universitaire, AMIENS

Professeur Jean BERNARD, de l'Académie Française, PARIS

Professeur Claude CHARDOT, Cancérologie, Centre Alexis Vautrin, NANCY

Professeur François COHADON, Clinique Universitaire de neuro-chirurgie, Hôpital Pellegrin, BORDEAUX

Madame Andrée CUZIN, Directrice du Service des Soins Infirmiers, Centre Hospitalo-Universitaire, SAINT-ETIENNE

Professeur Carlo De MARTINIS, Clinique Médicale, Université La Sapienza, ROME

Docteur Maurice De WACHTER, anc. Directeur de l'Institut de Bioéthique, MAASTRICHT, Pays-Bas

Professeur Alain DUROCHER, Service d'urgences respiratoires et réanimation médicale. Hôpital Calmette, LILLE

Docteur Paul FERRER-SALVANS, Pharmacologie Clinique. Institut Catalan de la santé, BARCELONE

Madame Dominique FRERING. Directrice du service des soins infirmiers. HCL. SAINT-ETIENNE

Professeur Marc GENTILINI, de l'Académie de Médecine. PARIS

Professeur Pierre GRANDMOTTET. Doyen Hon. Faculté de Médecine. Service de Médecine Interne. Centre Hospitalo-Universitaire. BESANÇON

Professeur Franz HÄERLE, Chirurgie esthétique et réparatrice. Université Christian Albrech, KIEHL. ALLEMAGNE

Jean-Michel HEARD. Laboratoire Rétrovirus et transfert génétique. Institut Pasteur. PARIS

Professeur Bernard HOERNI, Cancérologie. Fondation Bergonié. BORDEAUX

Professeur Jean-Jacques KRESS, Service de Psychiatrie. Hôpital de Bohars. Centre Hospitalo-Universitaire. BREST

Professeur Francis KUNTZMANN, Service de Médecine Interne. Gériatrie. Hôpitaux Universitaires de STRASBOURG

Madame Andrée LACROIX, Psychologue Clinicienne. Hôpital Cantonal Universitaire, GENEVE

Madame Noëlle LENOIR, Présidente du Groupe Européen d'Ethique auprès de l'Union Européenne. PARIS

Peter LEUPRECHT. Secrétaire Général adj. Conseil de l'Europe. STRASBOURG

Docteur Denis MALVY. Médecine et Santé Tropicales. Centre René Labusquière. BORDEAUX

Professeur Jean-Marie MANTZ, Doyen Hon. Faculté de Médecine. Service de Réanimation Médicale. Pavillon Pasteur. Hôpitaux Universitaires de STRASBOURG

Professeur Jean-François MATTEI, Département de génétique médicale. Hôpital d'Enfants de la Timone. MARSEILLE

Professeur Gérard OSTERMANN, Médecine Interne et psychothérapie. Centre Hospitalo-Universitaire. BORDEAUX

Professeur Michel PATRIS. Service de Psychiatrie. Hôpitaux Universitaires de STRASBOURG

Professeur Eduardo Rodriguez PEREIRA. Institut de Pharmacologie et Thérapeutique. Faculté de Médecine. PORTO. PORTUGAL

Professeur Michel PIERSON. Pédiatrie et génétique médicale. Centre Hospitalo-Universitaire. NANCY

Professeur Patrice QUENEAU. Doyen hon. Faculté de Médecine, service de médecine Interne. Hôpital Bellevue. SAINT-ETIENNE

Professeur Ass. Carmen RAUCH. Département de génétique médicale. Hôpital d'Enfants de la Timone. MARSEILLE

Madame le Docteur Fabienne SAULNIER. Service d'urgences respiratoires et réanimation médicale. Centre Hospitalo-Universitaire. LILLE

Professeur Jean-Claude SCHRUB. Médecine Interne. Centre Hospitalo-Universitaire. ROUEN

Professeur Claude SUREAU de l'Académie Nationale de médecine. PARIS.

Professeur Astrid WILK. Service de stomatologie, chirurgie maxillo-faciale et chirurgie plastique reconstructrice. Hôpitaux Universitaires de STRASBOURG

Professeur Tibor WITTMANN, Service de médecine. Université Szent Györgyi. SZEGED. HONGRIE.

Professeur Philippe WOLF, Service de chirurgie générale et transplantations multiorganes, Hôpitaux Universitaires de STRASBOURG.

N.B. *Les opinions émises dans cet ouvrage n'engagent que leurs auteurs.*

Ethique et Décision thérapeutique : Témoignages européens

Avant-propos

Jean Marie Mantz

C'est à Nauplie en octobre 1992, à l'occasion d'un intermède animé par les membres de l'APNET (Association Pédagogique Nationale pour l'Enseignement de la Thérapeutique) et représentant, sur la scène du théâtre d'Epidaure, Asclepios donnant, sous le regard attendri de la déesse Hygie, le pouvoir de guérir les malades, qu'est née l'idée d'un Réseau Européen des Enseignants de Thérapeutique (REET). Il apparut en effet que l'étude des grands problèmes de la Thérapeutique médicale ne pouvait que gagner à cette approche transfrontalière. Les réunions qui suivirent, à Bari (1993), à Nice (1994), à Coïmbra (1995); à Szeged (1996) confirmèrent le bien fondé de cette initiative.

Parmi les préoccupations communes aux thérapeutes de tous pays, les interférences entre l'éthique et la décision thérapeutique tiennent une place de choix, particulièrement depuis quelques décennies.

En effet l'éthique connaît un singulier destin. Dès le quatrième siècle avant Jésus-Christ, elle illumine déjà les dialogues de Platon, les écrits d'Aristote, les propos de Socrate, tandis qu'Hippocrate, à la même époque, a le mérite d'introduire en médecine à la fois la démarche séméiologique et un Code de bonne conduite.

Après plus de vingt siècles de mise en veilleuse, l'éthique, surtout depuis la dernière guerre mondiale, brille à nouveau des feux de l'actualité. Sous l'impulsion de la révolution scientifique moderne, elle est devenue une obligation incontournable pour les chercheurs, un sujet renouvelé de réflexion pour les philosophes, une préoccupation majeure de la médecine, en particulier de cette discipline qui en est la finalité même, la thérapeutique.

Le thérapeute en effet, à chacune de ses décisions, doit s'y référer pour le plus grand bien de son malade.

Le présent ouvrage est né de la prise de conscience collective au sein du Réseau Européen des Enseignants de Thérapeutique, de l'importance de ce problème.

Le but initial était de fournir aux enseignants de thérapeutique des éléments de réflexion éthique destinés à renforcer le poids de leur message pédagogique. Il apparut très vite que la variété des sujets abordés – la thérapeutique concerne toutes les disciplines médicales – la multiplicité des approches et la diversité des expériences élargiraient sans doute la portée du message à un auditoire plus vaste, médical, paramédical, voire non médical.

L'entreprise comportait trois difficultés majeures :

Le choix des auteurs ne pouvait échapper à l'arbitraire. La participation française est tout naturellement prédominante, la France étant un des rares pays où la thérapeutique est, dans les Facultés de Médecine, individualisée en tant que discipline autonome; mais la connotation européenne que nous avons voulu donner à l'ouvrage nous a amenés à élargir l'éventail des intervenants possibles. Nous avons, d'une façon générale, sollicité le concours de collègues à la fois thérapeutes notoirement reconnus dans leur discipline et soucieux des implications éthiques des décisions qu'ils ont à prendre sur le terrain. Les exigences de cette double compétence ne sauraient échapper. La qualité de notre gratitude à l'égard des auteurs n'a d'égale que l'ardeur avec laquelle ils ont accepté de s'engager dans cette entreprise.

Les conditions mêmes de l'élaboration de l'ouvrage exposaient à des redites. En effet les questions relatives par exemple au secret médical, au consentement aux soins, à la participation à un essai thérapeutique, à l'attitude en fin de vie concernent de nombreux malades relevant de spécialités différentes. Aussi est-il naturel que plusieurs auteurs aient été amenés à emprunter les mêmes exemples pour étayer leur argumentation, sans pour autant aboutir nécessairement à des conclusions identiques. La fréquence de ces résurgences témoigne de l'importance que les thérapeutes attachent à ces questions.

Cette confrontation d'appréciations éventuellement différentes d'un même fait respecte très précisément l'esprit éthique.

La diversité des points de vue aurait pu affaiblir la force du message et en relativiser la portée. Il est remarquable de constater au contraire que, sur les problèmes essentiels, un haut degré de consensus se dégage de cette confrontation.

L'hétérogénéité de conception, de présentation, de style, de longueur des différents articles peut paraître déroutante. Elle a le mérite de respecter fidèlement les choix des auteurs. Nous savons gré aux membres du comité de l'avoir atténuée et à l'Editeur de l'avoir acceptée.

Notre but serait atteint si, dans la polyphonie européenne actuelle, cet ouvrage apportait, dans le domaine de la décision thérapeutique, une contribution positive à l'harmonisation des attitudes éthiques.

Préface

Madame Noëlle Lenoir

Aussi étonnant que cela puisse paraître, si la médecine est de plus en plus scientifique et de moins en moins empirique, en revanche, les problèmes moraux et sociaux qu'elle soulève n'ont pas fondamentalement changé depuis plusieurs siècles.

La raison en est simple : c'est qu'au-delà du recours à des outils – thérapeutiques et diagnostiques – sans cesse perfectionnés, la médecine moderne met en scène des acteurs dont la relation proprement humaine reste toujours au premier plan. Comme nombre d'activités, la médecine s'est progressivement sécularisée : d'abord, la maladie n'est plus vécue comme le fruit d'une malédiction divine, l'expression du « mauvais sort » ou des « mauvais esprits ». Le médecin lui-même, devenu homme de l'art, n'est plus ni chaman, ni sorcier, ni prêtre, ni devin. Il est un praticien. Il est, en effet, celui qui, fort d'une compétence technique, doit s'efforcer avec le plus d'efficacité et d'humanité possibles, de la mettre au service du bien d'autrui : alléger la souffrance du patient, le soigner et, si possible, le guérir, telle demeure la vocation du médecin. Pour autant, les conditions, à la fois techniques et socio-économiques, de la pratique médicale se sont profondément transformées.

– La médecine s'appuie, on l'a déjà dit, de plus en plus sur la science et la technologie et ce, dans les domaines les plus divers : chimie, physique, biologie, génétique, informatique, robotique, techniques de l'imagerie, télécommunications, internet... à peu près toutes les disciplines (y compris la psychologie et la psychanalyse) sont mises à contribution.

– La médecine s'insère par ailleurs dans des systèmes sociaux qui assurent la prise en charge d'une grande partie des coûts qu'elle induit, par la collectivité publique. De sorte que le médecin, en sa qualité de prescripteur, est par là-même ordonnateur de dépenses publiques, constituées par les remboursements de sécurité sociale auxquels donne lieu sa prescription.

– Enfin, la conception de la maladie, ou plus généralement de l'état physique ou mental appelant l'administration d'un traitement médical, a sensiblement évolué. Le médecin ne peut plus se borner à tenter de remédier à un handicap ou à une maladie. Il doit veiller à la santé de ses patients, tant à titre préventif que curatif. Or la santé, selon la définition qu'en donne l'OMS, est « l'ensemble des conditions qui permettent l'épanouissement physiologique, physique, psychologique, esthétique, social de l'homme, sans s'arrêter à la seule notion d'absence de handicap ou de maladie ». Le médecin est ainsi incité à contribuer au bien-être de ses patients. Il est appelé à les aider à résoudre des situations personnelles difficiles, voire tout simplement à les aider à mieux vivre en facilitant le libre épanouissement de leur personnalité. Médecin de l'âme et du corps, il est clair que le praticien doit s'adresser à l'individu tout entier.

Cet impératif s'impose d'autant plus que la parcellisation des spécialités médicales tend à réduire l'approche de la médecine à la dimension physiologique ou biologique de la partie du corps ou de la fonction organique que le praticien est censé pouvoir soigner.

Ces évolutions de la médecine actuelle sont sources de conflits de valeurs et génératrices de dilemmes :

– Par exemple, l'apport des technologies permet d'assurer la survie des patients dans des conditions autrefois inimaginables. Jusqu'où aller dans l'assistance aux malades et à quel moment peut-on considérer qu'elle confine à l'acharnement thérapeutique? De même, la question de l'assistance médicale au suicide et de l'euthanasie, aujourd'hui explicitement posée par la révélation de certaines pratiques, est-elle étroitement liée aux possibilités de maintien en vie de malades très gravement atteints.

– Sur le plan socio-économique, la situation créée par l'accroissement des besoins en santé est tout aussi problématique. Ainsi, comment réconcilier le principe suivant lequel le médecin est au service de toute vie humaine avec les nécessités d'une juste répartition des ressources en santé, lesquelles ne sont pas illimitées? Faut-il se résoudre au rationnement des soins, alors que ce système paraît avoir été expérimenté sans succès, notamment dans l'Etat d'Oregon aux Etats-Unis ? S'il est indispensable d'arrêter des priorités quant à l'opportunité ou à l'urgence des soins à apporter à tel ou tel malade, comment y procéder d'une manière raisonnable et équitable ? Comment assurer l'effectivité du droit à la protection de la santé, en tant que droit fondamental de la personne humaine ?

Ces questions seront de plus en plus aiguës, au fur et à mesure que le champ de la protection de la santé s'étend. De plus en plus, en effet, le médecin est tenu d'intervenir au delà de la sphère strictement thérapeutique. Il doit protéger la santé de personnes qui ne présentent aucune manifestation pathologique, mais qui sont porteuses de risques de maladies. Et une telle tendance ne saurait que s'accentuer avec la diffusion des tests génétiques prédictifs. Celle-ci posera, tôt ou tard, le problème du coût de la mise en place de dispositifs de prévention, individuelle ou collective ? Qui en décidera ? Qui en assurera la charge ?

Le médecin doit aussi intervenir aux débuts de la vie, comme garant d'une liberté de procréer ou de ne pas procréer, qui répond à une exigence de la société.

Son rôle, ainsi que celui des infirmiers et infirmières, est, on le voit, plus que jamais social et culturel, autant que médical.

Dans cette optique, l'ouvrage collectif du Professeur Mantz vient à son heure souligner qu'il n'y a pas de réponse toute faite aux multiples interrogations de la médecine de notre temps. Il précise, s'il en était besoin, à travers le témoignage vivant de praticiens aux expériences les plus diverses, qu'aucune réponse ne peut s'inscrire en dehors d'une éthique qui est consubstantielle à la relation médecin/malade ; une éthique qui est à recréer sans cesse, à l'épreuve des réalités du terrain.

Chacun des témoignages rapportés dans cet ouvrage, à propos d'une pratique déterminée, a sa valeur en soi. Il reflète les tensions de la pratique médicale au quotidien. Il met l'accent sur des défis actuels d'une profession qui ne peut plus se réclamer d'un pouvoir plus ou moins mandarinal et qui ne peut pas non plus – au moins dans notre conception européenne de la médecine – s'en remettre à la pure et simple décision du patient laissé seul face à son destin. Certes, le patient, de mieux en mieux informé et conscient, est de plus en plus responsabilisé. Le principe du « consentement libre et éclairé » est au demeurant devenu un principe clé de l'éthique médicale. Mais pour respecter la dignité humaine du patient, le soignant doit avant tout le traiter humainement. Et pour ce faire, il doit ménager sa sensibilité et celle des ses proches, lui conserver espoir et forces de nature à lui permettre de surmonter, en bref l'écouter et l'entourer et ne pas se borner à la prescription ou à l'intervention médicale. Il n'y a dont ni recette juridique, ni recette technique face aux situations auxquelles la médecine est confrontée. Il n'y a que des réponses humaines.

C'est ce que veut rappeler cet ouvrage dont la richesse est augmentée par la variété des contributions qu'il contient.

Il nous redit que la médecine est un art d'équilibre. Et à cet égard, on ne peut faire mieux que de donner, la parole au Professeur Jean Bernard, un des coauteurs de cet ouvrage, qui dans son merveilleux livre « Grandeur et tentations de la médecine », paru en 1973, écrivait : « La médecine actuelle, exposée à tant de tentations, ressemble à cet arbre vigoureux mais jeune, qu'un jardinier vigilant maintient par divers tuteurs et cordages. Les cordages tirent dans des directions opposées, mais leur action se balance et l'arbre reste droit. De même, les tentations voudraient orienter la médecine dans des sens très divers. Le rôle du médecin est en maîtrisant, en utilisant ces tentations, ces forces variées, de trouver un équilibre efficace, de la maintenir à travers les constants changements de ces forces ».

Noëlle LENOIR
Présidente du Groupe Européen
d'Ethique auprès de l'Union Européenne

L'éthique médicale

L'Ethique : Définition, fondements, préceptes

Jean-Marie Mantz

Définitions

Au seuil de cet ouvrage qui se propose d'illustrer les rapports de l'éthique et de la décision thérapeutique, il est nécessaire de s'interroger sur le sens des mots, du mot « ***éthique*** » en particulier.
Le terme apparaît en 345 avant Jésus Christ dans l'un des trois ouvrages du Corpus d'Aristote, l'« Ethique à Eudème ». Dans l'« Ethique à Nicomaque » puis dans « La Grande Ethique » Aristote expose ses idées sur la morale. Les deux termes éthique et morale ont été longtemps considérés comme synonymes et aujourd'hui encore l'éthique est souvent présentée comme la version moderne de la morale, revenue d'Outre-Atlantique dans les années cinquante sous le nom de bio-éthique.

Il est vrai que les deux mots ont même éthymologie, l'une grecque l'autre latine, et font référence aux mœurs.

Ils touchent de plus ou moins près à la question du Bien et du Mal dont nous avons une notion intuitive relativement claire.

La morale et l'éthique présentent cependant quelques différences :

La morale est un ensemble de règles qui imposent de faire le Bien et d'éviter le Mal, aussi est-elle impérative, directive. Elle est aussi justicière, gratifiante ou punitive dans la mesure où elle récompense ou sanctionne.

Elle est immuable mais plurielle, toutes les morales n'étant pas équivalentes. Elle s'exprime habituellement par monologue, sermon, encyclique. Elle indique le droit chemin.

L'éthique, elle, est une réflexion sur les valeurs humaines, c'est à dire sur la vie, la qualité de vie, l'identité des personnes, la liberté, la confidentialité.

Elle amène à choisir non entre le Bien et le Mal, mais entre plusieurs formes de Bien (1).

Elle gère des conflits de valeurs. Elles est réflexive, optative, tolérante, interactive dans la mesure où elle accepte, le cas échéant, une remise en question.

Elle est universelle : « seul est éthique ce qui est universel » (L. Sève).

Elle est d'essence laïque.

Elle s'exprime à travers le dialogue, l'échange, la confrontation, le débat. « L'éthique décrit, la morale prescrit » (F. Quéré) (13).

En dernière analyse l'éthique apparaît comme une démarche active, fruit d'une réflexion collective et optative sur les valeurs humaines universelles à respecter.

La Bioéthique est l'éthique appliquée aux sciences de la vie et, à ce titre, elle élargit le champ de l'éthique médicale à des thèmes de recherche scientifique mais procède des mêmes principes.

Quant à la Déontologie médicale, elle constitue un Code de bonne conduite du médecin envers ses malades, ses confrères, la société.

Ethique normative et fondements de l'éthique

L'éthique pose deux sortes de problèmes :

la recension et la hiérarchisation des valeurs à respecter, c'est *l'éthique normative* et les raisons pour lesquelles il faut respecter ces valeurs, c'est à dire les fondements de l'éthique qu'on désigne parfois (Taylor 1978) sous le nom de *méta-éthique.*

Toute réflexion éthique doit envisager ces deux aspects. Or chacune de ces deux démarches est complexe et sujette à controverses.

Ainsi, dans le *domaine des normes* un premier constat est l'universalité de l'exigence éthique en dépit des différences que l'histoire, les cultures et les mœurs introduisent entre les hommes.

On pourrait croire que « depuis deux mille ans qu'il y a des hommes et qui pensent » les philosophes ont résolu ce problème.

Or si l'on met à part le nihilisme de Nietzsche qui récuse toute valeur humaine et le matérialisme de Marx qui place l'intérêt de la société au-dessus de celui de l'individu, toutes les doctrines philosophiques affichent le même objectif : le bonheur de l'homme. Cependant un grande disparité existe entre elles en ce qui concerne les moyens d'y parvenir, c'est à dire sur le choix des valeurs à préserver : leur hiérarchie est variable d'une doctrine à l'autre, d'un individu à l'autre et souvent chez un même individu d'un moment à l'autre suivant les circonstances.

Plus complexe encore est le problème philosophique des *fondements de l'éthique*, c'est à dire des références dont l'incontestable pertinence impose à l'esprit le caractère précieux d'un certain nombre de valeurs.

Il est hors de notre compétence – et par conséquent de notre propos – de prétendre apporter une solution à cette épineuse question, déjà posée par Kant, de « l'origine de la loi morale que l'homme porte en lui-même » (6).

Aussi, bien qu'elle soit d'une grande actualité, comme en témoignent les nombreux ouvrages qui lui ont été récemment consacrés (3, 4, 12, 14) nous ne ferons que l'effleurer.

Schématiquement deux positions philosophiques s'affrontent, du moins dans notre tradition occidentale :

la première considère l'éthique comme relevant de lois extérieures à l'homme, loi naturelle et transcendante selon Thomas d'Aquin (1), lois divines des religions révélées, destinées à apporter le bonheur,

l'autre reconnaît à l'homme lui-même, à sa raison (Descartes, Kant) à sa libre volonté (Ekart, J.J. Rousseau) le pouvoir de construire les lois universelles auxquelles il se soumet.

Toutes les théories destinées à fonder l'éthique oscillent entre ces deux conceptions de l'homme : hétéronomie téléogique ou autonomie déontologique (14).

Certaines tendances récentes méritent quelques commentaires :

le *scientisme*, pensant tirer des lois de la biologie un code de bonne conduite, connaît un certain renouveau.

En fait le registre de la science est celui des faits, non des valeurs et les scientistes les plus convaincus, d'Auguste Comte à Jacques Monod ont depuis longtemps abandonné l'espoir de voir un jour la science régenter la morale.

On fait valoir, à la lumière de l'évolutionisme Darwinien, de certaines révélations de la génétique, des neuro-sciences ou de l'hormonologie que certains comportements comme l'altruisme ou l'agressivité sont inscrits dans notre constitution biologique.

De telles explications, intéressantes en elles mêmes, ne permettent en aucun cas de considérer que de tels comportements sont éthiques du seul fait de leurs bases biologiques (Dan Sperber in J.P. Changeux) (3).

Les faits naturels, quelle que soit leur valeur explicative, sont moralement neutres. La science ne pourra jamais fournir aucune éthique (Marck Hirsch in J.P. Changeux) (3).

Les discussions sur cette question ne sont pas toujours exemptes de passion.

« Quand vous demandez aux théologiens d'où vient Dieu », déclarent certains, « ils pâlissent ». Mais les scientistes gardent-ils bon teint lorsqu'on leur demande d'où vient la nature ?

Ethique de conviction et éthique de responsabilité

Ces deux notions ont été introduites par le sociologue allemand Max Weber (15) dès 1918 et développées par le philosophe Hans Jonas (5). Elles donnent parfois lieu à une interprétation réductrice qui tend à opposer la foi, obéissance absolue aux dogmes de la « doctrine qui ignore superbement le monde tel qu'il va » (10) à la raison qui prend en compte la fragilité de la condition humaine et les conséquences de nos choix pour les autres.

Il serait abusif d'assimiler la conviction à l'intolérance et la responsabilité à la compassion. On peut être convaincu tout en étant tolérant envers les autres et responsable de leur sort. Et si Max Weber lui même considère ces deux attitudes de conviction et de responsabilité comme « totalement différentes et irrémédiablement opposées », il admet cependant qu'elles ne sont pas contradictoires et qu'elles constituent ensemble l'homme authentique (15).

Ethique et communication

Il faut reconnaître bien modestement que les éléments nous manquent pour trancher la question des fondements de l'éthique et qu'un consensus, pourtant nécessaire si l'on veut préserver sa vocation universelle, n'est pas encore en vue.

Aussi, plutôt que de s'en remettre au « laisser faire », ou a l'intuition de chacun – ce qui ouvrirait la porte à toutes les fantaisies, voire au chaos – il paraît plus réaliste de suivre de près la tendance philosophique actuelle qui renonce, pour le moment, à toute théorie épistémologique d'ensemble (9) et mise sur la vertu de la communication, de l'échange et de cette « sagesse prudentielle » (A. Fagot-Largeau in J.P.Changeux) (3) d'où sortira peut-être, dans quelques décennies, un corps de préceptes éthiques universels conciliant l'évidente intuition d'une puissance qui nous transcende, l'irrésistible poids des faits biologiques et la nécessaire préservation d'une certaine humanité.

Valeurs humaines

La difficulté tient à l'urgente nécessité pour la réflexion éthique de combler le retard qu'elle a pris sur les avancées scientifiques, en particulier dans le domaine médical. « La science va plus vite que la morale » (J. Bernard).

Or la thérapeutique présente trois particularités :
elle met, dans une situation donnée, le médecin dans l'obligation de prendre une décision ; de plus, les choix sont souvent placés sous le signe de l'urgence, « aujourd'hui, maintenant, tout de suite c'est notre seule prise » (Emile Alain) ; enfin la pratique médicale place bien souvent le médecin en présence d'obligations contradictoires.

L'absence actuelle d'un accord général entre philosophes, neurobiologistes, anthropologues, sociologues, juristes, historiens, qui apporterait « la paix dans le monde des concepts » (9) et fournirait à la fois un code de bonne conduite et une grille hiérarchisée des valeurs, incite à la modestie.

Dans un souci de pragmatisme, les anglo-saxons ont, dès 1979, (Rapport de Belmont), énoncé un certain nombre de principes – « beneficience, non maleficience, autonomy, justice » – destinés à faciliter la solution des conflits éthiques (2).

Aujourd'hui encore force est, pour le médecin en général et le thérapeute en particulier, de se référer à la fois à une tradition hippocratique plurimillénaire et à un large consensus déontologique pour accréditer, quels qu'en soient les fondements, un certain nombre de valeurs dont personne, de bonne foi, n'oserait contester le bien-fondé :

La connaissance approfondie des faits. C'est en effet dans la mesure où toutes les données cliniques, biologiques, pharmacologiques, psychologiques, économiques d'un problème, sont connues avec précision et prises en compte qu'une réflexion éthique devient possible et peut conduire aux propositions thérapeutiques les plus pertinentes.

La dignité de l'être humain, notion souvent invoquée et rarement définie clairement. On peut affirmer que l'originalité de son identité, sa liberté de penser et d'agir selon sa volonté, les convictions qui sont les siennes, les sentiments qu'il peut abriter ou susciter et son appartenance à notre espèce, confèrent à toute personne humaine une dignité infiniment respectable.

L'altérité enfin, qui fait pendant à l'identité, dans la mesure où tout être humain occupe une place dans l'ordre naturel et dans la société, contracte des liens avec son milieu et est, pour une part, comme l'a clairement montré Emmanuel Mounier « le miroir de l'autre ».

Montaigne n'avait-il pas déjà fait remarquer que « chaque homme porte en soi la forme entière de l'humaine condition » ? (11)

Préceptes éthiques

A ces trois groupes de valeurs qui s'attachent à l'être humain correspondent trois séries de préceptes éthiques universels, fondamentaux en pratique médicale.

L'obligation de compétence

L'exercice d'un métier, d'une responsabilité, implique la compétence technique et la maîtrise des conséquence de ses actes. Plusieurs articles du Code de Déontologie Médicale y font référence. Le médecin a le devoir d'entretenir et de perfectionner ses connaissances. Il doit agir conformément aux données actuelles de la science.

Imaginerait-on un médecin incompétent? On peut à ce propos, rappeler le mot d'un chirurgien des Hôpitaux de Paris, le Professeur Jean Gosset : « Un médecin ignorant sera forcément un médecin malhonnête; que dis-je? Il l'est déjà! »

– *Le respect de l'être humain,* de son identité, de son intégrité physique et psychique, de la vérité qu'on lui doit, de sa volonté librement exprimée, de l'égalité des chances qu'on lui assure, de la confidentialité qu'on lui garantit, en un mot le respect de sa dignité.

Le Code de Déontologie Médicale en fait, là encore, un précepte fondamental de l'exercice de la médecine : « Le médecin, au service de l'individu et de la santé publique, exerce sa mission dans le respect de la vie et de la personne humaine » (art.2).

De leur coté les lois françaises de bio-éthique promulguées la 29 juillet 1994 placent en exergue des obligations légales du médecin, à coté de la non-disponibilité et de la non-patrimonialité du corps humain, le respect de la personne.

L'attention à l'Autre enfin, faite de solidarité, de fraternité voire de surérogation. Ce précepte ne figure dans aucune loi. Bien plus il est volontiers brocardé, considéré comme relevant d'un angélisme, d'un samaritanisme, d'un sentimentalisme dépassés (7). Principe fondamental pourtant, exprimé de diverses façons à travers l'hitoire. Il est intéressant de constater que les Pères de l'Eglise, les Philosophes, les Révolutionnaires sont d'accord sur ce point :

« Il manque quelque chose à mon bonheur, celui des Autres » écrit Saint Augustin.

« Agis de telle sorte que tu traites l'humanité, dans ta personne et celle d'autrui, toujours en même temps comme une fin et jamais simplement comme un moyen » affirme E. Kant dans un de ses célèbres impératifs catégoriques.

Les Révolutionnaires français de 1791 n'ont-ils pas de leur côté inscrit an fronton de toutes nos mairies le triptyque « Liberté, égalité, fraternité ».

« L'Ethique c'est le regard sur l'Autre » estime F. Quéré, propos que les philosophes contemporains les plus éminents ne désavouent pas : « Je dois vis à vis de mon prochain » écrit Emmanuel Levinas, « me prévaloir de plus d'obligations que de droits ».

Vladimir Jankelevich va plus loin encore : « L'Homme n'a pas de droits, il n'a que des devoirs envers les autres ».

Et n'est-ce pas le lieu de rappeler ici l'épitaphe qu'à l'époque de la Renaissance Paracelse fit graver sur sa tombe : « Toute médecine est amour ».

Ce dernier précepte, l'attention à autrui, englobe, nous semble-t-il tous les autres. Il illustre bien ce qu'est et doit rester la thérapeutique médicale : un service au bénéfice du malade.

Bibliographie

1. Barreau H.
La loi morale, fondement du droit, Ethique, 1996, 22 : 11-19.

2. Beauchamp Th. and Childress J.F., Principles of Biomedical Ethics, 3e éd. New-York, Oxford University Press, 1989.

3. Changeux J.F., Fondements naturels de l'éthique, Ed. Odile Jacob, Paris, 1991.

4. Engelhart H.T., The foundations of Bioethics, Ed. Oxford University Press, 1996.

5. Jonas H., Das Princip Verantwortung. Versuch einer Ethik für die technologische Zivilisation. Ed. Insel Verlag. Frankfurt. 1979.

6. Kant E., Fondements de la métaphysique des mœurs. Traductions Hatier, Ed. Hatier, Paris, 1963.

7. Kottow M.H., Against the magnanimous in medical ethics, of Medical ethics, 1990, 16 : 124-128.

8. Lecourt D., L'esquive philosophique des sciences sociales. L'aventure humaine, Savoirs, libertés, pouvoirs, 1996.

9. Marange V., Guerre et paix dans le monde des concepts. Le monde de l'Education, de la Culture et de la formation 1997, 224 : 40-41.

10. Mattei J.F., Les droits de la vie. Ed. Odile Jacob, Paris 1996.

11. Montaigne M., Les essais. Ed. Bordas, Paris.

12. Parizeau M.H., Les fondements de la bioéthique, De Boeck Université, 1992

13. Quéré F., L'éthique de la vie.
Ed. Odile Jacob, 1991

14. Rameix S., Fondements philosophiques de l'Ethique Médicale, Ed. Ellipses, 1996.

15. Weber M., Wissenschaft als Beruf, Politik als Beruf, Conférences à l'Université de Munich (1918).
Traduit par Freund J. : Le Savant et la Politique, Ed. Plon. Paris. 1963.

Ethique et choix thérapeutiques

Les limites éthiques des possibilités thérapeutiques

Pierre Grandmottet, Patrice Queneau

Introduction : éthique, morale et loi

Peut-être faut-il commencer par rappeler (bien que cela ait déjà été fait dans le premier chapitre de ce livre) les différences entre éthique, morale et loi : toutes trois règlent notre comportement, mais elles sont de nature différente.
L'éthique est d'essence individuelle et laïque, elle impose des choix faits en son âme et conscience, et à son seul usage : chacun est libre ; je ne juge personne mais moi, je décide de me comporter de telle façon... Dans son élaboration, elle est réflexive, discursive, suggestive (J.M. Mantz (1)).

La morale est à usage collectif, elle appartient typiquement au domaine religieux ; elle est prescrite par une foi, une doctrine, une philosophie... ; elle est directive, impérative, normative (1).

Quant à la loi, civile chez nous mais religieuse dans tant d'autres pays, son observation est imposée de l'extérieur. Contrevenez à la loi, aux dispositions réglementaires et vous serez puni, même si vous ne vous sentez pas coupable ! d'ailleurs, ce qui est légal n'est pas nécessairement éthique, à tel point que certaines lois prévoient des clauses de conscience. En outre la loi change souvent.

Ni moralistes ni législateurs, les auteurs de ce chapitre n'ont pas davantage la prétention de définir la frontière entre ce qui est éthique et ce qui ne l'est pas. Ou, s'ils la pressentent, ce n'est qu'à leur seul usage personnel et au bénéfice d'une réflexion exigeante, appuyée sur l'expérience de toute une vie de clinicien au service des malades.

Excluant de proposer une éthique pour les autres, ils limitent leur propos à sensibiliser le lecteur, à susciter sa réflexion personnelle, pour l'inciter à déterminer lui-même ses propres réponses.

L'appel de l'espace :

Pourquoi aller sur la Lune? sur Mars? hors du système solaire, demain?

Trois réponses théoriques :

*parce que c'est devenu possible, le progrès technique ayant permis de s'arracher à l'attraction terrestre?

*parce que c'est utile, voire indispensable à terme : Yves Coppens justifiait récemment la colonisation de l'espace par la nécessité que, pour survivre, l'Humanité s'expatrie avant l'extinction inéluctable, un jour, de notre soleil!

*parce que cela a un sens : pour y trouver Dieu? des traces de vie humaine? d'autres êtres vivants? une meilleure connaissance de l'univers? de nouvelles richesses (métaux rares)? de nouvelles possibilités techniques (fabrication de médicaments en apesanteur)?

Encore faudrait-il bien évaluer la rançon des avantages escomptés! La rencontre avec d'autres civilisations, par exemple, n'a-t-elle pas, sur terre, engendré bien des conflits?

Il convient certainement de se demander pourquoi explorer l'Espace avant d'y prendre des risques et d'y consacrer les moyens gigantesques et l'énergie nécessaires, alors qu'il reste tant à faire sur terre.

Les décideurs l'ont sans doute fait, même s'ils ne nous ont jamais indiqué les raisons de leur choix....

La tentation thérapeutique : jusqu'où ne pas aller trop loin? *ou l'apprenti sorcier et les miracles de la science.*

Un parallèle étroit peut être établi entre l'appel de l'espace et les perspectives vertigineuses ouvertes par la recherche biomédicale. Le même dilemme se pose entre 2 démarches opposées :

– C'est maintenant techniquement possible. Donc, on va le faire. ou

– Ce serait bien (c'est-à-dire utile, bénéfique, éthique....) de le faire. Donc on va chercher comment le faire.

Doit-on tout faire simplement parce que c'est possible? Qui doit décider et sur quels critères? L'individu ou la société? Le médecin ou le politique? A s'y laisser entraîner, l'Homme ne court-il pas le risque de devenir l'otage du progrès scientifique et technique ? (3)

Ne faut-il pas, à l'apparition de chaque possibilité technique nouvelle, définir les fins avant de l'appliquer ? La question se pose aujourd'hui avec une acuité particulière. De nos jours en effet, le pouvoir médical s'accroît prodigieusement et de plus en plus vite ; notamment le pouvoir thérapeutique sur la vie et la santé des hommes.

Or, vie et santé sont deux valeurs humaines fondamentales. La thérapeutique rencontre nécessairement l'éthique, dont l'objet est justement le respect des valeurs humaines. Toute thérapeutique comporte un aspect positif et des risques de dérives : certaines touchent à ce que l'homme a de plus précieux : sa santé, son patrimoine génétique et sa descendance, sa pensée, sa vie même... (3)

Ces interrogations et ces risques de dérives sont évoqués avec insistance par plusieurs auteurs : J.M. Mantz (1-2) et J. F. Mattei (3-4) évoquent divers domaines où l'on peut se demander si la séquence éthique possibilité technique nouvelle – finalité de son utilisation – passage à l'acte a été bien respectée : autant d'exemples de conflit entre possibilités thérapeutiques nouvelles et souci éthique, autant de risques de dérives, sinon de perversions, dans l'art de soigner.

Ni ces auteurs, ni a fortiori ceux de ce chapitre, ne prétendent à une autre démarche que signaler certains risques de dérives pour inciter le lecteur à faire personnellement un choix éclairé.

La tendance spontanée de l'opinion, en bonne part gouvernée par les medias, est d'aller de l'avant. Tout concourt à approuver et à dire un peu vite c'est nouveau, il faut le faire : la fascination du scoop, l'admiration, intellectuellement souvent légitime, pour les bonds en avant de la technologie, la rentabilité économique sous-jacente des nouvelles pratiques, même soigneusement tue (profit sur la fabrication industrielle des outils, sur l'installation des structures, production d'honoraires), le souci de notoriété de certains promoteurs... Il convient donc d'accueillir avec prudence l'enthousiasme des faiseurs d'opinion. Tout ce qui se dit à la télévision, tout ce qui s'écrit dans les quotidiens et les magazines, tout ce que le public aime lire ou entendre et qui accroît l'audience... n'exclut pas l'hypothèse que l'opinion puisse, au moins temporairement, se tromper. La popularité d'une idée n'en garantit pas l'exactitude.

Quelques risques de dérive :

Dérives sémantiques : la maladie, la santé

J. F. Mattei (3) rappelle certaines évolutions, certes compréhensibles, peut-être bénéfiques, qui risquent de nous entraîner bien loin de leur intention initiale.

« Avec le temps, l'idée de maladie a dérivé vers l'idée de santé. Notre système de protection sociale, conçu pour soigner la maladie, est devenu peu à peu un système qui a pour but de maintenir les gens en bonne santé. La nuance est d'importance. » (3)

Qu'est ce finalement que la santé ? Le bon sens populaire répond : la santé, c'est quand on n'est pas malade ! La définition de l'Organisation mondiale de la Santé (O.M.S.) est plus élaborée : la santé est l'ensemble des conditions qui permettent l'épanouissement physiologique, physique, psychologique, esthétique, social, de l'homme, sans s'arrêter à la seule notion d'absence de handicap ou de maladie.

On voit bien s'amorcer le glissement de la notion de maladie à celle de santé puis d'épanouissement humain : la santé est un état de total bien-être physique, psychologique, social... écrivait même l'O.M.S. dans sa première rédaction.

Parallèlement, la notion de droit en matière biologique devient de plus en plus floue. Nous y reviendrons.

A ce stade, le politique intervient nécessairement ; la meilleure médecine est la médecine préventive : combien de maladies véritables seraient évitées avec un urbanisme correct, des logements salubres, des modes de vie organisés ? Mais cet élargissement génère un autre glissement, de la notion du droit de la personne (concernant la santé individuelle) au droit de la population (objectif de la santé publique).

C'est ainsi qu'on change de registre, qu'on passe de l'individu à la collectivité, du soignant au politique, des soins donnés à une personne à la santé communautaire (3). Une des grandes interrogations éthiques est posée par la confrontation des droits de l'individu face à ceux de la collectivité.

*La stérilité et l'assistance médicale à la procréation** constituent un premier exemple de risque de conflit entre progrès technique et éthique. Toute stérilité est-elle une maladie ? La frontière est parfois étroite entre certaines malformations ou anomalies génétiques et ce que l'on pourrait qualifier de simples inégalités biologiques ?

Certes, on traite sans état d'âme de nombreuses stérilités, notamment par la chirurgie ou des hormones. Il s'agit bien là de maladies, souvent acquises, et de véritables traitements, dont la prescription ne provoque aucune hésitation éthique.

Si on accepte d'aller plus loin et qu'on considère toute stérilité, même constitutionnelle, comme une maladie, toutes les formes d'assistance médicale à la procréation (A.M.P.) sont d'authentiques techniques thérapeutiques : à la limite, l'enfant prend valeur de médicament (4). Le donner à la femme qui le désire lui procure cet épanouissement physiologique, psychologique, social, promis par l'O.M.S.

Mais c'est ainsi que l'on glisse progressivement du droit aux soins, c'est-à-dire à la correction d'une maladie (l'oblitération tubaire par exemple) au droit à l'enfant, c'est-à-dire à la réparation d'une inégalité naturelle.

Or, force est de constater que la Nature est inégalitaire. Corriger ses inégalités est une grande – et louable – ambition scientifique et sociale. Toute la chirurgie réparatrice des malformations congénitales ne vise pas d'autre but. Mais, parce qu'elle soulève d'autres problèmes que la correction d'un bec de lièvre, l'A.M.P. peut-elle utiliser, pour satisfaire ce droit à l'enfant, n'importe quel procédé ? grossesse non physiologique permise par modification du climat hormonal de la ménopause ? mère porteuse ? mère et grand-mère à la fois ? voire location vénale d'utérus ?

Les triomphes de l'A.M.P., en faisant le bonheur des couples inféconds, ne mettent-ils pas aussi en cause la vie, l'enfant, la famille, l'amour ? Par ailleurs, « parler de droit à l'enfant donne à ce dernier une connotation d'objet car nul ne peut prétendre avoir droit à quelqu'un » (3).

L'A.M.P. soulève d'autres questions (1) : le rendement des fécondations in vitro et transplantations d'embryon (FIVETE) reste peu élevé ; comme la stimulation hormonale de l'ovulation, l'implantation simultanée de plusieurs embryons induit un risque de grossesses multiples, qu'on prévient par réduction embryonnaire in utero systématique, malgré ses risques d'interruption totale de la grossesse ; le sort des œufs fécondés surnuméraires n'est pas encore réglé : on les conserve dans l'azote liquide pour permettre de renouveler les implantations en cas d'échec. Après un succès, qu'en fait-on : sont-ils condamnés à l'immortalité à très basse température ? J.M. Mantz (2) conclut que la prouesse technique a dépassé la réflexion éthique.

Ces arguments peuvent tomber demain. On peut espérer, avec le Pr Jean Bernard, qu'un progrès de la connaissance scientifique viendra régler le problème éthique antérieurement posé. Un changement de technique de fécondation in vitro (le passage de la SUSI (qui introduit le spermatozoïde dans la zone pellucide de l'ovule) à l'ICSI (qui l'injecte directement dans le cytoplasme ovulaire) prévient les grossesses multiples ; une amélioration du taux de succès de la FIVETE éviterait l'implantation de plusieurs embryons, donc les risques et la nécessité ultérieure d'une réduction embryonnaire. Mais, de même que tout progrès de la connaissance crée de nouvelles interrogations, de nouveaux problèmes éthiques n'apparaîtront-ils pas ? Certaines voix dénoncent déjà dans la pratique de l'ICSI une mutilation du spermatozoïde, dont on ampute la queue et un viol de l'ovule qu'on féconde. Faudra-t-il bientôt se préoccuper aussi des droits de l'ovule ?

Le vieillissement, le poids de l'âge constituent, à l'autre extrémité du cycle vital, un nouveau champ de conflit potentiel entre éthique et progrès technique. Dans sa conception initiale, l'assurance maladie assure ses bénéficiaires contre la survenue éventuelle d'un processus pathologique. Or, le vieillissement n'est pas une maladie mais une phase normale de la vie. S'il faut évidemment aider la personne âgée en difficulté, est-elle toujours victime d'un accident pathologique ou ne parcoure-t-elle pas seulement le cycle naturel de la vie ?

Le risque de dérive n'est pas exclusivement financier. A quoi risquerait d'aboutir la (très hypothétique!) possibilité technique d'échange standard d'un ou plusieurs organes vitaux défaillants, au fur et à mesure de leur défaillance ! A quel coût ? Comment alimenter ces banques d'organes, alors qu'on déplore déjà les actuelles insuffisances de don et la pénurie dont souffrent les banques d'organes ou de tissus ? Quel risque de trafic d'organes au détriment des plus pauvres ! Et surtout, à quelle fin, lorsqu'une longévité normale a déjà donné à l'individu âgé toutes les chances de se réaliser ? Qu'attendre d'exceptionnel, impossible à trouver ailleurs, d'un homme de 80 ans qu'il n'ait su donner avant ? Même si Victor Hugo n'a publié « Les quatre vents de l'esprit »qu'à la veille de cet âge !

Mais les risques de dérive dans le sens opposé sont plus graves : le seul souci de rationalité économique a pu aboutir dans de nombreux pays, y compris dans certains états occidentaux comme la Grande Bretagne, à donner des instructions restrictives concernant le traitement des personnes âgées généralement jugées scandaleuses (la consigne de ne pas réanimer au-delà d'une limite d'âge). Mais la question a été posée aux Etats Unis : peut-on tolérer que les vieux s'offrent l'immortalité aux frais de la société ?

Les thérapeutiques du cerveau :

Parce que concernant le support des fonctions les plus élevées et de la personnalité, elles soulèvent des problèmes éthiques majeurs : nouvel avatar du Janus Bifrons, elles ont toutes un visage tourné vers leur bénéfice thérapeutique, l'autre vers de nouvelles inquiétudes éthiques. Limitons nous à trois exemples des risque de dérives : ceux de la neuro-chirurgie, ceux des médicaments psychotropes, ceux de certaines techniques psychothérapiques.

Des lobotomies préfrontales ont été pratiquées, pour les rendre sociables, sur des soldats de la Guerre du Pacifique (1941-1945) qui se réadaptaient mal à la vie civile. La neuro-chirurgie de l'amygdale cérébrale a été proposée à Boston à des automobilistes irascibles. Des enfants inéducables ont bénéficié d'interventions sur l'hippocampe (2)...

Tous ces patients sont devenus calmes et dociles, sans angoisse existentielle, faciles à vivre pour l'entourage et la société : merveilleux succès de la chirurgie du cerveau ! Malheureusement, la plupart des sujets ont perdu toute initiative, tout intérêt, toute joie de vivre... On en a fait des légumes sociables (2). Il est heureux que ces techniques aient été abandonnées.

De façon plus quotidienne, on sait que la consommation imprudente de certains médicaments psychotropes ou l'utilisation délictuelle des benzodiazépines peut altérer le libre exercice de la volonté, de la mémoire et du jugement et entraîner des phénomènes de dépersonnalisation, voire l'accomplissement d'actes automatiques ou sous influence (2).

La psychothérapie comporte ses propres risques : on peut évoquer certaines techniques de behavior therapy, certains excès de la psychanalyse. « Est-il toujours bénéfique de faire affleurer à la conscience certains aspects négatifs de notre inconscient » (2) ?

Le diagnostic prénatal constitue une quatrième illustration du risque de dérive. Habituellement, déterminer de quoi est atteint un patient ne se justifie que pour le traiter de façon pertinente. Or, le diagnostic prénatal n'a pas aujourd'hui pour but de traiter mais, ayant repéré une maladie au dessus de tout recours thérapeutique, a pour but d'éliminer le malade qu'on ne sait pas traiter avant qu'il naisse. Au bout de cette chaîne de raisonnement, il y a la tentation de l'eugénisme... L'acceptation de l'autre dans sa différence, l'accueil des plus faibles, des handicapés... constituent une valeur humaine essentielle (3).

Les horreurs de l'eugénisme nazi auraient dû définitivement discréditer toute nouvelle tentation.

Pour autant, l'intention initiale de l'eugénisme pouvait paraître louable : en 1869, Francis Bacon Galton n'ambitionnait rien moins que d'améliorer la race humaine. Cent trente ans plus tard, on est loin d'en avoir inventé les moyens, sinon pour la race chevaline et certains animaux d'élevage ! L'être humain ne se résume pas à son ADN : l'environnement joue un rôle majeur aux côtés de l'inné (3)

Le diagnostic prénatal vise aujourd'hui à prévenir les handicaps, les malformations, les maladies aux conséquences irréversibles : lorsqu'il permet de les corriger dans les premières semaines de la vie (exemple : l'hormonothérapie substitutive des hypothyroïdies), immédiatement après la naissance (la chirurgie néonatale des malformations cardiaques repérées avant la naissance), voire avant, par une intervention in utero, il est le préalable de remarquables et authentiques succès thérapeutiques.

Par contre, lorsqu'on ne sait pas encore traiter l'affection diagnostiquée avant la naissance, la conséquence d'un diagnostic prénatal pessimiste est l'I.V.G., pratiquée à la demande de la gestante et au titre de son état de détresse psychologique, tel que défini par la Loi Veil* : c'est un eugénisme à visée négative : eugénisme à visage médical, eugénisme doux mais eugénisme quand même ! (3)

Beaucoup le considèrent comme un moindre mal, ayant parfois permis une indiscutable amélioration de la situation antérieure. Depuis plus de 15 ans, la détection systématique de la toxoplasmose a ramené le taux d'I.V.G. pour éviter les redoutables complications fœtales de l'infection à 3 % contre 90 % dans les années 1970. Quelle réduction du massacre des innocents ! Autre exemple d'efficacité : avant la découverte du diagnostic prénatal, dans un couple porteur du gène de l'hémophilie, on éliminait systématiquement tous les fœtus de sexe masculin, bien qu'on sût qu'un sur deux était exempt de la tare. Maintenant, le diagnostic prénatal reconnaît dès le deuxième mois de grossesse les fœtus indemnes et leur permet de naître. Plus récemment, la mise au point d'un facteur VIII de synthèse permet de traiter les hémophiles.... (3). Ce progrès thérapeutique a été accéléré par le diagnostic prénatal.

Par contre, le dépistage prénatal de la trisomie 21 par amniocentèse ne se propose pas de la guérir (puisqu'on ne le sait pas encore) mais la sélection génétique des fœtus à naître. Or, la médecine n'a pas pour vocation d'éliminer les malades qu'elle ne sait pas soigner (3). La société ne doit pas arriver à considérer comme normal le tri des fœtus en fonction de leur patrimoine génétique. L'extension du remboursement de l'amniocenthèse à des gestantes âgées de moins de 38 ans, récemment décidée par les Pouvoirs publics sur avis du Pr J.F. Mattei, ne risque-t-elle de multiplier le nombre des dépistages de la tare, puisque 80 % des cas de mongolisme sont enregistrés chez des mères de moins de 38 ans. Il risque donc d'accroître d'autant le nombre d'éliminations de fœtus trisomiques. Certes, chaque couple conservera le choix, en fonction de son courage et de ses convictions, d'accepter ou de refuser la naissance d'un mongolien.

Le risque de dérive extensive est évident : pourquoi ne pas éliminer demain tous les handicapés ?

Dès maintenant, de plus en plus de couples demandent des IVG pour des maladies n'entraînant pas de handicap sévère : albinisme, formes mineures de myopathie, certaines anomalies chromosomiques responsables de stérilités.... Parfois même, le diagnostic prénatal est sollicité pour des affections que la médecine sait traiter : la phénylcétonurie par exemple, qu'il suffit de reconnaître à la naissance (son dépistage est systématique depuis 20 ans) pour en prévenir les conséquences par un régime spécial durant les premiers mois (3).

Pourtant, des couples qui ont déjà assumé les contraintes d'un tel traitement pour un premier enfant ne se sentent pas le courage d'affronter à nouveau cette situation et demandent un diagnostic prénatal avec IVG en cas de récidive. J.F. Mattei (4) souligne combien de trésors de psychologie sont nécessaires pour convaincre un couple de garder un enfant atteint d'un simple bec de lièvre....

Certes, le diagnostic prénatal évite aux parents l'épreuve de la naissance d'un nouvel enfant anormal (puisque c'est la survenue d'un premier cas qui pousse à dépister lors d'une grossesse ultérieure) mais qu'est ce qu'un enfant normal ?

Le risque de dérive peut être pire : après avoir exigé un enfant normal (et requis l'élimination des anormaux), les couples ne revendiqueront-ils pas l'enfant idéal de leurs désirs, voire de leurs caprices, au nom d'un nouveau droit : celui d'avoir l'enfant de leurs rêves, de leurs fantasmes : plus fort, plus beau, plus intelligent que tous les autres ! On commence par choisir le sexe : depuis quand l'appartenance à tel ou tel sexe est-elle une maladie ? Mais on avorte bien les fœtus féminins en Chine, pour que l'enfant unique prescrit par la loi soit un garçon. Demain, on récusera de mettre au monde des filles dont la taille serait excessive... On a conçu dès 1971 le projet fou d'une banque de sperme de prix Nobel : 23 savants américains ont accepté d'être donneurs et une liste de femmes réputées supérieures a été établie pour bénéficier de leur semence géniale ! Voilà le retour du vieux délire de l'eugénisme positif : pire serait celui de l'eugénisme négatif, avec la suppression des faibles, des handicapés, des indésirables...

L'illusion génétique a remplacé la foi dans un progrès continu, dans l'Eden pour demain. C'est le dernier avatar des grands mythes sociaux : nos enfants seront sans défauts ou ne seront pas ! C'est une grave erreur de surestimer le pouvoir de la technique ! espérer du « tout génétique » qu'il sache résoudre l'ensemble des problèmes humains grâce à la seule biologie. Comme le dit Axel Kahn, « Ce qui différencierait les hommes, leur diversité génétique, deviendrait plus important que ce qui les unit, leur humanité. »

L'heure n'a-t-elle pas sonné de résister au glissement pernicieux dont l'opinion est la victime complaisante. De l'enfant accepté à l'enfant voulu puis à l'enfant choisi ou rêvé ? De dénoncer deux nouveaux mythes : le piège du risque zéro (3) et la tentation du bébé sans défaut (6).

S'il constitue donc un formidable progrès, le diagnostic prénatal expose aussi à de formidables risques ! Quand on pourra tout apprendre du bébé à naître, on risquera de refuser la moindre possibilité d'anomalie, de faiblesse ou de maladie ultérieure. Quand on pourra évaluer avant la naissance la qualité d'un embryon, d'un fœtus, on décidera si, pour lui, la vie vaut d'être vécue. On voudra des enfants à la carte, sélectionnés en fonction de leur patrimoine génétique, voire de leur quotient intellectuel ou de la couleur de leur peau. Exigera-t-on bientôt des bébés accompagnés d'un label de qualité, avec garantie décennale, conformes aux besoins de la société ou à l'imaginaire des parents ? (3) Belle victoire posthume pour Rosenberg, Hitler et Mengelé !

La médecine prédictive illustre aussi le risque de conflit entre progrès technique et éthique.

On sait maintenant identifier chez un sujet en parfaite santé le gène responsable, 20 ou 30 ans plus tard, d'un cancer du sein, d'une maladie artérioscléreuse, d'une affection psychiatrique : c'est un progrès formidable tant qu'il s'agit d'une démarche médicale et individuelle qui permet une prévention, une thérapie préventive (3) ou un dépistage précoce donnant le maximum de chances de succès au traitement. Mais le risque de dérives de la médecine prédictive peut être pire que celui affectant le diagnostic prénatal. Il n'est plus question de refuser préventivement la vie à un enfant qui naîtrait anormal, mais d'éliminer in utero un sujet dont la tare ne se révélerait que bien plus tard, après des dizaines d'années d'une vie normale. Par extension, chez l'adolescent ou l'adulte jeune, la médecine prédictive pourrait, des décennies avant qu'il souffre de sa maladie, désespérer un sujet en pleine santé, sans lui proposer aujourd'hui la moindre mesure préventive utile.

Demain, la possibilité d'analyser les cellules du fœtus passées dans le sang de la mère permettra d'établir la liste des gènes défectueux et de prédire le destin médical d'un enfant qui n'est pas encore né. Il nous faudra alors définir les critères de la décision à prendre : le garder ou non ! Faudra-t-il empêcher la venue au monde d'enfants porteurs du génome de la maladie de Huntington qui ne se révélera que 40 ans plus tard mais conduira effectivement à une déchéance cérébrale inéluctable ? Actuellement inéluctable, mais qui peut dire que la solution thérapeutique ne puisse être découverte durant ces 40 ans de latence ? Nous avons déjà cité le Pr J. Bernard : un progrès de la connaissance scientifique viendra régler le problème éthique antérieurement posé.

Concernant la maladie d'Alzheimer, qui ne se manifeste guère avant 60 ans, les généticiens ont isolé certains gènes qui pourraient être impliqués. Que ferons nous demain ? Empêcher un fœtus de naître et de vivre normalement pendant 60 ans (pourquoi pas de devenir pendant 8 ans président des Etats Unis ?) pour lui éviter la déchéance de ses dernières années. Et pourquoi désespérer d'apprendre à guérir cette maladie d'ici le milieu du XXIe siècle ?

Comment et de quel droit apprécier la valeur humaine de 40 ou de 60 ans de vie normale ? Ce serait un étrange paradoxe pour la médecine que d'empêcher la vie de se développer pour éviter qu'elle ne s'interrompe prématurément, des décennies plus tard ?

Lorsque la médecine prédictive concerne des adolescents ou des adultes jeunes, qu'elle diagnostique avant l'apparition du premier symptôme une maladie qu'on ne sait encore ni prévenir ni traiter, à quoi sert-il de dire à un sujet sain de 20 ans qu'on a identifié chez lui le gène de la chorée de Huntington et qu'il mourra 20 ans plus tard de cette affection ? Quand, lui ayant annoncé cela, il vous demandera « Docteur, qu'est ce que je peux faire ? » Lui répondrez vous « Rien ! »(3)

Où est, pour le patient, l'avantage d'entrer dans sa maladie bien avant qu'elle ne survienne, alors que peut-être même elle ne surviendra jamais ? Comment gérer la chronique d'un malheur annoncé, parfois même d'une mort annoncée ? N'est-on pas en droit de s'interroger sur le bien fondé de la transmission de certains savoirs ? (3)

On voit le bilan contrasté du diagnostic prénatal et de la médecine prédictive : ils permettent d'éviter de grandes souffrances, souvent itératives, aux familles frappées par une maladie génétique et de traiter très tôt des affections redoutables que l'on sait guérir mais ils introduisent de nouvelles inégalités. Alors que les inégalités ethniques et sociales sont très loin d'être corrigées, voici que les inégalités génétiques ouvrent de nouveaux champs de conflit entre éthique et conséquences possibles du progrès technique.

D'autres zones d'incertitude :

Nous ne ferons que citer d'après (2) certains autres domaines de conflit potentiel entre éthique et comportement médical, parce qu'ils ne relèvent pas de la seule prescription thérapeutique et qu'ils sont développés dans d'autres chapitres de ce livre.

* Le consentement libre et éclairé est-il toujours possible : à l'évidence, non!

* L'acharnement thérapeutique est facile à condamner a priori mais, au lit du malade, tant d'incertitudes demeurent quant aux chances de guérison et à la qualité de la survie qu'il peut procurer!

* L'euthanasie active est justifiée par certains comme moyen thérapeutique radical de la souffrance incontrôlable, prévention de la déchéance et marque de respect de la dignité humaine reste. A contrario et au-delà même de l'interdit légal, elle est considérée par beaucoup – dont nous sommes – comme une trahison de la finalité de la Médecine, un abus exorbitant de pouvoir médical, une erreur d'interprétation de la demande du patient (elle traduit beaucoup plus souvent un appel à l'accompagnement qu'une authentique volonté d'en finir), un aveu d'incompétence ou de lassitude....

* Les transplantations (ou greffes) d'organes constituent l'un des plus indiscutables miracles de la médecine contemporaine; elles permettent de véritables résurrections mais elles sont aussi génératrices de circuits préférentiels, de favoritisme, de trafics d'organes, d'enfants-prothèses conçus pour trouver le donneur compatible qui sauvera peut-être son aîné leucémique?

* La réglementation des essais thérapeutiques chez le volontaire sain, moralement nécessaires et nécessairement immoraux (J. Bernard) les rend plus difficiles : au malaise persistant des médecins investigateurs pour justifier l'essai contre placebo et la randomisation (le tirage au sort) répondent les réticences ou les refus secondaires des volontaires, initialement séduits par l'altruisme de leur bénévolat. Si cette réglementation proscrit heureusement de retenir comme volontaires sains les enfants, les personnes âgées, les prisonniers, les handicapés mentaux...., elle n'en entraîne pas moins une méconnaissance des effets et des risques des médicaments aux deux extrémités de la vie, alors que c'est après 70 ans que l'on consomme le plus de médicaments!

Toute thérapeutique comporte une rançon d'effets indésirables potentiels. Le risque zéro est un leurre. Chaque prescription impose une réflexion éthique sur le bénéfice attendu pour le patient et le risque auquel on l'expose, statistiquement exceptionnel dans l'immense majorité des cas mais qui, lorsqu'il se réalise, frappe toujours sa victime à 100 % ! Les notions de probabilité statistique et de risque calculé n'atténuent en rien les sentiments du prescripteur, responsable désolé d'un accident grave.

Qu'est ce qu'un droit dans le vaste domaine de la biologie ?

Le terme « droit » est de plus en plus difficile à définir dans ce domaine, qui est également le terrain de graves glissements sémantiques :

La Déclaration universelle des Droits de l'Homme définit des droits fondamentaux, permanents et universels. On lui a ajouté depuis 50 ans la définition de droits spécifiques à certaines catégories : droits de la femme, droit des enfants, droits des animaux, droits de la nature.... On passe ensuite insensiblement du droit *de* l'individu à son droit *à* quelque chose (3) : droit à la santé (et non plus seulement aux soins), droit à la maîtrise de sa fertilité (contraception, avortement, traitement de la stérilité, droit à l'enfant). Mais il n'est pas de droit sans devoirs et le droit des uns s'arrête là où commence le droit des autres. Au droit d'être assisté correspond nécessairement un devoir de solidarité sociale.

Le droit à l'accès aux soins, sans considération de moyens économiques, est un acquis social essentiel. Il doit rester égal pour tous les citoyens d'une communauté donnée en précisant qu'à la notion d'espace et de distance se substitue actuellement la notion de temps pour accéder aux structures délivrant ces soins. Mieux vaut se placer en de meilleures mains un peu plus loin dans l'espace que de bénéficier du premier hôpital de proximité venu ! (3).

Qui ne voit qu'on est passé, dans les pays développés, de l'assistance caritative des hospices du Moyen Age au droit aux soins (assurance maladie, instituée en France en 1945) puis au droit à la Santé et au bien-être (dans la définition élargie de l'OMS) ?

Qui ne perçoit le risque de glisser du traitement ou de la réparation d'un état pathologique à la satisfaction, seulement limitée par les possibilités techniques de la bio-médecine, de toutes les demandes du sujet ?

Il est de la responsabilité du médecin d'analyser les motifs de la demande de son patient : droit, besoin, désir ou simple caprice. ? La réponse apportée à la demande ne peut être la même, au risque d'accepter de ne devenir qu'un simple prestataire de services bio-médicaux.

En matière d'I.V.G., les mots de tous les jours soulignent cette gradation : avortement thérapeutique (quand la vie de la mère est menacée par la poursuite de la grossesse, situation devenue tout à fait exceptionnelle), IVG de détresse (seule dépénalisée par la Loi Veil), IVG de confort (pour prévenir une situation plus ou moins inconfortable), voire IVG de simple convenance sociale....

A l'opposé de ce droit au refus de l'enfant, la revendication du droit à l'enfant se développe avec le recul de l'âge de la première maternité (et la baisse de fécondité consécutive, rapide au-delà de 30 ans) : la satisfaction de ce droit pouvant aller de l'assistance médicale à la procréation aux mères porteuses rétribuées....

Faudra-t-il reconnaître demain un droit à l'enfant sain (par pratique – et prise en charge? – de la ponction amniotique dans toutes les situations à risques), puis un droit au choix du sexe (ce qui pourrait être considéré comme un moindre mal par rapport au massacre des innocentes pratiqué en Inde!), un droit au choix des caractères physiques (alors que ce privilège est justement refusé dans l'adoption!)? Faudra-t-il satisfaire un jour la revendication fantasmatique pour le bébé des aptitudes intellectuelles maximales? Aller vers l'eugénisme, positif (pour améliorer la race?) ou négatif (pour éliminer les anormaux, les non conformes, les différents)? Glisserons nous du droit à la correction des handicaps physiques (lunettes, prothèses auditives, prothèses orthopédiques...) au droit à la beauté, au droit au choix de la taille (par l'administration de l'hormone de croissance)? Prescription bien entendu légitime dans les nanismes hypophysaires, le reste-t-elle s'il s'agit d'atteindre au moins 1,75 m., voire de fabriquer de futurs joueurs de basket ball flirtant avec les 2 mètres? Devrons nous satisfaire le droit à la performance physique (intégrant le recours au dopage!) ou à la performance intellectuelle par des stimulants de l'attention ou de la mémoire (les médecins militaires le font bien pour assurer la vigilance des aviateurs en mission de longue durée)...

Ethique et statut social du médecin

L'évolution du statut du médecin depuis 50 ans pose des interrogations majeures et souvent inquiétantes : J.F. Mattei souligne (3) que « le malade, personne humaine, animal métaphysique, a besoin de médiateurs, pour l'aider à gérer la dimension transcendante de sa personnalité. Il a besoin de prêtres, de pasteurs, de rabbins, d'imams. Quand ceux-ci lui manquent, apparaissent les sectes. »

l'Homme a aussi besoin d'un médiateur entre lui et sa maladie, sa douleur, sa souffrance et sa mort : ce médiateur là, c'est le médecin. Quand les médecins ne remplissent plus cette fonction indispensable apparaissent les médecines parallèles, les guérisseurs, les charlatans et les gourous. Le pire étant le gourou, à la fois prêtre et thaumaturge. Combien d'exemples dans l'actualité!

l'Homme ne renonce jamais à satisfaire ses besoins essentiels. Quand s'éloignent ceux qui le faisaient, il les remplace. Il a besoin d'un médiateur « face à la souffrance, à l'ardent désir d'être entendu, écouté, accueilli, considéré, reconnu dans son identité et ses convictions intimes.... face aux problèmes existentiels quotidiens du chômage, des familles éclatées, des logements inadaptés, des banlieues insupportables, des transports difficiles, épuisants, fastidieux»... (4)

Consulter un médecin aujourd'hui, c'est exprimer la souffrance que l'on porte. Cette médicalisation individuelle des problèmes de société comporte des inconvénients évidents. Récuser cette mission serait pire. Recourir au médecin reste sans doute un des derniers espaces de liberté (4) qui demeure aujourd'hui. Celui qui souffre de ses conditions de vie a besoin de pouvoir confier sa souffrance à quelqu'un : le médecin est celui qu'on vient trouver pour dire qu'on est malheureux. Cette fonction du médecin dépasse, de loin, l'idée de prise en charge de la maladie organique. Elle donne toute la dimension des enjeux de la médecine et de sa fonction sociale... Le médecin ne s'occupe pas seulement de la maladie, il s'occupe de toute personne qui souffre.

Or, depuis 30 ans, on a voulu banaliser la fonction médicale, lui retirer sa dimension magique, sa dimension sacrée, faire de la médecine un métier comme les autres, faire du médecin un prestataire de service comme les autres. On fait fausse route depuis 30 ans et tout découle de cette erreur.

J. F. Mattei (4) incrimine 4 déviances de la fonction médicale :

– la dérive technologique, particulièrement criante au niveau du programme de formation initiale des médecins, au moins jusqu'au début des années quatre-vingt-dix : il sélectionnait davantage d'ingénieurs en machinerie humaine que d'humanistes;

– la dérive économique : contraints de prendre en compte les aspects économiques de leur activité, les médecins risquent de se préoccuper davantage de la gestion de leurs propres structures (cabinet, clinique, service hospitalier) que de l'intérêt de leurs patients. Or, le commerce et la médecine sont de nature incompatible. Même si la médecine ne peut ignorer les implications économiques de son exercice, même si la santé a un coût, il reste qu'une vie n'a pas de prix.

– la dérive médiatique : le paraître remplace l'être, l'artificiel prime sur l'essentiel. Le médecin est incité par le système à rechercher la notoriété pour obtenir les moyens nécessaires à son action : il lui faut être le premier, donner une conférence de presse, adresser des communiqués aux agences, avoir sa photo et un article dans le journal, passer à la Télévision, être dans le Livre Guiness des miracles de la médecine!

– la dérive administrative : le médecin public, de plus en plus surveillé, voire incriminé et poursuivi, est tenté de dégager sa responsabilité individuelle. Or, remplacer la responsabilité individuelle par la responsabilité collective aboutit à l'irresponsabilité, individuelle et collective!

Autant de dérives, autant de cercles vicieux résultant de l'évolution des pratiques (évolution bénéfique par bien des côtés)! Il faut les assumer, c'est le rôle de la réflexion éthique. Ni ingénieur, ni pur gestionnaire, ni commerçant, ni vedette du show médiatique, ni fonctionnaire ou douanier, le médecin n'est pas davantage un juge qui tranche et qui punit!

Faute pour la société de restituer son statut de médiateur au médecin, faute pour lui de regagner prestige et confiance auprès des patients, les médecins seront de plus en plus vécus comme de simples prestataires de services et les hommes seront privés d'un médiateur dont ils ressentent pourtant l'impérieux besoin.

Le progrès technique ne remplace pas tout. Les besoins de l'Homme restent les mêmes au travers du temps. Les problèmes de l'Homme n'ont pas changé de nature parce qu'il est allé sur la Lune!

Conclusion : Ethique et progrès, certitudes et ampleur du champ de réflexion :

Le discours éthique ne juge pas, ne condamne pas, ne s'oppose pas au progrès scientifique. Nous espérons, avec J. Bernard, que de nouveaux progrès scientifiques apporteront des réponses à certaines interrogations, fut-ce en en suscitant d'autres? D'ici-là, le souci éthique se doit d'attirer l'attention des médecins et du corps social sur les risques de conflit entre ses principes et les possibilités thérapeutiques nouvelles. Il appelle à une réflexion attentive sur la priorité à accorder aux fins sur les moyens. Il suggère de résister à la séduction de toute nouveauté et à la tentation d'un passage à l'acte prématuré.

L'éthique ne constitue pas un interdit, un obstacle au progrès. Mais la réflexion éthique établit des parapets, des garde-corps, des glissières de sécurité, à une époque où s'effacent les repères...

Les réponses évidentes sont si rares qu'elles laissent un champ immense à la réflexion éthique.

Guérir, soulager, consoler toujours (nous préférons aujourd'hui dire accompagner), oui!

Prévenir, dans l'intérêt de l'individu et du corps social, oui!

Prédire le malheur probable avant de savoir le traiter, non!

Satisfaire, dès que c'est techniquement possible, toutes les demandes exprimées en biomédecine, tous les désirs, voire tous les caprices, non!

Risquer de modifier le génome des générations futures ou d'altérer la personnalité d'un homme (risque de dérives de la thérapie génique et des neurosciences), non!

Ces cinq réponses sont faciles. Mais la frontière entre ce qui est éthique et ce qui ne l'est pas reste floue dans tant d'autres domaines! C'est le champ immense de l'éthique médicale, qui interpelle toute la société, bien au-delà du seul corps des soignants.

Bibliographie

Les auteurs de ce chapitre ont beaucoup emprunté à J.M. Mantz et J.F. Mattei. Ils ont mis entre guillemets la majorité des citations.
A leurs yeux, ce livre n'est en effet pas une somme de textes originaux, mais d'abord un document pédagogique.

1. Mantz J.M. Les fondements de l'éthique. J. Med. Strasbourg 1989, 20 (3) 173-177.
2. Mantz J.M. Ethique et décision thérapeutique : problèmes pédagogiques. Thérapeutiques, Octobre 1996, n° 15, 35-40.
3. Mattei J.F. Les droits de la vie. Ed. Odile Jacob, Paris 1996.
4. Mattei J.F. Le médecin, le malade et le livre. Conférence d'ouverture au Congrès national de la Fédération des bibliothécaires des hôpitaux, Marseille, Juin 1996.
5. Quéré F. L'éthique de la vie. Ed. Odile Jacob, Paris 1992.
6. Le Nouvel Observateur, novembre 1996.

* Ce thème étant traité par C. Rauch et J.F. Mattéi, nous n'en évoquerons ici que quelques aspects.
* Rappelons que la loi Veil ne légalise pas l'avortement, elle le dépénalise seulement, notamment quand une femme s'estime en situation de détresse, ce que nul, à part elle, n'a le pouvoir ni le droit d'apprécier.

* Ce thème est également abordé dans le chapitre « L'éthique à l'épreuve de la prévention » (D. Malvy)

Ethique et douleur

PATRICE QUENEAU, GÉRARD OSTERMANN

Chaque médecin et chaque soignant devraient soulager chaque douleur de chaque malade à chaque instant de sa maladie. Ce principe éthique est tellement fort qu'il vaut obligation morale et dépasse par le fait même les textes et règlements des nombreux pays qui en ont fait une obligation légale légitime. Tels les articles 37 et 38 du nouveau Code de Déontologie des médecins français qui affirment :

> Art. 37 – En toutes circonstances, le médecin doit s'efforcer de soulager les souffrances de son malade, l'assister moralement et éviter toute obstination déraisonnable dans les investigations ou la thérapeutique.
>
> Art. 38 – Le médecin doit accompagner le mourant jusqu'à ses derniers moments, assurer par des soins et mesures appropriées la qualité d'une vie qui prend fin, sauvegarder la dignité du malade et réconforter son entourage. (Nouveau Code de Déontologie des médecins, paru au *JO du 8 septembre 1995*)

D'autres événements majeurs ont marqué les années récentes en France :

– le remarquable Colloque « *Prendre en charge la douleur* » organisé en 1955 au Sénat grâce à la volonté militante de Monsieur le Sénateur Lucien Neuwirth et qui devait conduire à 10 propositions concrètes visant à faire reculer la douleur :

1 – mettre en place dans les établissements de santé un comité de coordination.
2 – désigner au sein des établissements de santé et des établissements hébergeant des personnes âgées un coordinateur de la lutte contre la douleur.
3 – supprimer le carnet à souches.
4 – instituer un chapitre spécifique de la nomenclature consacré au traitement de la douleur.
5 – instituer dans chaque faculté de médecine un « coordinateur douleur ».
6 – inciter au développement de la formation continue des médecins.
7 – développer le nombre des diplômes universitaires.
8 – individualiser l'enseignement de la douleur dans la formation des infirmières, des psychologues et des masseurs-kinésithérapeutes.
9 – organiser une campagne d'information auprès des personnes travaillant dans des établissements sociaux et médico – sociaux hébergeant des personnes âgées.
10 – mettre en place un numéro vert.

– l'actualisation du Code de la Santé :

L'article L.710-3-1 du code de la santé (JO, février 1995) précise : « *Les établissements de santé mettent en œuvre les moyens propres à prendre en charge la douleur des patients qu'ils accueillent. Ces moyens sont définis par le projet d'établissement... Les centres hospitaliers et universitaires assurent, à cet égard, la formation initiale des médecins et diffusent les connaissances acquises en vue de permettre la réalisation de cet objectif en ville comme dans les établissements.* »

– la circulaire n° 15 de la Direction Générale des Enseignements Supérieurs (parue au BO du 25 mai 1995) relative aux « *enseignements des 1er et 2ème Cycles des études médicales* » fait apparaître le traitement de la douleur comme matière nouvelle introduite dans les enseignements obligatoires, et comme thème jugé prioritaire pour les quatre ans à venir et devant faire l'objet de Séminaires parmi lesquels figurent explicitement « *le traitement de la douleur et les soins palliatifs* », de même que « *le sida* », « *les dépendances et toxicomanies* ». L'Arrêté du 4 mars 1997 « relatif à la deuxième partie du deuxième cycle des études médicales (JO du 26 mars 1997) est venu conforter cette disposition en incluant explicitement la mention « *thérapeutique, dont traitement de la douleur* » parmi les thèmes obligatoires des enseignements du 2ème cycle.

– l'excellent document destiné aux médecins généralistes publié par l'Agence Nationale pour le Développement de l'Evaluation Médicale (ANDEM) : « *Recommandations pour la prise en charge de la douleur du cancer chez l'adulte en médecine ambulatoire* », notamment à l'aide de la morphine, « pièce maîtresse du traitement symptomatique de la douleur du cancer, quel que soit le stade évolutif de la maladie ».

– la nouvelle « *Charte du patient hospitalisé* » (ci-dessous), qui mentionne explicitement que, outre la qualité des traitements, des soins et de l'accueil, les établissements de santé doivent être « *attentifs au soulagement de la douleur* ». Notons qu'ils doivent être également soucieux de faire en sorte que l'information donnée au patient soit « accessible et loyale », afin que « le patient participe aux choix thérapeutiques qui le concernent. » C'est aller dans le sens d'une responsabilisation éclairée du malade que nous appelons de nos vœux.

Charte du patient hospitalisé

(annexée à la circulaire ministérielle DGS/DH n° 95-22 du 6 mai 1995 relative aux droits des patients hospitalisés).../... (NB : les italiques sont de P. Queneau)

« II. – Des soins

Les établissements de santé assurent les examens de diagnostic, la surveillance et le traitement des malades, des blessés et femmes enceintes en tenant compte des aspects psychologiques des patients. Ils leur dispensent les soins préventifs, curatifs ou palliatifs que requiert leur état et veillent à la continuité des soins à l'issue de leur admission ou de leur hébergement.

Au cours de ces traitements et ces soins, *la prise en compte de la dimension douloureuse, physique et psychologique des patients et le soulagement de la souffrance doivent être une préoccupation constante de tous les intervenants. Tout établissement doit se doter des moyens propres à prendre en charge la douleur des patients* qu'ils accueillent et intégrer ces moyens dans son projet d'établissement, en application de la loi n° 95-116 du 4 février 1995. L'évolution des connaissances scientifiques et techniques permet d'apporter, dans la quasi-totalité des cas, une réponse aux *douleurs*, qu'elles soient chroniques ou non, qu'elles soient ressenties par des enfants, des adultes ou des personnes en fin de vie.

Lorsque des personnes sont parvenues au terme de leur existence, elles reçoivent des *soins d'accompagnement* qui répondent à leurs besoins spécifiques. Elles sont accompagnées, si elles le souhaitent, par leurs proches et les personnes de leur choix et, naturellement, par le personnel. La circulaire DGS du 26 août 1986 constitue en ce domaine une référence en matière d'organisation des soins et d'accompagnement. »

.../...

«XI. – Résumé de la charte du patient hospitalisé destiné à faire l'objet d'un affichage.

Charte du patient hospitalisé annexée à la circulaire ministérielle n° 95-22 du 6 mai 1995 relative aux droits des patients hospitalisés

Principes généraux

1. Le service public hospitalier est accessible à tous et en particulier aux personnes les plus démunies. Il est adapté aux personnes handicapées.

2. Les établissements de santé garantissent la qualité des traitements, des soins et de l'accueil. *Ils sont attentifs au soulagement de la douleur.*

3. L'information donnée au patient doit être accessible et loyale. *Le patient participe aux choix thérapeutiques qui le concernent.*

D'autres progrès se concrétisent (accès facilité à la morphine chez l'enfant et chez l'adulte) ou devraient apparaître sous peu (suppression du carnet à souches et simplification de la prescription des opioïdes forts, mais aussi remboursement de certaines techniques antalgiques...). Toutes ces conquêtes sont indiscutables. Elles méritent d'être applaudies et leurs promoteurs salués. Toutes contribuent à faire en sorte que la douleur ne soit plus considérée comme une fatalité. Cet heureux changement de mentalité est apparu au début des années soixante-dix dans les pays anglosaxons et notamment aux USA puis au milieu des années quatre-vingt avec la création de *Centres anti-douleurs* (ou Unités de diagnostic et de traitement de la douleur).

Après avoir eu la lucidité et le courage de dénoncer le fait que nombre de douloureux chroniques n'étaient pas correctement soignés, John Bonica crée en 1961 la première structure anti-douleur fonctionnant sur le mode pluridisciplinaire avec la collaboration d'un chirurgien, d'un anesthésiste et d'un neurologue. Cet illustre médecin décède en 1994 après avoir ouvert la voie des Centres anti-douleurs de par le monde. Lieux exemplaires de soins, d'enseignement et de recherche transdisciplinaires, ils collaborent avec les médecins traitants : car ils n'ont pas pour mission de devenir des « ghettos pour douloureux chroniques », pas plus que l'unique lieu de traitement des douloureux chroniques, qui est l'affaire de *tous* les soignants.

A cet effet il est heureux de noter que l'OMS a souligné à maintes reprises l'impérative nécessité de prendre en charge les malades douloureux et notamment les malades cancéreux. En témoignent les 10 propositions concernant le traitement de la douleur cancéreuse (1) comme bien d'autres recommanations de l'OMS.

Les 10 propositions de l'OMS : Traitement de la douleur cancéreuse (Genève 1987) (6)
Elles intéressent :
- les professions médicales et paramédicales,
- les patients,
- leur entourage familial et amical,
- enfin les gouvernements et les différentes instances nationales et internationales de santé.

1) *Chaque gouvernement devrait envisager de mettre en place un programme pour soulager la douleur cancéreuse.* Les organismes participants devraient comprendre : les départements de la santé, de règlementation des médicaments, de l'indication et de la mise en application des lois, des associations nationales de professionnels des soins de santé, des organisations s'occupant du cancer. Il faudrait essayer d'augmenter les fonds ou d'en attribuer aux organismes compétents pour que le traitement de la douleur cancéreuse soit mis en place.

2) *Les gouvernements devraient partager leur expérience* pour mettre au point des systèmes de *règlementation des médicaments* qui permettraient de ne pas empêcher les cancéreux de recevoir ceux qui sont nécessaires au soulagement de leur douleur *tout en combattant la toxicomanie* de façon appropriée.

3) Les mesures nationales, légales et administratives concernant la *distribution des analgésiques opioïdes par voie orale* devraient être *réexaminées* et si nécessaire *révisées.*

4) Les gouvernements devraient encourager les travailleurs dans le domaine de la santé à signaler aux autorités compétentes toute situation dans laquelle des opioïdes par voie orale ne sont pas mis à la disposition des cancéreux qui en ont besoin.

5) Une méthode de traitement de la douleur cancéreuse devra être *évaluée* par les centres nationaux du cancer et progressivement distribuée au niveau national.

6) En tenant compte du niveau de leur formation *tous les travailleurs dans le domaine de la santé devraient apprendre à évaluer la douleur cancéreuse et à comprendre son traitement.*

7) Il faudrait *encourager la recherche* dans le traitement de la douleur cancéreuse *d'une façon adaptée aux besoins de chaque pays.* Une telle recherche devrait comprendre l'évaluation des Services déjà existant de traitement de la douleur et celle des effets obtenus après modification de la réglementation des médicaments et de la formation professionnelle.

8) *L'enseignement universitaire, post-universitaire, et les systèmes d'examen et de délivrance de diplôme des médecins, des infirmières et d'autres travailleurs dans le domaine de la santé impliqués dans le traitement des cancéreux devraient souligner l'importance de savoir combattre la douleur.*

9) Les malades atteints d'un cancer avancé et qui souffrent devraient pouvoir *recevoir des soins à domicile* s'ils le désirent.

10) *Les membres de la famille devraient recevoir une formation sur le traitement à domicile des malades cancéreux et qui souffrent,* ceci par l'intermédiaire des systèmes de soins existants

Mais ne nous méprenons pas pour autant : ce n'est pas parce que cette obligation éthique et morale est devenue obligation légale que toutes les douleurs, aiguës comme chroniques, sont aujourd'hui correctement traitées, en France comme à l'étranger. La vérité est toute autre : malgré toutes ces recommandations et textes officiels, la prise en charge réelle de la douleur se caractérise par une incroyable *hétérogénéité* : il n'est pas rare que dans le même Centre Hospitalier, voire dans le même Service, les malades d'une Unité d'hospitalisation soient parfaitement pris en charge, alors que ceux de l'étage au-dessus sont davantage négligés. C'est assez souligner que rien ne peut se faire sans la prise de conscience effective et personnelle de chaque soignant. Et il existe un fossé entre les principes, les intentions et les passages à l'acte, ces derniers étant du ressort de médecins et de soignants conscients, convaincus et déterminés. Ceci nous ramène au fondement éthique de la prise en charge de la douleur physique, affective et morale.

Douleur et souffrance : la brûlante question du sens

« La douleur », écrivait Magendie en 1847 *« par cela même qu'elle est dans les lois de l'organisme, doit avoir un but »*. Est-ce suggérer qu'elle est utile pour le diagnostic médical ? A t-elle une finalité philosophique ou religieuse ? A-t-elle un sens, une signification, pour la personne qui souffre, pour la société? Cruels dilemmes qui ont imprégné pendant des millénaires les conduites des médecins comme les réflexions des penseurs, philosophes ou ministres des cultes.

La douleur des hommes remonte à la nuit des temps : immanente et immémoriale, aussi vieille que l'Humanité, la douleur pose à l'Homme des interrogations existentielles, dont les réponses ont été de tous temps grandement influencées par les possibilités de l'antalgie. Faute de savoir la traiter et faisant de nécessité vertu, de nombreuses religions, philosophies et doctrines ont valorisé cette sublimation de la douleur en lui conférant une valeur intrinsèque, éthique voire rédemptrice. Stoïcisme (*« Douleur, tu n'es pas un mal! »*), fakirisme, nietschéisme, romantisme (de « la Nuit de Mai » de Musset à « la Mort du Loup » de Vigny) mais aussi christianisme (« Tu enfanteras tes fils dans la douleur » Bible, Genèse) ont longtemps exalté la grandeur de la douleur et de son acceptation. Mais William Shakespeare répondait déjà, il y a quatre siècles : *« Jamais ne vécut philosophe qui puisse en patience endurer le mal de dents »* et Graham Greene, peu suspect d'anticléricalisme primaire, lui fait écho en notre temps : *« Les saints parlent de la beauté de la souffrance. Mais, vous et moi, nous ne sommes pas des saints! »* (P. Queneau et P. Grandmottet).

La douleur apparaît comme une « déchirure », organique ou relationnelle (quand nous perdons un être cher.). Mais si grâce aux neurosciences, nous cernons mieux sa physiopathologie, nous ne savons que peu de choses précises sur l'émotion douloureuse elle-même.

La douleur, écrit Emmanuel Lévinas, est un *« malgré la conscience »*. C'est le « non » par excellence. C'est la limite contre laquelle bute notre conscience, une sorte de perte de conscience. Si la souffrance, qui implique la durée (« endurer »...), est parfois sans objet, elle n'est jamais sans *pourquoi*. L'épreuve est consubstantielle à notre espèce avec tout son cortège de doutes et de questionnements angoissés :

jusqu'à quand ? pourquoi moi ? pourquoi mon mari, ma femme, mes parents, cet ami si cher ? « Devant la souffrance de l'innocent, je rends mon billet », confiait Dostoïevski. Plus qu'une demande d'explications, il y a ici une *demande de sens* : pourquoi ces souffrances qui viennent profondément perturber le déroulement de nos existences, qui sont bien loin d'être de longs fleuves tranquilles.

Il n'y a pire souffrance que celle à laquelle on ne peut donner sens et qui nous plonge dans les eaux amères de l'absurde et de l'injustice. Devant la souffrance de l'Autre, que dire et comment le dire, quel droit et quel devoir d'en parler ? Comme l'affirme Jean Clavreul *« Il n'y a qu'un seul discours qui tienne sur la souffrance, celui de la personne qui l'éprouve et s'en tenir là ! »* Il est vrai que la souffrance ne se partage pas. Il est abusif de proclamer que l'on puisse parfaitement comprendre « l'Autre souffrant ». Impuissante à se décrire, elle est bien la question des questions et son obsédant *pourquoi* reste la pierre d'achoppement de toutes les sagesses, philosophies et religions. Car comme le souligne Jean-Jacques Kress : *« La souffrance n'a pas de camp ».*

Dès lors, que faire en pratique ? Le *credo* du médecin comme de tout soignant impose de soulager toute douleur aiguë comme toute douleur chronique dans toute la mesure du possible sauf si le malade réclame explicitement qu'on maintienne un certain niveau de douleur pour éviter d'altérer trop son niveau de conscience (douleurs de certains cancers à un stade terminal notamment).

Ce principe éthique fondamental étant posé plusieurs questions essentielles se posent : comment écouter le malade douloureux et reconnaître sa douleur ? comment le prendre en charge et apaiser sa douleur ?

L'acte de foi, l'acte d'écoute, l'acte de discernement : savoir écouter le malade douloureux et croire en sa douleur

« Il faut me croire : j'ai mal ! », dit le malade. « Et surtout ne me dites pas, vous aussi, que j'invente ! » Au siècle de la magnificence scientifique et technique, pourquoi faut-il que le progrès médical, incomparable et fulgurant, soit entaché de tant de scepticisme absurde vis-à-vis de la plainte de l'Homme souffrant ? Est-ce péché d'orgueil ? dérive intellectuelle ? croyance illusoire et exclusive en la seule « science » ? Est-ce le manque de temps qui rend incapable de consacrer les quelques minutes nécessaires à l'écoute de la plainte ? Comment imaginer que la seule technicité puisse remplacer un jour la force de ce qui est exprimé par le malade ? Comment ce *« j'ai mal »* exprimé, crié, hurlé parfois, peut-il ne pas toucher l'oreille, le cerveau et le cœur du médecin ? Pourquoi cette surdité insolente à l'égard du malade souffrant ?

La douleur aiguë est un symptôme souvent précieux pour le diagnostic. Quelquefois même est-il prudent de ne la calmer que modérément au début, tant que le diagnostic n'a pas été formellement établi, comme dans certaines « urgences chirurgicales » restées jusqu'ici de diagnostic incertain (appendicite, cholécystite...).

Mais, la douleur aiguë n'est pas anodine en elle-même : elle aussi laisse *une inscription, une empreinte durable, voire indélébile* sur le psychisme et les centres nerveux ; empreinte d'autant plus marquée et préjudiciable qu'elle aura été intense et prolongée, que la souffrance du malade aura été négligée, méconnue ou, pire, mise en doute. Cette mémorisation de la douleur aiguë participe à la chronicisation de la douleur, comme dans le zona par exemple. La peur et l'anxiété, les troubles du sommeil et de l'humeur, sont eux aussi générateurs d'un véritable cercle vicieux de la douleur. D'où l'importance de calmer tôt.

Et ce d'autant plus que les douleurs aiguës retentissent aussi par elles-mêmes sur l'organisme, interagissant sur le cœur, la tension artérielle, la respiration. Habituellement sans conséquences réelles chez les sujets sains, une douleur aiguë peut aggraver la maladie d'un coronarien, d'un hypertendu, d'un insuffisant cardiaque, d'un insuffisant respiratoire. A l'extrême, on connaît des douleurs suffisamment intenses pour priver le malade de conscience, voire exceptionnellement entraîner la *mort.*

Ethique médicale et douleur chronique : Quand l'enquête médicale se ferme sur le non-lieu de la plainte

Un jour ou l'autre, éprouvant une douleur tenace, les malades douloureux, véritables « experts » de leur douleur, se trouvent cernés par une incrédulité générale. Leur entourage ne les croit pas. Leur médecin lui-même hésite. Alors, à qui se fier ? Non seulement les voici diminués par le mal, mais en plus, ils doivent lutter pour qu'on les croie ! Le soupçon médical les accable comme le détective méfiant oblige le héros du film à prouver qu'il est un honnête citoyen.

Au lieu d'entraîner un surcroît d'attention et de sollicitude, le malade agace. On devrait l'aimer davantage, et c'est le contraire qui se produit : on le rejette, on ignore sa vérité douloureuse, celle-là même qui dérange et qui lui fait plus mal encore d'être ignorée, d'être mal écoutée, mal entendue. Et le malentendu existe vraiment ! On lui répète que le mal est psychologique, une façon moderne – et fausse ! – de dire qu'il est imaginaire.

Parfois, on lui jette à la figure que c'est « psychosomatique », façon de lui dire que *« ce n'est rien ! » que « c'est nerveux ! » que « c'est psy ! »*. Il est du devoir de tout soignant de comprendre que « *si c'est nerveux, ce n'est pas rien* », même si c'est plus difficile à traiter ! Sinon, c'est le cercle infernal ; et le mal de ne pas être cru aggrave le mal initial. Ayant raté leur «examen de passage somatique», leur examen de « vrais malades », comme le dit si bien Cyrille Koupernik, les voici devenus *« apatrides »* de notre médecine scientifique triomphante! Déçus de ne pas être crus, ou de n'être accueillis que par de bonnes paroles dont ils ressentent le vide, le simulacre et le plagiat, le piège du découragement est proche : déception, handicap, dévalorisation, dépression et aggravation de la douleur chronique. Le cercle infernal se resserre, et l'imaginaire est là, qui « pédale » de fantasme en fantasme, sur les causes de l'échec des traitements, sur cette vérité qu'on leur cache : *« ai-je un cancer qu'on ne me dit pas? »* Et cette autre, qu'on n'ose pas formuler : *« et si mon médecin, surtout formé à la « science », était incompétent pour traiter ma douleur? »*

Puisqu'il est acquis qu'une douleur corporelle (« j'*ai* mal ») puisse traduire un mal-être plus profond (« je *suis* mal », « je *vais* mal »), il est urgent que le médecin « scientifique » d'aujourd'hui comprenne bien que « tout, ou presque, est psychologique; le corps lui-même est un objet quasi-psychique » (Arthur Adamov, *Si l'Eté Revenait.*). Le corps est même *toujours psychique,* le corps douloureux notamment : la douleur mène à la souffrance; la douleur est déjà souffrance à part entière.

L'impasse vécue par certains malades douloureux chroniques

Chaque jour, le savoir scientifique progresse, accroissant le potentiel de « savoir faire » et donc de « pouvoir faire » du médecin. En permettant un diagnostic plus fiable, plus rapide et plus confortable (du fait du caractère indolore d'examens « complémentaires » modernes toujours plus performants), le progrès scientifique et technique devrait permettre au médecin, plus rapidement certain de son diagnostic et de son traitement, d'être plus efficace, plus sécurisant, mais aussi plus disponible à son patient.

Celà, c'est l'idéal de la médecine. Et c'est, heureusement ce qui se passe souvent, car les médecins de qualité sont nombreux. Mais, hélas, la vérité est parfois toute autre. C'est le cas lorsque, détournée de son but premier, qui est d'aider le médecin et donc le malade, la technique tend à les asservir tous les deux : lorsqu'elle conduit le médecin à se détourner du malade-sujet pour ne s'« intéresser » qu'au corps-objet.

A titre d'exemple, ce peut être le cas de certains lombalgiques chroniques qui, handicapés par leurs douleurs rebelles, se sentent dévalorisés et infériorisés. D'où la déception, voire l'accusation de ces malades, qui reprochent à une médecine inhumaine d'être plus ou moins responsable de leurs douleurs chroniques devenues maladie à part entière et handicap intolérable, par le fait de l'échec thérapeutique. Comment s'étonner dès lors que la relation malade-médecin puisse s'infiltrer d'agressivité et de culpabilité réciproques; avec le risque d'un rejet mutuel entre un médecin « inefficace » qui finit par douter de la bonne foi de son patient (« *malade imagi-*

naire? ») et de l'autre côté un malade plus ou moins rejeté qui en vient à douter de la bonne volonté voire de la compétence (« *médecin imaginaire*? ») de son médecin. Bientôt l'impasse relationnelle est totale et risque de devenir irréversible.

Comment sortir de cette impasse ?

L'essentiel est dans l'écoute attentive et active de la parole du patient; écoute des dires du corps mais aussi de l'esprit et du cœur; puis examen approfondi et explication claire au malade de la cause de la douleur et du pourquoi du traitement proposé.

Le malade douloureux chronique, par la pérennisation même de sa douleur, constitue de prime abord un échec thérapeutique. Il conduit le praticien à adopter une démarche diagnostique et thérapeutique différente de celle empruntée devant une douleur aiguë. Autant celle-ci est un signe d'alarme utile au diagnostic imposant une prise en charge adaptée et rapide, autant la douleur chronique est toujours inutile et destructrice, par le handicap, souvent profond, qu'elle cause. Comme le souligne Gabriel Burloux, la douleur est toujours un *signe de* et un *signe à*. Comme le signal d'un danger, destiné à quelqu'un. La douleur est un signe *de* maladie. Elle est aussi un signe adressé *à* un médecin, un soignant, un proche; un appel *à* être soulagé, *à* être pris en considération comme personne souffrante dans sa chair et le plus intime de son être. Ceci est particulièrement vrai pour les douleurs chroniques.

La douleur chronique, deuxième maladie à part entière

La douleur chronique devient un véritable *comportement* et un *langage explicite* de ce comportement, ce langage de la douleur devenant la « poutre maîtresse » de la relation malade-médecin. Le corps va servir à communiquer avec autrui et le langage exprime le handicap et la menace ressentis. Mais ce langage si important à entendre est parfois incomplet : la projection somatique va constituer une communication infraverbale, sorte de métalangage (mimique, gestuelle, attitude, toucher), les mots manquants devenant ainsi des maux qui fonctionnent comme de véritables canaux de communication ou d'appel à une authentique relation d'aide et de compréhension.

Il y a la maladie en cause, grave (un cancer...) ou bénigne (une arthrose...). L'une et l'autre génèrent des douleurs chroniques, qui constituent une sorte de deuxième maladie, surajoutée à la maladie causale évoluant pour son propre compte; du fait d'un véritable cercle vicieux de la douleur déjà évoquée. On peut donc entrer dans le labyrinthe de la douleur chronique par plusieurs portes : celles de toutes les maladies douloureuses. Mais, pour poursuivre cette métaphore, l'on pourrait dire que la porte de sortie du labyrinthe peut être totalement indépendante de la porte d'entrée et que le fil d'Ariane qui conduit à cette sortie est tissé de la qualité de la relation. Celle-ci requiert de la part du médecin un subtil alliage d'écoute active, de compétence, d'expérience, de savoir-faire, de savoir-être mais aussi de savoir-faire-faire afin d'impliquer le malade : celui-ci aura lui-même un rôle actif à jouer, souvent déterminant dans sa guérison et le soulagement de ses douleurs.

Chacun connaît ce proverbe chinois : « Quand tu lui montres la lune du doigt, l'imbécile regarde le doigt! » Ne pas s'obnubiler sur le seul « doigt » de la douleur invoquée et savoir déceler, bien au-delà, la désespérance plus profonde, parfois mal dite, mais aussi mal entendue, mal comprise. Dans la lombalgie chronique par exemple, l'essentiel est de ne pas se tromper sur le véritable niveau de la plainte; ou plutôt sur leurs véritables niveaux, le plus souvent multiples et si intimement intriqués : douleur, handicap, dépression, dévalorisation, honte, mal-être.

Vers un monde sans douleur?

Les bonds en avant de la thérapeutique antalgique pourraient le faire espérer. Hélas, trop rarement. Ecoutons la confidence de Jean-François Deniau :

> « Douleur n'a pas été un mot admis facilement dans le monde médical français. Les médecins considèrent la douleur plutôt comme un signal et un réflexe qu'il ne faut pas supprimer. On peut comprendre aussi que voyant tant d'horreurs ils se soient armés contre une sensiblerie qui les empêcherait de travailler. Mais il y a une autre raison à leur réticence : ils ne peuvent pas la mesurer. Pratiquement, tout ce que dit le malade, se constate, se vérifie et se mesure. Sauf, s'il dit qu'*il a mal.* La douleur est incontrôlable. Elle est une sorte de révolte de l'individu, d'affirmation du libre arbitre contre la technique. Un malade peut dire n'importe quoi, qu'il souffre un peu beaucoup, beaucoup, horriblement. La science est impuissante à *étalonner* et à juger ses dires. Les médecins, qui sont des scientifiques, n'aiment pas ces défis à la science. Alors, ils ont tendance à ignorer la douleur en employant des périphrases ou des euphémismes. Quand on vous enlève une partie du poumon, le chirurgien pour travailler doit passer ses deux poings dans votre thorax entre les côtes. Le réveil, annoncé par les autorités médicales comme « assez désagréable », est épouvantable. Par définition, pas question d'immobiliser la cicatrice, les poumons doivent bouger. J'ai pleuré tout seul de douleur dans mon lit, en silence. Et j'ai entendu deux médecins, qui m'ont sûrement sauvé, dire à mon chevet : « Il y a peut-être un problème de confort pour le patient ». Seigneur, j'ai rarement eu des pensées homicides comme ce jour là. Et puisque les médecins me demandaient de parler publiquement de mon « expérience », j'en ai profité pour leur conseiller au minimum un changement de vocabulaire.
>
> Toute douleur ou angoisse est d'abord solitude. On ne partage pas le mal physique. » (Jean-François Deniau, Mémoire de 7 vies, Plon, 1994).

Jean-François Deniau a raison : « *On ne partage pas le mal physique* ». Nous n'avons jamais directement accès à la douleur de l'Autre, toujours subjective, toujours unique par son impact affectif. Même si nous sommes *affectés* par elle, la plus grande *sympathie* (au sens étymologique : souffrir avec) ne nous permet pas de souffrir à la place d'Autrui. Et cependant, lorsqu'un malade s'adresse à un médecin pour lui demander de soulager sa douleur, c'est toute sa *subjectivité* qu'il lui confie avec son cortège de doutes, de peurs, d'angoisse, mais aussi de « paquets de mémoire douloureuse », voire du spectre de la finitude et de la mort.

Comme le dit si justement René Leriche, « *la souffrance la plus facile à supporter, c'est celle des autres* ». D'où la tentation de banaliser la douleur de l'Homme malade. Qui n'a pas entendu ces petites phrases, pseudo-anodines : « C'est normal que vous ayez mal, vu votre état » ou bien encore « Je ne peux rien vous donner, vous avez déjà eu un antalgique il y a une heure ». Sans compter le déni de la douleur qui conduisait les médecins il y a seulement quelques années à pratiquer sans analgésie les paracentèses du tympan, les curetages d'avortements « criminels », ou encore des prélèvements très douloureux tels que des myélogrammes. S'il n'est plus à l'accusation, le temps est venu d'écouter et d'apaiser la douleur et sa redoutable compagne, la souffrance. Les prendre en charge c'est réhabiliter deux symptômes trop longtemps et trop souvent négligés, niés, déniés.

Baromètre de la relation malade-médecin, la douleur est avant tout enjeu de croyance, de confiance, de fidélité. Le médecin croit-il son patient quand il lui affirme qu'il souffre ? Ou taxe-t-il de « simulateur » ce malade qui en « fait trop », qui en « dit trop » quand il *allègue* qu'il souffre ? « Et ce, malgré *mon* traitement qui, par définition, doit être efficace, puisque c'est moi, son médecin, qui le lui ai prescrit ». Péché d'insuffisance ? Péché de suffisance ? Péché d'orgueil ? La douleur est défi à toute logique médicale simpliste : à telle douleur, telle cause et donc tel traitement ! Le médecin doit être capable à tout moment de reconsidérer sa prise en charge du malade douloureux chronique. Afin de résilier les manichéismes plats et de ne plus raisonner en termes dualistes opposant l'organique au psychique, comme l'art aux mathématiques ! la souffrance d'une douleur chronique est toujours réelle. C'est notre manière de la reconnaître, de la lire, de l'interpréter qui, seule, peut désenclaver le patient de l'impasse dans laquelle il se trouve. Dans la douleur chronique, il faut souvent soigner aussi les traumatismes de l'échec, pour éviter la descente aux enfers de la déprime, pour prévenir ou tenter de casser cette spirale infernale qui conduit trop souvent de la douleur au handicap, puis à la perte de l'estime de soi, enfin à la désespérance.

En matière de douleur, rien n'est simple et il serait préjudiciable de simplifier à l'excès. Pour y voir un peu plus clair, le médecin doit savoir décrypter les langages de la douleur, savoir mieux écouter pour mieux comprendre.

La douleur persistante dépasse souvent de beaucoup la seule agression physique initiale. Déjà une souffrance s'arrime à la douleur, ce mystère tourmentant qui brise notre corps et bouscule nos références identitaires et affectives. Or, pour reprendre le mot de Vladimir Jankélévitch, » toute douleur peut être rendue indolore, mais il n'y a *pas d'antalgique pour la dolorité* ».

La douleur est un viol, une pénétration indue dans l'intimité de notre corps. Elle est un brusque déséquilibre, une dysrythmie. « Ma dent, ma jambe, ma tête douloureuse » prennent tout-à-coup une importance démesurée. « Mon corps », qui m'est si familier et que l'habitude rend docile à mon vouloir, se révèle brusquement à la fois étranger et intimement uni à moi. Je deviens tout entier moi-même cette rage de dents, cette fracture, cette brûlure, ce mal de tête Je n'arrive pas à m'en distraire. La douleur chronique obnubile tout le champ de ma conscience.

Ces risques de malentendus sont majorés lorsque le malade rencontre des difficultés à bien exprimer sa douleur : douleur apprise, répétition d'un savoir médical mal digéré (c'est « ma sciatique », « ma vésicule », « mon colon ») ; langage de revendication (fréquent chez le lombalgique notamment) ; recherche de « bénéfices secondaires » ; à l'opposé, censure de l'expression douloureuse par *peur* d'une maladie redoutée ou de sa récidive : le patient qui redoutera un infarctus du myocarde pourra crier « au feu » à la moindre douleur thoracique, ou au contraire vouloir la banaliser en la rattachant coûte que coûte à la consommation de tel ou tel aliment (tel ce Professeur de Médecine victime d'un infarctus du myocarde, qui restait convaincu que l'origine de sa douleur était liée à une indigestion par les asperges dont il raffolait !).

Il se peut aussi que le patient reste mutique, « emmuré » dans sa douleur. Comme dans un dialogue rompu, le pire est quand arrive le *stade du non-langage*... Par dépression, déception ou *lassitude*, de devoir expliquer encore et encore une douleur que le malade a déjà maintes fois répétée sans être compris. Ou par le fait de différents *freins* ou *barrières*. C'est le cas notamment :

– lorsque la douleur est source de conflit avec l'entourage, voire enjeu de culpabilité...

– lorsque le malade redoute d'être traité de pusillanime, de douillet (l'enfant notamment), de « dépressif » voire de « psychiatrique » (comme cela aura pu être le cas précédemment).

– lorsque le malade a peur que sa douleur signe une maladie grave ou une reprise évolutive de celle-ci : le patient peut supposer, parfois à juste titre, que sa douleur révèle un cancer ou une autre maladie sévère. Il n'ose s'avouer à lui-même ses peurs. Avec le risque réel qu'en autotraitant sa douleur, signe d'appel et parfois signe d'alarme, il masque la véritable réalité de la maladie, justiciable d'un traitement approprié.

La réalité douloureuse est irréductible au seul langage scientifique et technique. Elle requiert aussi l'intelligence du cœur. Tout particulièrement, la douleur chronique, où se mêlent *« j'ai mal »* et *« je suis mal »*, ne peut être entendue que par un soignant capable d'écouter tout à la fois les registres rationnels et irrationnels de la plainte. Il n'est aucunement question d'opposer les langages scientifique et émotionnel, mais bien d'espérer que le médecin sache accueillir et entendre l'un et l'autre.

Or, parfois, le médecin reste enlisé dans ses stéréotypes liés à son apprentissage de la médecine, trop centré sur le raisonnement anatomo-clinique ; ainsi le langage médical se veut avant tout essentiellement « opératoire » et rapidement efficace, mais il laisse souvent trop peu de place pour la dimension psychologique. Or, face à nombre de douleurs chroniques « mal traitées », mal calmées, il devient nécessaire de changer de registre, de niveau d'écoute, afin de laisser un espace permettant au patient d'exprimer son vécu douloureux. Le discours se transforme en récit. Chaque langage a sa fonction et sa rigueur. Et toute douleur est un langage qu'il convient de *décrypter*, de traduire.

L'expression de la douleur entre le dire et le faire

Le médecin doit savoir apprécier une douleur d'après ce qu'en dit le patient, mais aussi d'après ce qu'il n'en dit pas et surtout d'après ce qu'il fait ou ne fait pas. L'attitude corporelle peut être déterminante pour le diagnostic. Certains pièges peuvent être déjoués par une fine observation du malade. D'où l'importance que soignants et entourage du malade doivent porter à *la mimique et à l'attitude du malade douloureux*, chez l'enfant notamment. Un faciès crispé, une boiterie, des postures et des gestes douloureux à la marche, dans certains gestes ou en position assise, une agitation ou au contraire une immobilité figée comme la non-utilisation d'un membre, sont expressifs de diverses douleurs cachées ou mal exprimées. De même, les plaintes qui s'égrènent au fil de la consultation sont autant de signaux qui peuvent renseigner sur l'intensité, la cause, le vécu et le sens de la douleur.

Ausculter la douleur

Comme le disait une de nos malades, « la douleur, c'est une doublure. Et elle s'accentue quand je suis seule, avec personne pour en parler. Quand on est seul, la souffrance est beaucoup plus difficile à supporter ». Si de prime abord, la douleur peut sembler ne rien signifier, cela ne veut pas dire pour autant qu'il n'y ait rien à entendre. Elle est message pour quelqu'un, qui devra rechercher entre autres les mots-carrefour qui serviront de lien et de pont avec l'inconscient démasqué. « Ce médecin m'a fait déceler et dire des choses étranges, qui étaient enfouies au fond de moi et dont je n'avais aucune conscience. Et c'est vrai que je me sens soulagé de les avoir trouvées et de pouvoir les dire. Maintenant, je sais que je dois poursuivre cet itinéraire en forme de reconnaissance et de renaissance de mon Moi profond. Du même coup, mes anciennes douleurs s'atténuent beaucoup. Je n'y fait même plus attention ».

Ecoutons Alphonse Daudet : « Pas d'idée générale sur la douleur. Chaque patient fait la sienne, et le mal varie, comme la voix du chanteur, selon l'acoustique de la salle ». Acoustique en l'occurrence celle du médecin, du soignant, des proches...

Mais écouter, qu'est-ce que c'est? Ecouter vient du mot latin *auscultare*, qui veut dire prêter l'oreille pour entendre. Or, pour bien ausculter, pour déceler par exemple un souffle cardiaque, la première condition requise est de faire silence : silence physique, qui consiste à *se taire*; silence psychique aussi, qui impose de *faire taire* nos préoccupations, nos à priori.

La qualité de l'écoute vient renforcer la confiance nécessaire à la démarche thérapeutique. Inversement, une écoute maladroite peut détruire une confiance préétablie. Une écoute obnubilée sur le symptôme est réductrice. Le médecin doit se centrer sur *la personne qui souffre*, qui lui parle de *sa* douleur? Quel est *cet* homme? Quelle est *cette* femme? Quel type de relation suis-je en train d'établir avec lui, avec elle?

Paul Ricœur et Robert Misrahi insistent à juste titre sur la *dissymétrie* qui existe au sein de cette relation malade-médecin qui se noue entre un malade diminué et angoissé par sa maladie, sa douleur et sa souffrance et d'autre part un médecin non malade (habituellement) et détenteur du « supposé-pouvoir » de guérir le patient. Cette inégalité dans la relation doit évoluer vers ce que Paul Ricœur appelle *« l'alliance »* : alliance pour guérir ensemble, patient et médecin réunis dans un partenariat, chacun à sa place, libre et adulte, *alliés* dans le même combat positif et *chargé de sens*, mené ensemble contre la maladie et la souffrance. L'on est loin de la logique d'une médecine purement technocratique ou mécaniciste. Et la question n'est plus celle d'une pièce défectueuse du corps humain à faire réparer ou remplacer par un « médecin-garagiste »!

Préjugés et pièges

Le médecin doit éviter de tomber dans le piège de certains *préjugés* : le premier d'entre eux consiste à ne se préoccuper que du versant *organique* de la douleur : c'est le cas du médecin qui s'attelle à la seule tâche de rechercher un diagnostic organique, à tout prix. Cet *« organicisme » absolu* est aveuglant. Il entrave la perception des implications psychologiques et relationnelles. Il peut être aujourd'hui entretenu par une utilisation aberrante du progrès médical : c'est le cas, par exemple, lorsque la biologie et l'imagerie modernes détectent des « particularités » n'ayant pas toutes valeur pathologique, mais qui servent trop souvent, pour le médecin mais aussi pour le malade, de support artificiel à une fausse maladie organique. Combien de douloureux du dos apprennent que leurs radiographies, leur scanner ou leur Résonnance Magnétique Nucléaire (RMN ou IRM) ont détecté telle « anomalie » sur telle vertèbre, source de combien de fantasmes ! Là où il n'y a que « particularité », (comme certains sont blonds et d'autres bruns ou roux) ! Ainsi, ce qui n'est que « coquetterie » est abusivement interprété comme la véritable cause de la douleur. Il est fréquent, en pratique, de voir le médecin et/ou le malade (qui possède le compte-rendu de l'examen et connaît la médecine par tout ce que l'on en dit, dans les médias) utiliser abusivement, à leur insu le plus souvent, ces « anomalies qui n'en sont pas » pour justifier une maladie organique non fondée. Combien de malades se focalisent ainsi sur leurs « becs de perroquet », au nom déjà si évocateur de la douleur ! L'arthrose a bon dos, parfois ! Et il ne faut pas être aveugle au reste, car un train (l'arthrose) peut en cacher un autre (des douleurs par tension musculaire ou par cancer...).

« Je ne suis pas fou, Docteur »

Le second préjugé, aussi dangereux que le premier, consiste au contraire à s'obnubiler sur le versant *psychologique* de la douleur : « Vous n'avez rien, puisque je ne *vois* rien sur vos radiographies ni sur votre scanner. Puisque je n'ai rien trouvé, c'est donc que vous *n'avez rien* » « Votre douleur ne repose sur aucun signe organique, c'est donc qu'elle est *psychogène* ». Le psychologique devient le fourre-tout de ce qui n'apparaît pas d'emblée comme organique. Il est plus sage de pas conclure trop tôt, victime de sa hâte ou de ses préjugés. La réflexion et l'humilité sont deux règles d'or de la médecine.

Les exemples ne manquent pas de ces malades « psychologisés » à tort. Tel ce jeune et brillant lycéen de 17 ans, qui prend chaque jour depuis 3 ans plusieurs dizaines de comprimés de morphine et d'antalgiques variés pour des douleurs intolérables de la cuisse. Il est considéré comme névropathe, « accro » à la morphine par la faute d'une mère abusive ! Il est en fait porteur d'une tumeur bénigne du fémur (un ostéome ostéoïde), qui guérit dès l'exérèse chirurgicale. Le « névropathe » reprend aussitôt ses études avec ardeur ! Sa « névrose » et sa « toxicomanie » à la morphine se dissipent dès le lendemain de l'opération chirurgicale ! Un autre malade, « colonial » de la belle époque et mal réinséré en métropole, se plaint de lombalgies rebelles. Il est pris pour un « psy » parce que déraciné des anciennes colonies françaises! Il souffre en fait d'un cancer vertèbral! Nuance mais la méprise est grave!

Il existe d'autres pièges encore : celui d'interpréter les *bénéfices secondaires* (arrêt de travail, pension...) comme jouant le rôle primordial dans la pérennisation de la douleur : ce peut être vrai mais ce peut être également faux.

Le médecin doit aussi se méfier d'un autre danger : celui de céder hâtivement à la tentation d'être le *« sauveur »*, lorsque le patient émet un message du type : *« Docteur, vous êtes mon dernier recours! »* Si le praticien, volant au secours de son patient, veut l'aider à tout prix, il peut maintenir celui-ci en état de dépendance, avec, à la clé, la persistance de la douleur et la déception, parfois agressive, du malade.

Un point capital enfin pour dénouer contre-sens et malentendus : faire exprimer par le malade les interprétations erronées et les faire rectifier : on connaît le rôle néfaste des paroles imprudentes prononcées par le corps médical et/ou mal comprises par le patient (compte-rendu radiologique, résultats d'examens biologiques...). Il est fondamental que le médecin sache et prenne le temps d'expliquer la situation (le diagnostic et son traitement) en termes simples, en langage compréhensible par le malade et son entourage.

Etablir une bonne relation malade-médecin est essentiel. Ceci impose pour le médecin d'associer compétence, écoute active et disponibilité.

Impasses et stéréotypes du discours du médecin

Le refus du dialogue est l'impasse par excellence. Il en est de même du *discours magistral stéréotypé et livresque,* incompréhensible pour le malade.

Les *paroles de consolation* (« Ca va vite s'arranger, vous verrez ») sont elles aussi insupportables, parce que distantes et artificielles. Il en est de même des *paroles de « résignation »* (« Il faut vous y faire ») ou *du discours moralisateur et culpabilisant* (« Ah! Si vous étiez venu me voir plus tôt » ou « vous n'auriez pas dû vous traiter tout seul »), sorte d'indiscrétion teintée de jugement. Il est au contraire du devoir du médecin d'aider celui qui souffre à se débarasser du fardeau supplémentaire de la culpabilité (J.-P. Magnine), en lui évitant d'associer plus ou moins consciemment *souffrance* et *faute.*

Enfin, si *le discours de compassion* (« Je vous comprends, ça doit être pénible ») soulage temporairement, celui-ci doit être relayé par une attitude beaucoup plus positive.

Dans le labyrinthe de la douleur chronique, l'essentiel est que le médecin sache déceler, pour chaque patient, le bon chemin. La réalité douloureuse est irréductible au seul langage scientifique et technique. Elle n'est accessible qu'à l'intelligence du cœur.

Trop de « docteurs », peu de « médecins » ?

La Médecine n'a pas échappé à la folle course contre le temps qui caractérise notre « chère » modernité. Le danger du « système » est d'éloigner les médecins de la souffrance et de la plainte des malades. Le malade souffrant sera toujours plus qu'un banal objet d'étude désincarnée, « morceau choisi » pour la gloire de la science.

Certains médecins hospitaliers d'aujourd'hui vivent écrasés sous l'emprise d'une technostructure trop soucieuse de pseudo-rentabilité première. Il est urgent de revaloriser les grands cliniciens : véritables médecins et chirurgiens des hôpitaux, au sens noble du terme, ils sont ceux qui, par leur expérience et leur sagesse, savent *prendre soin* du malade et *sensibiliser les étudiants* à une attitude médicale et une éthique exemplaires, notamment face aux malades douloureux. Les progrès modernes de l'antalgie sont majeurs. Encore faut-il savoir les employer de façon appropriée et personnalisée chez des patients qui viennent se confier aux soignants « corps et âme ».

En ces temps d'une Médecine à haut prestige technologique, il est urgent de réhabiliter et de recréditer *la présence du médecin au chevet de son patient* mais aussi *les vertus pédagogiques* pour ceux qui ont en charge d'enseigner. Trop souvent, quand on évoque les carrières hospitalo-universitaires, on pense avant tout à la recherche et aux sacro-saintes publications, « passeports » indispensables à l'ascension professionnelle. Ce que nous fustigeons n'est certes pas la recherche de qualité – dont le malade tirera bénéfice – mais l'étranglante dérive du trop peu de temps consacré aux malades souffrants comme aux étudiants.

La douleur et la souffrance ne cessent de réinterroger la médecine dans ses comportements et dans ses choix. Evitons que ne se creuse un peu plus chaque jour un abîme entre la « *médecine de la douleur et de la plainte* », et la « *médecine à haut prestige technologique* », celle du succès spectaculaire ou supposé tel. Et Dieu sait s'il y a des leurres dans ces victoires médiatisées. Il ne faudrait pas que le temps consacré au malade douloureux soit *du temps perdu pour la carrière!*

Le malade de la chambre 14 exige du médecin d'être parfaitement soigné de sa maladie mais aussi, très légitimement, que sa douleur soit l'objet de toute son attention. C'est grace à un interrogatoire vigilant que le médecin saura la rapporter à sa cause réelle. Et l'on sait qu'il ne s'agit pas pour autant d'un « exercice » toujours facile. A titre d'exemple distinguer la douleur d'un infarctus du myocarde, d'une angoisse voire d'une indigestion n'est pas toujours aisé. La douleur n'est jamais du côté de l'accessoire. Si les consensus sont utiles en Thérapeutique pour déterminer les vérités essentielles, à l'inverse le soulagement et la guérison ne dépendront jamais de la seule application aveugle d'un protocole thérapeutique anonyme. La douleur en est un paradigme : son apaisement ne peut résulter que d'une décision personnalisée accompagnée d'une réelle disponibilité au patient.

Promouvoir la formation à la prise en charge des malades douloureux

Le malade « a-t-il souffert » ? Question essentielle s'il en est, qui nous ramène à la réalité de l'humanité souffrante. Aussi, la prise en charge du malade douloureux doit-elle être ou devenir un *objectif institutionnel absolument prioritaire* de la formation *initiale et continue* de tous les soignants, et notamment des médecins. Cet objectif prioritaire doit concerner l'enseignement théorique, la formation pratique (par une réelle *sensibilisation* lors des stages hospitaliers) et la formation continue des médecins et de l'ensemble des professionnels de santé.

Car la douleur est l'affaire de tous les soignants, même s'il est heureux que certains d'entre eux (médecins, infirmiers, dentistes, psychologues, kinésithérapeutes...) acquièrent par des enseignements spécialisés une compétence particulière, notamment pour mieux prendre en charge les malades douloureux chroniques.

« Docteur doloris causa »

La confiance dont nous gratifie le malade souffrant, qui confie sa douleur et son mal-être, est un appel à l'Humain, à notre conscience de médecin, de soignant Aussi la prise en charge globale du malade douloureux est-elle une obligation morale pour *chaque soignant.* Elle doit associer le recours justifié à l'ensemble des moyens médicamenteux et techniques disponibles, et par ailleurs ne jamais négliger l'écoute psycho-affective, seule capable de prendre en compte son mal-être, son handicap, sa souffrance, dont on sait qu'ils peuvent aller jusqu'à porter atteinte à sa dignité et parfois même à son identité.

Si le premier principe éthique du médecin est le *devoir de compétence,* cette condition nécessaire n'est jamais en soi suffisante pour prendre véritablement *soin* du malade. Quand l'objectif est bien l'apaisement de la douleur et la souffrance de chaque patient à chaque instant de sa maladie, il y faut également la compassion et la sollicitude, au bénéfice d'une attitude empreinte d'humanisme et de personnalisme.

Bibliographie

1. Balint M. Le médecin, le malade et sa maladie Payot Ed., Paris, 1966

2. Colloque Prendre en charge sa douleur, Sous la direction de Lucien Neuwirth, Sénat, 1995.

3. Magnigne J.P. Peut-on parler de la souffrance Desclee de Browwer, Paris 1991.

4. Misrahi R. La signification de l'éthique, Les empêcheurs de penser en rond, Ed., 1995.

5. OMS Traitement de la douleur cancéreuse Genève1987.

6. Queneau P., Ostermann G. Le médecin, le patient et sa douleur, Masson Ed., 2é éd, Paris, 1994.

7. Queneau P., Ostermann G. Soulager la douleur, O. Jacob Ed. (1998).

8. Sapir M. La formation psychologique du médecin à partir de M. Balint Payot Ed., Paris, 1972.

9. Schwob M. Entendre la douleur. Paris, Egic-Jouillié, 1984.

10. Vasse D. La parole et la souffrance, Médecine de l'Homme n° 82, 1976

11. Vasse D. Le poids du réel. Paris, Seuil, 1983.

Ethique et iatrogénie : Comment diminuer la iatrogénie évitable ?

PATRICE QUENEAU, JEAN-MARIE MANTZ,
PIERRE GRANDMOTTET, JEAN-CLAUDE SCHRUB

Introduction : Trois révolutions thérapeutiques récentes

La Thérapeutique est la finalité de la Médecine, art de guérir, de soulager, d'accompagner le malade, mais aussi de prévenir les maladies. Les bénéfices de la Thérapeutique moderne sont majeurs. Ils ont permis de rénover la médecine à la faveur de trois révolutions :

– *l'innovation thérapeutique* : grâce à une recherche fondamentale et clinique de haut niveau, elle a donné naissance à de très nombreux progrès thérapeutiques, médicamenteux, chirurgicaux, techniques, relationnels, eux aussi essentiels. En un demi-siècle, la thérapeutique a davantage progressé qu'au cours des millénaires précédents.

– *l'évaluation,* qui a conduit à des *niveaux de preuves,* seuls capables de valider les indications des traitements, leurs contre-indications, leurs modalités de prescription et d'utilisation. Cette évaluation moderne a largement contribué à la maîtrise de la thérapeutique pour un meilleur usage au bénéfice des malades.

– la troisième révolution est celle de *la vigilance thérapeutique.* La connaissance des effets adverses des médicaments est essentielle et conduit à des précautions d'emploi. Mais la vigilance doit concerner tout autant le bon usage des thérapeutiques, dans les situations pragmatiques, et notamment chaque fois que le prescripteur se trouve devoir prendre une décision dans des conditions où un *niveau souvent élevé d'incertitude demeure,* notamment chez les *malades à risques et/ou porteurs de plusieurs affections.*

D'où l'impérative nécessité de progresser dans *l'évaluation des stratégies thérapeutiques personnalisées*, même si cette approche, d'une grande difficulté, ne peut obéir aux mêmes certitudes chiffrées que les évaluations monoparamétriques. Deux raisons au moins justifient cette démarche :

– les niveaux de preuve actuels, aussi exigeants soient-ils, ont le grave inconvénient de concerner essentiellement des *groupes de malades ciblés, à moindres risques* : les essais thérapeutiques excluant le plus souvent, par souci éthique légitime, les malades à risques, les règles de prescription restent souvent chez eux incertaines, voire aléatoires. *C'est donc là où le risque est le plus grand que la sécurité est la plus incertaine.*

– *toute décision thérapeutique doit être personnalisée à chaque malade, à chaque instant de sa maladie.* Si elle doit respecter de façon exigeante les niveaux de preuves et les recommandations des bonnes pratiques cliniques, il n'empêche qu'elle procède toujours d'un acte libre, personnel et créatif : elle est la *personnalisation* à un malade unique, souvent situé hors de l'épure qui a conduit à la preuve, des règles établies à partir *des vérités démontrées* sur des cohortes de malades présélectionnés « choisis » pour l'étude. Ce « pilotage » reste donc bien souvent incertain et donc dangereux.

Pour ces raisons, la iatrogénie est un sujet d'une brûlante actualité, dont l'avenir ne fera qu'accentuer la portée et les enjeux, humains et économiques. Or, la iatrogénie médicamenteuse est très largement sous-estimée, à l'inverse des infections nosocomiales, aujourd'hui mieux connues et d'ailleurs plus faciles à analyser dans la mesure où elles obéissent à une unité de lieu : l'hôpital.

Définition de la iatrogénie

La question de la définition n'est pas innocente.

Dans le Dictionnaire de Médecine Flammarion (1994), le mot *iatrogénique* qualifie tout ce « qui est provoqué par le médecin et ses thérapeutiques ». Pour notre part, nous avons retenu la définition, voisine, du « Nouveau Petit Robert »[1], où le mot *« iatrogène »* ou *« iatrogénique »* est défini comme ce *« qui est provoqué par le médecin ou par le traitement »*. Cette conception inclut donc non seulement ce qui résulte de l'intervention directe du médecin, mais aussi de « tout ce qui est du domaine de l'action médicale (thérapeutique ou diagnostique), y compris par extension, l'automédication qui elle-même procède d'une sorte de « démarque » d'une action de type médical. » (22, 25). Cette conception ne préjuge donc en aucune façon d'une imprudence ou d'une erreur. Elle conduit à aborder une réalité difficile, représentée par tout ce qui porte préjudice à un malade du fait de la médecine, et notamment de la Thérapeutique. Nous nous limiterons ici à la question, délicate, de la *iatrogénie médicamenteuse* en distinguant, ce qui est loin d'être toujours évident en pratique :

– les effets indésirables *sans* mauvais usage des thérapeutiques, ou aléas non fautifs,

– les effets indésirables *avec* mauvais usage des thérapeutiques, que ce « mauvais usage » soit le fait du *médecin* (conformément à l'étymologie), ou, par extension, d'*autres soignants* (le pharmacien, l'infirmière...), ou encore du *malade lui-même*, par automédication inappropriée ou mauvaise observance du traitement.

Problématique : grandes difficultés de la décision thérapeutique face à des situations « courantes » que l'on pourrait imaginer a priori sans danger majeur

On peut distinguer schématiquement 2 types de iatrogénies :

– 1 – Les iatrogénies *directement imputables aux effets adverses (ou indésirables)* des médicaments.

– 2 – Les iatrogénies *imputables au maniement pratique de ces médicaments chez les malades, c'est à dire chez chaque malade traité.* C'est à ces iatrogénies *imputables aux pratiques* que s'attache l'essentiel des questions éthiques.

La prise de la bonne décision thérapeutique est un art difficile, voire aléatoire, dès lors que l'on se situe dans des domaines d'incertitude (plus ou moins grande), comme c'est le cas, notamment, chez les *malades à risques.* Un paradigme concerne les malades âgés polymédicamentés, qui imposent aux médecins une hiérarchisation permanente entre les traitements indispensables et les autres, ainsi qu'une attention particulière à leur durée et à leur surveillance.

Ainsi, les accidents iatrogéniques font partie intégrante de la pratique médicale et chirurgicale. Par exemple, comment prendre la décision d'opérer *ce* malade si les « standards » disponibles indiquent un risque de mortalité post-opératoire « incompressible » de 20 % pour une intervention chirurgicale qui devrait, d'après ces mêmes « standards », éviter une mortalité de 70 % dans l'année à venir (balance bénéfice/risque) ? Hormis certaines exceptions où le risque médicamenteux est élevé (chimiothérapie anticancéreuse notamment), la prescription des médicaments expose plus rarement à une alternative aussi dramatique. Cependant le risque d'accident existe, y compris avec des médicaments d'usage aussi courant que l'aspirine, qui serait responsable de plusieurs centaines de morts par an en France, par hémorragie digestive. Et c'est un truisme de rappeler qu'avec un risque de mortalité de 1/1000 ou même de 1/10.000, le malade qui décède meurt complètement ! Là aussi, l'assurance ne parait chère et les précautions inutiles qu'avant l'accident !

Le problème est complexe : car si l'on voulait appliquer l'ancien principe *primum non nocere*, l'on ne traiterait qu'un très petit nombre de malades, même porteurs d'affections bénignes. Pour ne prendre que le seul exemple de la douleur, voici d'innombrables patients que l'on serait contraint d'hésiter à calmer. Car les antalgiques eux-mêmes sont dangereux, y compris sous l'angle d'un risque vital, à commencer par ceux du niveau I de l'OMS : aspirine, paracétamol et dérivés des anti-inflammatoires non stéroïdiens. Mais la question reste posée : est-il acceptable de risquer de mourir pour le traitement d'une rage de dents ou de toute autre « simple douleur »? Et si, à Dieu ne plaise, ce drame survenait pour ce parent proche, cet ami, ce malade, qui en serait responsable?

Un autre exemple d'une brûlante actualité concerne la prévention des thromboses par l'héparine. Même en utilisant les héparines les mieux adaptées et les moins dangereuses, il persiste un risque vital, *imprévisible* et donc souvent *très difficile à dépister* : même en surveillant quotidiennement (ou presque) les plaquettes sanguines, la mort peut survenir en quelques heures par atteinte brutale des plaquettes, nécessaires à la coagulation. Ainsi, le « simple » traitement préventif d'une thrombose veineuse sous plâtre (pour « simple » fracture de jambe, entorse) ou post-opératoire peut tuer. La difficulté tient à ce que la thrombose peut tuer elle aussi, par embolie pulmonaire massive. Il est facile de dire *après coup* d'un malade décédé par hémorragie à l'héparine qu'il ne fallait pas le soumettre à ce traitement. Mais si, en l'absence d'héparine, il avait présenté une embolie pulmonaire mortelle, le médecin se serait senti coupable – et cependant sans aucune faute – de ne pas l'avoir traité par l'héparine.

Mais, que l'on ne s'y trompe pas : ces impasses n'ont pas aujourd'hui de solution univoque. Elles se présentent comme telles aux meilleurs spécialistes. Et les démonstrations des théoriciens ne résolvent pas de tels dilemmes, qui bouleversent la conscience médicale.

Cette réflexion n'a aucune intention d'inquiéter, de critiquer, a fortiori de culpabiliser quiconque : ni les médecins, ni les soignants, ni les malades, ni les pouvoirs publics. Elle n'a d'autre but que de contribuer, pour sa modeste part, à éclairer un problème majeur de Santé Publique, de nature *humanitaire* – au sens le plus noble du terme – mais également *économique.* Notre seul objectif vise à rechercher comment prévenir la iatrogénie évitable, notamment dans ses formes les plus graves, en permettant simultanément des économies substantielles pour la société. Il reste beaucoup à faire dans ce domaine mal connu et trop souvent tenu caché et encore considéré comme un « tabou ». D'où la nécessité d'aborder ce sujet en toute franchise, préalable indispensable à toute prise de conscience et à toute prévention efficace. Imaginerait-on de se voiler la face à l'égard des accidents de la circulation parce qu'il s'agit d'un sujet difficile aux causes et intérêts multiples? En étant ainsi complice de ce drame? Il en est de même pour les accidents iatrogènes, contre lesquels il est grand temps de lutter par une vigilance thérapeutique renforcée.

Données épidémiologiques : le constat

Compte tenu de la variété des méthodologies employées et des malades étudiés, les données sont disparates et difficilement comparables. La plupart des publications concernent la *iatrogénie observée en milieu hospitalier*, que l'accident soit la cause de l'hospitalisation ou qu'il prolonge celle –ci, du fait d'un accident survenu en cours d'hospitalisation. Variable suivant les études, elle représente 6,28 % des journées d'hospitalisation dans une première étude de l'APNET (22, 23) réalisée dans les 43 Services de médecine français dirigés par (ou comportant) un enseignant de Thérapeutique. Elle est estimée à 4 % (Harvard Medical Practice Study [HMPS], 1991 [6,17]), 16,6 % (Wilson, Quality Australian Health Care Study, 1995 [28]) et même 36 % (Steel, 1981 [26]).

En médecine libérale, l'inconnue est plus grande encore. Toutefois, une enquête réalisée en médecine générale en France en 1994, et portant sur 1854 patients (étude Phare), relevait 18,7 % d'effets indésirables iatrogènes (somnolence, troubles digestifs mineurs), sans aucun accident grave ou hospitalisation.

Ainsi, une première approximation permet de situer probablement entre 4 à 15 % les hospitalisations imputables à une pathologie iatrogène, ce qui constitue, quels que soient les chiffres retenus, une réalité majeure en termes de Santé Publique et un grave problème éthique. D'autant plus qu'environ *un quart à la moitié* de cette pathologie iatrogène serait en rapport avec une *imprudence ou une erreur*, provenant d'un soignant (le prescripteur notamment) ou du malade lui-même, et donc « théoriquement évitable », même si le « risque zéro » de « iatrogénie évitable » est probablement un objectif impossible à atteindre. Tout doit être fait cependant pour tendre vers un tel « risque zéro » ou à défaut un risque aussi faible que possible.

Certains de ces accidents sont graves : il est *permis de craindre que plusieurs milliers de malades ne décèdent chaque année en France par iatrogénie*, dont une fraction pourrait être évitée, surtout chez les malades à risques (personnes âgées notamment).

Faute de données épidémiologiques anciennes, il est difficile de savoir si l*a iatrogénie devient de plus en plus fréquente au fil des temps*. Tout au plus peut –on penser que la fréquence des accidents ne soit pas totalement indépendante du nombre et de la puissance des médicaments disponibles, même si la vigilance s'est accentuée au fil des temps. La question est donc de savoir si, malgré le nombre grandissant de malades traités, la prévalence de la iatrogénie (rapportée au nombre total de médicaments consommés) peut diminuer grâce à une meilleure maîtrise de la thérapeutique.

La iatrogénie engendre un *coût financier majeur* (hospitalisations prolongées, réinterventions chirurgicales, complications et séquelles), associé à une immense souffrance humaine : toute action qui en diminuerait l'incidence serait ainsi doublement bénéfique. Et les économies ainsi réalisées pourraient contribuer à :

– enseigner le bon usage des thérapeutiques en formation initiale et continue des médecins et des soignants.

– éduquer les malades et sensibiliser les citoyens – dès leur plus jeune âge – à ce qu'est réellement un médicament et à ce que son maniement impose de précautions et de « bon usage », pour les malades comme pour les soignants.
– faire face à la croissance inéluctable des besoins médicaux liés au vieillissement de la population et au progrès technique.

Iatrogénie et automédication

L'automédication – qui peut être iatrogène par usage inapproprié des médicaments par le malade – peut être également en cause dans la survenue d'effets indésirables. Son incidence est par contre très difficile à cerner aujourd'hui, faute de données épidémiologiques. Rappelons que l'automédication recouvre essentiellement deux types de pratiques :

1 – l'automédication *par les médicaments d'automédication* ou par ceux conseillés par le pharmacien. Ces formes d'automédication sont *réputées peu dangereuses*, probabement à juste titre.

2 – l'automédication *improvisée et plus ou moins aveugle* par le recours, sans avis médical récent, aux médicaments contenus dans la « *pharmacie familiale* » ou par ceux *recommandés par le seul avis de l'entourage*. Concernant la « pharmacie familiale », celle-ci expose à de réels dangers, dans la mesure où elle contient souvent des médicaments dangereux, périmés, d'indications spécifiques, retirés de leur emballage et sans notices, parfois en grande quantité, accessibles aux enfants Ces médicaments exposent ainsi à trois types de dangers : automédications inappropriées, tentatives d'autolyses et accidents chez les enfants.

La surveillance et le « nettoyage » de la « pharmacie familiale » par le médecin traitant est une action salutaire. De nouvelles campagnes d'informations à ce sujet seront bénéfiques, de même que toute mesure aidant à prendre conscience des dangers de l'automédication inappropriée et aveugle.

Dans tous les cas, l'automédication doit obéir à des recommandations sécuritaires. Elle doit être guidée par des conseils éclairés à l'intention du public et des malades. A titre d'exemple, voici notre ***Charte de l'automédication***, publiée en 1992 :

Charte de l'automédication

Mesures destinées au malade

durées très courtes (inférieures à une semaine).
médicaments commercialisés pour l'automédication et/ou conseillés par le pharmacien.
lire la notice et ne pas dépasser la posologie recommandée.
informer son médecin de toute automédication.
interdire :
– toute « poly-automédication »
– toute automédication :
= pendant un traitement en cours
= pendant la grossesse et chez le petit enfant
= chez les malades à risques

Mesures destinées au médecin

établir avec le malade une relation confiante et durable.
s'interdire les prescriptions *a posteriori* des médicaments déjà achetés.
contrôler la pharmacie familiale, source d'automédications par des produits périmés voire dangereux.

(d'après P. Queneau et coll., Bulletin de l'Acad. Nat. de Médecine, 1992, 176, n° 5, 651-667 [23]).

Dans ces conditions strictes, les dangers de l'automédication sont probablement faibles. Mais les risques existent :

– *certains médicaments d'automédication sont dangereux*, même avec une notice de bonne qualité (ce qui est le cas habituel) et même si ce danger est, heureusement, exceptionnel : l'aspirine, les antalgiques dérivés des AINS, la cimétidine, etc ne sont pas dénués de risques, dont certains graves, voire exceptionnellement mortels (hémorragies digestives à l'aspirine et au antalgiques dérivés des AINS, agranulocytoses à la cimétidine).

– les personnes qui s'automédiquent le font habituellement pour des symptômes qu'elles jugent bénins, habituellement à juste titre, mais *parfois cependant à tort,* ce qui est dangereux lorsque l'automédication est *prolongée.*

– l'automédication concerne aussi *les populations à risques* (personnes âgées et polypathologies...), avec le danger d'interactions entre des traitements prescrits par le médecin et autoprescrits (surtout lorsque la marge entre les posologies efficaces et dangereuses est étroite).

Iatrogénie et inobservance des traitements

Au sens large, défini initialement, certains accidents iatrogènes peuvent être induits par inobservance ou mauvaise observance des traitements. A titre indicatif, dans l'étude de l'APNET (24,25), 8 des 89 accidents enregistrés étaient la conséquence d'une inobservance totale ou partielle des traitements médicamenteux.

Par extension l'arrêt par le malade d'un traitement indispensable (quelquefois pour un effet indésirable bénin) peut évidemment aggraver une maladie aiguë ou chronique (HTA, diabète). Par exemple, l'arrêt infondé d'un traitement antihypertenseur efficace peut aggraver le risque d'accident vasculaire cérébral ou de maladie coronarienne, risque important et grave qui peut être lui-même considéré comme un effet indésirable. D'où l'impératif éthique que le médecin explique au malade et à son entourage les enjeux, contraintes et précautions du traitement qu'il prescrit par « une information loyale, claire et appropriée » (article 35 du Code de Déontologie Médicale).

Rappelons à cet effet que la qualité de l'observance est fortement influencée par le respect que le malade porte à son médecin et aux explications que lui aura fourni celui-ci concernant sa prescription (sa justification, les effets attendus, les principaux risques possibles, la surveillance et le suivi du traitement...).

Savoir reconnaitre la iatrogénie : acquérir le « réflexe iatrogène »

L'éthique médicale impose donc d'acquérir ce *« réflexe iatrogène »* qui sera peut-être salvateur en évitant un accident ou un drame. Suivant les études, une moyenne de 5 à 15 % des hospitalisations paraissent le fait d'accidents thérapeutiques. En médecine ambulatoire comme au cours des hospitalisations le *« réflexe iatrogène »* peut être lui aussi vital : ce peut être de penser à l'hémorragie digestive chez un malade qui appelle son médecin parce qu'il a des selles noires et qu'il prend de l'aspirine ; ou les malaises ou les états confusionnels de personnes âgées sous psychotropes recevant un « simple » hypnotique ; ou encore les *prises massives accidentelles* (chez l'enfant notamment) voire les *accidents de la circulation favorisés par les médicaments* (c'est le thème : *« médicaments, vigilance et sécurité routière »*), qui posent eux aussi des problèmes majeurs et trop méconnus.

A cet effet, il faut rappeler que seule une très petite minorité d'effets indésirables médicamenteux sont déclarés. De plus, les accidents dus aux procédures et techniques médico-chirurgicales (incidents et accidents des investigations, gestes techniques, endoscopies, cathétérismes, dilatation endoluminale, chirurgie) ne font pratiquement l'objet d'aucun recensement officiel. D'où cette tendance à négliger la iatrogénie dans la pratique médicale. Ce que renforcent les difficultés *d'imputabilité*, à l'origine de grandes variations dans la fréquence d'événements rapportés.

Si les *symptômes* observés sont nombreux et divers, il en est ainsi également des *médicaments en cause*, les principaux étant les psychotropes, les médicaments cardio-vasculaires, les antalgiques, les AINS et les antiinfectieux. Les psychotropes seraient, quant à eux, responsables de 10 à 30 % des hospitalisations iatrogènes en Services d'accueil et d'urgence, surtout chez les personnes âgées.

L'exemple des *psychotropes est au cœur de l'éthique. Qui faut-il traiter, quand, pendant combien de temps, avec quels médicaments ?* Autant de questions d'actualité qui sont au cœur du débat sur la *médicalisation du « mal-être » dans les sociétés occidentales.*

Les conséquences à la fois médicales et économiques de cette iatrogénie sont majeures, cause d'hospitalisations prolongées, de dépendances, de rechutes et de récidives de la pathologie pré-existante. Or, la iatrogénie par les psychotropes résulte pour beaucoup de *mauvaises pratiques* (entre autres en milieu psychiatrique) qu'il s'agisse :

1 – de *mauvaises indications* : traitements inadaptés au diagnostic, et ce d'autant plus que les critères diagnostiques en Psychiatrie sont difficiles à établir (danger des « publicités rédactionnelles »).

2 – d'*associations médicamenteuses injustifiées, dangereuses et trop nombreuses.* On a pu, sur certaines ordonnances, dénombrer 5, 10, voire 15 médicaments psychotropes (et plus !).

3 – de *posologies excessives ou à l'inverse infrathérapeutiques.*

4 – de *traitements trop prolongés.* Certains prescripteurs paraissent parfois trop influençables, sous la pression des firmes pharmaceutiques, des familles, et des patients eux-mêmes, mais aussi de l'environnement publicitaire (dangers des « publicités rédactionnelles »).

5 – de *mauvaises relations médecin-malade*, négligeant la prise en charge psychologique indispensable (notamment dans les dépressions courantes), avec le risque que des traitements médicamenteux excessifs puissent faire « écran » à la véritable demande d'aide de la part du malade.

6 – de *prescriptions ne tenant pas suffisamment compte de l'environnement* du patient, de sa famille, de son milieu professionnel, de sa conduite de véhicules ou de machines.

Circonstances de survenue – Malades à risques – Facteurs de risques

La iatrogénie *« théoriquement évitable »* doit être envisagée selon la *gravité de l'erreur ou de l'imprudence*, mais aussi selon la *gravité de ses conséquences* pour le malade en termes de morbi-mortalité. Car si l'on peut déplorer des erreurs graves heureusement sans conséquences notables, sorte d'« avertissements sans frais ou à peu de frais », à contrario des accidents graves voire mortels peuvent être induits par ce qui pourrait apparaître en première analyse comme de « simples » négligences ou de mauvaises évaluations du « bénéfice-risque ».

L'on voit que la vigilance thérapeutique est affaire de tous les instants, et que l'éthique médicale impose une attention permanente au risque. Et ceci tout particulièrement lorsque le médecin se doit de prendre une décision ***en situation d'« incertitude totale ou relative »***, faute de preuves et de consensus thérapeutiques. D'où la nécessité pour le médecin d'opter pour un risque « calculé ».

Ce peut être le cas lorsqu'il est conduit à *devoir choisir entre deux risques vitaux* : par exemple le risque d'une embolie pulmonaire face au risque hémorragique de l'héparine, même sous la meilleure surveillance possible.

C'est plus encore la question du *risque grave voire vital* – même s'il est exceptionnel – *que prend souvent le médecin pour traiter une maladie bénigne* : les douleurs de causes bénignes en sont un paradigme avec les dangers de l'aspirine et des AINS (hémorragies digestives parfois graves). Risque de mourir pour une rage de dents, un lumbago ou une crise migraineuse pose la question cornélienne du risque vital pour traiter un symptôme totalement bénin.

Certes il n'est pas question de récuser le traitement de la douleur même s'il comporte un risque grave exceptionnel. L'éthique impose par contre de toujours choisir le traitement le moins dangereux chez *ce* malade (en tenant compte de son terrain allergique par exemple) à efficacité globalement comparable.

Les indications et le maniement des médicaments chez les personnes âgées illustrent parfaitement cette *« politique de la sécurité et de l'appréciation personnalisée des risques thérapeutiques »* : l'évaluation des médicaments (comme des autres thérapeutiques) concerne rarement les personnes âgées. Ceci en raison des risques accrus de telles évaluations à cet âge ; mais aussi parce qu'il est très difficile de recruter des malades âgés traités par un seul médicament pour une seule affection. Avec comme conséquence le fait que les vérités sont ici des vérités transposées et extrapolées à partir de travaux effectués chez des adultes jeunes, et donc dans des conditions très différentes quant à l'appréciation des risques. Alors que ceux-çi seront majorés si la personne âgée est porteuse d'une ou plusieurs autres affections (insuffisance rénale, hépatique, respiratoire, cardiaque) justiciables d'autres traitements, comportant eux-mêmes des risques propres. Ce qui doit amener sans cesse le médecin à *hiérarchiser ses traitements* :

– en ne prescrivant que *l'essentiel*

– à des *posologies adaptées* (grand danger des posologies excessives, chez des malades âgés, maigres, en insuffisance rénale)

– et en n'oubliant jamais de *prescrire à bon escient.*

– Un autre exemple est celui de *la femme enceinte.* Les risques pour l'enfant (notamment) sont importants, surtout aux 1er et 3éme trimestres, y compris avec des médicaments tels que l'aspirine et les AINS. Les recherches sont centrées sur l'observation clinique et des études de cohortes. Une difficulté majeure est de savoir si une malformation spontanément observée en l'absence de tout traitement (fente palatine, bec de lièvre) augmente de fréquence sous l'effet de tel médicament. Quoi qu'il en soit, l'éthique médicale consiste à éviter dans la mesure du possible tout traitement médicamenteux pendant la grossesse, et notamment ceux qui s'avèrent dangereux pour l'enfant et la mère. Et de toujours choisir, en cas de traitement nécessaire, le moins risqué d'entre eux.

De causes multiples, ***les imprudences, négligences et erreurs thérapeutiques*** imposent une prévention active et déterminée, par l'action conjuguée de tous les acteurs concernés, afin d'éviter les erreurs de malade (à l'hôpital), de médicament (de forme galénique ou de voie d'administration), d'indication (y compris non respect des contre-indications), de posologie (posologies excessives ou insuffisantes), de fréquence des prises, de durée de traitement, de surprescription, cause de *surconsommation médicamenteuse* injustifiée, inutile, dangereuse et coûteuse.

Approche médico-économique : dimension éthique collective

L'approche médico-économique est difficile car les données épidémiologiques restent imprécises. Cependant, les enjeux financiers sont majeurs. Aux Etats-Unis, un travail récent de D. W. Bates (1) rapporte que le coût annuel de la morbi-mortalité liée aux effets indésirables des médicaments serait de l'ordre de 76,6 milliards de $ US, dont la majorité (47 milliards de $ US) serait dûe à l'hospitalistion pour accident thérapeutique ou absence de traitement approprié. Ces auteurs soulignent que :

– ce coût dépasse de beaucoup celui du diabète, évalué à 45,2 milliards de $ US.

– le coût des accidents qu'ils jugent « évitables » (« preventable ») est plus élevé que celui des accidents inévitables.

– ce coût élevé justifie à lui seul des efforts de prévention, indépendamment des raisons humanitaires qui les justifient en toute priorité. Il est facile de calculer ce que représenterait une économie de 1 % de l'ensemble de l'hospitalisation, correspondant à la seule diminution d'environ 1/4 des accidents « théoriquement évitables ».

Trois principes éthiques essentiels

La iatrogénie interfère avec plusieurs principes éthiques, eux-mêmes fondés sur le respect des valeurs humaines que sont la santé et la qualité de vie du patient, son identité, la liberté et la volonté qui sont les siennes, l'intégrité de son corps et de son esprit... Ces principes éthiques peuvent être regroupés sous trois rubriques :

– *principe de compétence*, qui conduit à satisfaire deux impératifs fondamentaux : d'abord ne pas nuire et, si possible, guérir et/ou du moins soulager ;

– *respect de la personne*, de son identité, de son autonomie, de la confidentialité qu'on lui doit, de l'égalité des chances à laquelle elle a droit ;

– *principe de solidarité humaine*, principe essentiel dont on commence enfin à reconnaitre l'importance.

Cette trilogie des principes éthiques recoupe, en l'élargissant, la formulation nord-américaine (Beauchamp et Childress, 1979) qui distingue 4 principes éthiques fondamentaux en médecine : « beneficience, non maléficience, autonomy, justice ».

Principe de compétence

La iatrogénie heurte de front les principes éthiques de *bienfaisance* et de *non malfaisance*. Ainsi s'impose *au médecin* une double obligation : obligation de la connaissance détaillée des médicaments qu'il prescrit, de leur composition chimique, de leurs mécanismes d'action, de leurs effets désirables et indésirables ; obligation aussi d'une connaissance approfondie du malade qu'il traite, de ses antécédents, des particularités de son terrain, de sa psychologie. Le non respect de ces obligations conduit à une mauvaise appréciation du rapport bénéfices-risques. Cette obligation de compétence concerne évidemment aussi *les autres professionnels de santé*, les pharmaciens et les infirmières notamment. On voit combien le non-respect de cette obligation peut engendrer d'accidents thérapeutiques engageant la responsabilité.

Cette obligation de compétence s'impose aussi *aux pouvoirs publics*. Par exemple, les risques exceptionnels mais gravissimes de plusieurs antalgiques ont conduit les pouvoirs publics à retirer l'autorisation de mise sur le marché (AMM), malgré leur efficacité. Dans d'autres cas récents (cas de l'hypertension pulmonaire imputée à la prise de dextrofenfluramine, par exemple), le sens de la responsabilité des *industriels du médicament* les a amenés à cesser la commercialisation avant toute décision de retrait.

Obligation de compétence enfin pour *les journalistes* dans la mesure où ils informent le public des risques iatrogènes. Bien informer est essentiel et impose une exigence parfois coûteuse. Car les « scoops » font vendre, même s'il s'agit de leurres : telle cette campagne de presse récente auprès du grand public qui diffuse à tort des informations alarmistes et inexactes à propos du risque de maladies auto-immunes, en particulier de sclérose en plaques, après vaccination contre l'hépatite B. L'impact des médias est tel aujourd'hui qu'une *charte éthique* des médias s'impose. Elle seule permettra d'empêcher que des informations non vérifiées, fausses ou prématurées ne soient transmises dans des domaines aussi sensibles que la santé, mais également d'autres domaines (politique...).

Respect de la personne

La génothérapie germinale, le clonage humain qui modifieraient l'identité du patient et de sa descendance ne représentent pour l'instant qu'une menace potentielle.

Par contre d'autres risques iatrogéniques sont quotidiens : l'usage inconsidéré de certains psychotropes peut modifier de façon durable la personnalité du patient ; l'absence de consentement éclairé ou sa réduction à un simulacre lors d'une décision thérapeutique, la poursuite obstinée d'un acharnement thérapeutique sans espoir sont autant d'atteintes à la liberté du patient et d'entraves à sa volonté.

La confidentialité des informations peut être compromise par des commentaires imprudents ou un relâchement du secret médical.

L'élitisme thérapeutique réservant par exemple le bénéfice de certains médicaments rares ou coûteux à quelques privilégiés s'oppose au principe éthique de justice envers chaque individu et d'accès égalitaire aux soins.

Principe de solidarité humaine

Il proscrit l'indifférence au malheur d'autrui, qui peut induire des formes d'iatrogénie plus subtiles mais non moins réelles : le camouflage d'une vérité cruelle autant que sa révélation brutale sont pour le malade la source de souffrances inutiles.

Le refus du dialogue thérapeutique emprisonne le patient dans sa solitude et aggrave sa détresse.

Il est vrai que *l'application* stricte de ces principes éthiques est *parfois difficile,* car :

– toute thérapeutique, médicamenteuse en particulier, comporte des impondérables et donc des accidents imprévisibles.

– les caprices de l'inobservance et de la polymédication sont difficiles à maîtriser.

– le principe de justice individuelle ne peut faire abstraction des intérêts, économiques en particulier, de la société dans son ensemble.

– il est souvent délicat de tracer la frontière entre persévérance thérapeutique légitime et acharnement ou obstination absurde. La solution à ces difficultés doit probablement être recherchée dans l'usage approprié du *consentement éclairé,* conformément à l'article 36 du Code de Déontologie Médicale, qui stipule que « Le consentement de la personne examinée ou soignée doit être recherché dans tous les cas ». Cependant, il est des circonstances, rares mais très précises, où l'éclairage donné au patient et reflété dans le document signé par lui doit être total. C'est le cas par exemple de la prescription de thalidomide chez une femme en âge de procréer, dans des indications exceptionnelles (immuno-suppression).

– A l'opposé les situations d'urgence dispensent le plus souvent du recours à cette procédure qu'il est bon cependant de reporter au niveau de l'entourage.

– Dans la grande majorité des cas, l'éclairage donné au patient doit être réel, mesuré et loyal mais comporte quelques zones de pénombre qu'il peut être sage de préserver pour ne pas majorer son angoisse.

Quoi qu'il en soit, tout accident ou incident thérapeutique souligne *la responsabilité du médecin,* morale, professionnelle, mais aussi civile et pénale, comme l'attestent diverses affaires jurisprudentielles récentes. Mais notre conviction est que la relation médecin-malade ne doit pas s'inscrire dans un contexte de conciliation ou de négociation, termes qui introduiraient à tort une connotation conflictuelle. Elle doit s'inscrire dans un esprit de confiance mutuelle et de partenariat (notamment avec les malades porteurs d'affections chroniques), c'est à dire de responsabilité partagée vers la réalisation d'un objectif commun, le recouvrement de la santé.

Conclusion : Plaidoyer pour une prévention de la iatrogénie évitable et une vigilance thérapeutique renforcée

La iatrogénie est un problème majeur de la Thérapeutique moderne, du fait de sa fréquence et de ses conséquences cliniques pour les malades, mais également économiques pour la société, en termes de dépenses de Santé. Or, à côté d'une iatrogénie inévitable existe une indiscutable *iatrogénie évitable*, que tous les acteurs de santé doivent s'employer à combattre avec acharnement et en toute solidarité dans le souci fondamental et premier du malade. Cette lutte efficace contre la iatrogénie évitable devrait s'articuler autour de trois grands axes, qui sont davantage détaillés sur la « Charte » que nous avons proposée à Monsieur Bernard Kouchner, dans notre Rapport de mission (25). Cette « Charte » regroupe nos *PROPOSITIONS pour une PREVENTION de la IATROGENIE EVITABLE (Annexe 1).*

Cette « Charte » résume nos propositions autour de trois axes principaux :

1 – *mieux la connaitre*, pour mieux la combattre, par la mise en place de *structures de vigilance thérapeutique* : création d'un *Observatoire National de la Iatrogénie et de la Vigilance Thérapeutique*, travaillant en liaison étroite avec les Centres de la pharmacovigilance ainsi qu'avec l'Observatoire National de la Prescription. Cet *Observatoire National de la Iatrogénie et de la Vigilance Thérapeutique* devrait être doté d'antennes régionales ainsi que de *Comités de Lutte contre la Iatrogénie* (CLI) dans chaque établissement hospitalier (sur le modèle des Comités de Lutte contre les Infections Nosocomiales [CLIN]), avec pour *buts* :

– le recueil de données épidémiologiques (morbi-mortalité) sur le terrain, en matière de iatrogénie, basé sur l'étude des *pratiques médicales*

– les études d'impact des recommandations et des références, opposables ou non

– l'évaluation précise et régulière du risque, ainsi que de son impact sur les bonnes pratiques (valeur informative et pédagogique)

2 – *mieux éduquer et mieux informer* les médecins (formation initiale et continue), les soignants et l'ensemble des partenaires de santé, malades et citoyens inclus (par une information et une éducation appropriées, débutant dès l'école primaire).

3 – *mieux organiser* l'activité des professionnels de santé dans leur exercice auprès des malades, grace à des améliorations structurelles, réglementaires, industrielles et juridiques, avec notamment la discussion de l'opportunité d'une *Loi sur les aléas non fautifs.*

Diminuer la iatrogénie évitable est un objectif réaliste sous condition d'actions convergentes et solidaires de tous les partenaires concernés : médecins, pharmaciens, infirmiers, autres soignants, pouvoirs publics, malades, citoyens.

Car c'est l'éthique même de la médecine que de s'efforcer sans cesse d'améliorer :

– le sort et la qualité de vie des malades, en tenant compte de la nécessaire optimisation des dépenses de santé.

La prévention de la iatrogénie évitable est au cœur de l'éthique individuelle, qui concerne la responsabilité médicale face à chaque malade – et de l'éthique collective, qui se soucie de la société, en termes de santé publique et d'économies de santé.

Bibliographie

1. D. W. Bates et al. The Costs of Adverse Drug Events in Hospitalized Patients. JAMA, 1997; 277 : 307-11.
2. B. Bégaud, A. Boisseau, H. Albin, J. Dangoumeau, Comparaison de quatre méthodes d'imputabilité des effets indésirables des médicaments, Thérapie. 1981; 36; 65-70.
3. B. Bégaud, J.-C. Evreux, J. Jouglard, G. Lagier, Imputabilité des effets inattendus ou toxiques des médicaments. Actualisation de la méthode utilisée en France. Thérapie 1985; 40 : 111-8.
4. T. A. Brennan, L.L. Leape, N. Laird et al. Incidence of adverse events and negligence in hospitalised patients : : results of the Harvard Medical Practice Study I. N. Engl. J. Med. 1991, 324; 370-6.
5. T. A. Brennan, L.E. Herbert, N. Laird et al. Hospital characteristics associated with adverse events and substandard care. JAMA 1991; 265 : 327-38.
6. D. Bry, O. Chapiro, J. Logneau, B. Gay, Les effets indésirables des prescriptions en médecine générale. Revue du praticien – médecine générale 1995, 9, 312 19-24.
7. J. Doucet « Thérapeutique et personnes âgées », Maloine Ed., 1998 (sous presse).
8. Conférence Nationale de Santé. Diminuer l'incidence des affections iatrogènes et des infections nosocomiales.
9. J. P. Etienne, La formation et l'information des médecins sur la prescription des médicaments. Rapport auprès du Haut Comité Médical de la Sécurité Sociale (6 octobre 1989).
10. G. Fradet, X. Legac, T. Charlois, T. Ponge, S. Cottin, Pathologie iatrogène médicamenteuse après 65 ans, responsable d'une hospitalisation. Etude rétrospective sur 1 an dans un service de médecine interne. Rev. Méd. Interne, 1996; 17 : 456-60.
11. T. Giraud, J. F. Dhainaut et al., Iatrogenic complications in adulte intensive care units : A prospective two center study. Crit Care Med, 1993; 21:40-51.
12. J.-C. Grange, Effets indésirables ou toxiques des médicaments en médecine générale : un an de recueil. Thérapie 1990, 45; 331-4.
13. L. Guillevin, Pathologie iatrogène, Masson Ed., Paris 1993.
14. LL. Leape, TA. Brennan, N. Laird et al. The nature of adverse events in hospitalised patients : results of the Harvard Medical Practice Study II, N. Engl. J. Med. 1991, 324; 377-84.
15. P. Lechat, au nom de la Commission n° III (Thérapeutique – Pharmacologie) Vœu de l'Académie Nationale de Médecine en date du 16 mars 1993 sur la formation initiale en thérapeutique médicamenteuse des étudiants en médecine, Bull. Acad. Natle. Méd. 1993, 177, n° 3, 459.
16. P. Lechat, au nom de la Commission n° III (Thérapeutique – Pharmacologie) Vœu de l'Académie Nationale de Médecine en date du 1er octobre 1996 sur la for-

mation des étudiants et des médecins à la prescription des médicaments. Bull. Acad. Natle. Méd. 1996, 180, n°7, 1573-4.
17. T. S. Lesar, L. L. Briceland, K. Delcoure, J. C. Parmalee, V. Masta-Gornic, H. Pohl, Medication prescribing errors in a teaching hospital. JAMA, 1990, 263, 2329-34.
18. C. K. Mannesse et al., Adverse drug reactions in elderly patients as contributing factor for hospital admission : cross sectional study, BMJ, 1997; 315 : 1057-8.
19. N. Moore, C. Noblet, Fréquence des effets indésirables des médicaments. Une mise au point bibliographique. La lettre du pharmacologue 1996; 10 : 126-9.
20. D. A. O'Hara, N. J. Carson, Reporting of adverse events in hospitals in Victoria, 1994-1995, MJA, vol 166, 1997, 460-3.
21. T. Ponge, S. Cottin, P. Fruneau, A. Ponge, L. Van Wassenhove, C. Larousse, Pathologie iatrogène; Enquête prospective, lien avec la consommation médicamenteuse. Thérapie, 1989, 44 : 63-66.
22. P. Queneau, J.M. Chabot, H. Rajaona, C. Boissier, P. Grandmottet, Iatrogénie observée en milieu hospitalier. A propos de 109 cas colligés à partir d'une enquête transversale de l'APNET. Bulletin de l'Académie Nationale de Médecine 1992, 176, n° 4 : 511-529.
23. P. Queneau, J.M. Chabot, H. Rajaona, C. Boissier, P. Grandmottet, Iatrogénie observée en milieu hospitalier. Analyse des causes et propositions pour de nouvelles mesures préventives. Bulletin de l'Académie Nationale de Médecine 1992, 176, n° 5 : 651-667.
24. P. Queneau, Actes du Colloque « Mieux prescrire » Plaidoyer pour une charte de qualité. Presse Médicale, juin 1997 Tome 26, n° hors série, p 47.
25. P. Queneau, Rapport remis à Bernard Kouchner, Secrétaire d'Etat à la Santé, le 20-3-98 *Iatrogénie médicamenteuse et sa prévention.*
26. K. Steel, P.M. Gertman, C. Crescenzi et al. Iatrogenic illness on a general medical service at a university hospital. New Engl. J. Med. 1981 March 12, vol. 304, 11 : 638-42.
27. D. Vital-Durand, Epidémiologie des effets indésirables des médicaments In : Guillevin L. Pathologie iatrogène pp 7-11. Masson Paris 1993.
28. R. Wilson, W.B. Runciman, R.W. Gilbert et al. The Quality in Australian Health Care Study. The Medical Journal of Australia 1995 November 6; vol 163; 458-71.

Annexe 1 :

«Charte »
réunissant nos principales propositions pour contribuer à prévenir la iatrogénie évitable.

PROPOSITIONS pour une PREVENTION de la IATROGENIE EVITABLE

Plaidoyer pour une VIGILANCE THERAPEUTIQUE

P. QUENEAU, P. GRANDMOTTET

Mieux connaître : épidémiologie de la iatrogénie

Création de structures de *vigilance thérapeutique*, en complémentarité des fonctions des Centres de pharmacovigilance : création d'un *Observatoire National de la Iatrogénie et de la Vigilance Thérapeutique*, travaillant en liaison étroite avec les Centres de la pharmacovigilance ainsi qu'avec l'Observatoire National de la Prescription. Cet *Observatoire National de la Iatrogénie et de la Vigilance Thérapeutique* devrait être doté d'antennes régionales ainsi que de *Comités de Lutte contre la Iatrogénie* (CLI) dans chaque établissement hospitalier (sur le modèle des CLIN), avec pour *buts* :

– le recueil de données épidémiologiques (morbi-mortalité) sur le terrain, en matière de iatrogénie, basé sur *l'étude des pratiques* (prescription, dispensation, autoprescription, observance, appréciation par les différents acteurs de santé, y compris les malades, du rapport bénéfice-risque des *pratiques thérapeutiques)*

– les études d'impact des recommandations et des références, opposables ou non

– l'évaluation précise et régulière du risque, ainsi que de son impact sur les bonnes pratiques (valeur informative et pédagogique)

Moyens

– Création de *Comités de Lutte contre la Iatrogénie (C.L.I.)* dans chaque établissement hospitalier

– Création d'une *Banque de données sur la vigilance thérapeutique*

– Création de *Réseaux sentinelles en médecine libérale*, travaillant sur des thèmes prédéterminés ou circonstanciels

Organismes nationaux de recherche (INSERM, Agence du Médicament...)

– Exploitation des données internationales en matière de iatrogénie (expertises collectives...)

– Contribution aux études de iatrogénie, notamment en cas d'absence de soutien logistique par l'Industrie et d'autres structures.

Contribution d'autres structures : Organismes de prise en charge et d'assurances...

Mieux former, mieux informer

Les médecins :

* Formation initiale (DCEM et TCEM, module obligatoire)

– Faire de la connaissance de la iatrogénie un objectif institutionnel prioritaire des 2éme et 3éme cycles :

– en DCEM 1,2,3 et surtout 4 (dans le cadre du CSCT), à confier aux cliniciens thérapeutes, avec la contribution des enseignants de Pharmacologie et de tous les responsables des disciplines cliniques du 2éme cycle.

– en 3éme cycle, aidé en cela par la prise de responsabilités thérapeutiques croissantes (gardes d'interne).

– validation lors des examens de Faculté (notamment le CSCT) et au concours d'Internat

– objectif institutionnel des stages cliniques et de la validation du nouvel examen clinique de fin de DCEM

* Formation continue : iatrogénie, thème obligatoire de la FMC par cycle de 5 ans, sous forme de confrontation interactive d'expériences et avec pondération incitative.

Les pharmaciens :

– Améliorer leur formation, initiale et continue, dans le domaine de la iatrogénie et de la préparation à leur rôle dans sa prévention, dans l'enseignement théorique et du stage hospitalier de 5è année

Les autres professionnels de santé concernés : notamment infirmières et personnels de l'aide à domicile (observance, pilulier...)

Les délégués à l'information médicale (visiteurs médicaux) : soutenir l'évolution engagée vers un recrutement privilégiant les candidats ayant reçu une formation universitaire

Le public et les malades

– mieux sensibiliser tous les citoyens à ce qu'est réellement un médicament, en commençant dès l'école primaire dans le cadre de l'éducation civique.

– mieux informer le public (rôle et éthique des médias) sur le « bon usage du médicament », l'automédication et l'observance.
– mieux éduquer les malades, notamment porteurs d'affections chroniques.

Mieux organiser
A. L'activité des professionnels de santé
l'activité médicale libérale :
– développer le dossier médical informatisé pour une meilleure connaissance des traitements, prescrits et auto-prescrits.
– utiliser le carnet de santé du malade ou son successeur informatique, où doivent être mentionnés :
- les médicaments utilisés
- mais aussi les antécédents d'effets adverses.
– favoriser la notification des effets indésirables (acte rémunéré, meilleur retour de l'information).
– reconnaissance et honoraires de l'acte médical d'éducation des malades chroniques.
– toilettage périodique des armoires à pharmacie.

Réseaux ville-hôpital, suivi thérapeutique, relations avec les autres professionnels de santé

Prévention de la iatrogénie hospitalière :
– création de CLI sur le modèle des CLIN, antennes de l'Observatoire national de la iatrogénie.
– prescription intra-hospitalière écrite ou informatisée, personnalisée et signée lisiblement, pour tout médecin et étudiant, y compris aux urgences, la nuit et les week-ends (par l'interne ou le médecin de garde).
– prise progressive et encadrée de responsabilités thérapeutiques des juniors.

Amélioration de la **coopération entre médecins et pharmaciens** avec rôle incitatif des institutions ordinales

Informatisation :
– assurer une compatibilité des matériels et une cohérence des logiciels utilisés par les médecins et les pharmaciens
– logiciels d'aide à la prescription (risques, incompatibilités, recommandations...)

Renforcer les rôles du pharmacien :
– favoriser la notification des effets indésirables par *l'ensemble des pharmaciens libéraux et hospitaliers.*
– sécuriser la dispensation *en officine* : signature du pharmacien (ce qui suppose sa présence à temps plein et sa disponibilité dans des locaux isolés du comptoir) pour :
expliquer l'ordonnance, vérifier qu'elle a bien été comprise
éduquer les patients et leur entourage
assumer correctement son rôle conseil.
– dossiers patients informatisés dans le cadre de réseaux de pharmaciens
– points Info-Santé dans les officines (vidéo-cassettes, brochures)
– rôles spécifiques des *pharmaciens hospitaliers.*

Mieux reconnaître et valoriser le **rôle important des infirmières**, hospitalières et libérales, dans l'observance et les modalités pratiques des traitements (pilulier), dans le dépistage des accidents et incidents, ainsi que dans l'éducation des malades et de leur entourage.
Les autres professionnels de santé peuvent participer à cette prévention de la iatrogénie.

B. Domaine réglementaire
– Conférences de consensus, conférences d'experts et références médicales
– Développer les évaluations exigeantes
– Réévaluer le rapport bénéfice/risque avant le renouvellement quinquennal de l'AMM
– Prendre en charge l'organisation d'une banque de données validée
– Développer la transparence sur les effets indésirables et encourager la notification de la iatrogénie
– Poursuivre l'amélioration des notices du Vidal et des conditionnements
– Médicaments d'automédication et médicaments génériques
– Lutter contre l'équation caricaturale « la santé = médicaments »
– Développer les procédures de contrôle prévues par les textes réglementaires
– Campagnes séquentielles de prévention initiées par les pouvoirs publics
– Rôle de l'ANAES

Cadre européen et international :
– Réfléchir à l'influence de la *mondialisation de l'information* (scientifique et promotionnelle) sur le risque thérapeutique. Un exemple actuel est la commande

aisée par Internet de médicaments non autorisés par la règlementation de certains pays.
– Mettre en œuvre des *structures de vigilance thérapeutique européennes avec banque européenne.*
– Rapprocher les procédures de *formation* (initiale et continue) : notamment, instaurer un enseignement de *synthèse thérapeutique en fin de cursus dans tous les pays.*
– Développer un enseignement de Thérapeutique pratique dans tous les pays, en fonction d'un minimum d'objectifs communs, comportant, entre autres, un module axé sur la iatrogénie et sa prévention.

C. Industrie du médicament

– Améliorer les conditions de recrutement des *délégués médicaux*, en valorisant ceux dotés d'une formation *universitaire.* Si l'objectif majeur de la visite médicale est de faire vendre les médicaments, l'industrie doit faire évoluer cette image dans l'esprit des médecins et pharmaciens vers davantage encore d'information crédible.
– Généraliser les *« bonnes pratiques » de la visite médicale et de la publicité* dans une perspective éthique. Un contrôle a priori pourrait être souhaitable pour les médicaments grand public (ce qui n'est pas le cas actuellement).
– Continuer à améliorer les *présentations médicamenteuses* ainsi que les *notices* (qui doivent être rédigées dans un langage compréhensible).
– L'industrie pharmaceutique se soucie de transmettre une information précise sur les risques liés aux médicaments. Le temps est aujourd'hui à *la transparence* et l'intérêt bien compris de l'industrie est d'éviter la mauvaise publicité d'accidents dûs à des risques insuffisamment connus. A cet effet, l'industrie s'est généralement dotée de services de pharmacovigilance performants. Dans le vaste domaine de la vigilance thérapeutique, l'industrie pourrait accentuer le partenariat existant, avec les pouvoirs publics, mais aussi avec les professionnels de santé et les enseignants, pour une meilleure qualité de l'information thérapeutique.
– Poursuite de l'amélioration des *conditionnements des médicaments* : boitages spécifiques pour la pédiatrie, mais aussi pour les personnes âgées. Ce type de mesure permet de réduire certains types de iatrogénie et mériterait d'être mieux valorisé. A titre d'exemple, les nouveaux conditionnements du paracétamol ont certainement évité de nombreuses morts par surdosage massif, intentionnel ou accidentel.
– Respecter un *équilibre* entre les impératifs de vente et ceux de qualité et de transparence dans le cadre de la visite médicale et de l'information.

D - Cadre juridique de la réparation : opportunité d'une **loi sur les aléas non fautifs**, officialisant la notion de responsabilité sans faute.

[1] Dictionnaire alphabétique et analogique de la langue française, 1996, p. 1119

Problèmes éthiques en neurochirurgie

François Cohadon

L'exercice de la neurochirurgie pose avec une évidence et une insistance particulières les questions habituelles de l'éthique médicale et doit affronter de surcroît certains problèmes éthiques difficiles qui lui sont propres. Le cerveau, sur lequel nous intervenons, entretient avec ce qu'il y a en l'homme de plus humain, l'esprit, la conscience de soi, un rapport unique et direct; plus encore le cerveau supporte ce qu'il y a en chaque homme de plus singulier, sa mémoire, ses liens, sa personne même.

Ainsi tout geste ordinaire sur le cerveau prend-il le risque d'altérer, peut-être irréversiblement, cet appareil unique de la psyché à travers lequel s'exerce l'éminence de l'homme et s'exprime la singularité de chaque homme. Au-delà nous savons du reste, que la neurochirurgie pourrait se donner les moyens de modifier délibérément, avec des intentions pures mais aussi bien à des fins perverses, l'homme même à travers sa pensée et son comportement.

Or ce qu'il y a d'humain dans l'homme, à quoi une loi que nous voudrions universelle, reconnaît « les droits de l'homme », ce qu'il y a d'unique dans la personne, à quoi nous conférons une dignité inaliénable, voilà bien l'objet indiscutable du débat éthique en général. Celui-ci s'impose donc avec une force et une pertinence spécifiques à l'ensemble des Neurosciences (1) et notamment à la pratique neurochirurgicale.

Dans la tradition occidentale qui est la nôtre, on peut définir l'humanité de l'homme par la raison comme Aristote, par la pensée comme Pascal ; on peut décrire l'homme comme un être de communication selon l'héritage biblique, ou encore insister sur les dimensions spécifiquement humaines de la conscience. Dans tous les cas, l'exercice de la raison, de la pensée, la possibilité de la communication et de la conscience dépendent absolument d'un ensemble de fonctions du cerveau humain – ces fonctions que nous disons « supérieures » au premier rang desquelles le langage. Toujours l'humanité de l'homme se définit bien par quelque chose qui est inséparable du travail de son cerveau. Nous avons un « esprit », « We, mind-havers » dit excellemment Daniel DENNET (2).

Que l'esprit dépende entièrement du cerveau est à la fois une évidence commune et un profond mystère. Ce « brain mind problem » interroge depuis longtemps philosophes et biologistes ; cependant nous n'avons à ce jour aucune théorie, et peut-être aucune méthode, qui permette de rendre compte de manière explicite de la nature du rapport entre les activités cérébrales et la vie de l'esprit. Toutes les approches proposées de ce problème sont fortement idéologiques. On peut se demander dans quelle mesure les interrogations éthiques particulières aux Neurosciences ne prennent pas au moins en partie leurs racines et leur forme dans ce problème sans solution et ne restent pas du coup, marquées par les mêmes idéologies.

Dans la même tradition le cerveau est aussi le support obligé de la personne humaine. La personne est depuis Saint Augustin un horizon essentiel de notre réflexion sur l'homme : la personne représente cet être unique où s'inscrit la singularité et la continuité de chaque humain, l'autonomie, la liberté, le réseau relationnel de chaque sujet. La personne se construit avec le cerveau : l'ontogenèse du cerveau comme structure fonctionnelle réalise un tissage dynamique des données génétiques de base et des interactions épigénétiques avec l'environnement qui mettent en forme le réseau neuronal, fraient les voies durables, stabilisent les synapses. Chaque cerveau est par là unique et sert de support à un individu unique par sa génétique et par son histoire, que nous reconnaissons justement comme une personne humaine irremplaçable.

Nous envisageons dans cette brève revue quelques situations types de la Neurochirurgie où le débat éthique prend une importance particulière.

Lésions cérébrales graves et abstention thérapeutique

Dans de nombreuses situations quotidiennes le neurochirurgien doit prendre seul ou avec d'autres collègues, une décision pour un patient présentant des altérations structurales du système nerveux central massives et étendues. Dans bien des cas retenir l'indication d'un geste chirurgical et/ou recourir simplement aux techniques de réanimation et de prise en charge médicale habituelles peut aboutir à maintenir un patient en vie avec de très lourds déficits des fonctions cérébrales. Renoncer à l'intervention elle même et, à un dégré ou à un autre aux soins associés, revient à accepter une mort plus ou moins proche. La réflexion éthique a conduit depuis longtemps à cette idée générale que le maintient de la vie ne doit pas être poursuivi dans tous les cas sans considération de la qualité de cette vie que l'on rend possible. La question est ainsi posée de la signification, de la valeur, d'une existence où la conscience, la raison, la communication seraient grossièrement altérées.

Ce problème général se pose pour des pathologies très diverses et dans des contextes spécifiques assez différents. Nous examinerons successivement les questions posées par les malformations graves du système nerveux en néonatalogie, les décisions concernant les sujets atteints de lésions destructrices de l'encéphale à la phase aiguë, les attitudes devant ces mêmes sujets lorsqu'ils ont survécu à l'agression initiale et se présentent plus tard frappés de déficits fonctionnels majeurs.

Les malformations graves du système nerveux

La découverte, même à un stade avancé de la gestation, d'une malformation grave du système nerveux central entraîne en pratique presque toujours une interruption de grossesse. La naissance d'un enfant porteur d'un spina bifida et d'une hydrocéphalie potentielle associée reste cependant assez communément observée. Les perspectives fonctionnelles sont variables selon le niveau du déficit neurologique; mais aussi le poids du handicap à venir dépend des possibilités de soutien psycho-affectif et d'assistance matérielle que la famille et la communauté sociale auront à assurer une vie durant (3, 4).

A qui appartient dans de tels cas la décision de recours à une intervention sur la myéloméningocèle assortie de la mise en place d'une dérivation? Aux parents seuls dit-on dans les pays anglo-saxons, encore ceux-ci doivent ils être complètement informés de l'avenir prévisible; aux parents et aux équipes médicales qui les entourent et les comprennent dit-on plutôt dans notre pays. Ce dialogue nécessaire est obligatoirement difficile, les équipes pédiatriques et neurochirurgicales ne doivent pas proposer avec insistance une solution trop orientée vers les intérêts des parents et considérant de façon insuffisante l'intérêt propre de l'enfant et les valeurs potentielles de la vie qu'il pourrait mener. A fortiori les médecins doivent-ils éviter de décider eux-mêmes une non intervention ou une limitation des soins dans le but d'épargner aux parents un débat douloureux et de les déculpabiliser d'une décision d'abandon (5).

Lésions massives du système nerveux central (6)

Les unités de réanimation neurologique reçoivent chaque jour des patients le plus souvent tombés abruptement dans le coma, chez lesquels la clinique et l'imagerie permettent le diagnostic de lésions structurales considérables de l'encéphale. L'hémorragie cérébrale de l'hypertension artérielle dans ses formes sévères est un exemple typique. Le pronostic vital est immédiatement engagé, l'évacuation chirurgicale de la masse hémorragique pourrait éventuellement réduire la pression intracrânienne et empêcher la mort mais au prix de perspectives fonctionnelles à l'évidence catastrophiques. Dans de nombreux cas le bon sens, avant toute réflexion éthique, recommande l'abstention chirurgicale.

Cependant dans d'autres cas tout aussi nombreux, la situation est moins simple, la conduite à tenir moins évidente. Il est devenu habituel de prendre en compte dans ces cas un certain nombre d'indices pronostiques de valeur établie pour argumenter une décision, le but étant évidemment de proportionner l'investissement thérapeutique à ses chances de succès.

L'utilisation de modèles pronostiques formels et de scores de gravité, qui pourrait ainsi prendre une place importante dans la pratique des soins intensifs a donné lieu à des discussions techniques et éthiques approfondies (7). Pour le neurochirurgien cette méthode apparaît surtout utilisable dans le cadre de la traumatologie crânienne grave parce que nous disposons là de banques de données permettant des prédictions statistiques précises. L'addition d'indices pronostiques convergents : sujets âgés, épisodes répétés de mydriase bilatérale, épisodes documentés d'hypotension systémiques et/ou d'hypoxie... indiquent une mort presque certaine et en cas de survie un pronostic fonctionnel plus que sombre. Sur ces bases des décisions d'abstention thérapeutique sont prises de façon quasi automatique par certaines équipes. Pour d'autres équipes même si elle n'automatise pas la décision, l'utilisation de telles prédictions n'est pas anodine. Les études précises du groupe de Glasgow ont montré que d'une part l'énoncé au lit du blessé d'un pronostic basé sur un modèle statistique influence nettement les attitudes thérapeutiques des équipes soignantes (8), que d'autre part beaucoup de neurochirurgiens sont attachés à de telles pratiques (9).

Pourtant le passage d'une prédiction statistique à un pronostic individuel reste problématique sur le plan médical et discutable sur le plan éthique. L'utilité clinique, le fonctionnement et les limites de la méthode doivent être appréciés correctement. Pour l'évolution vitale immédiate si la prédiction d'une issue défavorable entraîne un abandon relatif des soins, cet abandon ne peut qu'augmenter les chances d'aboutir finalement à l'issue défavorable qui justement avait été prédite : ce pronostic tenu pour « scientifique » puisque basé sur des données statistiques objectives s'autovérifie régulièrement. D'un autre côté l'avenir fonctionnel envisageable si le blessé survit, en dehors de quelques situations caricaturales ne peut pas être prédit chez un traumatisé crânien grave dans les premières heures si ce n'est en termes trop généraux pour être utilisables : dire qu'une situation clinique donnée comporte 40 chances sur 100 d'avoir un résultat « favorable » contre 60 chances sur 100 d'un résultat « défavorable » ne contribue guère à une réflexion thérapeutique.

La justification éthique d'un ajustement du niveau des soins au pronostic a été maintes fois développée : elle utilise toujours deux lignes d'arguments, d'un côté on doit éviter de sauver des vies qui se révéleraient finalement « pires que la mort », pour le sujet lui-même et source de souffrances irrémédiables pour son entourage. D'un autre côté les préoccupations économiques au sens large sont mises en avant : utilisation rationnelle des ressources disponibles dans l'immédiat (lits de soins intensifs) et dans le futur (dispositifs médico-sociaux d'assistance).

Les états déficitaires majeurs

De nombreux malades ou blessés survivent à des destructions structurales sévères du système nerveux central en présentant des déficits fonctionnels majeurs. La vie de ces patients est entièrement dépendante d'un certain niveau de soins mais elle peut se prolonger de façon indéfinie. Le problème de la qualité, de la signification, de la nature même de ces vies dépendantes est posé et le recours à l'abandon de toute forme de prise en charge médicale peut-être discuté. Les problèmes posés dans de telles circonstances sont différents selon que le patient est ou non en mesure d'exercer son autonomie et de prendre part à la décision.

Quadriplégies hautes

Un blessé atteint d'une quadriplégie traumatique de niveau élevé parvenu à un stade de stabilisation fonctionnelle peut être amené à demander l'arrêt de toute prise en charge médicale : la situation d'un tel blessé est dans une certaine mesure comparable à celle que l'on peut observer dans quelques affections neurologiques à un stade avancé, sclérose latérale amyotrophique par exemple. Le débat éthique doit ici viser d'abord à reconnaître et à respecter l'autonomie du patient. Non sans quelque casuistique, on considère que le patient qui exprime la volonté de finir sa vie dépendante, ne réclame pas une euthanasie qui serait interdite, mais retire son consentement à un traitement dont il n'approuve pas les buts. L'Académie américaine de Neurologie conseille aux médecins de s'assurer que le patient est complètement capable de comprendre les conséquences de sa décision et de la maintenir dans le temps (10). Dans ce cas l'assistance à la mort est acceptable et d'ailleurs conforme à plusieurs décisions de justice. Il faut assurément beaucoup de temps pour qu'une telle décision puisse être valablement discutée entre un sujet quadriplégique et son entourage médical et non médical (11)

Etats végétatifs

Fondamentalement différents apparaissent les problèmes posés par les patients en état végétatif permanent qui n'interviennent eux-mêmes à aucun degré dans les décisions qui les concernent. On peut rencontrer de telles situations au décours ou à la phase terminale de n'importe quelle pathologie cérébrale grave mais c'est dans le contexte de la pathologie traumatique que les problèmes les plus difficiles sont posés aux neurochirurgiens. L'état végétatif est la pire des modalités évolutives des traumatismes crâniens les plus graves. Ils correspondent à un appauvrissement massif des fonctions supérieures avec une conservation des fonctions végétatives de l'encéphale. Les états végétatifs sont nombreux (250 à 300 nouveaux cas par an en FRANCE pour la seule étiologie traumatique). Leur définition, leur diagnostic même posent des problèmes cliniques difficiles mais ceux-ci sont souvent débordés par les interrogations anthropologiques, éthiques, économiques. Dans le monde anglo-saxon un débat public s'est développé nourri de quelques affaires venues devant les Cours de Justice et fortement médiatisées; une attitude pragmatique officielle se dégage tirant ses sujets vers une forme consensuelle d'euthanasie passive (12), mais bien des résistances continuent à s'exprimer. En FRANCE les points de vue officiels restent ceux d'un humanisme médical traditionnel : pas d'acharnement thérapeutique, pas d'abandon délibéré (13).

Les problèmes éthiques posés par les patients en état végétatif ont été traités de façon approfondie dans plusieurs publications récentes (14, 15,16,17). En fait le comportement que nous avons vis à vis de ces blessés dépend entièrement du statut anthropologique que nous leur reconnaissons :

– Ces patients sont-ils morts ou vivants? dans le contexte du débat toujours ouvert sur les frontières changeantes de la mort, de nombreuses prises de position visent à tirer les états végétatifs hors du vivant. En extrapolant le consensus qui accepte le coma dépassé comme mort pratique autorisant les prélèvements d'organes, on est allé plus loin et, selon que l'on envisage l'organe ou la fonction, on a parlé à propos des états végétatifs de « mort néocorticale », de « mort cognitive », de « mort mentale », de « mort subjective » et beaucoup considèrent ces blessés comme des donneurs d'organes tout désignés. Cependant à supposer qu'on s'engage dans cette voie, une difficulté pratique considérable apparaît; le jour où le diagnostic d'état végétatif chronique signifiera non pas une survie vague et indéfinie mais la mort même, il faudra fonder ce diagnostic sur des critères tout à fait indiscutables ; ces critères à nos yeux restent pour le moment à identifier.

– La vie des états végétatifs est-elle une vie humaine ? Beaucoup de ceux qui ont, dans des contextes divers, examiné cette question répondent par la négative. Généralement leur position a un caractère axiomatique : on définit la vie, la valeur humaine, l'humanité d'une vie par quelque prédicat, la raison, la conscience, la cognition, la communication, que à l'évidence on peut refuser aux états végétatifs chroniques : la conclusion s'ensuit. Si l'on veut à l'opposé garder l'homme derrière l'état végétatif, on doit d'abord poser que l'homme ne saurait être défini par telle ou telle capacité ou somme de capacités. La déclaration universelle des droits de l'homme repose sur un présupposé éthique majeur qui affirme « la dignité inhérente à tous les membres de la famille humaine et l'inaliénabilité de leurs droits » cette dignité ne saurait être perdue pour des raisons de santé, de perte d'autonomie, de diminution de capacités intellectuelles ou relationnelles (14)

– Les patients en état végétatif sont-ils des personnes ? Plus que l'homme c'est souvent la personne que l'on trouve au centre du débat : qui est là ? Est-il oui ou non une personne ? Les patients en état végétatif chronique ont perdu la conscience et la continuité de la vie mentale, ils sont à l'évidence privés de liberté et de capacité éthique, le statut de personne peut leur être refusé : « *des comateux sans espérance de réveil nous donnent l'exemple d'êtres qui sont membres de l'espèce humaine mais ne font pas partie de la communauté morale des personnes* » (18) La dissociation entre destin biologique et vie personnelle est devenue dans un certain sens familière avec le débat éthique concernant l'utilisation des embryons : on a discuté pour savoir à quel moment le fœtus devait être considéré éthiquement comme une personne, la situation des états végétatifs chroniques est-elle symétrique, peut-on considérer qu'ils ont perdu le statut de personne alors que les embryons ne l'ont pas encore ? Le comité consultatif national d'éthique propose ici une distinction classique entre personne de fait et personne de droit. La personne de fait : « *l'être conscient de chair et de sang, de regard et de paroles, de sensibilité et de vouloir, de raison et de liberté* » est certainement en effet considérablement altéré et peut-être perdu. Cependant la personne de droit « unité vécue du sujet vivace en nous et de ses prérogatives attitrées par l'égard d'autrui, la disposition juridique, le statut civique, la règle morale » peut demeurer, conserver son statut quelles que soient les péripéties de la personne de fait. Au demeurant la personne de droit relève moins de l'être que du rapport car si il est une personne, c'est nécessairement qu'il y a une autre personne pour le reconnaître et s'affirmer elle même comme personne dans cette reconnaissance.

Sur un plan pratique que faire ? Si ces blessés ne sont plus des personnes, plus tout à fait des hommes, et qu'ils sont peut-être déjà morts, il reste à définir un mode de terminaison de leur vie qui soit supposé être assez confortable pour eux, pour être émotionnellement supportable par l'entourage ; les différentes modalités et graduations de l'abandon thérapeutique ont été l'objet d'infinies discussions de détails notamment aux Etats Unis où une mort éthiquement correcte apparaît hautement désirable. Le débat sur une possible utilisation de ces morts programmées pour les transplantations reste très actuel. En France les attitudes vis à vis de ces patients font l'objet d'un certain consensus dans la ligne d'un comportement médical très traditionnel, aucun abandon de soins n'est jamais formellement décidé. D'autre part on se souvient qu'en 1986 le comité consultatif national avait condamné une expérimentation mise en œuvre chez un sujet en état végétatif au motif que ces blessés : « *sont des êtres humains qui ont d'autant plus droit au respect dû à la personne humaine qu'ils se trouvent en état de grande fragilité* » (19). Cette position n'a pas évolué nous semble-t-il, et résume clairement l'attitude la plus générale dans notre pays.

Risques fonctionnels en neurochirurgie

A l'opposé des décisions d'abstention ou de limitation des gestes thérapeutiques que nous venons d'envisager, nous devons maintenant examiner les problèmes posés par les indications positives d'une intervention lorsque celle-ci comporte le risque ou encore a pour but explicite de modifier le fonctionnement mental.

La neurochirurgie générale

La plupart, peut-être toutes les interventions sur le cerveau comportent, en dehors des risques ordinaires des chirurgies systémiques, le risque spécifique d'altérer l'une ou l'autre des fonctions dites supérieures avec un retentissement identifiable sur les capacités cognitives, sur les possibilités relationnelles, sur la conscience. On peut observer que dans les 25 dernières années les progrès immenses de l'imagerie qui permettent une planification précise des gestes, les progrès également spectaculaires des techniques elles mêmes – utilisation généralisée du microscope et des aspirateurs à ultrasons – extension actuelle des procédés de neuro-navigation – ont considérablement réduit les risques fonctionnels spécifiques de nos interventions, même lorsque celles-ci abordent les zones les plus « éloquentes » de l'encéphale. Il reste qu'ici comme dans d'autres domaines, des catastrophes fonctionnelles sont toujours possibles dans un pourcentage restreint de cas : troubles massifs de la mémoire après un geste sur la partie antérieure du IIIème ventricule, mutisme akinétique après abord d'un anévrysme de la communicante antérieure, syndrome de déefferentation après exérèse d'une tumeur du tronc cérébral... Nous ne pensons pas pour autant que ces indications neurochirurgicales ordinaires posent des problèmes éthiques particuliers. Simplement comme avant n'importe quel acte médical les risques pris et les bénéfices escomptés doivent être pesés selon les règles habituelles et l'information correctement apportée au patient.

Un problème particulier peut être posé lorsque, à côté de l'acte chirurgical conventionnel existe une alternative technique d'efficacité comparable ne comportant pas les mêmes risques. De plus en plus souvent des gestes de neuroradiologie interventionnelle dans les malformations vasculaires, des techniques de radiothérapie stéréotaxique ou encore de chimiothérapie dans la pathologie tumorale, sont possibles. L'éthique de la décision passe évidemment par une confrontation objective des rapports risques/bénéfices des différentes options en présence. Cette évaluation pourtant reste difficile, elle demande du temps et de nombreux facteurs humains peuvent l'obscurcir. L'éthique, qui se confond ici avec la simple honnêteté clinique, peut amener le neurochirurgien à passer la main et aussi bien tel ou tel spécialiste à rester prudent dans l'utilisation de ses propres techniques.

La psychochirurgie

Bien différents sont les problèmes éthiques qui entourent et vont jusqu'à surdéterminer le domaine entier de la psychochirurgie (20-22). Le terme de psychochirurgie est certainement malencontreux, on peut préférer parler d'une neurochirurgie des troubles mentaux ou demeurer dans le cadre général de la neurochirurgie fonctionnelle qui concerne par ailleurs la douleur, les mouvements anormaux, l'épilepsie... La chirurgie des troubles mentaux a connu une large expansion jusqu'au milieu des années cinquante puis un déclin très rapide pour plusieurs raisons additionnées : d'un côté les résultats cliniques des lobotomies alors pratiquées se sont révélés très inférieurs aux espoirs initiaux et les conséquence fonctionnelles souvent lourdes ; d'un autre côté la pharmacologie a développé rapidement à partir des années soixante un arsenal considérable de drogues efficaces, au moins au niveau des symptômes psychiatriques ; enfin des objections éthiques majeures se sont élevées à la fois contre les dérives possibles ou avérées de ces pratiques et contre leur principe même. La psychochirurgie semble avoir disparu en France depuis 1970 mais elle reste mise en œuvre régulièrement dans de nombreux pays dans des conditions très inégales de sérieux scientifique et de questionnement éthique.

Du simple point de vue du pragmatisme médical il serait choquant de porter sur l'ensemble si disparate de ces pratiques un jugement totalisateur global sans bénéfice d'inventaire. Sans viser un pareil inventaire disponible dans plusieurs revues récentes (23-27), nous discuterons ici quelques problèmes généraux. Pour la plupart ces problèmes méritent d'être évoqués moins parce qu'ils se posent concrètement dans la pratique de la psychochirurgie aujourd'hui que parce qu'ils intéressent les Neurosciences en général, toutes les formes possibles de thérapeutiques psychiatriques et toutes les formes potentielles de manipulations du psychisme à travers le cerveau. Ces problèmes se situent à trois niveaux, celui des principes philosophiques, celui des fondements épistémologiques, celui des applications cliniques.

– Une chirurgie des troubles mentaux est-elle acceptable dans son principe même ? La réponse à cette question reste souvent à un niveau idéologique : on peut tenir que en l'absence d'un modèle acceptable du rapport entre le cerveau et l'esprit, dans une culture qui reste infiltrée quoi qu'on en ait dit par le dualisme cartésien, toute intervention sur le cerveau pour traiter les troubles de la psyché est au moins naïve peut-être inconvenante à moins qu'elle ne relève d'un réductionnisme scientiste ne laissant aucune place au sujet, ce sujet que justement le psychiatre prend en charge et que l'éthique protège. A l'inverse la réponse peut se vouloir pragmatique : on peut estimer que la souffrance de la psyché est destructrice et inacceptable et qu'il convient de la soulager comme on soulage ailleurs la souffrance des corps, par les moyens empiriques à notre disposition quelle que soit leur nature, sans préjugé philosophique pourvu que leur efficacité et leur innocuité soient garanties. Ces deux positions antagonistes résument à gros traits deux attitudes communes des adversaires et des partisans de la psychochirurgie. On peut remarquer que le débat ne concerne pas spécifiquement la chirurgie mais aussi bien toute technique pharmacologique ou psychologique de prise en charge de la souffrance psychique. Le seul aspect ici propre à la chirurgie tient au caractère irréversible de ses gestes.

– Le deuxième problème éthique posé est lié à l'interrogation persistante à la fois sur les bases scientifiques et sur l'évaluation clinique de ces interventions. Les premiers gestes sur le lobe frontal étaient inspirés par les résultats extrapolés et surinterprétés d'expérimentations sur les primates. La plupart des justifications, des gestes actuellement proposés ne sont guère plus solides : la pertinence des expérimentations animales invoquées est toujours problématique, les bases rationnelles souvent simplistes.

Une certaine confusion règne dans les techniques et les indications : les lobotomies délabrantes du début étant abandonnées, la psychochirurgie utilise très généralement les méthodes stéréotaxiques produisant des lésions discrètes dans des zones délimitées du tissu cérébral. Plus d'une vingtaine de cibles stéréotaxiques ont été décrites, 5 ou 6 sont couramment en usage. Les indications psychiatriques vont de troubles nettement caractérisés jusqu'à des désordres sans définition clinique précise. Il n'y a pas de correspondance nette entre tel geste stéréotaxique et telle indication, différents gestes pour la même indication pouvant être préférés par différentes équipes et aussi bien différentes indications étant soumises dans une seule équipe au même geste.

Les séries publiées dans la littérature restent d'exploitation difficile pour de nombreuses raisons : le nombre des cas traités est limité, les critères cliniques des diagnostics psychiatriques sont souvent insaisissables, interprétés dans des nosologies variables d'un pays à l'autre et variables au fil du temps ; l'interprétation des résultats reste souvent vague, présentée en termes trop généraux et rarement appuyée d'analyses psychométriques rigoureuses. Plus encore les séries les mieux étudiées émanent presque toujours d'une seule équipe qui a développé dans une indication particulière une pratique particulière dans le contexte d'une psychiatrie donnée et dans un climat socio-politique donné. Il n'existe à ce jour, croyons nous, aucune publication concernant cette chirurgie qui satisfasse aux critères méthodologiques habituels de la recherche clinique ; sans doute une telle méthodologie est-elle difficilement applicable dans ce champ particulier.

Une indication nous parait cependant presque à l'abri de ces critiques générales : celle représentée par les troubles obsessionnels compulsifs (28). Ces troubles, dont la prévalence est élevée, peuvent dans leur forme majeure entraîner une souffrance psychique délabrante et une invalidité totale. Ils peuvent résister à toute forme de traitement. Ils pourraient être en rapport avec un dysfonctionnement focal identifiable d'un circuit cérébral connectant le lobe frontal, les ganglions de la base et le système limbique. L'interruption de ces connections à l'un ou l'autre niveau, capsule interne antérieure, cingulum... et peut-être du seul côté droit, serait d'une réelle valeur thérapeutique. Plusieurs équipes ont depuis longtemps publié des séries importantes avec des critères de sélection lisibles et des résultats correctement évalués : un bénéfice important semble obtenu dans 50 à 60 % des cas, le risque pour les fonctions cognitives est considéré comme négligeable.

A l'opposé de cette intervention basée sur une physiopathologie cohérente et réservée à une indication cliniquement bien définie, beaucoup de techniques et d'indications reposent sur des raisonnements contestables et ont donné lieu à des expériences isolées et/ou imprécises qui ne permettent pas une évaluation scientifique satisfaisante. C'est à nos yeux très généralement le cas des gestes visant l'amygdale ou l'hypothalamus pour traiter certains troubles du comportement : syndrome d'agitation et de violence incoercible chez des patients schizophrènes ou débiles, conduites agressives, conduites sexuelles agressives ou simplement conduites sexuelles déviantes : pédophilie, homosexualité...

Le 3ème plan de préoccupation éthique est celui des applications cliniques : à supposer que la psychochirurgie soit acceptée dans son principe et que nous disposions de techniques tout à fait éprouvées, la décision thérapeutique soulèverait encore le problème de l'autonomie, de la liberté et du consentement éclairé du sujet au traitement proposé. A nouveau ce problème n'est pas seulement celui de la chirurgie. Il se pose très généralement en thérapeutique psychiatrique. La liberté du patient le plus souvent, sinon toujours, est limitée par sa pathologie même; elle peut l'être plus encore dans certains contextes lorsque l'indication du traitement apparaît comme une alternative quasi imposée à une forme ou à une autre d'enfermement, institutionnel ou carcéral. C'est généralement le cas des interventions proposées pour traiter les comportements agressifs et plus encore les comportement sexuels agressifs. Ces questions ont été fort débattues, à propos de traitements hormonaux des troubles du comportement sexuel et quelques recommandations pertinentes pour notre propos ont été formulées (29).

Il ne devrait pas suffire ici que les traitements proposés entraînent une adhésion libre et informée – si cela est possible – du sujet encore faudrait-il que la question soit posée du bénéfice réel pour lui des traitements envisagés, au niveau des intentions et au niveau des résultats. Au niveau des intentions veut-on réduire les troubles du comportement pour le bénéfice du sujet lui-même ou pour le bénéfice au sens large, de ses médecins, de son milieu familial, de la communauté? Au niveau des résultats aura-t-on obtenu le soulagement d'une tension pathologique insupportable ou plutôt la réduction de toute tension et la conformité par défaut à une norme sociale acceptée du comportement? On voit bien qu'ici, sans doute dans tous les cas, une norme est visée quelle que soit sa nature. La psychochirurgie pourrait être en effet un moyen de « normaliser » le psychisme humain et la perspective de cette dérive toujours possible est présente derrière tout le débat.

Nous n'avons évoqué ici que les problèmes principaux d'une éthique de la psychochirurgie. Pour l'exercice actuel de la psychochirurgie des précautions éthiques pratiques restent de mise et le plus souvent les groupes qui recourent à cette thérapeutique ont proposé des recommandations et souvent mis en place des comités de professionnels qui permettent une évaluation détaillée de chaque cas (27). Ces comités cependant regroupent inévitablement des praticiens qui acceptent le principe même de ces interventions ce qui limite la portée générale de leur jugement.

Neurochirurgie de suppléance et de réparation

Sans prétendre prévoir les chemins futurs de la Neurochirurgie, il parait probable qu'un secteur que l'on pourrait désigner comme « chirurgie de suppléance et de réparation fonctionnelle » connaîtra une grande activité : chirurgie des greffes, des implants, des pompes, des stimulateurs... Des indications potentielles suggérées et nourries par les avancées de la neurobiologie fondamentale sont illimitées, allant des traumatismes crâniens et médullaires à toutes les variétés d'affections dégénératives. A l'évidence une longue période de recherches expérimentales et de recherches cliniques devra précéder chaque application ; on peut espérer que le questionnement éthique accompagnera cette recherche et précédera aussi autant qu'il est possible la diffusion des thérapeutiques éprouvées. A cet égard peut-être peut-on dire avec le recul actuel que l'histoire des greffes dans la maladie de Parkinson, après quelques années folles, est aujourd'hui plutôt rassurante quant à nos possibilités de gérer ce genre de développement technique à la fois sur le plan scientifique et sur le plan éthique.

Il n'est pas certain que ce soit finalement dans le domaine des greffes ou plutôt des transplantations de matériel cellulaire vivant, que se jouent les avancées décisives, mais c'est assurément dans ce domaine que se posent les problèmes éthiques les plus complexes (30). Si l'on se base sur les rares études contrôlées disponibles dans le seul domaine du traitement de la maladie de Parkinson, les risques proprement iatrogènes des transplantations de neurones semblent relativement limités. Les possibilités d'un effet « psychochirurgie » c'est à dire d'une altération indésirable de la personnalité, ne paraissent pas a priori supérieures à celles d'autres types d'interventions neurochirurgicales. Dans d'autres indications aujourd'hui débutantes, douleurs, maladie de Huntington, traumatismes de la moelle... le risque même théorique reste à ce jour difficile à évaluer (31). Il va sans dire que pour toutes les indications à venir les fondements scientifiques d'un côté, les perspectives thérapeutiques visées d'un autre côté, devront faire l'objet d'une appréciation attentive par les comités d'éthique appropriés pour autant qu'ils existent. Des dérives, inspirées éventuellement des meilleures intentions sont toujours possibles. Faut-il rappeler que des greffes de tissu nerveux embryonnaire ont été pratiquées en CHINE (à quelle échelle ?) pour améliorer le quotient intellectuel des sujets traités ; avec succès est-il rapporté.

En fait le questionnement éthique concernant les greffes de tissu cérébral a jusqu'ici porté plus sur les conditions d'obtention du greffon que sur le devenir du patient greffé (32). Le tissu nerveux embryonnaire nécessaire aux greffes dans l'état actuel de la technique, est prélevé sur des embryons humains obtenus après interruption volontaire de grossesse entre 6 et 9 semaines de gestation. Plusieurs impératifs se sont clairement dégagés qui encadrent le recueil des tissus embryonnaires : qu'il n'y ait aucun rapport possible entre la grossesse et son interruption d'une part, le besoin de tissu fœtal d'autre part ; aucun rapport non plus entre les équipes qui pratiquent l'interruption de grossesse et les équipes de transplantation ; aucune incidence financière pour qui que ce soit ; que la mère enfin donne à l'utilisation de l'embryon un consentement éclairé. Ces impératifs sur lesquels existe semble-t-il un consensus ont fait l'objet de recommandations explicites émanant d'un groupe européen ad hoc, le groupe NECTAR (Network of European CNS transplantation and restauration) (30,31).

Conclusion

Les neurochirurgiens pratiquent nombre d'interventions dans des conditions ordinaires de toute chirurgie chez des patients autonomes avant, autonomes après ; aucune question éthique spécifique ne se pose alors en dehors des questions communes inhérentes à tout exercice médical. Lorsque dans notre spécialité une réflexion éthique est nécessaire, lorsque la qualité de vie, le destin de la personne sont en question, nous sommes toujours devant un sujet diminué dans ses capacités, dans ses dimensions morales.

Les différentes situations neurochirurgicales que nous avons envisagées ont en commun en effet quelque chose de central : dans tous les cas la décision thérapeutique concerne un sujet dont l'autonomie, la faculté de décider pour lui-même, est abolie ou amoindrie ou gravement déviée ou menacée : patients dans le coma, patients aux fonctions supérieures massivement déficitaires, patients enfermés dans l'aliénation opaque de la psychose ou de la perversion. Si une prise en charge thérapeutique active est finalement mise en œuvre, ses résultats dans la grande majorité des cas seront limités, l'autonomie restera probablement précaire, la qualité de vie évidemment diminuée.

Cette situation si commune introduit dans la relation malade/chirurgien d'importantes distorsions. Le chirurgien, quoiqu'il en ait, se trouve placé en position d'exercer dans la décision une sorte de paternalisme dont il se défendrait ailleurs et ce paternalisme biaise nécessairement la réflexion éthique. D'un autre côté la faiblesse relative du malade, ou sa totale dépendance, introduit dans le débat l'autre, celui qui sait, dit et prévoit à sa place : à côté du médecin qui est aussi cet autre, il faut ranger le conjoint, les enfants, la famille en général et plus largement la société, partenaires essentiels intéressés de toutes les façons à la décision, à l'issue de l'aventure.

Quelle éthique garantira, dans ce contexte où le sujet presque s'efface, le respect essentiel de ce même sujet qui justement fonde et motive l'éthique?

Une éthique qui n'aurait pour perspective que l'autonomie de la personne, la qualité de la vie, l'utilisation rationnelle de l'argent public et l'équilibre du corps social ne peut qu'abandonner ces patients, ces blessés si évidemment diminués et les conduire aussi dignement que possible vers leur fin. Peut-être pourra-t-elle quelque jours souscrire à normaliser les déviants.

A l'opposé on peut situer une autre éthique proche sans doute de ce que France QUERE, pensant à Emmanuel LEVINAS appelait « une éthique de la dissymétrie » (32) : d'un côté le médecin, la famille, la société, décideurs autonomes appuyés sur les institutions et sur le discours médical, de l'autre côté le sujet amoindri, en situation de déréliction, précaire et fragile, dont la faiblesse même nous interpelle. Celui qui dit l'éthique est ici du côté de la force, mais il se prévaut de « plus d'obligations que de droits »; il accepte des solutions modestes, peut-être un geste chirurgical fragile, à l'image même du patient qui en est l'objet.

Dans ce face à face dissymétrique se fonde en fait une certaine idée de l'éthique en général qu'a longuement méditée la philosophie d'Emmanuel LEVINAS (34,35) : une éthique moins normative que compassionnelle, attentive aussi à respecter le mystère des destinées humaines.

Bibliographie

1. Comité Consultatif National d'Ethique pour les Sciences de la Vie et de la Santé.
Ethique et Recherche Biomédicale : rapport 1989.
Ethique et Neurosciences 74, 91 La Documentation Française 1990.
2. Dennett D. C. Kinds of minds.
Weidenfeld & Nicolson – London 1996.
3. Gross R. H., Cox A., Tatyrek R. & al.
Early management and decision making for the treatment of myelomeningocele.
Pediatrics 1983, 72, 450-458.
4. An ethical working group
The prognosis for babies with meningomyelocele and high lumbar paraplegia at birth.
The Lancet 2.11.1985, 996-997.
5. Nihoul-Fekete C.
Bioethique et chirurgie néonatale.
In : Ethique et Pédiatrie 1 vol. CCNE edit 49-52 La Documentation Française 1992
6. Jennett B.
Problèmes éthiques liés à la prise en charge des patients présentant des lésions neurologiques sévères.
in : Réanimation et Neurologie P. Gajdos & L. LOH edit.
Arnette Blackwell 1995, 373-381.
7. Armaganidis A., Beaufils F., Bonfill X. & al.
Consensus conference organized by the ESICM and the SRLF 1994.
Predicting outcome in ICU patients.
Intensive Care Med. 1994, 20, 390-397.
8. Murray L., Teasdale G., Murray G. & al.
Does prediction of outcome alter patient management.
Lancet 1993, 341, 1487-91.
9. Barlow P., Teasdale G.
Prediction of outcome and the management of severe head injuries :
the attitudes of neurosurgeons.
Neurosurgery 1986, 19, 989-999.
10. American Academy of Neurology.
Position statement : certain aspects of the care and management of profoundly and irreversibly paralyzed patients with retained consciousness and cognition.
Neurology, 1993, 43, 222-223.
11. Patterson D.R., Miller-Perrin C., Mc Cormick T.R., Hudson L.D.
When life support is questionned early in the case of patients with cervical level quadriplegia.

N. Eng. J. Med. 1993, 328, 506-509.
12. American Neurological Association. Committee on ethical affairs 1993.
Persistent vegetative state.
Annals Neurol. 1993, 33, 386-390.
13. Comité Consultatif National d'Ethique. Etats végétatifs chroniques, problèmes éthiques. In : Ethique et recherche biomédicale. Rapport 1989, La Documentation française, Paris 1990.
14. Tasseau G., Boucand M.H., Le Gall J.R., Verspieren P.
Etats végétatifs chroniques.
1 vol. Edition Ecole Nationale de la Santé Publique RENNES 1991.
15. Cohadon F. et Richer E. Etats végétatifs post-traumatiques.
Neurochirurgie 1993, 39, 269-280.
16. Boucand M.H. (sous la direction de).
Une éthique de la rééducation?
Acte du colloque des 11-12 juin 1993.
Hôpital Renée Sabran GIENS ENSP éditeur.
17. Andrews K.
International working party on the management of the vegetative state. Summary report.
Brain injury 1996, 11, 797-806.
18. Engelhardt H.T.
The foundations of Bioethics. 1 vol., New York, Oxford University Press, 1986.
19. Comité Consultatif National d'Ethique.
Avis sur les expérimentations sur les malades en état végétatif chronique.
In : Ethique et recherche biomédicale. Rapport 1986, La Documentation française, Paris, 1987.
20. Bouckoms A.J.
Ethics of psychosurgery.
Acta Neurochirurgica suppl. 44 1988, 173-178.
21. Ramamurthi B.
Ethics of functional neurosurgery.
Acta Neurochirurgica supp.44 1988, 179-180.
22. Sorensen B.F.
Ethics in neurological surgery.
in : Neurological surgery 3rd edition 1 vol. J.R. Youmans edit. 4407-4414.
W.B. Saunders Company 1990.
23. Laitinen L.V.
Psychosurgery today.
Acta Neurochirurgica supp. 44, 1988, 158-162.

24. Ballantine H.T.
Neurosurgery for behavioural disorders.
in : Neurosurgery R.H. Wilkins, SS Rengachary 1985, vol. 3, 2527-2537.
Mc Graw-Hill Book Company.
25. Bartlett J.R., Bridges P., Kelly D.
Contemporary indications for psychosurgery.
Br. J. Psychiatry 1981, 138, 507-511.
26. Sweet W.H., Meyerson B.A.
Neurosurgical aspects of primary affective disorders.
in : Neurological surgery 3rd Edition 1vol. J.P. Youmans edit. 1 vol.
4335-4357 W.B. Saunders Company 1990.
27. Cosyns P., Caemaert J., Haaijman W. & al.
Functional stereotaxic neurosurgery for psychiatric disorders : an experience in Belgium and The Netherlands.
Advances and Technical Standards in Neurosurgery. L. Symon & al. edit.
Springer Verlag 1994, vol.21, 239-279.
28. Mindus P., Rasmussen S.A. & Lindquist C.
Neurosurgical treatment for refractory obsessive compulsive disorders. Implications for understanding frontal lobe function.
J. Neuropsychiatr. Clin. Neurosciences 1994, 6, 467-477.
29. Comité Consultatif National d'Ethique.
Considérations éthiques sur les traitements hormonaux des troubles des conduites sexuelles en milieu carcéral.
In : Ethique et recherche biomédicale : rapport 1995-1996, 1 vol. 201-209, La Documentation Française 1997.
30. Brotchi J.
Les greffes dans le cerveau et la moelle épinière. Aspects éthiques.
Bulletin et Mémoire de l'Académie Royale de Médecine de Belgique.
1993, 148, 11 bis, 66-73.
31. Cesaro P.
Greffes neuronales : quel avenir?
Revue Neurologique, Paris 1997, 153, 1, 17-20.
32. Boer G.J.
Ethical guidelines for the use of human embryonic of fetal tissue for experimental and clinical neurotransplantation and research.
J. Neurol. 1994, 242, 1-13.
33. Quéré F.
Eloge de Saint Thomas.
Autrement, Revue n°93. Ethique corps et âme, 1987, 211-216.

34. Levinas E. Totalité et infini. Martinus Nijhoff 1971 (reed Folio essai).
35. Levinas E. Autrement qu'être ou au-delà de l'essence. Martinus Nijhoff 1974 (reed Folio essai).

Ethique et chirurgie esthétique

Franz Härle

« La chirurgie esthétique corrige des anomalies congénitales ou acquises ainsi que des altérations liées à l'âge qui ne sont pas des maladies proprement dites mais qui peuvent nuire à la qualité de vie et amener des complications psychiques ». C'est par cette définition que Biemer (2) exprime en 1994 la dynamique et la problématique de cette discipline qui oblige chacun de ceux se consacrant à la chirurgie esthétique faciale à se comporter d'une façon autocritique et responsable. En ce sens notre responsabilité est engagée envers nos patients, nos élèves et nous mêmes.

Seules une connaissance approfondie des méthodes classiques de la chirurgie esthétique faciale et une bonne maîtrise technique permettent au chirurgien de satisfaire les demandes légitimes de nombreux patients souffrant d'anomalies congénitales ou acquises d'origine tumorale ou traumatique.

Obligations éthiques

– L'information du patient

En chirurgie esthétique l'information du patient est de première importance. Des documents photographiques rappellent au patient son état préopératoire et protègent contre les recours éventuels.

Il n'existe pas de chirurgie sans risque (16, 19). Une simple plastie de paupière peut entraîner la cécité dans 1 cas sur 5000. Le risque du tabagisme doit être clairement annoncé.

L'opérateur peut garantir un traitement minutieux mais pas le succès. Une information générale est habituellement suffisante mais dans des cas particuliers les risques spécifiques de l'intervention doivent être expliqués. De plus le médecin doit être en mesure de prouver qu'il a donné les informations nécessaires, selon le principe de « l'explication échelonnée » (23).

– *La qualité de vie*

Les opérations de chirurgie esthétique faciale ne sont pas de petites interventions aux risques « minimes ». L'appellation de « chirurgie cosmétique » n'est absolument pas justifiée car elle dévalue la souffrance du patient demandant l'opération.

La chirurgie esthétique faciale est capable d'améliorer la qualité de vie du patient et d'augmenter la confiance en soi.

Dans notre environnement culturel un aspect avenant est un facteur de succès. Grâce à un « face lifting » ou une plastie des paupières il est souvent possible de guérir des états dépressifs provoqués par des altérations faciales liées à l'âge. A titre d'exemple telle propriétaire d'un magasin a retrouvé grâce à un « face lifting » à l'âge de 60 ans un nouvel essor professionnel et poursuit son activité avec succès bien au delà de l'âge de 70 ans.

– *Les souhaits des patients*

Dans notre société un grand nombre de personnes acceptent des ans « l'irréparable outrage ». D'autres le refusent. Leur souhait n'est pas d'avoir un nouveau visage mais le souci de paraître moins que leur âge. La remarque d'une patiente est significative à cet égard : « Les altérations de l'âge sont suffisamment graves, est - il nécessaire en outre de les porter sur le visage? »

Il faut cependant connaître la « dysmorphophobie » (18), obsession d'une difformité corporelle plus ou moins réelle et focalisée sur telle ou telle partie du visage ou sur la poitrine, source de complexes d'infériorité et de dépressions. Il faut préserver ces patients d'opérations itératives car leurs désirs ne seront jamais satisfaisants. Les déclarations intempestives, la production de dessins ou de photographies de magazines, mensurations à l'appui, doivent servir d'avertisseur à l'opérateur.

– *La compétence technique*

Les quelques exemples suivants sont destinés à illustrer à la fois la complexité des altérations structurelles des tissus et des organes que l'on demande au chirurgien esthétique de réparer et la nécessité d'une parfaite maîtrise technique et d'une extrême prudence dans les indications et les procédés opératoires.

La sénescence de la peau

Les rides du sourire qui aux alentours de 40 ans décrivent des sillons permanents dépendent du type morphologique, de l'état nutritionnel, des effets de la lumière. Les mains, le visage montrent avec l'âge de nombreuses altérations : changement de relief, perte de turgescence et de brillance, atrophie, desquamation et déshydratation avec perte d'élasticité. La jonction entre les cellules épidermiques et la membrane basale devient lâche.

La croissance des cellules épidermiques devient irrégulière et les parties du corps exposées à la lumière présentent des troubles de la kératinisation et une accumulation de pigments (1). Le nombre des fibroblastes régresse et la résistance du derme à la déchirure diminue (9). La structure fine des fibres élastiques s'épaissit. Altérées par des micro-anévrysmes, les parois des capillaires artériels et veineux s'atrophient (7).

L'irradiation solaire favorise le processus du vieillissement. L'exposition aux rayons ultraviolets entraîne des dysplasies, des hyperpigmentations, des kératoses séborrhéiques, des verrues et des tâches brunes caractéristiques de l'élastose solaire (« peau de paysan ou peau de marin »).

Le chirurgien esthétique doit connaître tous ces phénomènes et en tenir compte.

Lignes de fentes, de tension d'incision

En 1834 lors d'essais sur des cadavres, Dupuytren (6) a observé que les incisions cutanées bâillent en fonction de la direction de l'incision.

En 1907 Kocher (11) a recommandé d'orienter les abords opératoires selon les lignes de fente de Langer (13, 14, 15) technique à laquelle Kraissl (12) eut recours pour la chirurgie plastique en 1951. En 1962 Borges et Alexander (3,4,5) ont constaté que les lignes de fente de Langer sont particulières aux tensions de la peau de cadavre. Ils ont montré que chez le sujet vivant, les tensions de la peau suivent des lignes appelées « Relaxed Skin Tension Lines » et ils ont subdivisé le visage en « Facial Median Line », « Nasolabial Line », « Palpebral Line » et « Facial Marginal Line » (5).

Pour éviter les cicatrices visibles les trajets d'incision doivent suivre les « Relaxed Skin Tension Lines » (3) qui correspondent aux rides du sourire et de l'âge.

Divers artifices techniques permettent de masquer *les cicatrices opératoires*, en particulier au niveau de la limite entre le front et le cuir chevelu.

L'hémostase doit être particulièrement soigneuse. Il est impératif d'éviter la brûlure des bords de la peau. Les sutures sous-cutanées à fil résorbable sont à éviter car elles engendrent des troubles de la cicatrisation.

Lésions nerveuses. Le lifting des sourcils et du front peut entraîner la souffrance du nerf frontal avec troubles de la sensibilité plus ou moins durables.

La lésion du nerf facial, normalement bien protégé dans sa loge parotidienne, doit être évitée à tout prix. Les possibilités de régénération de ses différentes branches buccales, zygomatiques, temporales sont très inégales. Il en est de même des branches auriculaires et occipitales du plexus cervical. C'est dire à quel point la protection de ces différentes structures doit être une préoccupation constante du chirurgien.

Chirurgie esthétique et tabac. La nicotine est toxique pour les vaisseaux : augmentation de l'agrégation plaquettaire, diminution du transport d'oxygène par l'hémoglobine, vasoconstriction... Le fait de fumer multiplie par 12 ou 13 le risque de nécrose cutanée après lifting de la face. De nombreux chirurgiens imposent un sevrage du tabac 15 jours avant et 15 jours après l'acte opératoire. Certains refusent même toute chirurgie faciale esthétique chez les fumeurs.

Ainsi la chirurgie esthétique, faciale en particulier, ne se justifie que si le chirurgien spécialisé dans cette discipline applique au patient dûment sélectionné et parfaitement informé, la technique adéquate au moment opportun.

Bibliographie

1. Balloon, A.K., Klingman, A.M. : Aging and the skin.
Raven Press New York 1989 p. 183.

2. Biemer, E. Hörl, H.W. : Plastische Chirurgie.
In : Berchtold, R., Hamelmann, H., Peiper, H., Trentz, O. (Hrsg.) : Chirurgie 3. Aufl.
Urban und Schwarzenberg München 1994 S. 963.

3. Borges, A.F. : Elective Incision and Scar Revision.
Little Brown Boston 1973 p. 1.

4. Borges, A.F., Alexander, J.E. : Relaxed Skin Tension Lines, Z-plasties on scars and fusiform excision of lesions.
Br J Plast Surg 15 (1962) 242.

5. Borges, A.F., Alexander, J.E., Block, L.L. : Z-plasty treatment of unesthetic scars.
Eye Ear Nose Throat Mon 44 (1965) 1.

6. Dupuytren, J.F. : Traité Théorique et Pratique des Blessures par Armes de Guerre.
Vol 1 Paris Baillière 1834 p. 66.

7. Finch, C.E., Hayflick, L. : Handbook of the biology of aging.
Van Nostrand Reinold New York 1977 p. 223.

8. Fleming, R., Mayo, T. : Scalp flaps-resection in hair replacement surgery.
Head Neck Surg 2 (1985) 315.

9. Hayflick, L. : The biology of human aging.
Plast Reconstruc Surg 67 (1981) 536.

10. Kaye, B. : Facelift Surgery. In : Peck, G. (ed.) : Complications and Problems in Aesthetic Surgery.
Gower New York 1992 p. 3.6.

11. Kocher, Th. : Chirurgische Operationslehre, 5. Aufl.
Fischer Jena 1907 S. 42.

12. Kraissl, C.J. : The selection of appropriate lines for elective surgical incisions.
Plast Reconstr Surg 8 (1951) 1.

13. Langer, K. : Zur Anatomie und Physiologie der Haut. Über die Spaltbarkeit der Cutis.
Sber Akad Wiss Math Nat 44 (1861) 19.

14. Langer, K. : Die Spannung der Cutis.
Sber Akad Wiss Math Nat 44 (1862a) 133.

15. Langer, K. : Über die Elasticität der Cutis.
Sber Akad Wiss Math Nat 45 (1862b) 56.

16. Lentrodt, J., Unsöld, R., Bosche, J. : Amaurose nach operativer Versorgung von Jochbeinfrakturen – Eine unvorhersehbare Komplikation.
Fortschr Kiefer Gesichtschir 36 (1991) 150.

17. Levine, P.H. : An acute effect of cigarette smoking on platelet function : a possible link between smoking and arterial thrombosis.
Circulation 48 (1973) 619.

18. Morselli, E. : Sulla dismorfofobia e sulla tafefobia due forme non per anco descritte di Pazzia con idee fisse.
Mem Acad Med (Genova) 6 (1881) 110.

19. Olivari, N., Stark, F. : Plastisch-Chirurgische Rekonstruktionsverfahren im Lidbereich.
In : Krupp, S. (Hrsg.) : Plastische Chirurgie IV-7 Ekomed Landsberg/Lech 1994 S. 20.

20. Rees, T., Liverett, D., Guy, C. : The effect of cigarette smoking on skin flap survival in the face lift patient.
Plast Reconstr Surg 73 (1984) 911.

21. Strian, F. : Die Dysmorphophobie als Kontraindikation kosmetischer Operationen.
Handchirurgie 16 (1984) 243.

22. Strong, J.P., Richards, M.L. : Cigarette smoking and arteriosclerosis in autopsied men.
Arteriosclerosis 23 (1976) 451.

23. Weissauer, W. : Die rechtliche Verantwortung des Chirurgen.
In : Berchtold, R., Hamelmann, H., Peiper, H., Trentz, O. (Hrsg.) : Chirurgie 3. Aufl.
Urban und Schwarzenberg München 1994 S. 273.

Chirurgie esthétique : La carence d'une législation

Astrid Wilk

Si les considérations éthiques exposées par le Professeur Härle sont le regard du chirurgien sur la discipline, comment le public voit-il la chirurgie esthétique?

Le terme même de « chirurgie esthétique » contient en soi tous les éléments d'une controverse : s'agit-il d'une vraie chirurgie au service de l'esthétique, comme une logique primaire semblerait l'indiquer aux novices, ou s'agit-il d'un ensemble de techniques destinées à l'embellissement où le terme « chirurgie » serait presque abusif?

S'il est interrogé, le public va opter sans sourciller pour la 2e hypothèse. Tout l'encourage dans ce sens : la puissance extravagante d'une presse féminine où le leitmotiv le plus élémentaire est l'encensement permanent de la jeunesse éternelle inéluctablement associée à la beauté et à la minceur.

Des interviews soigneusement distillées plusieurs fois par an dans différents magazines consistent depuis plus de 20 ans à entretenir une demande au service de « techniciens » prêts à vanter et à vendre leur savoir-faire dans tel ou tel domaine d'actualité de la beauté du corps. Ajoutons à ce phénomène de mœurs la peur ancestrale, instinctive et bien compréhensible du « couteau » donc de la chirurgie, et des relents de « pathologie » qu'entraîne le terme « chirurgie » avec lui, et l'on comprendra l'enthousiasme d'un public matraqué par l'image omniprésente de la beauté pour tout ce qui va changer les choses sans recourir à une technique porteuse d'un passé si inquiétant - la chirurgie.

Il en résulte la nécessaire rencontre avec des gourous prédicateurs et faiseurs d'une beauté et jeunesse éternelle au prix de « techniques » où l'on va fortement édulcorer le terme « chirurgie » si redouté. C'est ainsi que l'on trouve des chirurgiens qui vantent, à défaut d'autre chose, la simplicité des suites, voire qui choisissent des interventions pour simplifier les suites opératoires; que l'on retrouve très souvent un amalgame (confondant) de techniques et de pratiques dérivées des cabinets d'esthéticiennes, où le mélange des genres désacralise et amène la chirurgie au rang d'autres moyens plus innocents aux yeux du public. Il ne manque plus qu'à populariser en France le terme « chirurgie cosmétique » comme il est employé aux Etats-Unis pour dissoudre définitivement la notion de chirurgie esthétique dans l'ensemble des pratiques cosmétiques en tout genre.

Pourtant, comme l'expose notre collègue dans le texte précédent (l'éthique en chirurgie esthétique maxillo-faciale), les arguments en faveur de la chirurgie à but esthétique ne manquent pas : « innocuité » actuelle au prix de précautions normales, amélioration spectaculaire possible d'une disgrâce avec son cortège de répercussions positives attendues. Ainsi cette chirurgie issue de la chirurgie « réparatrice » pour la plupart de ses techniques, a-t-elle connu un développement considérable ces 20 dernières années : les prévisions les moins optimistes permettent de penser que dans le règne omnipotent actuel de l'image, elle est de surcroît promise à un avenir radieux.

Enfin, si l'on accepte de considérer que la chirurgie esthétique est bien une chirurgie, donc qu'elle a ses contraintes d'asepsie, de précautions péri-opératoires et d'espérance de résultat, on comprend mal un certain nombre d'anomalies patentes de la législation parfaitement soulignées par le Pr. Jean-Marie Greco [1] à l'Académie de Chirurgie le 30 novembre 1993 :

Le retard de la législation sur les implants prothétiques et les matériels en usage.

Rappelons qu'en France, jusqu'au début 1992, à la suite de la crise qui a secoué les Etats-Unis d'Amérique, il n'existait *aucune législation* concernant le contrôle des implants mammaires utilisés par les chirurgiens, ni leur usage, ni les normes de fabrication. Pourtant, la sécurité sociale remboursait les prothèses implantées dans un but de reconstruction (essentiellement après cancer).

Les appareils à liposuccion sont apparus sur le marché au début des années quatre-vingt sans normes vérifiables et sans contrôle. Pire, les appareils à liposuccion avec ultrasons ont été mis sur le marché plus récemment avec une publicité purement commerciale et en l'absence de preuves scientifiques de leur efficacité.

Le retard législatif est en voie d'être comblé car depuis le « scandale » des prothèses en 1992, relayé par la communication du Pr. Greco en 1993 et les recommandations de l'Académie de Chirurgie qui ont suivi, le Ministère de la Santé réagit et commence à instaurer des normes de fabrication et des autorisations de mise sur le marché. (*) [2]

Il parait légitime en effet que les produits et matériels médicaux à visée esthétiques soient inclus dans la liste soumise à autorisation (AMM) ou à homologation.

Enfin il reste à régler un problème de *responsabilité médicale* qui en France est trentenaire pour le chirurgien, tandis que celle du fabricant de matériel médical est... décennale selon la loi. Ce paradoxe mène à une situation absurde : si un implant mammaire se rompt les 10 premières années de sa mise en place il peut relever de la responsabilité du fabricant, tandis qu'à 10 ans et 1 jour et jusqu'à 30 ans c'est le chirurgien seul qui peut être poursuivi [1].

Un problème de qualification des praticiens exerçant la chirurgie plastique reconstructrice et esthétique

Depuis 1987 la chirurgie esthétique est rattachée à l'intitulé du Diplôme d'Etudes Spécialisées de Chirurgie Plastique Reconstructrice. A ce titre elle est donc intégrée et enseignée dans les services hospitaliers publics où ces futurs spécialistes sont internes. Jusqu'en 1987, la chirurgie esthétique ne relevait d'*aucune reconnaissance officielle.* Seule existait la compétence en Chirurgie Plastique Reconstructrice qui était attribuable par qualification ordinale à 4 spécialités : la chirurgie générale, l'ophtalmologie, la stomatologie et l'O.R.L. L'exercice est limité à la discipline dans laquelle le praticien est qualifié (faciale pour les spécialistes faciaux notamment).

La compétence en Chirurgie Plastique Reconstructrice et Esthétique est actuellement reconnue par qualification ordinale ou par obtention du Diplôme d'Etudes Spéciales spécifique depuis 1987 à 600 chirurgiens en France. Il est hélas de notoriété publique que plusieurs milliers de praticiens de tous bords sont assurés pour exercer la chirurgie esthétique, voire l'exercent sans assurance spécifique (médecins généralistes, gynécologues, stomatologistes ou ORL sans formation chirurgicale etc.).

L'Ordre des Médecins, s'il s'est ému quelquefois d'émissions télévisées particulièrement racoleuses, ne s'est en revanche guère préoccupé de l'incompétence des médecins, et se retranche derrière « l'absence de plaintes » et l'omnivalence du diplôme de Docteur en Médecine dans le Code de Déontologie, pourtant récemment modifié par l'Instance Nationale dans le sens d'un exercice professionnel *limité* au cadre de la *formation reçue.* Mais pour l'instant l'exercice illégal de la chirurgie esthétique n'est pas sanctionné.

Un problème de publicité

C'est l'un des problèmes majeurs de notre discipline [3]. La publicité est interdite par le Code de Déontologie, mais en France, la chirurgie esthétique donne lieu à une débauche d'articles dans des journaux surtout féminins, et d'émissions télévisées ou radiophoniques où l'on présente toujours soit les *miracles*, soit les *catastrophes* de la chirurgie esthétique. Sous couvert d'« *information du public* », il s'agit avant tout de faire de l'audimat.

Plus inquiétantes et plus sournoises sont les publicités du même genre, version miracle bien entendu, qui tentent d'orienter vers un ou plusieurs praticiens précis des patients pour la dernière intervention esthétique à la mode [4].

Force est de constater que ces abus évidents, commis quelquefois par des plasticiens diplômés mais sans scrupules, et surtout par beaucoup d'autres d'obédiences diverses, ne sont nullement réprimés par l'Ordre des Médecins, qui préfère condamner les représentants officiels des sociétés scientifiques quand ils s'en plaignent dans leur bulletin pour « manque de confraternité » que de sanctionner ceux qui les ont commis [3, 5].

Pourtant l'article 23 du Code de Déontologie précise bien : « que la médecine ne doit pas être pratiquée comme un commerce et que tous les procédés directs ou indirects de réclame ou de publicité sont interdits aux médecins ».

Les sanctions en application de cet article sont en pratique très rares.

Le problème éthique comme les difficultés de l'information éclairée ont été magistralement exposés par notre collègue le Pr. Härle dans l'article précédent.

Il n'y a rien à ajouter sinon que l'*obligation de moyens* parait une obligation raisonnable pour les chirurgiens esthétiques comme pour les autres. Il est plus difficile de mettre en avant une *obligation de résultats,* et encore moins de l'exiger par voie légale, même si l'évolution de la jurisprudence tend de plus en plus à prendre en compte le résultat.

Pour répondre à l'ensemble de ces problèmes, la juridiction française récente s'est dotée d'une loi concernant la chirurgie esthétique : l'obligation d'un contrat écrit et signé entre le praticien et le patient, assorti d'un délai de 15 jours entre la signature et la réalisation [6]. Si la fixation d'un délai de réflexion parait très légitime, hélas le reste du contrat ne résout aucun autre problème que... le montant des honoraires. Il s'apparente à un devis commercial genre « devis de salle de bains » et transforme l'exercice de la chirurgie esthétique en exercice commercial très préjudiciable à sa réputation.

Ce « devis » financier a toujours existé notamment avec les assurances et ne met le patient à l'abri que des mauvaises surprises financières : il n'est exigible que des seuls chirurgiens pour les actes esthétiques dépassant 2.000,00 F d'honoraires. Il ne protège donc guère le public ni des incompétents ni des charlatans.

L'intérêt d'une législation en matière de chirurgie esthétique ne peut échapper à personne : soumettre les produits utilisés à l'AMM ou à l'homologation relève du simple bon sens, et est en voie de résolution. Le problème de la publicité reste pour l'instant une malédiction pour la chirurgie esthétique, qui n'en sort pas grandie. Quant à l'éthique de celui qui pratique cette chirurgie, elle est le seul vrai problème, et suppose une formation, ce qui est contrôlable, mais aussi des qualités morales et personnelles qui sont hélas des critères que nul ne chiffrera.

(*) **Note** : La Communauté Européenne s'est penchée sur le problème législatif à plusieurs reprises, et a publié une directive qui définit comme « dispositif médical » : « tout instrument, appareil, équipement, matière ou autre article, y compris le logiciel, utilisé seul ou en association, destiné par le fabriquant à être utilisé chez l'homme exclusivement, ou principalement, à des fins :

– de diagnostic, prévention, contrôle, traitement ou atténuation d'une maladie, d'une blessure, ou d'un handicap,

– d'étude ou de remplacement ou modification de l'anatomie ou d'un processus physiologique,
– de maîtrise de la conception dont l'action principale voulue dans ou sur le corps humain n'est pas obtenue par des moyens pharmacologiques, ou immunologiques, ni par métabolisme mais dont la fonction peut être assistée par de tels moyens.
Journal Officiel de la Communauté Européenne, C.E.E. du 12.09.1991, N.9.-383.

Bibliographie

1. Gréco J.-M.
La chirurgie esthétique est-elle une chirurgie à part entière ou une chirurgie entièrement à part? Réflexions et propositions pour une meilleure protection du public.
Bull. Acad. Natle. Méd., 1993, *177*, n°8, 1465-1485, séance du 30 novembre 1993.

2. Arrêtés du 10 mai 1985, 14 mai 1985 et 28 mai 1997.
suspendant la mise sur le marché et l'implantation des prothèses mammaires dont le produit de remplissage est autre que le sérum physiologique.
Circulaire du 7.1.1998 interdisant l'implantation de prothèses non homologuées ou non marquées CE avec suppression des autorisations provisoires.

3. Le Quang C.
Halte à la médecine spectacle.
Ann. Chir. Plast. Esth., 1992, 2, Editorial.

4. Raphael B.
Ils ont perdu la tête! et leur honneur de médecin.
Ann. Chir. Plast. Reconstr., 1994, *39*,6, 796.

5. Elbaz J.-S.
Grandeur et danger de la Chirurgie Esthétique.
La revue des 2 Mondes, octobre 1992.

6. Arrêté du 17 octobre 1996.
Journal Officiel de la République Française du 28 octobre 1996.

Ethique et transplantation d'organes

Jean-Marie Mantz et Philippe Wolf

La transplantation d'organes est une des grandes avancées thérapeutiques de la médecine moderne. Cette thérapeutique est lourde, complexe, coûteuse, mais, en particulier pour le rein, le foie, le cœur, la cornée, remarquablement efficace.

La prise de décision d'une greffe d'organe pose de nombreux problèmes éthiques (1) car :

il s'agit le plus souvent d'une thérapeutique de la dernière chance qui confronte au problème de la vie et de la mort,

la décision dépasse l'horizon du seul receveur et concerne également le donneur, la famille et la société,

la pénurie actuelle d'organes rend les choix particulièrement difficiles.

Ainsi, les différents aspects de la transplantation d'organes mettent-ils en cause, en de nombreuses circonstances, les grands principes de l'éthique : l'obligation, pour l'équipe médicale, d'une compétence de haut niveau, le respect des valeurs humaines que sont l'identité de chacun, sa personnalité, ses convictions, la liberté de pensée et d'action, l'égalité de ses chances, la garantie de confidentialité; enfin, la transplantation d'organes est un des domaines de la thérapeutique dans lequels se manifeste le plus clairement la solidarité entre les hommes.

Le plus souvent plusieurs de ces valeurs éthiques sont concernées par une même situation clinique.

Nous en donnerons quelques exemples empruntés à l'activité d'un grand centre hospitalo-universitaire français de transplantation (Fondation Transplantation de Strasbourg).

Problèmes éthiques généraux (2)

Il n'existe pas, hormis le cas du shintoïsme japonais, de véritable *opposition religieuse* à la greffe d'organes. Les églises chrétiennes, juive, musulmane non seulement acceptent le principe de cette atteinte à l'intégrité corporelle, mais l'approuvent en raison de la générosité de sa finalité.

La greffe d'organes ne risque-t-elle pas d'altérer la *personnalité* du receceur ? (3). Dès 1964, un des pionniers de la transplantation d'organes, Jean Hamburger, a réfuté cette objection : « *il est faux de supposer que la transplantation d'un rein, d'un foie ou d'un cœur modifierait en quoi que ce soit la personnalité du receveur. Il est tout à fait clair que la personnalité spirituelle du receveur est la seule à considérer : son esprit, sa pensée, sa sensibilité, son monde intérieur, voilà ce que nous avons à préserver* ».

Cette question connaît cependant un regain d'actualité avec la pratique récente chez l'homme de greffes intracérébrales de tissu cérébral provenant de fœtus humains.

Dans un autre domaine, à certains organes comme le cœur, les yeux, le visage, la main, s'attache souvent une *certaine charge affective.* Cette notion est à considérer lors du recueil du consentement de la famille à un prélèvement multi-organes. Pour l'avoir négligée, une équipe s'est vue récemment poursuivie devant les tribunaux par des parents n'ayant pas été informés d'un prélèvement oculaire post-mortem chez leur enfant alors qu'ils avaient donné leur accord pour les autres organes (affaire d'Amiens). La liste des organes qui seront prélevés doit être clairement établie et portée à la connaissance de la famille.

L'anonymat du don, exigé par la loi française, met à l'abri de toute indiscrétion et permet d'éviter toute contestation d'ordre moral ou juridique entre le receveur et la famille du donneur.

Je ne ferai que mentionner la pratique criminelle du *trafic d'organes* qui a puissamment contribué à discréditer les greffes.

Dans un travail récent très documenté, V. Campion-Vincent (4) estime que la plupart des récits allégués ne dépassent pas le cadre de rumeurs sans fondements.

Mais la *commercialisation* des organes humains dans certains pays, l'Inde en particulier, est une réalité (5).

Le don peut-il être rémunéré? En dehors de l'alliance de mots que représente grammaticalement l'expression « don rémunéré » – un don ne peut être que gratuit – il s'agit d'un réel problème –. Certains analystes voient dans la vente règlementée des organes un remède à la pénurie. Les Etats-Unis sont favorables à une réglementation stricte. On fait valoir que des substances biologiques rares et précieuses (certains dérivés du plasma par exemple) font déjà l'objet d'un commerce international et que dans certaines régions la vente d'organes constitue un moyen de survie pour les plus déshérités. En fait, la commercialisation des organes humains est éthiquement immorale et socialement injuste : elle porte atteinte au respect de la personne, constitue une exploitation de la misère humaine et un moyen de sélection par l'argent ; elle méconnaît en outre – valeur éthique entre toutes – l'altruisme du don.

Tous les pays occidentaux ainsi que divers organismes internationaux (Conseil de l'Europe, OMS) se sont prononcés contre la vente d'organes, mettant en avant la non patrimonialité du corps humain.

Une application de ce principe à la prostitution augmenterait la crédibilité de telles déclarations.

Le problème du *coût des transplantations* a une incidence éthique certaine : est-il légitime pour la société de consacrer à cette thérapeutique une part importante de ses dépenses de santé ?

Le système actuel appliqué dans les hôpitaux français de contingentement par organe n'est pas satisfaisant, d'autant plus que la dotation varie d'un centre hospitalier à l'autre.

Cette question met en cause de nombreux facteurs : économiques, politiques, heuristiques. Une enquête américaine récente a montré que la transplantation rénale coûtait moins cher qu'un programme de dialyse au long cours, mais une évaluation nationale – qui manque pour le moment – du coût des diverses transplantations d'organes serait un préalable nécessaire à l'approche de ce problème.

Problèmes éthiques particuliers au donneur (2)

Prélèvements sur personnes décédées

Ils représentent de très loin, en France du moins, la source principale des organes à greffer. Le problème éthique posé est celui du consentement du donneur : consentement exprès (« opting in ») du donneur avant son décès ou consentement présumé (« opting out ») de la personne décédée, dans la mesure où « celle-ci n'a pas fait connaître de son vivant, son refus d'un tel prélèvement ».

C'est l'originalité de la loi française de 1976 dite loi Caillavet, d'avoir officialisé cette notion – contestable au regard des principes juridiques, mais jugée indispensable au développement de la transplantation – de consentement éclairé. Ces dispositions ont été reprises de façon quasi intégrale dans les lois bio-éthiques françaises de 1994.

Sur le plan éthique ce principe n'est valable que si toute la population en est informée, ce qui est loin d'être le cas. Il n'est pas certain que la création, récemment décidée, d'un registre national des refus, en remplacement des registres actuels ouverts dans les Hôpitaux, modifie beaucoup la situation.

La décision de prélèvement peut légalement être prise malgré l'opposition de la famille qui doit simplement être consultée.

En pratique, pour des raisons psychologiques et humaines évidentes, aucune équipe de réanimateurs ne passe outre au refus de la famille.

La famille, et c'est là un moment très important de la décision thérapeutique, doit être, dans la mesure du possible, prévenue de l'imminence du décès, ce qui facilitera, le moment venu, son accord pour un prélèvement d'organes. Le contact avec les familles semble réalisé dans les meilleures conditions en Espagne et en Belgique où le nombre de refus est le plus faible d'Europe.

Donneur vivant

Le recours aux donneurs vivants est rare en France. Il n'excède pas 4 % des prélèvements de rein. Ce pourcentage est beaucoup plus élevé aux Etats-Unis et en Suède (25 %). La décision de prélever un organe – pair et non vital bien entendu – sur un donneur vivant pose des problèmes situés aux confins de l'éthique et de la psychologie.

Légalement le prélèvement n'est possible qu'en cas d'apparentement génétique direct entre le donneur et le receveur, sauf dérogation ou situation d'urgence.

La liberté du donneur présumé doit rester totale et le médecin doit être pour le donneur réticent, un rempart contre les pressions familiales ou autres.

La plus grande prudence s'impose dans la sollicitation du conjoint, un refus de sa part peut entraîner la déstabilisation du couple.

La décision d'un prélèvement d'organes sur une personne incapable (sujet mineur ou sujet majeur protégé) se heurte à un interdit légal, exception faite de la moelle osseuse qui peut être prélevée en vue du traitement d'un frère ou d'une sœur, avec le consentement, exprimé devant un magistrat, de chacun des titulaires de l'autorité parentale et du mineur lui même s'il en est capable, et après autorisation d'un comité de trois experts désigné par le Ministre de la Santé.

Un problème plus général se pose qui n'est jamais abordé : celui du don anonyme et bénévole de donneurs non apparentés qui résoudrait les difficultés liées à la pénurie d'organes.

Le sens de la fraternité peut-il aller à de telles extrémités ?

Cas particuliers

Prélèvement de moelle osseuse chez un enfant conçu pour sauver un frère ou une sœur (6)

La greffe de moelle strictement compatible dans les systèmes ABO et HLA ou plus simplement l'utilisation de sang du cordon ombilical très riche en cellules hématopoïétiques est le seul espoir de guérir certains enfants atteints de maladies génétiques menaçant le pronostic vital. Le pourcentage de succès de ces greffes est de l'ordre de 50 %. Dès lors est-il éthique de suivre la décision des parents de concevoir un enfant dans cette optique en sachant que cet enfant à naître n'aura statistiquement que 25 % de chances de présenter une identité de groupe avec son frère ou sa sœur malade ?

Faudra-t-il, pour être fixé, procéder à un groupage prénatal ?

Que fera-t-on en cas d'incompatibilité de groupe ?

Un enfant peut-il être considéré comme un simple outil thérapeutique ?

Terribles dilemmes, autant pour les parents désireux de sauver leur enfant que pour le médecin qui accueille leur demande.

Enfants anencéphales (7,8)

L'anencéphalie est une malformation congénitale, heureusement rare (1 pour 3000 naissances environ) caractérisée par l'absence d'hémisphères cérébraux alors que le tronc cérébral est intact.

Beaucoup de ces enfants meurent à la naissance ou dans les jours qui suivent. Quelques uns survivent, gravement handicapés. Le Conseil éthique et juridique de l'Association Médicale Américaine s'est déclaré, en 1995, favorable au prélèvement d'organes chez ces bébés anencéphales pour sauver la vie d'autres enfants. Certains auteurs français partagent ce point de vue.

Certains, avec le philosophe américain H.T.Engelhardt (8), assimilent le statut de ces enfants à celui d'un état de mort cérébrale et demandent en conséquence qu'on les considère comme officiellement morts, ce qui faciliterait les prélèvements d'organes. On ne saurait souscrire à pareille proposition :

– le diagnostic de la mort ne se décide pas sur des considérations philosophiques. Il se fonde sur des critères médicaux précis, objectifs et parfaitement codifiés, qui, dans le cas particulier des enfants anencéphales, ne sont pas remplis. Ces enfants sont vivants.

– une telle dérogation aux critères légaux de la mort ne manquerait pas d'être étendue à des situations voisines et beaucoup plus fréquentes telles que l'état végétatif chronique, l'hydrocéphalie, certaines formes de spina-bifida, les déficits mentaux profonds.

– il est d'autre part quelque peu paradoxal pour une société de cautionner les prouesses techniques les plus audacieuses – et risquées – pour venir en aide à des nouveau-nés gravement atteints et, dans le même temps, de tolérer la suppression par interruption volontaire de grossesse « de confort » de tant d'enfants sains.

Xénogreffes (9)

La décision de transplantation à l'homme d'organes animaux ne pose pas de problèmes éthiques particuliers si l'on admet – ce qui est très généralement le cas – que les animaux peuvent être utilisés par l'Homme à des fins thérapeutiques dans certaines conditions.

Il convient cependant d'avertir l'éventuel receveur humain que ces tentatives de xénogreffes d'organes n'ont jamais, jusqu'à présent, été couronnées de succès de longue durée, hormis le cas des valvules cardiaques d'origine porcine.

Il convient par ailleurs de s'abstenir de greffer des organes de porc à un sujet musulman.

Problèmes éthiques particuliers au receveur

Chaque année, de part le monde, des millions de malades meurent faut d'avoir pu bénéficier d'une greffe.

La pénurie d'organes à greffer oblige à une sélection des receveurs, autrement dit à établir des priorités. Le médecin qui envisage une greffe d'organe pour un de ses patients ne peut ignorer cette nécessité.

L'éthique la plus élémentaire impose que cette sélection soit placée sous le signe de l'équité la plus stricte; mais l'appréciation de ce qui est équitable peut varier dans une large mesure suivant les équipes en fonction de l'éthique et de l'expérience de chacun.

– La priorité de certains critères médicaux est absolue et reconnue par tous. Il en est ainsi des règles de sécurité sanitaire, de la nécessaire compatibilité morphologique entre le greffon et l'organe à greffer, de la compatibilité immunologique dans le système ABO et, pour certains organes comme le rein, de la négativité du crossmatch.

– Sont également d'un grand poids l'ancienneté d'inscription sur la liste d'attente, l'âge des candidats qui joue en faveur des candidats les plus jeunes, l'existence ou non d'une pathologie lourde associée.

– La notion d'urgence et même, pour certains organes comme le cœur et le foie, de superurgence est, elle aussi généralement admise au bénéfice des malades que la défaillance aiguë d'un organe greffable met en danger de mort dans un délai rapproché (catégorie « urgences ») ou très bref (catégorie « superurgences »). C'est le cas par exemple de certaines défaillances respiratoires, cardiaques ou hépatiques aiguës. C'est aussi le cas d'insuffisants rénaux hyperimmunisés pour lesquels la probabilité d'obtenir un greffon compatible est très faible.

On estime généralement qu'accorder la priorité à ces malades en situation d'urgence ne réduit pas vraiment les chances de greffe des patients en attente chronique.

– Mais ne faudrait-il pas aussi, en toute justice, tenir compte de la proximité ou de l'éloignement du lieu de prélèvement par rapport au centre de greffes, de la durée présumée du transport du greffon (temps d'ischémie froide), de la qualité et de la disponibilité des équipes de transplantation ?

La multiplicité des paramètres en cause a conduit la plupart des pays (10) à confier la répartition des organes prélevés à un organisme centralisateur (UNOS aux Etats-Unis, UKTSSA pour le Royaume Uni et l'Irlande, Euro-Transplant pour l'Allemagne, l'Autriche, la Hollande, la Belgique, le Luxembourg).

En France, ce fut d'abord France-Transplant, puis depuis 1995, l'Etablissement Français des Greffes, dont la mission est de gérer la liste nationale d'attente, de désigner des experts pour l'inscription sur les listes d'urgence ou de superurgence, de gérer et de tenir à jour ces listes, de donner son avis sur l'agrément des Centres, de répartir les greffons entre les différents centres dans le respect des priorités énumérées plus haut y compris la provenance géographique des greffons et l'indice de performance de chaque équipe (apprécié par un système de score constamment mis à jour), d'accorder enfin d'éventuelles dérogations à la règle.

Ainsi la marge de manoeuvre des centres eux-mêmes est-elle très étroite mais le système centralisé mis en place paraît offrir le maximum de garantie du respect des principes éthiques dans le choix des receveurs.

Bien des questions pourtant font encore l'objet de discussions :

La priorité doit-elle être donnée aux malades les plus gravement atteints ou

à ceux qui ont le plus de chances de guérir. Ce ne sont pas nécessairement les mêmes.

Pour les insuffisants rénaux chroniques par exemple, faut-il attendre la détérioration fonctionnelle totale du rein et exiger l'inclusion dans un système de dialyse chronique avant d'envisager la greffe ?

A égalité de chances, faut-il tenir compte dans le choix d'un receveur de son *statut social*, de sa situation de fortune, de ses responsabilités familiales, administratives, politiques ?

En France toute référence de ce type est rigoureusement écartée comme le prescrit l'article 7 du Nouveau Code de Déontologie.

« *Dans mon Institut* » déclarait récemment un des pionniers de la greffe cardiaque, C. Cabrol, « *j'accueille indifféremment l'émir et le clochard* ».

Est-on en droit de refuser une transplantation d'organes à un *patient responsable de sa maladie* : une greffe du foie à un alcoolique cirrhotique (11) ou une greffe pulmonaire à un cancéreux fumeur? Cette attitude serait contraire à une règle constante d'éthique médicale qui interdit de porter sur un malade un jugement de valeur. Un médecin refuse-t-il de soigner un obèse gourmand, un syphilitique libertin ou un motard imprudent?

Précisons que dans le cas de la cirrhose hépatique alcoolique en France, les critères de sélection (absence de myocardite ou d'encéphalopathie associée, abstinence depuis six mois), amènent à récuser 95 % des cas.

Dans le même ordre d'idées, faut-il se faire le justicier de ceux qui refusent le don d'organes et leur appliquer la règle de la « réciprocité du refus »? Nous ne le pensons pas.

Autre problème encore, celui d'une *nouvelle transplantation* d'organe aussitôt après l'échec d'une première greffe. Est-il légitime dans le contexte de pénurie que nous connaissons, de faire bénéficier un malade de deux chances alors que d'autres n'en ont pas une? La plupart des transplanteurs répondent par l'affirmative à cette question, car accepter de greffer un organe c'est passer avec le malade un contrat moral comportant sinon l'obligation de résultat, du moins celle de ne pas l'abandonner. Cette attitude paraît légitime même chez les cirrhotiques buveurs dans la mesure où ils se sont engagés à respecter la clause de sevrage d'alcool. 25 % des cirrhotiques greffés ne tiennent pas leur promesse; on ne les greffe pas une seconde fois.

Problème particulièrement préoccupant, celui des *receveurs non résidents.*

Le système de quota adapté aux Etats-Unis pour les candidats étrangers non résidents est arbitraire.

Les conditions imposées en France aux étrangers non résidents, à savoir prise en charge financière des frais d'hospitalisation par le pays d'origine, engagement pris par ce pays de développer l'activité de greffe, garantie du suivi médical de la transplantation (12), découragent l'immense majorité des candidatures.

Actuellement, moins de 10 % d'étrangers non résidents figurent sur les listes d'attente françaises.

L'équilibre entre les obligations envers nos compatriotes et la nécessaire ouverture vers l'extérieur, entre protectionnisme et solidarité reste à trouver.

Conclusion

La transplantation d'organes pose aux différents acteurs de la vaste chaîne de solidarité qu'elle représente : malades, médecins de famille, médecins hospitaliers, réanimateurs, responsables interrégionaux, transplanteurs, de nombreux problèmes éthiques dont les principaux sont d'une part le recueil, en cas de prélèvement post mortem, de l'assentiment de la famille, même si cette condition n'est pas exigée par la loi, d'autre part, le choix équitable des receveurs.

De plus, les uns et les autres ne peuvent demeurer indifférents à la cause essentielle de toutes les difficultés, la pénurie d'organes.

Celle-ci tient avant tout à la réticence de plus en plus courante des familles à consentir au prélèvement d'organes chez un parent décédé mais maintenu artificiellement en survie dans un service de réanimation.

La raison principale de cette attitude négative paraît bien être une crise de confiance du public envers le corps médical en raison de la médiatisation abusive et souvent insuffisamment documentée d'affaires scandaleuses touchant au trafic d'organes, de l'amalgame souvent fait avec l'affaire du sang contaminé, d'un certain doute de la famille quant à la réalité de la mort du patient.

La restauration de cette confiance est une tache essentielle à laquelle chacun, dans son domaine, se doit de contribuer.

Enfin, les disparités flagrantes en matière de transplantation d'un pays à l'autre, démontrent la nécessité d'une harmonisation des pratiques et des lois dans ce domaine (13, 14, 15).

Bibliographie

1. Wauters J.P. et Mosimann F.
Problèmes éthiques en transplantation d'organes.
Rev. Méd. Suisse. Rom. 1992, 112 : 99-101.

2. Mantz J.M.
Transplantations et greffes d'organes et de tissus.
in : Droits de la personne « Les bio-droits ». Ed. Yvon Blois. Quebec. 1997.

3. Gillon R.
Brain transplantation, personnal identity and medical ethics.
J. of Med. Ethics, 1996, 22 : 131-132.

4. Campion-Vincent V.
La greffe, la rumeur et les médias. Le récit des vols d'organes.
Rapport d'Etude. Maison des Sciences de l'Homme. Paris. 1996.

5. Fuss S.S.
Commerce d'organes humains : la réaction internationale.
Rev. Med. Suisse Rom. 1992, 112 : 107-108.

6. Schaison G.S.
The child conceived to give live.
Bone Marrow Transplant. 1992, 9, suppl. 1 : 93-94.

7. Kohrmann A.F., Clayton E. W. et al.
Infants with anencephaly as organ sources : Ethical considerations.
Pediatrics, 1992, 89, 6 : 1116-1119.

8. Cefalo R.C. and Engelhardt H.T.
The use of foetal and anencephalic tissue for transplantation.
Med. And Philosophy, 1989, 14, 1, 25-43.

9. Caplan A.L.
Is Xenografting morally wrong?
Transplantation Proceedings, 1992, 24,2 : 722-727.

10. Thayer C.
Ethical and organizational issues in relation to organ transplantation.
Intern. Bioeth. 1994, 5, 2 : 113-120.

11. Caughan M.G.W., Gribble G.K. et al.
Liver transplantation for alcoolic cirrhosis : outcomes and difficulties in Patients selection.
Transplantation Proceedings, 1995, 27, 3 : 21-41.

12. Wolf Ph. et Cinqualbre J.
Surveillance des patients transplantés.
Rev. Prat. (Paris), 1994, 44, 4 : 488-492.

13. Lenoir N.
A propos du droit international de la Bioéthique.
Cahiers du Comité Consult. Nat. d'Ethique, 1997, 10, 40-41.

14. Convention du Conseil de l'Europe sur les Droits de l'Homme et la Biomédecine Oviedo, 4 avril 1997.

15. Rogers A. et Durand de Bousingen D.
Une bioéthique pour l'Europe.
Ed. Conseil de l'Europe, 1995.

Ethique des choix thérapeutiques dans l'assistance médicale à la procréation

CARMEN RAUCH, JEAN-FRANÇOIS MATTEI

Contrairement à ce qu'on voudrait parfois nous faire croire, ce n'est pas à partir de la biologie qu'on peut réformer une certaine idée de l'homme.
C'est au contraire à partir d'une certaine idée de l'homme qu'on peut utiliser la biologie au service de celui-ci.
F. Gros, F. Jacob, P. Royer

Introduction

Le siècle des lumières, le positivisme, toutes les révolutions scientifiques et culturelles, le modernisme et le post-modernisme, n'ont apparemment pas entamé la souffrance engendrée par la stérilité. Lorsque l'on considère la lourdeur de certaines techniques d'assistance médicale à la procréation, et l'ardeur et le courage avec lesquels les «patients» se prêtent à leur réalisation, il est possible de mesurer l'ampleur de ce désir, chevillé au corps, de vouloir mettre au monde **son** enfant.

Depuis la première insémination artificielle dans les années soixante jusqu'à l'ICSI (intra-cytoplasmic sperm injection) des années quatre-vingt-dix, les techniques ont considérablement progressé. Un bref rappel des diverses modalités d'assistances médicales à la procréation (AMP) sera l'objet du premier chapitre. Ces techniques ne sont pas accessibles à tout un chacun selon ses fantasmes et ses désirs.

Les indications sont précises et balisées par une législation longuement débattue par l'ensemble de la société, et concrétisée dans les Lois dites de Bioéthique de 1994. Nul n'étant censé ignorer la loi, le deuxième chapitre s'attachera donc à exposer l'essentiel de celle-ci. Le dernier chapitre abordera le cœur du sujet : l'éthique des choix thérapeutiques dans ce domaine. Nous verrons que la controverse est de taille, que toutes les strates conscientes et inconscientes de notre système symbolique viennent enrichir et complexifier la réflexion. Celle-ci doit tenir compte de toutes les composantes culturelles aux niveaux biologiques, psychologiques, ethnologiques, juridiques, philosophiques, éthiques et religieux. Aucune de ces références ne peut être négligée sous peine d'être incomplet ou réducteur. Pierre Legendre disait : «il ne suffit pas d'engendrer de la chair humaine, encore faut-il l'instituer» (5). Les liens de parenté constituent la base de toute société. Ils créent fondamentalement le fameux «tissu» social dont il s'agit de garder la cohérence. L'homme est désormais en mesure de bouleverser les données classiques de la constitution d'une famille. «L'homme doit faire des choix inédits, il doit exercer de nouvelles libertés et assumer de nouvelles responsabilités.» (6)

Bref rappel des différentes techniques d'assistance médicale à la procréation

Deux techniques d'AMP se partagent ce chapitre. Elles sont, dans la pratique, d'un poids invasif tout à fait différent. L'insémination artificielle répond à une stérilité d'origine masculine. Une oligospermie ou une asthénospermie peut se corriger par une concentration des spermatozoïdes par centrifugation de plusieurs éjaculats. Le sperme ainsi utilisé est celui du conjoint, il s'agit d'une insémination homologue, ou insémination artificielle avec sperme de conjoint (IAC). En cas d'absence totale de spermatozoïdes, ou si l'homme est porteur d'une maladie génétiquement transmissible, l'idée d'utiliser des paillettes de sperme de donneurs volontaires à sperme «performant» s'est très vite imposée. Ainsi est née l'insémination avec donneur ou IAD. Les techniques, par ailleurs assez légères, de l'IAC et de l'IAD diffèrent très peu. C'est en fait la rupture de «filiation biologique» qui pose le maximum de problèmes, ici comme dans la technique suivante.

L'autre méthode aujourd'hui couramment utilisée est la fécondation «in vitro» avec transfert d'embryons plus communément appelée : FIVETE. Elle répond, à l'origine, à une stérilité féminine, le plus souvent une obstruction des trompes de Fallope dont les causes peuvent être multiples. La voie étant bouchée, le spermatozoïde ne peut pas rejoindre l'ovule ! Il est difficile, aujourd'hui, alors que des hommes vont se promener sur la lune, de faire admettre à un couple qui vous consulte, qu'un simple problème de mécanique les empêche de devenir parents. En fait la solution est fort simple : il suffit de prélever, directement sur l'ovaire, un ou plusieurs ovules mûrs et de les mettre en contact «in vitro» avec les spermatozoïdes. La fécondation ainsi réalisée, il ne reste plus qu'à placer le ou les embryons ainsi obtenus dans le «sein», ou pour être plus anatomique, dans l'utérus de la mère. La réussite, cependant, n'est pas assurée au premier essai, loin de là, les pourcentages de réussite avoisinant seulement les 12 % ! La technique s'est améliorée en utilisant le biais de la stimulation ovarienne afin d'obtenir au cours d'une seule intervention plusieurs ovules, et par voie de conséquence plusieurs embryons, ceux-ci étant en outre congelables, contrairement à l'ovocyte. Comme l'insémination artificielle, la FIVETE peut se concevoir avec sperme du conjoint, ou avec sperme de donneur, avec les mêmes problèmes de rupture de la filiation biologique, évoqués plus haut.

Actuellement une nouvelle technique est venue compléter «l'arsenal thérapeutique», c'est l'ICSI. Elle s'adresse à des couples dont l'homme présente une oligospermie sévère ou une azoospermie ; il s'agit de prendre un seul spermatozoïde (le plus vaillant s'il en existe quelques-uns, ou même d'aller chercher un spermatide en cas d'absence totale), et de l'injecter directement dans l'ovule. La technique s'apparente, il est vrai, à un comportement «à la hussarde», mais avec de bons résultats. Les risques encourus par une telle technique utilisée directement sur l'homme n'ont pas été évalués, ni pour la femme, qui dans ce dernier cas, est soumise à des «manipulations» lourdes, alors que le problème de stérilité provient de l'homme, ni pour l'enfant dont le développement ultérieur n'a pas encore pu être estimé correctement. Le Comité Consultatif National d'Ethique a d'ailleurs mis en garde la société contre cette pratique qui est en quelque sorte une expérimentation directe faite dans l'espèce humaine sans les garanties habituellement requises (Avis n° 42). L'avenir nous dira les éventuelles conséquences de ce manque de prudence.

L'encadrement des pratiques par les lois de 1994

Les médecins se sont très vite trouvés face à des demandes qui les laissaient perplexes. Les premières ont été celles de veuves demandant une insémination avec le sperme congelé de leur mari décédé. Que faire ? La médecine doit-elle permettre la naissance d'enfants conçus orphelins, dans un contexte de deuil plus ou moins bien assumé ? La justice, interrogée, a émis des avis contradictoires ! Allait-on dans un même pays légitimer ici telle pratique et la refuser ailleurs ? La filiation, la famille, les droits de l'enfant sont des sujets qui concernent toute la société. «Ce sont les fictions majeures commandant notre adhésion au droit et à l'éthique *moderne* qui vacillent, en tant qu'elles tiennent aux procédures sociales de filiation en usage dans nos sociétés. Souhaitons-nous réviser ces procédures ? Notre société est-elle mûre pour inventer une réponse neuve à la question universelle de la filiation ? Le malaise des médecins et biologistes devant ces interrogations apparaît très légitime ; il ne relève pas de leur responsabilité d'y répondre. Si le mot de *démocratie* conserve un sens vivant, les citoyens, éclairés sur les enjeux de ces débats, devraient être appelés à en décider.» écrivait Dominique Lecourt en 1991 (4). Les médecins l'avaient bien compris. Ils ne voulaient pas se transformer en juges! Les lois dites de Bioéthique sont venues à point nommé répondre à ces attentes. Elles n'ont pas été promulguées à la légère. Le Comité Consultatif National d'Ethique avait émis de nombreux avis et différents rapports se sont succédé : ceux de M. M. Braibant, Serusclat, Bioulac, Lenoir, puis Mattei, le dernier en date ayant abouti à la promulgation de la loi. (7) La loi du 29 juillet 1994 traite, entre autres, de l'Assistance Médicale à la Procréation, et jette les bases de l'édifice juridique auquel il est indispensable de se référer lorsque l'on exerce cette spécialité. Les articles fondamentaux de cette loi sont les suivants :

Art. L152-2. (L. n° 94.654 du 29 juillet 1994, art. 8)
«*L'assistance médicale à la procréation est destinée à répondre à la demande parentale d'un couple. Elle a pour objet de remédier à l'infertilité dont le caractère pathologique a été médicalement diagnostiqué. Elle a aussi pour objet d'éviter la transmission à l'enfant d'une maladie d'une particulière gravité. L'homme et la femme formant le couple doivent être vivants, en âge de procréer, mariés ou en mesure d'apporter la preuve d'une vie commune d'au moins deux ans et consentants préalablement au transfert d'embryons ou à l'insémination.*»

Art. L.152-10 : «*La mise en œuvre de l'assistance médicale à la procréation doit être précédée d'entretiens particuliers des demandeurs avec les membres de l'équipe médicale pluridisciplinaire du centre, qui peut faire appel, en tant que de besoin, au service social institué au titre VI du Code de la Famille et de l'aide sociale. Ils doivent notamment :*
1°) Vérifier la motivation de l'homme et de la femme formant le couple et leur rappeler les possibilités ouvertes par la loi en matière d'adoption;
2°) Informer ceux-ci des possibilités de réussite et d'échec des techniques de l'assistance médicale à la procréation, ainsi que de leur pénibilité;
3°) Leur remettre un dossier guide comportant notamment :
a) le rappel des dispositions législatives et réglementaires relatives à l'AMP;
b) un descriptif de ces techniques;
c) le rappel des dispositions législatives et réglementaires relatives à l'adoption, ainsi que les adresses des organismes et associations susceptibles de compléter leur information à ce sujet.
La demande ne peut être confirmée qu'à l'expiration d'un délai de réflexion d'un mois à l'issue du dernier entretien. La confirmation de la demande est faite par écrit.

Les époux ou les concubins qui, pour procréer, recourent à une assistance nécessitant l'intervention d'un tiers donneur, doivent préalablement donner, dans les conditions prévues dans le Code Civil, leur consentement au juge ou au notaire».
Art. L.673-7 *«Le bénéfice d'un don de gamète ne peut en aucune manière être subordonné à la désignation par le couple receveur d'une personne ayant volontairement accepté de procéder à un tel don en faveur d'un couple tiers anonyme».*

Enfin la Loi interdit clairement la pratique des mères porteuses.

Voici en quelques lignes les points essentiels des dispositions législatives. Elles insistent sur la nécessité d'une relation appropriée entre le médecin et le couple demandeur. Elles responsabilisent les parents vis à vis de l'enfant à naître et protègent ce dernier contre les *fantaisies* de quelques irresponsables! (à titre d'exemple citons les demandes d'insémination provenant de femmes vierges ou ménopausées...) Mais n'oublions pas que toutes ces techniques ne sont pas toujours efficaces : ce qu'on appelle la stérilité ne se limite pas toujours à une déficience organique, elle est alors dite essentielle, bel euphémisme pour cacher notre ignorance voire notre impuissance. L'inconscient n'a pas encore livré tous ses mystères et les voies de la procréation humaine restent quelquefois insondables!

La décision «thérapeutique» et la question éthique

L'AMP suppose un processus de *décision thérapeutique* de grande complexité. Entendons-nous d'abord sur le terme thérapeutique. A l'évidence il ne s'agit pas ici de soigner une stérilité, mais d'œuvrer de manière à favoriser l'installation d'une grossesse dans un couple qui restera stérile. La technique médicale donne la possibilité au couple de se *vivre* comme un couple fertile, c'est «l'enfant prothèse...»

La décision est complexe à cause de la multiplicité des intervenants. Il y a d'abord le couple entouré de la famille. Il y a le médecin, et enfin, bien sûr, la société. Celle-ci intervient à deux niveaux : au niveau culturel, c'est-à-dire l'acceptabilité de la technique dans le cadre d'une conformité aux valeurs généralement reconnues dans ladite société; elle intervient aussi au niveau de la responsabilité à l'égard des enfants à naître et enfin dans la prise en charge financière de toutes ces techniques.

a) Le couple et la famille. Le couple stérile est confronté à un premier processus décisionnel, le médecin ayant posé le diagnostic de *stérilité.* C'est au couple que revient de choisir entre les différentes options. La gamme des possibilités étant variée, du statu quo à l'ICSI, en passant par l'adoption, ce choix n'est pas simple, d'autant plus que la décision doit se prendre à deux! L'adoption ou l'AMP, le fameux «parcours du combattant» ne peut se concevoir que dans une complète adhésion des deux acteurs à la solution choisie. Le don de gamète n'est pas si simple; la rupture biologique qu'il entraîne a quelque fois été comparée à un «adultère biologique». Cette comparaison nous paraît parfaitement erronée dans la mesure où dans le don de gamètes il y a un consentement du couple ce qui ne correspond évidemment pas à la notion de l'adultère. Ainsi il est essentiel que le couple soit conscient des problèmes qui peuvent survenir dans ces situations nouvelles. L'information joue ici aussi un rôle primordial : c'est le devoir du médecin de prendre le temps d'expliquer les tenants et les aboutissants des différentes solutions. «A l'ère de la biologie moléculaire et des thérapies géniques, la possibilité pour les êtres humains non seulement de programmer leur descendance mais de modifier profondément l'évolution de l'espèce se profile derrière chaque décision procréative. Du coup, justifier une décision procréative devient une tâche. Une femme ne peut plus dire à son conjoint : «désolée chéri, ton fils a un retard mental, j'ignorais que j'étais porteuse d'un X fragile, (ou que j'étais susceptible de transmettre une maladie de Huntington, ou une myopathie, etc.)» Elle aurait pu savoir, elle aurait dû savoir! (1) La famille qui entoure le couple n'est en général pas absente de cette prise de décision délicate. Les influences socio-culturelles sont ici prépondérantes. Selon l'importance que donne le milieu familial à la nécessité d'une filiation biologique, le choix sera orienté vers telle ou telle technique, ou simplement vers l'adoption. Axel Kahn écrivait récemment : «Dans l'espèce humaine, la filiation est clairement double : elle est biologique, comme dans toutes les autres espèces, mais aussi affective et culturelle : la filiation du sang et la filiation de l'esprit. Cette dernière est d'une importance telle chez l'Homme qu'elle conduit généralement à accepter sans interrogation éthique majeure le recours aux méthodes de filiation qui ne sont pas basées sur la transmission de gènes. Cependant, il semble que notre société se caractérise aujourd'hui par une exigence de plus en plus impérieuse de filiation biologique, considérée comme la seule digne de ce nom. C'est que dans un monde, ajoute-t-il ironiquement, où il se dit de plus en plus que les personnalités sont déterminées par les gènes, où la culture devient objet de consommation courante normalisée et mondialisée, où les valeurs s'homogénéisent elles aussi, nos concitoyens se demandent peut-être s'ils ont bien autre chose à transmettre à leurs enfants que leurs gènes!» (3). Pourtant il y a deux mille ans la filiation sociale semblait en bonne voie puisque dans l'ancien testament il est bien écrit que le Messie sortirait de la maison de David et que dans le nouveau testament (Matthieu, I, 1 à 17) la généalogie de Jésus commence par Abraham, passe par David, Salomon, pour aboutir à Joseph dont chacun sait, selon les Ecritures, qu'il n'est pour rien dans l'engendrement de Jésus! «L'esprit de famille, ou l'esprit de la famille» pèse lourd dans la décision du couple de choisir telle ou telle solution!

b) Le rôle du médecin est primordial par la qualité de l'écoute ainsi que par la précision des informations qu'il doit donner. Sa décision est guidée, aujourd'hui, par les dispositions législatives qui placent les limites en accord avec l'idée d'une société que nous voudrions juste et humaine. Les lois ne sont jamais parfaites mais elles donnent des *lignes de conduite.* Toutes les techniques envisageables dans chaque cas particulier doivent être détaillées avec les avantages, les inconvénients et les suites possibles... Il faut du temps et du tact afin de susciter un choix en connaissance de cause et en conscience pour chacun des couples.

Le médecin se situe à l'interface entre une demande individuelle et les exigences d'une société que l'on veut solidaire. C'est lui, qui, *in fine,* prendra la décision, en accord avec son équipe et le couple concerné. N'oublions pas l'immense poids de cette prise de décision pour la vie du couple demandeur. Une réponse négative exige une argumentation convaincante sous peine de passer pour un «abus de pouvoir»

c) La société est aussi partie prenante dans cette décision. L'assistance médicale à la procréation représente un coût important puisqu'il est estimé, sous toutes réserves, à environ deux milliards de francs par an. «Des tensions de plus en plus obsédantes entre la spirale des coûts et les exigences de l'égalité d'accès aux soins sont déjà à la base de conflits aigus. Ces questions prennent toute leur acuité lorsque la limite des ressources économiques s'impose à une société composée de personnes égales en dignité; et ce, d'autant que la révolution médicale survenue au cours de ces dernières décennies a ouvert des possibilités et des espoirs illimités. Le temps des choix tragiques, pour reprendre le titre accrocheur d'un spécialiste d'économie de la santé, Jean-Paul Moatti, serait-il arrivé? La France manque d'enfants; le bénéfice est donc certain mais à quels prix? Faciliter les démarches en vue d'une adoption a été le premier souci du législateur puisque dans ce domaine une loi a été adoptée (le 5 juillet 1996) peu après celles concernant l'assistance médicale à la procréation. «Le danger est d'ignorer que la logique devient toute autre. Il ne s'agit plus de donner un enfant à un couple, mais de donner des parents à un enfant. La confusion des logiques est à l'origine de nombreux malentendus. L'assistance médicale à la procréation et l'adoption s'inscrivent dans deux logiques opposées. L'adoption est obligatoirement mal vécue si les couples ne réalisent pas que leur désir doit s'orienter différemment. L'adoption ne peut-être réussie que si le couple a réellement fait le deuil de l'enfant biologique imaginé. Il ne s'agit plus de donner la vie à un enfant mais de se donner à la vie d'un enfant» (8). D'un autre côté a-t-on suffisamment travaillé à favoriser l'accueil des enfants qui auraient pu naître normalement et qui sont refusés pour des raisons financières ou sociales? Il ne suffit pas de parler d'argent mais de santé et aussi dans certain cas d'éthique. L'AMP entraîne souvent des grossesses multiples avec tous les risques de prématurité, de petits poids de naissance, de difficultés matérielles et physiques chez les parents... La technique dite de *réduction embryonnaire* a été proposée dans les cas dramatiques, par exemple lorsque l'un des embryons est malformé. Le problème est que cette technique, délicate, risque dans vingt pour cent des cas environ d'aboutir à une interruption totale de grossesse, ce qui dans ce contexte de stérilité est difficile à assumer. La pratique même de la réduction embryonnaire est éthiquement plus que contestable, bien que dans certains cas médicalement nécessaire.

Environ quatre mille enfants naissent en France grâce à l'AMP. Comment comptabiliser la somme de bonheur ainsi produit ?

Conclusion

La procréation, il est banal de le rappeler, est une entreprise à risque, constatait Anne Fagot-Largeaut. Là où la procréation devient «techniquement assistée», des essais, des innovations, voire de véritables «inventions», se font jour. Jusqu'où la liberté d'innover (la procréation «aventureuse») est-elle compatible avec une éthique de la responsabilité qui serait aussi une éthique de la peur ? Le conflit entre prudence clinique et audace expérimentale a été signalé, par exemple, à propos de la correction chirurgicale *in utero* de malformations fœtales, et à propos de la technique de fécondation par injection intraovulaire d'un spermatozoïde, évoquée plus haut (ICSI). Une attitude responsable implique-t-elle l'aversion du risque ou est-elle compatible avec un certain goût du risque ? In fine les solutions moyennes sont le plus souvent celles qui sont adoptées. Ici, plus que partout ailleurs, doit jouer une éthique de la communication. Elle est nécessaire par l'indispensable énumération des réponses sociales et médicales au problème de la stérilité. La communication est impérative lors de l'élaboration des lois puisqu'il s'agit d'un véritable choix de société. Elle l'est aussi au sein du couple comme à l'intérieur d'une famille. Comment ne pas terminer ici par l'importance fondamentale de la relation médecin-malade au sein de laquelle se prendra cette décision si unique : celle de «lutter» pour la naissance d'une vie.

Bibliographie

1. Fagot-Largeault A., in Aspects éthiques de la reproduction humaine. Paris, Ed. John Libbey Eurotext, 1995 p. 7.

2. idem p. 14.

3. Kahn A., La médecine du XXIe siècle. Paris Bayard Presse 1996, p. 99.

4. Lecourt D., La «personne humaine» en question, Médecine/Sciences 1991, n° 6, vol. 7 p. 603.

5. Legendre P., «L'inestimable objet de la transmission, étude sur le principe généalogique en Occident», Paris, Fayard 1986.

6. Mattei J.-F., L'enfant oublié ou les folies génétiques, Paris, Albin Michel 1994 p. 26.

7. Mattei J.-F., La vie en question : pour une éthique biomédicale, rapport au Premier ministre. Paris La documentation française, 1994.

8. Mattei J.-F., Le chemin de l'adoption. Le cœur et la raison. Paris Albin Michel 1997, p. 275-276.

Ethique et clonage

Jean-Marie Mantz

Le 23 février 1997, à l'Institut Roslin d'Edimbourg, naissait Dolly, première brebis clonée obtenue à partir d'une cellule adulte différenciée, en l'occurrence une cellule adulte mammaire d'une brebis gravide de 6 ans.

La naissance de Dolly n'est pas un accident dû au hasard ou à la chance dont auraient bénéficié les généticiens écossais Keith Campbell et Yan Wilmuth. C'est le dernier épisode en date d'une série de manipulations de la procréation réalisées depuis des décennies chez les plantes et chez les animaux dans le but d'améliorer le rendement des cultures et de l'élevage.

Des résultats positifs avaient déjà été obtenus dans différentes espèces, en particulier chez la Brebis, par le danois S. Willadsen en 1979 et chez le Lapin par l'équipe de J.P. Renard en 1990 à l'INRA, à partir de cellules embryonnaires.

Pourquoi Dolly devint-elle, du jour au lendemain, la Brebis la plus célèbre de la planète ?

Parce que l'éventualité de la transposition à l'espèce humaine de cette découverte, largement orchestrée par le clairon médiatique, réveillait l'un des fantasmes humains les plus extravagants : donner naissance, à partir de n'importe quelle cellule de l'organisme, à une réplique, voire à d'innombrables répliques de soi-même.

Quelques précisions techniques sont nécessaires avant d'envisager les implications éthiques d'un éventuel clonage humain. Le Professeur Axel Kahn, spécialiste français de ces questions, a publié récemment sur ce sujet un remarquable ouvrage auquel (1) nous ferons souvent référence.

Rappel technique

Un clone (du grec Klône, jeune pousse) désigne l'ensemble des descendants ou des fragments répliqués d'un individu unique, et, par extension, chacun de ses descendants. Le clonage est la réplication d'êtres génétiquement identiques. Les bactéries en culture, les cellules en culture sont des clones. On sait cloner les gènes. Le clonage est connu de longue date chez les plantes. Le bouturage des peupliers noirs, des orchidées, des fraisiers, des géraniums, est une forme de clonage reproductif à partir de cellules totipotentes non sexuées.

Chez l'animal et chez l'Homme la reproduction est sexuée. Les gamètes humains (ovules et spermatozoïdes) sont haploïdes. Ils n'ont chacun que 23 chromosomes. La fécondation de l'un par l'autre rétablit la diploïdie : la cellule fécondée possède dans son noyau 23 paires de chromosomes et toutes les cellules qui en dériveront et qui formeront les différents organes seront diploïdes. Chacune de ces cellules peut, avec plus ou moins de facilité, se reproduire à l'identique (une cellule de la peau par exemple donnera des cellules de la peau) mais ne peut pas donner un embryon complet. Elle n'est pas totipotente.

On a toujours pensé que la programmation génétique du noyau diploïde d'une cellule était irréversible. Or trois découvertes successives ont précédé et permis l'exploit des chercheurs écossais :

En 1938, un physiologiste allemand Hans Speman (2) a imaginé que le noyau d'une cellule somatique ne peut donner un embryon complet s'il reste en contact avec le cytoplasme de cette cellule, mais il peut exprimer sa totipotence si on le transfère dans un ovocyte que l'on a préalablement énucléé.

En 1952, deux chercheurs américains R. Briggs et Th. King (3) confirment le bien fondé de cette hypothèse et obtiennent des têtards de grenouille à partir d'ovocytes énucléés dans lesquels on a transféré le noyau d'une cellule prélevée sur un embryon de grenouille au stade blastula.

Des cellules somatiques de l'embryon peuvent donc bien devenir totipotentes.

Ces chercheurs montrèrent aussi que :

cette totipotence est due à la reprogrammation du noyau donneur sous l'influence du cytoplasme de l'ovocyte qui l'accueille,

cette totipotence diminue à mesure que les cellules se différencient,

les têtards ainsi préparés ne donnent pas de grenouilles adultes parce que leurs cellules présentent d'importantes anomalies chromosomiques,

Enfin, en 1986, John Gurdon (4) à Cambridge découvre la raison de ces anomalies chromosomiques : elles sont dues au fait que le noyau transféré et le cytoplasme de l'ovocyte qui l'accueille n'ont pas le même rythme de développement. Les facteurs de transcription et de réplication de l'ADN présents dans le cytoplasme de l'ovocyte imposent au noyau un rythme de multiplication trop rapide, ce qui cause les anomalies chromosomiques. Là se place l'intervention originale des chercheurs écossais (5). Ils font subir aux cellules donneuses du noyau, avant leur transfert dans l'ovocyte énucléé, trois à six passages en culture dans un milieu nutritif très pauvre. Les cellules entrent alors en état de quiescence pendant quelques jours.

Elles parviennent tout juste à survivre. Alors seulement la cellule est transférée dans le cytoplasme d'un ovocyte d'une autre brebis. Le noyau se laisse alors reprogrammer par les facteurs cytoplasmiques de l'ovocyte et recouvre la totipotence. Les œufs sont cultivés d'abord dans des oviductes ligaturés de brebis, puis sont implantés dans l'utérus de brebis porteuses (*cf. schéma* p. 157).

Ainsi est née Dolly, fille et sœur jumelle de sa mère, ainsi nommée en référence aux attributs mammaires d'une célèbre chanteuse américaine de Country music, Dolly Parton.

La naissance de Dolly provoqua un raz de marée médiatique sans précédent. Jamais découverte biologique n'avait déclenché un tel remue-ménage. Les plus hautes autorités politiques et religieuses d'Europe et d'Outre Atlantique exprimèrent sur le champ leur inquiétude et leur réprobation d'une éventuelle transposition de cette technique à l'homme. D'emblée aussi quelques opinions contraires se firent entendre.

Dix huit mois ont passé, l'effervescence est retombée, on peut tenter de faire le point.

Pourquoi clonerait-on l'Homme?

Les arguments en faveur du clonage sont nombreux mais d'inégale valeur; ***arguments scientifiques*** d'abord : le clonage d'embryons humains mettrait à la portée de l'expérimentateur des problèmes jusqu'alors inaccessibles tels que le rôle du cytoplasme dans la programmation du noyau, la responsabilité du cytoplasme ovulaire dans la transmission de certaines maladies génétiques. Par ailleurs le Professeur A. Kahn a introduit une distinction importante suivant que le clonage humain serait envisagé à les *fins de reproduPction ou dans un but thérapeutique non reproductif.* Les problèmes scientifiques, biologiques et éthiques posés par ces deux éventualités sont très différents :

– *Le clonage thérapeutique non reproductif* concerne essentiellement le problème des greffes de tissus ou d'organes.

Pour l'instant la plupart des transplantations cellulaires sont des allogreffes provenant de donneurs génétiquement et immunologiquement différents du receveur. C'est le cas par exemple des allogreffes de cellules dopaminergiques dans certaines formes de maladie de Parkinson. Une forme d'autogreffe cependant est très développée chez l'Homme, celle de cellules épidermiques destinées à la couverture des surfaces brûlées et provenant du grand brûlé lui même. Face au succès spectaculaire de ces greffes de peau, ne peut-on ouvrir l'extension du principe des autogreffes à d'autres tissus (hépatiques, pancréatiques....) grâce au clonage humain type Dolly? Beaucoup de scientifiques considèrent cette approche comme légitime dans la mesure où toute l'opération se déroulerait in vitro et n'impliquerait pas le retransfert de l'embryon dans un utérus féminin. Actuellement un tel projet n'est pas techniquement réalisable.

Un pas de plus serait la fabrication in vitro, en culture, d'organes comme le cœur ou le rein, opération réussie semble-t-il pour le cœur chez la grenouille par une équipe nippo-américaine (19).

On rêve d'une transposition à l'Homme. L'escalade ne s'arrête pas là : on est capable, par manipulation génétique, de faire naître des grenouilles anencéphales. Certains n'hésitent pas à imaginer le scénario chez l'Homme : la « culture » dans un utérus artificiel ou éventuellement féminin d'un embryon humain sans tête permettrait de disposer de « réservoirs d'organes » en vue de greffes!

Ce type de dérive qui impliquerait la conception et l'utilisation d'embryons humains dans un seul but thérapeutique et « l'instrumentation pure et simple de l'être humain » (1) est, pour le moment, condamné de façon quasi unanime.

– *Le clonage humain reproductif* pose des problèmes non moins complexes dans divers domaines.

Le diagnostic pré-implantatoire des anomalies chromosomiques de l'embryon serait facilité si l'on pouvait disposer d'un clone entier et pas seulement de quelques cellules prélevées au stade morula ou blastula.

Le clonage humain, traitement de la stérilité? L'aptitude à la reproduction est une des aspirations fondamentales de l'homme. Ceci explique le succès des méthodes de procréation assistée qui fleurissent depuis vingt ans (FIVE, SUZI, ICSI...) aussitôt appliquées sur une grande échelle aux couples inféconds sans véritable débat éthique préalable. Le clonage combiné à la procréation médicale assistée peut-il être considéré comme un remède à la stérilité d'un individu, homme ou femme, dépourvu de gamètes fécondants. Comme méthode de traitement du dernier recours, il pourrait trouver ainsi une raison d'être de poids. Cette application thérapeutique soulèverait plusieurs problèmes :

un problème d'innocuité d'abord; l'innocuité du procédé est loin d'être garantie, l'ADN du noyau paternel somatique ayant pu, durant la vie du donneur, accumuler des altérations diverses, des mutations; *un problème de fécondité également:* on a pu craindre que les clones ne soient stériles. Il n'en est rien. Dolly vient, par fécondation naturelle, de donner le jour à Bonnie, une agnelle parfaitement normale, *un problème éthique enfin* ; ce serait « reconnaître à un individu le droit de décider ce que doit être l'aspect d'une personne à naître » (1).

Nous retrouverons ce problème plus loin.

On peut noter aussi l'exigence croissante dans le grand public d'une filiation biologique plutôt que sociale. Cette raison fait en général préférer l'ICSI à la fécondation par sperme étranger au couple et ferait sans doute préférer le clonage à l'adoption.

Bien plus certains voient dans le clonage un moyen de se libérer des contraintes de la sexualité, ce que F. Jacob résume en une formule lapidaire : *« La pilule c'est le plaisir sans enfant, l'insémination artificielle l'enfant sans plaisir, le clonage l'enfant sans spermatozoïde ».*

Le clonage humain, méthode eugénique de choix? Pour les partisans de l'eugénisme (J. Lederberg, W. Shockley, J. Fletcher et bien d'autres), le clonage est la voie d'avenir des manipulations génétiques, le moyen de multiplier les individus exceptionnels, les Mozart, les Einstein, et de sélectionner des lignées humaines de descendants d'un père génial. C'est aussi l'un des credo de la Secte Raël, vieux rêve qui renaît périodiquement de ses cendres et qui pose le problème des influences respectives des gènes et de l'environnement sur la personnalité d'un individu. En admettant même que chacune de ces deux composantes puisse être maîtrisée– ce qui est loin d'être le cas – quel modèle humain la société choisirait-elle, quelles caractéristiques déciderait-elle de privilégier, le talent artistique, la performance sportive, l'intelligence supérieure, la générosité, la tolérance?

Le clonage humain, voie d'accès à l'immortalité? Evoquant la duplication d'un enfant mourant ou mort certains voient dans le clonage un remède au chagrin du deuil, une victoire sur la mort et même la clé de l'immortalité par clonage itératif. « Pourquoi n'a-t-on pas cloné Lady Diana? « demande le Professeur Lee Silver « Nous serions comme Dieu » déclare un chercheur américain, le Professeur Richard Lee.

Le clonage humain consacrerait-il la victoire définitive du scientisme sur le spiritualisme? Là encore ce rêve ne peut être qu'illusoire, le clonage ne serait en aucun cas le résultat d'une création de novo mais celui d'une manipulation d'éléments vitaux préexistants. D'ailleurs, pas plus que les parents actuels, le donneur de noyau n'échapperait à la mort.

Ainsi, les raisons qui s'opposent au clonage humain sont de divers ordres :

« ***Technique scientifiquement dangereuse*** « écrit le Prof. A. Kahn (1)

Périodiquement les scientifiques rappellent que l'avenir de l'espèce humaine est dans la diversité, celle que garantit la reproduction sexuée. La monotonie, l'uniformité auxquelles conduirait le clonage pratiqué sur une grande échelle, c'est la voie de l'involution.

D'autre part, les expériences de clonage d'animaux ou de végétaux ont montré, nous l'avons vu, que le risque de mutation chromosomique croît avec le degré de différenciation des cellules donneuses de noyau.

« ***Technique, socialement déstructurante. Elle parachèverait l'implosion du modèle familial*** ». On connaît déjà la mère sociale, la mère biologique, la mère porteuse, la mère adoptive ; connaîtra-t-on bientôt la mère jumelle ?

« ***Technique psychologiquement hasardeuse*** ». Que pensera le clone de son état, des raisons pour lesquelles il aura été créé ? En effet, à la différence du végétal et de l'animal, l'enfant saura qu'il est un clone.

Technique contre nature, la norme dans le règne animal étant la reproduction sexuée.

Mais le principal argument mis en avant par les opposants est *d'ordre éthique* : le clonage porterait atteinte à la ***dignité humaine***.

A. Kahn (1) discute clairement cette question « *L'une des bases,* écrit-il, *de la dignité de la personne, de sa liberté, c'est son autonomie, son irréductibilité à la volonté de quiconque, le fait d'être telle qu'elle est et non pas telle que quelqu'un l'a voulue... Personne n'a le droit de décider des caractéristiques, même de l'enveloppe externe d'un autre... La grande loterie de l'hérédité garantit à l'enfant l'imprévisibilité de ses caractéristiques, le protège d'un surinvestissement des parents, le rend irréductible à leur volonté et lui assure cette autonomie* ».

Cloné, l'enfant apparaîtrait comme un moyen de satisfaire je ne sais quelle perversion égoïste ou narcissique, en opposition flagrante avec l'un des principes fondamentaux de l'éthique kantienne. « *La personne humaine ne doit jamais être traitée seulement comme un moyen de ses propres fins mais toujours aussi comme une fin en soi* ».

Ainsi rien ne saurait justifier d'accorder à certains hommes « *ce privilège insensé de créer des être humains à leur image* ».

Au cours d'interventions immédiates et retentissantes qui ont suivi l'annonce de la naissance de Dolly, plusieurs Chefs d'Etat, en France, aux Etats-Unis ont fait savoir qu'ils considéraient cet argument comme péremptoire.

Mais les partisans du clonage humain réagissent vivement.

Procédé contre nature ? Mais la nature elle même fabrique des clones, surtout dans le règne végétal mais aussi chez les animaux (le tatou pond un œuf pouvant donner jusqu'à douze clones) (6) et chez l'Homme : c'est le cas des jumeaux homozygotes. D'ailleurs la conformité à la nature ne saurait fonder la morale. J. Hamburger se plaisait à rappeler que la médecine est probablement née, à l'aube des temps, d'une rébellion de l'homme contre les injustices de la nature.

Entreprise psychologiquement hasardeuse? Mais le clonage poserait-il des problèmes psychologiques plus complexes que ceux que posent la Procréation Médicale Assistée avec donneur étranger au couple, les familles « recomposées », les enfants conçus pour servir de donneurs de moelle osseuse à un frère ou une sœur?

Atteinte à la dignité humaine? C'est sur ce point que les critiques sont les plus vives.

Le clonage, dit-on, ne respecterait pas la dignité de l'embryon. La critique est plaisante venant de pays qui tous ont légalisé l'avortement!

En cas de gémellité humaine homozygote, en quoi la dignité de l'un des jumeaux est-elle menacée par l'existence de l'autre?

L'interdiction du clonage humain ne serait-elle pas une entrave à l'autonomie du procréateur lui-même? Aux Etats-Unis le droit à la procréation, revendiqué par tous les citoyens, est inscrit dans la Constitution.

Certains vont jusqu'à s'en prendre à la philosophie de Kant lui-même : pour John Harris par exemple, Directeur de l'Institut du droit et de la bioéthique de la médecine à l'Université de Manchester, « le principe de Kant est si vague et si ouvert à l'interprétation sélective, et son champ d'application par conséquent si limité, que son utilité comme l'un des principes fondamentaux de la pensée bioéthique moderne... vaut virtuellement zéro » (1).

Les débats dans ce domaine ne sont pas toujours exempts de passion (cf. Lewis Wolfert) (1) et les opinions pour le moment sont loin d'être consensuelles.

A la lecture des prises de position de diverses instances nationales ou internationales qui se sont prononcées dans le sens de l'interdiction du clonage humain, on pourrait avoir l'impression que l'on s'achemine vers un interdit mondial. En réalité aucune de ces dispositions n'est véritablement contraignante, sauf peut-être le Protocole additionnel à la Convention sur les Droits de l'Homme et la Biomédecine, pour les 19 pays (sur 40) qui l'ont signé à Paris le 12 janvier 1998 (12).

En pratique il y a lieu de distinguer radicalement le *clonage animal* du clonage humain. Le premier ne paraît pas poser de problèmes particuliers dans la mesure où les règles générales de l'expérimentation sur l'animal sont respectées. Bien plus quelques mois après la naissance de Dolly les chercheurs Ecossais (16) ont fait naître

Polly, première brebis à la fois clonée et transgénique : ils ont en effet injecté un gène humain dans l'ADN d'une cellule foetale de brebis avant de transférer le noyau de cette cellule dans un ovocyte énucléé.

Le gène humain en question est le gène responsable de la production d'un facteur essentiel de la coagulation sanguine, le facteur IX, dont le déficit chez l'Homme est à l'origine de l'hémophilie B.

Il est encore trop tôt pour savoir si le lait de Polly constituera une source importante de facteur IX mais il apparaît d'ores et déjà que cette combinaison de deux techniques de pointe, le clonage et la transgénèse pourrait constituer dans divers domaines de la pathologie humaine une avancée thérapeutique considérable.

Il ne paraît pas raisonnable d'en demander l'interdiction « *Polly, l'avenir de Dolly* » titre A. Kahn (1).

Il en est tout autrement du *clonage humain*. Tout d'abord *les risques* que la technique actuelle de clonage feraient courir à l'enfant sont tout à fait inacceptables. L'expérimentation animale a bien montré, nous l'avons vu, que le danger de mutations chromosomiques croît avec le degré de différenciation des cellules donneuses du noyau. Les « Pères » de Dolly eux-mêmes, les écossais H. Griffin et J. Wilmut estiment que si l'on parvenait à créer un clone humain il serait affligé d'un risque inacceptable de mort à la naissance, de mortalité infantile, de cancer et probablement de vieillissement précoce.

De sorte que notre *meilleur garde-fou* est, pour le moment, représenté par les difficultés techniques et les dangers qui rejettent son application à l'homme dans le champ des possibilités d'un avenir lointain. La prouesse technique que constitue la naissance de Dolly à partir d'une cellule somatique adulte n'a jusqu'à présent, pas été renouvelée. On attend toujours la naissance d'une deuxième Dolly.

Il ne faut pas oublier que Dolly est la seule rescapée de 277 embryons clonés ayant nécessité l'utilisation d'autant d'ovules énucléés et d'un grand nombre de brebis porteuses. De plus sa mère, donneuse de cellules mammaires, était gravide au moment du prélèvement. Pourrait-on satisfaire à toutes ces conditions chez la femme ?

Mais la technique progresse. Une équipe de chercheurs du Wisconsin aux Etats-Unis, qui a expérimenté une variante de la méthode écossaise vient de réussir, à partir de cellules fœtales il est vrai, le clonage d'un veau, baptisé Gene, après 18 tentatives seulement (17). Il n'est pas interdit de penser qu'avec le temps la technique de clonage offrira des garanties de sécurité et d'efficacité compatibles avec son application à l'homme.

Le véritable problème est de savoir quel poids on accorde à l'argument éthique fondamental invoqué par les opposants au clonage humain aussi bien reproductif que thérapeutique : l'atteinte de la dignité de la personne.

Les instances politiques et religieuses d'Europe et d'Outre Atlantique qui, dans leur quasi unanimité, se sont prononcées en faveur de l'interdiction du clonage humain (7, 8, 9, 10, 12, 13, 15) ont fait de cet argument la clé de voûte de leurs interventions. L'opinion des scientifiques sur cette question est loin d'être univoque. Il suffit de rappeler que le Professeur Richard Seed a annoncé l'ouverture imminente d'une clinique de clonage humain à Chicago, avec l'appui de la Société Valiant dont la branche Clonaid se déclare prête à cloner aux Bahamas.

Les religions elles-mêmes apparaissent divisées : opposition formelle du Vatican, opinion favorable au clonage dans certains milieux protestants ; le pasteur J. Fletcher par exemple, éminent théologien américain, considère « *le clonage préférable à la roulette génétique* » de la procréation par voie sexuée (1) ; opinions contradictoires de certains théologiens juifs.

En fait l'affrontement des deux technologies de la procréation, la méthode séculaire de procréation naturelle et les méthodes instrumentales récentes a pris les dimensions d'un « *choc entre deux éthiques* » (1) :

– l'une dominante en France et en Europe continentale, fondée sur le principe kantien de la dignité humaine et qui s'oppose au clonage humain,

– l'autre, prédominant en milieu anglo-saxon, fondée sur les doctrines utilitaires et pragmatistes, dans le droit fil de la tradition philosophique de J. Hume, Bentham et Stuart Mill.

L'issue de ce débat est incertaine.

Quand on connaît le succès des idées du philosophe Hans Jonas (18) qui constate l'effondrement de l'éthique traditionnelle et affirme la nécessité d'en créer une nouvelle,

quand on mesure le rôle des facteurs économiques dans le comportement des hommes et l'importance des intérêts matériels en jeu dans le clonage (le Professeur Seed déclarait il y a quelques mois à la télévision : « *si cette histoire vaut de l'argent, pourquoi ne pas la vendre?* »,

quand on sait aussi le poids de l'américano-mimétisme (ce qui se fait aujourd'hui aux Etats-Unis se fera demain chez nous), il y a fort à parier (je dirais même à craindre) que malgré les retentissantes déclarations d'intention des uns et des autres, la tendance anglo-saxonne ne l'emporte.

On ne peut manquer de noter, en 18 mois, le changement de ton des éditoriaux, articles de presse et interviews à cet égard :

En mars 1997, dès la nouvelle connue, Paris, Washington, Bruxelles, Rome s'écrient « *non au clonage humain!* ».

Dès octobre 1997, plusieurs membres de la Royal Society de Londres laissent entendre : « *pourquoi condamner de manière si forte le clonage humain?* »

En novembre 1997 un des pionniers du clonage animal, le Docteur Willardsen déclare « *le clonage humain ne me pose aucun problème éthique. Il n'appartient pas à une personne qui invente de nouvelles techniques de dire comment elles doivent être utilisées* ». Et il ajoute à propos du clonage : « *le passage à l'homme n'est qu'une question de temps* ».

Dans un éditorial « *cooling down over cloning* » du 12 janvier 1998 la revue anglaise « The lancet » se réjouit du choix fait par le Royaume Uni de ne pas condamner a priori la perspective du clonage humain et d'engager une large concertation sur ce sujet dans le pays, « *approche raisonnable qui tranche avec les réactions machinales d'interdiction tous azimut* ». « The Lancet », commente « le Monde » du 20 janvier 1998 « *refuse tout anathème planétaire* ».

L'évolution des mentalités est évidente. Tout se passe comme si, dans ce domaine comme pour bien d'autres innovations scientifiques, on passait insensiblement de la réaction horrifiée au refus, puis à la curiosité, à l'intérêt, enfin à l'acceptation voire à l'exigence.

Qui tranchera le débat? La tendance actuelle est de dire qu'il revient aux peuples eux mêmes de décider. Aussi semble-t-on s'acheminer vers une vaste consultation publique d'où doivent sortir des directives applicables à tous. Une telle consultation publique, réclamée de tous côtés, sans limites ni frontières est-elle réalisable dans des conditions acceptables?

C'est peu probable, même à l'échelle d'une seul pays. Chacun connaît en effet la difficulté d'instruire et le risque de manipulation d'opinion.

La solution la moins déraisonnable serait peut-être la constitution de « Comités de Sages » dont les membres, experts compétents et impartiaux, seraient de surcroît des hommes de bon sens et d'humanité.

La difficulté tient évidemment au choix de tels Sages.

Les exemples du Code de Nuremberg en 1947 et de la Déclaration Universelle des Droits de l'Homme en 1948 semblent montrer que ces difficultés ne sont peut être pas insurmontables.

Alors ces comités d'éthique supranationaux pourraient fournir aux organismes internationaux décisionnels les éléments pertinents de directives éthiques universelles et contraignantes.

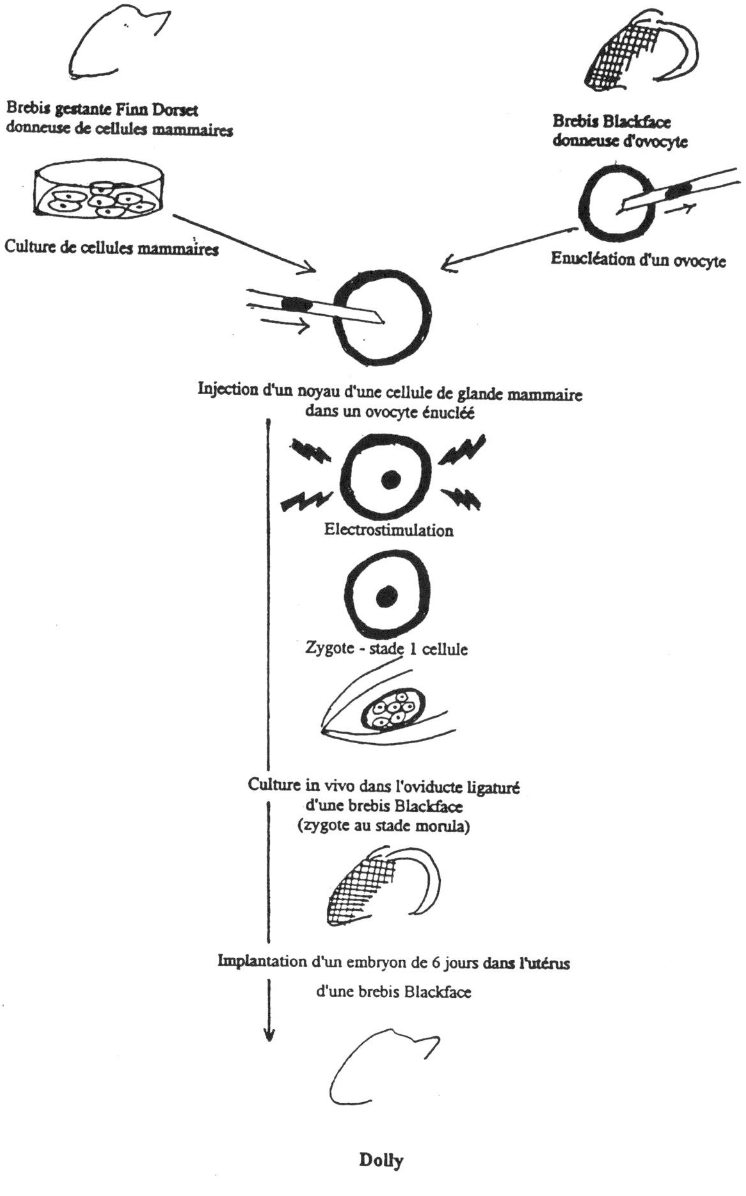

La genèse de Dolly

Bibliographie

1. Kahn A. et Papillon F.
Copies conformes.
vol. Ed. Nal Paris. 1998.

2. Spemann H.
Embryonic development and induction
Hafner Publishing Co. New York. 1938.

3. Briggs R., King T.J.
Transplantations of living cell nuclei from blastula cells into enucluated frog's eggs.
Proc. Natl. Acad. Sci. USA. 1952, 38 : 455-463.

4. Gurdon J.B.
Nuclear transplantation in eggs and oocytes.
J. Cell. Sci. 1986, 4 (supplément) : 287-318.

5. Wilmut I., Campbell K.H.S., Schnieke A.E., Mc Whir J., Kind A.J.
Viable offspring derived from fetal and adult mammalian cells.
Nature 1997, 385 : 810-813.

6. Postel-Vinay O. et Millet A.
Comment ça va Dolly?
La Recherche, 1997, 297 : 50-63.

7. Pellissier V., Antoniotti S., Gentile S., Manuel C.
Interdiction du clonage humain.
Presse Med 1998. 27, 12 : 573-578.

8. Michaud J.
Front commun contre le clonage.
Les cahiers du CCNE pour les Sciences de la Vie et de la Santé. 1998. 14, 19.

9. National Bioethics Advisory Commission : cloning human beings.
Bulletin of Medical Ethics. 1997, 131 : 8-10.

10. Parlement Européen. Résolution sur le clonage. 12 mars 1997.

11. Conseil de l'Europe. Convention sur les droits de l'Homme et la biomédecine. Oviedo. 4 avril 1997.

12. Conseil de l'Europe. Protocole additionnel à la Convention sur les Droits de l'Homme et la biomédecine, portant interdiction du clonage humain.
Paris, 12 janvier 1998.

13. Association Médicale Mondiale. Résolution sur le clonage. Mai 1997.

14. UNESCO. Déclaration universelle sur le génome humain et les droits de l'Homme. 11 novembre 1997.

15. OMS. Conséquences éthiques, scientifiques et sociales du clonage dans le domaine de la santé humaine.
EB 101 - R25, 27 janvier 1998.

16. Schnieke A.E., Kind A.J., Ritchie W.A. et al.
Human Factor IX transgenic Sheep produced by transfer of nuclei from transfected fetal fibroblasts.
Science. 1997. 278 : 2130-2133.

17. Robertson D.
Gene, another landmark in farmyard cloning.
Natur Biotechnology Sept. 1997. Vol 15.

18. Jonas H.
Le principe de la responsabilité.
Ed. Le Cerf. Paris. 1990.

19. Ariieumi T., Komazaki S., Asashima M., Malacinski G.M.
« Activin treated urodele ectoderm : a model experimental system for cardiogenesis ».
in J. Dev. Biol. 1996, vol 40 : 715-718.

L'éthique à l'épreuve de la prévention

Denis Malvy

La prévention, définie comme l'ensemble des actions qui tendent à promouvoir la santé individuelle et collective, a pour but d'une part d'assurer l'intégrité physique et mentale et de développer les capacités vitales de chaque personne, d'autre part de réduire les menaces que font peser sur les personnes et les groupes leurs environnements physique, psychologique et social.

Le champ de la prévention a pu bénéficier des progrès scientifiques et techniques et s'adresse à des populations. Il a longtemps été délaissé par la réflexion éthique, concentrée sur des thèmes liés à la naissance (statut de l'embryon, procréation médicale assistée) et à la mort (acharnement thérapeutique, euthanasie).

Désormais, bousculée par le débat ouvert par les dilemmes de l'heure (scandale du sang contaminé, menaces de l'environnement), la prévention compte au nombre des objectifs « sensibles » que se donne la société en matière de santé.

Il est habituel, mais illégitime, de séparer le concept de prévention « sociale » et celui de la prévention « médicale ». Ce dernier, souvent appelé « médecine préventive », sera abordé au même titre que la dimension « sociale » déterminant l'état de santé d'une population, dans ce chapitre qui s'intéresse plus particulièrement aux aspects éthiques de l'application des actions de prévention.

Particularités des actions de prévention

Le fait de s'adresser à une communauté confère aux actions de prévention quatre particularités (Figure 1) :

La santé est une réalité éminemment variable selon les personnes, l'environnement socioculturel, les périodes de l'existence. Les différents groupes sociaux ne valorisent pas les mêmes éléments de la vie et ne perçoivent pas la santé selon des représentations identiques. De plus, la santé est à relativiser pour un même sujet selon les circonstances. Vue comme l'équilibre et l'harmonie de toutes les possibilités biologiques, psychologiques et sociales de la personne, la santé requiert en permanence ses capacités d'adaptation à l'environnement et se construit dans une dynamique du provisoire. Ainsi le respect des droits de l'homme est une des conditions nécessaires à la santé, condition qui par ailleurs constitue une véritable stratégie de santé publique, que ce soit pour la prévention du sida, le cancer du sein, les accidents ou la violence sexuelle. Comment alors envisager des mesures préventives « standardisées », bénéfiques pour tous, a fortiori coercitives, devant des besoins aussi singuliers et évolutifs, sans menacer l'intérêt et l'autonomie individuels?

La prévention s'adresse à des personnes en bonne santé (au moins apparemment). Totalement différente de la relation médecin-malade caractérisée par un contrat d'obligation de moyens face à un état pathologique exprimé, cette situation singulière comprend des aspects éthiques spécifiques. Une campagne de dépistage des cancers, par exemple, implique le risque d'inquiéter à tort, d'imposer des examens inutiles (aux conséquences parfois néfastes) à des sujets repérés faussement comme « positifs » par le test, de transformer brutalement un « bien-portant », qui souvent ne demandait rien, en malade.

La prévention est de nature probabiliste. Des arguments existent sur ce que doit faire une communauté pour rester en bonne santé, mais cela demeure incertain pour une personne donnée. Les bénéfices individuels de la prévention sont le plus souvent faibles, aléatoires, décalés dans le temps; alors que les bénéfices collectifs sont habituellement importants, assurés, plus immédiats. Le fait par exemple que 400 personnes bouclent quotidiennement leur ceinture de sécurité pendant 40 ans ne sera au bénéfice que d'une seule (399 auront fait ce geste sans bénéfice personnel). Le port de la ceinture de sécurité est pourtant un exemple démonstratif d'une intervention apportant un grand bénéfice collectif. C'est le « paradoxe » de la prévention : une mesure appliquée à beaucoup profite seulement à quelques-uns ; apportant de grands bénéfices à la communauté, elle offre peu à chacun de ceux qui l'adoptent.

L'application d'un « outil » de prévention est souvent plus difficile, plus complexe, plus longue que son invention. Les vaccinations illustrent bien ce fait par la difficulté d'atteindre l'ensemble des bénéficiaires et de moduler les interventions lorsqu'une action généralisée ne s'impose pas. Apprendre à nuancer les actions de prévention est un des enjeux à venir. Si un vaccin contre le sida devient disponible, sera-t-il justifié de l'appliquer à l'ensemble de la population compte tenu de la faible incidence générale de l'infection ? Faudra-t-il orienter la vaccination sur les sujets à haut risque avec pour conséquence une stigmatisation que l'on cherche justement à éviter ? Ou proposer la vaccination sur une base volontaire ? Le succès de cette dernière éventualité n'est pas assuré si l'on se réfère au relatif échec de la vaccination contre l'hépatite B (mêmes voies de transmission, mêmes groupes à risque que le virus responsable du sida). L'accès à cette vaccination autorisera-t-elle par ailleurs l'affranchissement individuel vis-à-vis des comportements à risque de transmission de ce type d'agent infectieux ?

Un autre exemple est fourni par l'usage de préservatif qui constitue un fer de lance de la prévention, à la fois largement diffusé dans les média et souvent méconnu au plan personnel. Il a des fonctions précises (contraception et prévention des maladies sexuellement transmissibles, et pas seulement de l'infection par le virus de l'immunodéficience humaine, VIH) et des inconvénients, réels ou supposés (mise en place difficile, risque de rupture ou de fuite, entrave au plaisir, coût...).

Repères éthiques pour l'application des actions de prévention

Face à ces contraintes propres à la prévention, trois repères peuvent servir de guide pour l'application des actions de prévention : tenter de concilier l'intérêt particulier et l'intérêt général, assurer la sécurité, veiller à l'équité.

Premier repère : concilier l'intérêt particulier et l'intérêt général est un des dilemmes majeurs de la prévention.

A l'épreuve de l'éthique, les actions de prévention sont déterminées par la relation entre l'acteur de Santé publique et la population.

L'éthique médicale est orientée vers l'intérêt particulier de la personne, de l'individu. L'éthique de prévention ou celle liée à l'investigation épidémiologique est orientée vers l'intérêt général de la population (1,2). Ainsi, l'un et l'autre types d'éthique auront des principes communs, mais qui dans la deuxième situation se verront appliqués en fonction du modèle de Santé publique (3).

Ces principes sont de : (a) promouvoir l'autonomie (respect du droit de l'individu), (b) apporter un bénéfice, (c) ne pas nuire ; et (d) défendre la justice (distribution équitable des ressources).

Ces deux approches peuvent être en contradiction apparente ou encore en conflit (4,7,8). Par exemple, si l'une et l'autre s'imposent la confidentialité, la première privilégie la protection de la vie privée et la seconde l'information en vue de la protection de la communauté (tableau I). Un exemple concernant une situation d'hygiène et d'épidémiologie hospitalières tentera de l'illustrer (9) (tableau II).

Prévention et normes de comportement

Le rôle évident des comportements individuels et du style de vie dans l'apparition des pathologies pourrait, si on n'y prend garde, conduire à des interventions imposant des normes de comportement de santé. Cette normativité sociale abusive peut d'ailleurs s'installer insidieusement. Le respect de l'autonomie individuelle, principe fondamental à satisfaire, implique la responsabilité de chacun sur sa propre santé et celle de la communauté. Pour le médecin, la prévention apparaît comme une nécessité. Mieux vaut prévenir que guérir, dit la maxime, comme si ne s'offraient que ces deux termes dans une alternative de prise en charge. Alternative qui n'en est pas toujours une puisque nombreuses sont les situations où il est possible de « prévenir » une affection alors que l'on ne dispose pas de traitement radical (il en a été ainsi des maladies infectieuses avant l'ère des antibiotiques, de l'infection à VIH aujourd'hui). Au contraire, il est des maladies que l'on ne préviendra pas, en l'absence de connaissance des facteurs déterminant leur apparition ou d'intervention sur ceux-ci, mais que l'on sait traiter et parfois même guérir. Il y a donc une relativité de la prévention, faite d'abord de la relativité des connaissances et du savoir dont elle prétend tirer ses sources. Cette relation est pourtant déterminante d'une volonté *normative* qui en est à la fois un fondement et le signe visible. Toute tentative de prévenir met en jeu au service du but défini, le plus souvent au nom du bien pour les individus ou pour la collectivité, une série de règles, de prescriptions. Dans ce cadre, il y a une évidence de la prévention que personne ne peut songer à mettre en cause, comme l'intérêt des programmes de vaccination ou le développement de l'hygiène.

En revanche, le discours fréquent de prévention omniprésent et omniscient dans tous les domaines de la vie, producteur de « normes » pose une limite et certaines questions quant au principe ou au pouvoir au nom desquels sont édictés ces normes.

C'est en effet sous l'empire des normes que peut s'édifier un dérapage idéologique de la prévention (10). Du souhaitable on peut passer à l'obligatoire ; de la responsabilité à la coercition ; de l'incitation à la punition. Par exemple, malgré l'impératif de mettre en œuvre des campagnes de lutte contre le tabagisme, le fait de qualifier cette habitude de conduite antisociale comme cela se fait dans les pays anglo-saxons tend à désigner à la vindicte la conduite déviante. L'affaire de Manchester en 1993, le médecin refusant d'opérer un cardiaque fumeur invétéré, est révélatrice de ce conflit d'éthique et stigmatise le versant coercitif de la prévention (11).

Liberté et responsabilité

Liberté et responsabilité sont intimement liées. En effet, la liberté qu'une personne prend par ses comportements (alcoolisation, vitesse...) peut se traduire en morbidité et souffrance pour elle ou pour d'autres, et en coût financier pour tous (notamment dans un système fondé sur la solidarité). Le droit aux soins nécessite que chacun soit conscient du devoir moral et civique de préserver sa santé et celle des autres en évitant des comportements possiblement nuisibles. Mais, et c'est là un point éthique d'importance, trop insister sur la responsabilité individuelle peut conduire à ce que l'on dénomme classiquement « le blâme de la victime ». Ce phénomène consiste à localiser les causes des problèmes sanitaires et sociaux exclusivement chez l'individu, sans considérer l'environnement et ses contraintes physiques, socio-économiques et culturelles. Une personne choisit-elle librement ses propres risques? Dans quelle mesure les comportements individuels sont-ils influencés par l'environnement? Deux modèles peuvent être très schématiquement opposés : le modèle « individuel » qui insiste sur la responsabilité de l'individu et sous-entend que les comportements sont librement choisis ou sous le contrôle de la personne et le « modèle environnemental » qui implique des comportements largement fonction de l'environnement social, économique et culturel. Les adeptes du modèle individuel souhaitent agir sur les facteurs personnels de comportement (connaissances, aptitudes, motivations) et accusent les « environnementalistes » d'employer des moyens coercitifs. A l'opposé, ces derniers préfèrent des interventions visant à changer l'environnement et accusent les « individualistes » de « blâmer la victime ». L'enjeu consiste à trouver le juste équilibre conjuguant des interventions dirigées à la fois sur l'individu et l'environnement. Ainsi l'action contre la toxicomanie ne peut s'envisager que par une double approche : la lutte contre les trafiquants (action sur l'environnement) et l'aide aux toxicomanes (approche individuelle). En ce sens, l'absence d'une action sur l'environnement publicitaire du tabagisme apparaissait comme particulièrement archaïque et rendait nécessaire le vote d'une loi restrictive pour soutenir l'action individuelle développée parallèlement. Dans un autre exemple, comment ne pas s'étonner des tentatives de campagnes d'éducation pour la santé en faveur de la prévention des pathologies cutanées liées à l'ensoleillement (cancers cutanés, mélanomes) et la démultiplication et l'incitation non contrôlée à la fréquentation de « rampes de bronzage ».

Pouvoirs publics et idéologies de la prévention

Une stratégie de prévention pour être complète nécessite souvent un engagement des pouvoirs publics. La liberté des uns s'arrêtant là où commence celle des autres, le cadre de l'exercice de la liberté peut être délimité par la loi ou un consensus. La responsabilité des décideurs en matière de prévention est liée au droit de la collectivité de vouloir que l'intérêt général soit préservé. Ce dernier, difficile à définir, peut se montrer contraignant. Quatre raisons justifient l'engagement des pouvoirs publics : leur responsabilité de protéger et de promouvoir la santé publique, le besoin d'une action collective pouvant seule répondre au désir de protection de la santé de la majorité des citoyens, la nécessité d'une allocation optimale des dépenses de santé, la nécessité de prévenir des comportements pouvant nuire à autrui. De nombreuses interventions des pouvoirs publics concernent l'environnement, mais certaines engagent plus particulièrement les choix éthiques : les campagnes d'éducation sanitaire, le diagnostic prénatal, le diagnostic predictif et la sérologie VIH en sont des exemples.

(a) – Comment les campagnes d'éducation peuvent-elles – c'est leur but – changer les croyances, les attitudes, les comportements, tout en respectant l'autonomie individuelle ? L'information ne suffit pas, l'éducation implique la compréhension du comportement avant de vouloir le modifier. L'objectif n'est-il pas d'aider chaque personne à mieux comprendre sa situation et de contribuer à ce qu'elle adopte librement le comportement proposé, en faisant appel à son jugement et à ses ressources propres ? Dans le domaine de l'éducation pour la santé, avant de parler, peut-être est-il souhaitable d'apprendre à écouter et à observer. Toute tentative de manipulation de l'information ou de pression psychologique (appels à l'émotion, suggestions...) modifie la perception des personnes, contrevient à leur autonomie et empêche ainsi l'adoption d'un choix personnalisé et durable. Pourraient être développées ici les questions éthiques soulevées par la masse d'informations médicales – souvent peu validées, parfois contradictoires – délivrées par les médias à propos de la prévention. Par exemple, un discours aux implications douteuses est celui de la prévention d'excès de cholestérol sanguin. Tout ou presque et son contraire a été dit en trente ans. Il fallait manger tel aliment, puis surtout ne plus en manger, pour finalement en manger si on le désirait. La prévention ainsi considérée a débouché sur, ou a créé, un marché économique considérable : celui des aliments dits « allégés » en constitue une forte illustration. Un parallèle peut être noté, avec l'engouement des pays nantis, pour la consommation des « aliments-médicaments » et autres prétendues « molécules anti-vieillissement ».

(b) – Le diagnostic prénatal est un autre exemple appelant la vigilance des pouvoirs publics tant sont importantes les implications sociales de cet « outil » dont la simple réglementation peut induire des effets pervers imprévus. Le diagnostic prénatal fait partie de la médecine préventive (plus précisément de la prévention secondaire définie comme la capacité, non pas d'éviter une maladie, mais de la repérer pour mieux la traiter). Or, le plus souvent, le dépistage prénatal ne s'accompagne pas de possibilités thérapeutiques pour les maladies ou handicaps graves repérés, mais offrait jusqu'à une période récente, uniquement la possibilité d'un avortement dit « thérapeutique ». Comment ne pas considérer le fossé éthique entre prévenir une maladie et prévenir la naissance d'un enfant malade ? Il est impératif de distinguer deux situations : la première, d'ordre individuel, concerne l'aide apportée à un couple par le diagnostic prénatal (éviter des avortements systématiques lors de maladies héréditaires liées à l'X, rassurer des couples sur leurs futurs enfants...) ; cette aide pouvant conduire parfois, lorsqu'une anomalie fœtale est repérée, à un cheminement difficile et douloureux, dans le cadre d'une relation où se conjuguent la confiance d'un couple et la conscience d'un médecin. La seconde situation, d'ordre social, est toute autre ; elle consiste à utiliser le diagnostic prénatal dans le cadre d'un dépistage systématique afin d'éviter certains handicaps (enfants trisomiques par exemple). Le diagnostic prénatal doit-il devenir un instrument au service d'un programme de santé publique visant à limiter l'incidence de certains handicaps ? La loi, telle qu'elle existe, autorise déjà le recours à des techniques eugéniques. De telles politiques peuvent avoir des répercussions sociales sur le groupe de personnes vivant avec la maladie ou le handicap correspondant.

(c) – Faisant figure d'exemple, la maladie de Huntington constitue la première affection neurologique grave pour laquelle un diagnostic prédictif (on parle également de diagnostic moléculaire individuel ou de diagnostic présymptomatique) est devenu possible. Il permet, grâce aux techniques d'amplification génétique (PCR, Polymerase chain reaction), de déterminer qu'un individu cliniquement indemne de la maladie mais à risque (présence de cas familiaux) est porteur ou non de la mutation génétique et pourra, dans l'affirmative, développer la maladie à un moment ou a un autre de son existence. S'agissant d'une maladie que l'on saurait traiter, voire prévenir, il n'y aurait pas de problème sinon peut-être de canaliser les demandes de test. En revanche ayant affaire, comme c'est le cas de la maladie de Huntington, à une maladie dégénérative d'évolution tardive, progressive et fatale pour laquelle aucun traitement spécifique n'existe, on mesure les retentissements humains que l'application pratique d'un diagnostic prédictif peut avoir sur les questions éthiques qui se posent aux soignants face aux personnes candidates au test de dépistage présymptomatique. Car il peut être légitime, pour un couple à risque désireux d'avoir des enfants, de connaître avec certitude son statut par rapport à la maladie, l'enfant à venir ayant lui-même 50 % de risques d'être atteint lorsque l'un des deux parents est porteur du gène mutant.

Mais en dépit des motivations initiales des candidats au test, il reste extrêmement difficile, eu égard à l'importance du choc que cela occasionne, d'annoncer à une personne en bonne santé qu'elle porte une maladie neurodégénérative fatale dont on ne sait avec précision quand elle risque de survenir. Car même parfaitement informé, bien préparé et pleinement consentant, l'individu se trouve subitement projeté dans son avenir et directement confronté à la mort.

C'est la raison pour laquelle la Fédération mondiale de neurologie s'est d'emblée (dès la localisation du gène en 1994) préoccupée de fixer un cadre à la mise en œuvre de ces tests en élaborant une charte (12) qui sert aujourd'hui de référence pour la détection présymptomatique d'autres affections (maladies neurologiques rares, ataxie cérébelleuse héréditaire, cancer familial du sein). Cette charte, conçue en collaboration avec les associations de malades, souligne la nécessité de se conformer à quelques principes fondamentaux (tableau III) : assurer une égalité d'accès aux test (coût, et disponibilité des structures) ; préserver l'autonomie du patient (la démarche doit être volontaire et non conditionnée par des pressions extérieures) ; **respecter sa liberté de choix** (droit de ne pas savoir) ; lui apporter toute information nécessaire à une prise de décision éclairée (informations sur les aspects cliniques et génétiques de la maladie) ; garantir la confidentialité des résultats. Ce dernier point est particulièrement important, car on imagine les désastres humains que pourraient engendrer, non seulement pour cette maladie mais pour beaucoup d'autres à venir, l'exploitation de telles informations par des compagnies d'assurance et des employeurs peu scrupuleux.

Certes on peut espérer que le secret médical, les lois bioéthiques et le moratoire des assurances françaises et européennes constituent des gardes fous suffisants pour éviter ce genre de dérives. Mais les hommes ont trop souvent prouvé que la cupidité peut l'emporter sur l'intégrité et que les lois peuvent être transgressées... Quant aux assurances, le moratoire qui les engage à ne pas faire appel à des test génétiques est limité dans le temps. Signé en 1994, il n'est valable que pour 5 ans.

Il n'est donc pas inutile que le corps médical confronté à de nouvelles pratiques s'autocontrôle lui-même à travers des textes de référence rappelant au respect des principes éthiques fondamentaux. C'est d'ailleurs sur de telles bases que la première consultation de diagnostic prédictif de la maladie de Huntington (il en existe une dizaine à ce jour en France) s'est mise en place, fin 1992, à l'hôpital de la Pitié Salpétrière. Elle repose sur un protocole (tableau IV) qui, de la première consultation au suivi des patients porteurs du gène, s'inscrit dans le cadre d'une prise en charge pluridisciplinaire à long terme.

Dans les années à venir, les capacités du diagnostic génétique vont creuser l'écart avec les possibilités thérapeutiques correspondantes, il est donc souhaitable d'affirmer que le seul objectif de la médecine prédictive doit être l'intérêt de chaque personne, à l'exclusion de toute perspective conduisant la société à se protéger de ce qui fait peur, ou coûte cher, ou qu'elle prétend mauvais. Demain, le degré d'humanité d'une société se jugera-t-il à sa capacité d'accueillir chaque être tel qu'il est : malade, handicapé, « non productif »... ? La prévention ne doit pas conduire à l'illusion faustienne que toute maladie, tout handicap, voire la mort, peuvent être évités.

Idéologies de la prévention et discrimination sociale

Une logique alterne et dangereuse peut donc se greffer sur celle ancrée dans l'idée de prévention, il s'agit cette fois d'une logique de discrimination sociale. En effet, l'accès à l'information sur les risques sanitaires des personnes est pour certaines activités une ressource essentielle, comme évoqué plus haut. Elle permet d'éliminer certains « mauvais risques », c'est-à-dire les sujets qui présentent un aléa particulier, susceptible à terme d'occasionner un surcoût pour les organisations. Les grandes entreprises dans la sélection de leur encadrement et surtout les sociétés d'assurances (pour la prise en charge des risques vie et santé) se montrent particulièrement intéressées par ce type de données. C'est alors la gestion raisonnée des risques de l'organisation qui conduit à pousser les investigations biologiques et à pratiquer éventuellement l'exclusion des personnes présentant certains risques de santé (13). Une entreprise hésitera à investir dans la formation d'un cadre qui peut s'avérer incapable d'occuper durablement cet emploi. A plus forte raison, une société d'assurance tendra à écarter, le plus souvent possible, les sujets qui risquent de réaliser leur aléa. Si dans le premier exemple, la médecine du travail en France voit par tradition jurisprudentielle ses investigations légitimes limitées à la seule appréciation des éléments relatifs à la capacité à occuper un emploi précisément fixé, il n'en va pas de même dans tous les pays. De plus, la généralisation des examens de sang dans un tel cadre laisse largement ouvertes les opportunités de dépassement. Quant aux assureurs ils disposent d'une liberté complète d'investigation sur les risques qu'ils couvrent. S'agissant des risques d'incapacité, d'invalidité ou de décès, le recueil d'informations sanitaires permettant d'apprécier l'aléa se fait soit sur la base de questionnaires, soit sur la base d'examens médicaux (montants importants ou situations à problèmes repérées par les réponses fournies aux questionnaires).

La question générale qui se trouve aujourd'hui posée est celle du seuil à partir duquel on considère qu'il est utile et nécessaire de disposer d'informations biologiques personnelles. Ce qui sous-entend, quel est le degré de différence supportable dans l'état des personnes et, plus fondamentalement, sur quels critères doit-on délimiter le normal du pathologique? Où fixer les limites (le champ d'application) avant que la carte génétique ne devienne un passeport obligatoire pour les passages de frontières et l'accès à l'emploi et à certains services ou même à l'exercice de droits civils? L'eugénisme reste une tentation permanente dès qu'existent les possibilités matérielles de le mettre en œuvre. L'avis du Comité national d'éthique du 23 juin 1993 estimant que le dépistage systématique de la trisomie 21 n'est pas souhaitable montre bien l'actualité du débat. Un programme de santé publique visant à l'éradication totale du mongolisme supposerait la réalisation « illusoire et inacceptable d'une amniocentèse pour toutes les grossesses : un tel programme supposerait des mesures autoritaires contraires à toute éthique ». Le Comité estime suffisant le dispositif actuel qui prévoit une proposition systématique et un remboursement pour les personnes présentant un risque particulier. Trois traits caractérisent aujourd'hui cet examen : l'appréciation de l'aléa par le médecin dans le cadre d'un entretien, l'acceptation de l'examen par la femme, enfin, sa prise en charge financière par la sécurité sociale.

Le dépistage de l'infection par le VIH par la sérologie devrait s'accomplir dans des conditions tout à fait similaires, si l'on s'en réfère aux circulaires du Ministère de la Santé (14, 15). Mais la gravité de l'infection, ses formes de contamination, les multiples fantasmes qu'elle engendre ont suscité en divers lieux des modes de gestion du risque bien spécifiques. Qu'il s'agisse de contextes professionnels, pénitentiaires ou hospitaliers, les pratiques de dépistage à l'insu des personnes témoignent de déplacements inquiétants dans l'appréciation du risque. L'instrument de dépistage conçu comme instrument d'alerte des sujets concernés se voit détourné dans le sens d'une protection d'une institution contre un désordre susceptible de perturber ses équilibres précaires. Cette forme de dépistage vise exclusivement et égoïstement à protéger l'organisation : d'un salarié « qui peut poser des problèmes », d'un détenu « qu'il est plus prudent de mettre à l'écart ». La connaissance est alors produite au seul bénéfice de l'institution et la caricature extrême de la situation verrait les résultats du dépistage non fournis, même s'ils sont positifs, ce qui dispenserait d'avoir alors à justifier ce vol d'information. De telles pratiques sont bien entendu contraires à une démarche de santé publique et relèvent de la logique de discrimination évoquée plus haut.

L'exemple du dépistage de l'infection par le VIH

Dans le même cadre et comme l'énonçait le Conseil National du sida dans son avis du 18 décembre 1991, le caractère obligatoire par voie législative ou décrétable du dépistage des anticorps vis-à-vis du VIH n'apparaît pas la manière la plus appropriée de protéger la santé publique, tant :

– *pour des raisons de droit et d'éthique* : risque de dérapage en terme de confidentialité, remise en question de la relation médecin-malade, angoisse et solitude à l'annonce du statut de séropositivité, information non privilégiée des personnes avec une sérologie négative

– *pour des raisons d'efficacité* : période de latence entre la contamination et la séroconversion, sentiment fallacieux de sécurité, déresponsabilisation de l'individu. Par ailleurs, le rapprochement fait avec d'autres formes de dépistage, notamment la syphilis lors de l'examen prénuptial n'est pas correct. Il concerne un mal accessible à un traitement curatif.

De plus, aucune étude sérieuse n'a évalué l'effet réel de la réglementation concernant le dépistage dans la lutte contre la syphilis par rapport à l'effet incontestable, lui, des antibiotiques.

Enfin, il convient de souligner que ce n'est pas l'obligation de la réalisation du test qui protège, mais l'action de prévention personnalisée qui découle de la remise du résultat en particulier négatif. En terme de santé publique, les conditions de remise d'une sérologie VIH négative sont souvent négligées. Pourtant l'un des objectifs du dépistage volontaire et du conseil encadrant la réalisation du test est de promouvoir l'information du demandeur sur les modes de contamination et ses comportements.

Enfin, le test de dépistage du VIH ne peut pas être pratiqué sans un certain nombre de règles surtout dans les établissements de soins.

a). Il convient d'informer le patient et obtenir son libre consentement – conformément aux articles 34, 35 et 36 du Code de Déontologie médicale.

b). Lui faire part de ce résultat dans le cadre d'un entretien médical, aménagé et confidentiel.

c). Prendre alors toutes les dispositions pour que le patient concerné puisse bénéficier, si besoin est, des informations et des actions nécessaires à une prise en charge psychologique et médico-sociale adaptée.

d). Il paraît souhaitable que la Charte du patient hospitalisé (circulaire DGS/DH n°95-22 du 6 mai 1995), qui rappelle qu'un dépistage du VIH ne peut se faire à l'insu du patient, soit remise à chaque patient par l'intermédiaire du livret d'accueil lors de l'admission dans l'établissement de soins.

Deuxième repère : assurer la sécurité des actions de prévention par un souci permanent de prudence et de rigueur.

Toute action de prévention appliquée à grande échelle, démultiplie non seulement ses effets bénéfiques, mais aussi de possibles effets néfastes. La prévention des cancers par des campagnes de dépistage systématique illustre bien la nécessité impérieuse d'une approche rigoureuse. Un simple test fait passer un individu d'un statut de personne en bonne santé à un statut de malade, avec toutes les conséquences que cela peut entraîner. Une stratégie de qualité insuffisante peut provoquer les effets néfastes d'une fausse sécurité (excès de malades reconnus faussement négatifs), des conséquences psychologiques injustifiées et des investigations médicales apportant un coût humain et financier inutiles (excès de personnes reconnues faussement positives).

Les campagnes d'éducation pour la santé n'échappent pas aux risques d'effets néfastes. Ces derniers sont souvent décalés dans le temps ce qui contribue à ne pas les repérer facilement. La volonté de maîtrise des facteurs de risque d'une maladie ou d'une situation pathologique, à partir de connaissances scientifiques considérées comme indiscutables, sous-tend de nombreux discours de prévention. Le fantasme de toute puissance dans la maîtrise et le contrôle des « comportements à risque » est particulièrement vivace. Une fois clairement identifié, le risque ne peut être qu'anéanti. Comme s'il suffisait d'établir une relation de causalité entre un facteur intervenant dans la genèse d'une maladie et celle-ci pour le faire disparaître.

Dans l'exemple de la prévention du sida en direction des jeunes, les sociologues soulignent que la connaissance des modes de transmission ne peut pas résumer la perception du risque. La présentation habituelle du risque d'infection par le VIH est fondée d'une manière plus ou moins explicite sur l'égalité de chaque individu devant le risque de transmission. Or les jeunes savent bien que chacun n'est pas égal devant le risque du sida. Nier ou occulter ce fait en cherchant comme bénéfice une meilleure acceptation des personnes vivant avec le VIH, c'est courir le risque de voir les jeunes se détourner d'un discours à leurs yeux peu crédible (16). La perte de crédibilité du message préventif pourrait alimenter ou entretenir, un phénomène déjà dominant parmi les jeunes : le déni du risque personnel. De plus, ce type de campagne « généraliste » d'information ou de prévention peut avoir d'autres effets pervers. En accréditant d'une manière univoque et sans nuances l'idée que tout un chacun pouvait contracter le virus, elles peuvent, comme le suggère les résultats d'une enquête menée en 1995 sous l'égide de l'ANRS et de la direction générale de la santé, contribuer à convaincre une partie de l'opinion de l'existence d'un danger massif et de la tentation de mettre en œuvre des mesures discriminatoires ou de contrôle social accru (« sidatoriums », dépistage obligatoire, levée du secret médical).

La même exigence de prudence et de rigueur s'impose dans l'exemple précis du dépistage du VIH, qui apparaît comme un outil utile, mais non suffisant dans les programmes de prévention de la transmission du virus. Concernant une pathologie transmissible pour laquelle il n'existe pas jusqu'à présent de réponse thérapeutique curative, le dépistage du VIH a été conçu dès 1985 comme un outil majeur de Santé publique dans le dispositif de lutte contre le Sida.

– Il doit d'une part permettre d'identifier les personnes séropositives afin qu'une prise en charge précoce puisse être mise en place.

– Il est censé constituer d'autre part, l'occasion privilégiée de délivrer un conseil personnalisé à tout individu le plus souvent séronégatif, mais potentiellement concerné par le risque.

Dans ce cadre, la confrontation des comportements d'accès au dépistage du VIH dans la population et de prescriptions médicales de sérologies avec la dynamique des représentations collectives de l'épidémie attire au moins l'attention sur les dangers d'un divorce croissant entre deux modèles (deux conceptions) du dépistage (17). Ces deux modèles, n'ont comme point commun que l'utilisation du test comme acte biologique susceptible d'identifier un sujet séropositif.

– Le premier privilégie effectivement le dépistage comme une occasion technique pouvant être utilisée aux fins d'administration efficace d'un conseil préventif.

Ce modèle réalise le pari implicite et peut-être audacieux que le dépistage volontaire (à travers entre autres des structures type Centre de Dépistage Anonyme et Gratuit, CDAG) peut contribuer à minimiser la relation entre perception subjective de l'état de santé (peur de confrontation, détresse psychologique) et comportements individuels effectifs de demandes de soins adressées au système médical (retard d'accès à la prise en charge, délais de recours au test, pratique compulsive), afin d'autoriser la formulation d'un conseil de prévention recevable. En complément de l'information sur les aspects biomédicaux de la maladie, le conseil comprend une part essentielle d'aide psychologique dont l'efficacité dépend d'une proximité entre celui qui donne et celui qui reçoit les conseils. Malheureusement, le système médical ne bénéficie pas toujours de la formation en vue d'une telle proximité.

– Le second modèle vise plutôt, au contraire, à un effet de sécurisation sociale cherchant à rassurer tous ceux qui s'inquiètent des risques de contamination en facilitant l'accès généralisé au test, voire si nécessaire par différentes formes de sa systématisation (13, 18, 19). Le second modèle ne fait pas contradiction avec le premier dans le cas où il est possible de dissocier le souci d'efficacité technique dans la réduction des risques de transmission du virus d'avec une véritable incitation à la modification des comportements individuels (cas du dépistage systématique des dons du sang mis en œuvre unanimement dans tous les pays dotés de moyens financiers). Dans tous les autres cas, il risque de substituer la recherche d'une illusion politique d'action publique, à celle d'une réelle efficacité préventive, et de générer des effets pervers potentiels en terme de renforcement (même au départ involontaire et bien intentionné) de l'exclusion sociale à l'égard des personnes atteintes, ainsi que de fausse sécurisation (ça n'arrive qu'aux autres) du reste de la population, comme évoqué plus haut.

Deux recommandations peuvent être formulées :

1) Eviter la banalisation du dépistage. Ce qui passe autant par le renforcement de dispositifs type CDAG s'adressant aux personnes et aux sous-groupes les plus exposés au risque de transmission, que la mise en place d'une véritable formation au Conseil des Professionnels de santé de première ligne, et surtout par le renforcement des moyens humains de soutien psychologique compétents autour de la prescription de dépistage, à savoir en aval comme en amont.

2) Faire preuve de prudence dans toute communication en direction du grand public pour l'incitation au dépistage – Une telle communication devrait être formellement différenciée, en établissant un lien entre recours au test et exposition effective à certaines situations de risque. Elle devrait valoriser prioritairement à l'avenir, l'argument d'accès le plus précoce possible des personnes atteintes aux progrès thérapeutiques plutôt que la dimension même implicite de protection collective. Une communication indifférenciée sur le dépistage est beaucoup plus porteuse de dangers, de dérapages discriminatoires qu'une information explicite et contrôlée sur les circonstances effectives d'exposition au risque de transmission.

Modifier les comportements humains par la simple évidence de la logique d'un discours peut s'avérer dangereux en ce qu'il s'adresse le plus souvent à toute la population pour en toucher la fraction souvent réduite qui peut être concernée. Il ne s'agit pas de juger ici des actions entreprises, actions difficiles, délicates; mais simplement de montrer comment un moyen de prévention peut interférer, voire être en contradiction, avec d'autres champs de la santé de la communauté. Conserver un regard d'ensemble lorsqu'on agit en un point du système est une des difficultés de la prévention. Cependant, dès que la situation épidémiologique d'une maladie est mieux connue, il est du devoir des décideurs d'adapter constamment l'intervention à la situation réelle, au risque d'être non pertinents ou d'apporter des effets néfastes supérieurs aux bénéfices escomptés.

Troisième repère : veiller à l'équité dans l'application de la prévention afin de ne pas exclure, par manque de pertinence de l'action, les populations les plus défavorisées ou les plus exposées, lesquelles sont souvent les mêmes (20).

La prévention doit contribuer à l'avènement d'une communauté juste pour l'ensemble de ses membres. En effet, le fait est maintenant bien établi que ce sont surtout les classes socio-économiques défavorisées, ayant des niveaux d'éducation peu élevés, qui profitent le moins des actions de prévention. Les inégalités de santé, portant notamment sur l'accès aux actes préventifs, doivent être combattues. Inversement, adresser en priorité ou de façon quasi exclusive des actions préventives à des minorités n'adoptant pas les comportements recommandés (souvent ceux de la classe moyenne supérieure!) peut contribuer, par ce ciblage préférentiel, à les marginaliser, à les stigmatiser. Il serait dommageable de leur faire porter, en plus de leurs difficultés, la culpabilité de certains comportements ou de leur santé détériorée. De plus, les systèmes de valeur de certaines classes de la société ne s'accommodent pas toujours du modèle dominant. Par exemple, n'y a-t-il pas une capacité d'accueil plus grande, plus gratuite d'un éventuel enfant handicapé dans certaines couches populaires dont certains observateurs s'inquiètent du peu de recours au diagnostic prénatal?

L'équité dans l'application de la prévention n'échappe pas à la prise en compte du facteur économique dans l'allocation des ressources sanitaires.

Au cours des dix dernières années, tous les gouvernements des pays industrialisés ont multiplié les plans de maîtrise des dépenses de santé. L'argument que la prise en compte du facteur économique ferait peser sur la pratique médicale des contraintes collectives contradictoires avec l'éthique de défense inconditionnelle des intérêts du patient individuel reste fortement présent sur l'avenir des systèmes de santé. Les médias français importent régulièrement des anecdotes d'outre-Manche sur telle décision des autorités sanitaires britanniques évoquée plus haut de refuser une transplantation cardiaque à un patient grand fumeur ou bien une seconde greffe de mœlle à une petite fille leucémique dont la première a échoué (11). Du point de vue de l'individu confronté à la certitude du décès immédiat, il sera parfaitement rationnel d'accorder à toute argumentation de la probabilité de survie, si infime soit-elle, une valeur qui tend vers l'infini, et de considérer que dans ces circonstances la vie n'a plus de prix. Ce légitime point de vue individuel peut se voir confronté avec l'existence d'institutions collectives de prise en charge médicale, avançant le facteur limitant de coût d'opportunité, selon lequel toute décision d'engager un traitement, une investigation diagnostique ou préventive, revient implicitement à sacrifier la possibilité d'utiliser les ressources ainsi consommées à d'autres usages.

Ce débat attire l'attention sur les critères, implicites ou explicites, de l'allocation des ressources. Ces critères sont-ils efficients : Permettent-ils que les membres de la collectivité retirent le maximum de bien-être des ressources utilisées par le système de santé? Sont-ils équitables : Comment se répartissent les coûts et les avantages des activités de soins entre les individus? Sont-ils légitimes : Les processus de décision au travers desquels les ressources sont réparties, sont-ils socialement acceptables?

Les tentations de rationalisation des critères d'allocation des ressources peuvent relever d'une éthique utilitariste discutable (tableau V). Il est par exemple tentant, à la lecture du tableau VI, utilisant la proposition de se servir d'un critère universel de coût par QALYS (année de vie ajustée par la qualité de vie), de recommander une redistribution des moyens au profit de la prévention du tabagisme au détriment de la prise en charge des insuffisants rénaux chroniques, puisqu'à budget constant on produirait un plus grand nombre d'années de vie ou de QALYS. Le reproche qui peut être adressé est que l'objectif utilitariste de maximisation du nombre de vies statistiquement sauvées (ou de QALYS) ne correspond pas forcément à la réalité des préférences individuelles et collectives (21, 22).

La collectivité peut ne pas demeurer indifférente pour éviter 100 décès potentiels correspondant à un risque individuel faible (1 chance sur 10 000) dans une population nombreuse (1 million de personnes) ou bien prévenir un nombre équivalent de 100 décès correspondant à un risque élevé (10 chances sur 100) dans un groupe limité de 1000 personnes. Elle peut, comme elle le pratique de fait, vouloir accorder une priorité égalitariste à la réduction de risque pour le groupe le plus exposé.

De même, on peut souhaiter privilégier la prévention de la survenue simultanée d'un nombre important de décès par rapport au même gain de vies étalé de façon diffuse dans le temps ou l'espace (aversion pour la catastrophe ou l'épidémie). Ainsi, la rationalité collective n'est pas condamnée à pondérer de façon toujours identique une vie marginale sauvée en toutes circonstances, ou à n'accepter que le potentiel des revenus futurs comme système social de pondération.

Une bonne part de nos arrangements sociaux au rang desquels figure la combinaison de l'éthique médicale et de l'assurance maladie collective sont conçus pour empêcher une pareille égalisation à la marge des satisfactions apportées par nos activités, qui constitue le fondement du modèle «utilitariste». Notre conception de l'utilisation du calcul économique déterminée par l'analyse coût-bénéfice pour l'évaluation des actions de programmes de santé, est à l'opposé, d'en proposer un usage interactif avec les acteurs concernés qui vise plutôt à clarifier les conséquences des différents systèmes éthiques de valeur sur les choix. Tout système de santé est condamné à expérimenter une tension permanente entre l'objectif d'efficience (produire le maximum de santé publique avec les ressources disponibles) et le souci égalitariste (priorité aux besoins des médicalement les plus défavorisés) qui fait sa grandeur morale et sa légitimité sociale.

Il n'existe pas de solution miracle aux dilemmes de l'allocation des ressources et les points de vue éthique, dans l'appréciation d'un résultat sanitaire, sont nombreux. Le développement d'outils interactifs de « révélation des préférences », entre les acteurs concernés pourrait à l'avenir participer à l'élaboration des compromis acceptables à partir desquels s'opèrent les choix tragiques de l'allocation des ressources de santé (21).

Si les décisions conditionnant la quantité des biens à répartir doivent relever des acteurs politiques en charge du budget de la santé, celles déterminant les modalités de sa distribution devraient rester de la responsabilité des professionnnels de la santé à condition que ces derniers soumettent leurs choix à l'une des attentes du citoyen, patient ou non et que la part de jugements de valeurs de ces choix soit soumise au débat public. Ce comportement salutaire pour nos sociétés devrait participer à un élargissement du débat entre positions collective et individuelle et renouveler une éthique comprise comme issue de la distinction en chaque citoyen, de deux regards, le «personnel» et l'« impersonnel», ce dernier représentant les exigences communautaires d'impartialité et d'équité aux yeux de chacun.

Ces quelques réflexions montrent que les questions éthiques sous-jacentes aux actions de prévention sont aussi importantes que celles débattues dans d'autres domaines des soins, bien qu'actuellement elles ne soient pas encore présentes à la conscience de l'opinion publique et même de la plupart des acteurs de santé. Dans ce domaine, les difficultés, les incertitudes, les effets pervers, les objections sont nombreux; mais plus les décisions intégreront une réflexion éthique approfondie, plus ceux qui les prennent seront véritablement responsables. L'avenir de la prévention ne se jouera pas seulement dans le champ des sciences expérimentales et de la statistique mais comptera avec les champs ouverts de la compréhension de personnes aux prises avec le désir, le risque, les imprévus du vivant.

Tableau I

Ethiques individuelle et de Santé publique : points communs et différences

Santé publique	Médecine
Population	Individu
Non-malfaisance	Non-malfaisance
Confidentialité	Confidentialité, secret
Enquête et information	Protection de la vie privée
Justice	Droit de l'individu

Tableau II

Ethiques individuelle et de Santé publique : exemple de la prise en charge clinique et épidémiologique d'un patient hospitalisé et atteint d'une maladie infectieuse transmissible

Epidémiologie	Clinique
Traiter la colonisation ou l'infection microbienne	Traiter l'infection
Placer un signe sur la porte de la chambre d'hôpital	Entretenir le secret
Disposer une étiquette sur son dossier d'hospitalisation	Protéger la vie privée
Isoler le patient dans sa chambre	Protéger la liberté
Imposer au patient le port d'un masque ou d'une tunique	Protéger la dignité
Imposer au personnel soignant le port de gants, de masques et de surblouses.	Maintenir une relation interindividuelle de qualité.

Tableau III

Critères éthiques en vue de l'accès à un test de dépistage

– Assurer une égalité d'accès au test (coût et disponibilité des structures)

– Préserver l'autonomie du sujet (la démarche doit être volontaire et non conditionnée par des pressions extérieures)

– Respecter la liberté de choix (droit de ne pas savoir)

– Apporter toute information nécessaire à une prise de décision éclairée (information sur les aspects cliniques et thérapeutiques de la maladie).

– Garantir la confidentialité des résultats et le secret médical.

Tableau IV

Protocole de prise en charge des candidats au test présymptomatique de la maladie de Huntington

Différentes phases	Objectifs	Par qui ?
Phase d'information	Informer sur les aspects génétiques de la maladie et le principe du test prédictif	Généticien et/ou neurologue
Première consultation Le candidat doit être majeur, autonome et à risque pour la maladie	Certaines personnes déjà atteintes cliniquement à ce stade sont orientées vers le service de neurologie Pour les autres : – soit l'information de première intention suffit à les dissuader de poursuivre = > abandon – soit ils décident de poursuivre = > évaluation	Infirmière
Phase d'évaluation neurologique, psychologique et sociale Durée 2 à 3 mois.	Evaluation des motivations du candidat : – avoir une certitude quant à son statut (risque 0 ou 100 %) – Définir le risque pour les descendants? – Pouvoir planifier l'avenir : fonder une famille – Evaluation concertée entre le thérapeute et le candidat de sa capacité à assumer le résultat : test neuropsychologiques entretien social évaluation psychiatrique – décision de poursuivre	Neuropsychologue Psychologue Assistante sociale + ou - psychiatre Infirmière
Phase d'examen Durée 2 à 4 semaines	Prélèvement sanguin pour analyse moléculaire	Infirmière
Annonce des résultats favorables ou non	Accompagner le patient face au choc que peut produire un résultat positif et aux décisions qu'il doit prendre (désir d'enfant, test prénatal, poursuite éventuelle de grossesse ou IVG...)	Neurologue Psychologue Psychiatre
Suivi médical et psychologique	Conseils et soutien psychologique et social apportés aux patients et à leur famille. Ce suivi est variable en fréquence selon la nature du résultat et les besoins du candidat.	Neurologue Psychologue Psychiatre Assistante sociale Infirmière

En application de ce protocole régulièrement affiné par l'équipe au cours des années, l'expérience acquise à la Salpétrière montre que sur 238 demandes de diagnostic présymptomatique formulées (stade d'information), 84 personnes ont abandonné d'emblée leur démarche, 154, sur les 2/3 sont allées jusqu'à l'examen dont 130 ont souhaité connaître leur résultat, 5 ont refusé de savoir, 19 étaient en cours au 28 septembre 1996. Sur les 130 résultats communiqués, 60 (46%) étaient défavorables dont 5 ont conduits à un diagnostic prénatal.

Tableau V
Tentatives de rationalisation des critères d'allocation des ressources

- Priorité aux " médicalement" les plus défavorisés, pondérée par une exigence d'efficacité relative
- Maximisation d'un indicateur de santé publique (nombre de vies sauvées, etc.) sur base épidémiologique
- Maximisation d'un indicateur de santé publique (nombre de vies sauvées, d'années de vie ajustées par la qualité de vie: Qalys, etc.) par égalisation des coûts marginaux
- Egalisation du coût marginal et du bénéfice marginal, en intégrant les préférences individuelles (des patients et des citoyens) à la mesure de ce bénéfice

(d'après Réf [21])

Tableau VI
Coût par « année de vie gagnée ajustée sur la qualité » de différentes interventions

GRANDE BRETAGNE	Coût actualisé par QALY (FF 1990)
• Prévention du tabagisme par le généraliste.	2 500
• Stimulation cardiaque pour bloc auriculo-ventriculaire.	10 000
• Prothèse de hanche.	11 000
• Pontage coronarien (angine de poitrine sévère).	15 000
• Greffe de rein.	44 000
• Dépistage mammographique cancer du sein	51 000
• Transplantation cardiaque.	73 000
• Pontage coronarien (angine de poitrine modérée).	183 000
• Dialyse en centre.	200 000
ETATS UNIS	
• Dépistage néo-natal phénylcétonurie	0
• Traitement hypertension artérielle (hommes de 40 ans, TA diastolique $\geq$ 105 mm Hg)	65 000
• Traitement hypertension artérielle (hommes de 40 ans, TA diastolique = 95- 104 mm Hg)	132 000
• Traitements substitutifs hormonaux de la ménopause (femmes non hystérectomisées)	186 000

(d'après Réf [21])

Figure 1 : Particularité des actions de prévention

- la santé est une réalité variable selon les personnes, l'environnement socioculturel, les périodes de l'existence
- la prévention s'adresse à des personnes présumées en bonne santé
- la prévention est de nature probabiliste
- l'application d'un outil de prévention est souvent plus difficile, plus complexe, plus longue que son invention

Figure 2 : Repères éthiques pour l'application des actions de prévention

- Concilier l'intérêt particulier et l'intérêt général est un des dilemmes majeurs de la prévention
  - un discours de prévention producteur de normes pose une limite quant au principe ou au pouvoir au nom desquels sont édictées ces normes
  - sous l'emprise des normes peut s'édifier un dérapage idéologique de la prévention
  - **liberté et responsabilité** : trop insister sur la responsabilité peut conduire au "blâme de la victime"
  - l'intervention des **pouvoirs publics** dans les stratégies de prévention engage des choix éthiques (campagnes d'éducation pour la santé, diagnostic prénatal, dépistage des anticorps anti-VIH)
  - une logique de **discrimination sociale** peut se greffer dans l'idée de prévention

- Assurer la sécurité des actions de prévention par un souci permanent de prudence et de rigueur

- Veiller à l'équité dans l'application de la prévention

Bibliographie

1. Jonsen AR.
Do no harm.
Ann Intern Med 1978 ; 88 : 827-32.

2. Last JM.
Ethical issues in public health.
In : *Public Health and Human Ecology.* East Norwalk, CT : Appleton & Lange ; 1987 : 351-70.

3. IEA Workshop on Ethics.
Health policy and epidemiology : IEA guidelines on ethics for epidemiogists.
American Public Health Association 1991, Section Newsletter, Epidemiology 1990 : Winter.

4. Beauchamps TL, Childress JF.
Principles of Biomedical Ethics. 2nd ed. New York, NY : Oxford University Press ; 1983.

5. Soskolne CL.
Epidemiology : questions of science, ethics morality, and law.
Am J Epidemiol 1989 ; 129 : 1-18.

6. Hermann AA, Solskolne CL, Malcoe L, Lilienfeld DE.
Guidelines on ethics for epidemiologists.
Int J Epidemiol 1991 ; 20 : 571-2.

7. Beauchamps TL, Cook RR, Fayerweather WE, et al.
Appendix ; ethical guidelines for epidemiogists.
J Clin Epidemiol 1991 ; 44 (suppl.1) : 151S-169S.

8. Perez M.
Concilier espoirs individuels et impératifs de santé publique. Dépistage du cancer du sein : avantages et limites.
Le Figaro – samedi 25-dimanche 26 novembre 1995 – p. 10

9. Herwald LA.
Ethical aspects of infection control.
Infect Control Hosp Epidemiol 1996 ; 17 : 108-113

10. Idéologie de la Prévention
La Revue Agora 1994 ; n° 30 – 116 p.

11. Majnoni d'Intignano B.
Conflits d'éthiques.
Le Monde – jeudi 9 septembre 1993.

12. WFN.
Guidelines for the molecular genetics predictive test in Hungtinton's disease
Neurology 1994 ; 44 : 1533-6.

13. Lascoumes P.
Construction sociale des risques et contrôle du vivant
Revue Prévenir 1993 ; 24 : 23-36.

14. Nores JM.
Réflexions éthiques sur l'infection par le VIH.
La Presse Médicale 1995 ; 24 : 1280-3.

15. Conseil National du sida
Rapport suivi d'un avis sur le dépistage obligatoire ou systématique du VIH
18 décembre 1991, 4 pages.

16. Fabre G.
Les jeunes, cibles ou leurres de la prévention ?
Agence Nationale de recherche sur le Sida (ANRS) – Les jeunes face au sida : de la recherche à l'action. Une synthèse des enquêtes et des recherches françaises, 1993.

17. Obadia Y, Beltzer, Moatti JP.
Le dépistage du VIH en France : des ambiguïtés constitutives.
In *: Le dépistage du VIH : politiques et pratiques.*
Collections Sciences Sociales et Sida. Agence Nationale de Recherche sur le Sida (ANRS), 1996 : 45-56.

18. Setbon M.
1993 – Pouvoirs contre Sida. Paris,
Ed du Seuil.

19. Pollak M, Dab W, Moatti JP.
Systèmes de réaction du Sida et action préventive.
Sciences Sociales et Santé 1989 ; 1 : 111-35.

20. Castiel D.
Equité et Santé.
1995 – *Editions Ecole Nationale de la Santé Publique* – 108 p.

21. Moatti JP, Le Corroler AG.
Réflexions économiques sur l'éthique médicale.
J Econ Med 1996 ; 14 : 67-78.

22. Moatti JP, Auquier P, Le Corroler AG, Macquart-Moulin G.
Qalys or not qalys ; that is the question ?
Rev Epidem Santé Publ 1995 ; 43 : 573-83.

23. Greco DB.
Ethique, pauvreté et Sida.
Cahiers Santé 1992 ; 2 : 122-9.

1. La maladie de Huntington est une maladie neurodégénérative rare (moins de 1 cas pour 100 000), incurable, de transmission autosomique dominante (se transmet d'une génération à l'autre et touche autant les hommes que les femmes). De déclaration tardive (entre 30 et 50 ans) elle se manifeste tout d'abord par une modification du caractère, des troubles du comportement discrets qui s'aggravent progressivement et qui peuvent être associés à des troubles psychiatriques (syndrome dépressif) avant même l'apparition du syndrome choréique (mouvements anormaux, involontaires, brusques des extrémités) très symptomatique de la maladie.

Problèmes éthiques de la thérapie génique

JEAN-MICHEL HEARD

L'innovation thérapeutique

La médecine est une discipline en évolution permanente. L'observation clinique, l'analyse épidémiologique, l'expérimentation en laboratoire et chez l'animal, les essais thérapeutiques chez les malades améliorent sans cesse la connaissance des mécanismes physiopathologiques et désignent des cibles et des procédures nouvelles pour le traitement de maladies jusque là incurables ou traitées de manière insatisfaisante. L'innovation thérapeutique définit la pratique médicale en ce qu'elle permet continuellement d'en élargir le champs d'action. La thérapie génique s'inscrit sans rupture dans ce processus, comme le produit des efforts des recherches effectuées au cours des dernières décennies dans le domaine de la génétique.

Les techniques d'analyse du génome mettent chaque jour en évidence de nouvelles associations entre des anomalies structurales de l'ADN et des phénotypes pathologiques. Ces associations ont d'abord été reconnues dans les maladies héréditaires monofactorielles. Elles concernent aujourd'hui également les cancers, la susceptibilité vis à vis de certains agents infectieux ou la prédisposition à des affections liées au mode de vie ou à l'environnement.

Les techniques de manipulation de l'ADN permettent d'isoler des fragments d'ADN, de les introduire dans une cellule et d'induire la synthèse de protéines préalablement absentes. Il devient ainsi possible de corriger un phénotype anormal en rapport avec une anomalie génétique. L'ADN étranger fonctionnel n'est pas inséré à la place des séquences déficientes, mais à distance, réalisant une transcomplémentation du déficit. L'introduction d'ADN étranger est également capable de conférer à des cellules génétiquement modifiées des fonctions complexes comme la mise en cycle, la mort, la survie, la migration ou la susceptibilité à des agents infectieux.

L'ADN a acquis le statut de médicament potentiel. Une fois identifiées les propriétés de certains fragments d'ADN amplifiés dans E. Coli, la décision de les utiliser comme médicament repose sur des études de faisabilité, de toxicité et d'efficacité qui, bien qu'elles présentent des difficultés spécifiques à la manipulation de ces molécules, ne diffèrent pas fondamentalement de la mise au point d'un médicament classique, en faisant appel à l'expérimentation animale puis aux phases successives des essais thérapeutiques chez l'homme.

Spécificité de l'ADN médicament

Les pragmatiques les plus endurcis ne soutiendront cependant pas qu'une molécule d'ADN soit assimilable à de la pénicilline, à une hormone stéroïdienne ou une préparation vaccinale. C'est que l'ADN induit un effet biologique non pas du fait des caractéristiques chimiques propres à l'acide nucléique, mais par l'intermédiaire d'une chaîne symbolique qui, en tant que telle, résume la spécificité du vivant. Si la thérapie génique conduit à une réflexion spécifique quant au bien-fondé de sa mise en œuvre et aux précautions techniques et humaines dont elle devrait s'entourer, ce n'est pas parce qu'elle est thérapie mais parce qu'elle est génique.

L'innovation thérapeutique est associée, de manière implicite, à une méconnaissance plus ou moins profonde des conséquences du geste innovant. Le risque est partie prenante de la décision d'innover, et cette décision repose en dernière analyse sur l'estimation du bénéfice attendu en regard des risques que l'on a sû identifier. De douloureuses expériences récentes ont montré que le danger pouvait survenir de là où l'on ne savait précisément pas repérer qu'il y avait un risque. Malgré son évaluation soigneuse des risques encourus, l'investigateur ne peut éviter que son geste expose, à son « insu », les sujets se prêtant à l'essai, éventuellement l'environnement, et dans tous les cas sa responsabilité morale, voire civile, à des conséquences fâcheuses. A l'évaluation rationnelle des risques répertoriables s'associe la crainte des dangers non connaissables a priori.

La méconnaissance spécifique à la thérapie génique concerne les conséquences de la manipulation du génome humain. Elle est à la mesure de notre méconnaissance de ce qui spécifie le vivant en tant que tel. La sagesse voudrait que cette méconnaissance soit systématiquement mise en perspective lorsqu'il s'agit de décider du bien-fondé d'utiliser l'ADN dans un but thérapeutique. Le bon sens devrait conduire à choisir les gestes pour lesquels la méconnaissance des conséquences possibles apparaît minimale.

Thérapie génique somatique et transfert de gène dans la lignée germinale

La conscience de nos limites quant à l'appréciation des dangers d'un geste innovant devrait suffire à s'interdire toute modification génétique transmissible à la descendance. La transgénèse chez l'embryon ne pose cependant que peu de problèmes techniques dans de nombreuses espèces de mammifères. Le Comité Consultatif National d'Ethique (CCNE) a précocément pris conscience du risque de dérive de la thérapie génique vers la transgénèse germinale. Dès décembre 1990, il prenait une position très explicite à ce propos en recommandant « de limiter les possibilités de thérapie génique aux seules cellules somatiques, et d'interdire formellement toute tentative de modification délibérée du génome des cellules germinales et toute thérapie génique comportant un risque d'une telle modification » (CCNE, avis n° 22 du 13 décembre 1990).

La réalisation d'une transgénèse germinale chez l'homme serait en outre illogique dans sa pratique. Dans la mesure où un diagnostic pré-implantatoire sur des œufs fécondés in vitro est le préalable indispensable à une correction éventuelle, la sélection des œufs non porteurs du trait serait vraisemblablement préférée à la réimplantation d'œufs « anormaux » corrigés. En complément de son avis sur la transgénèse germinale, le CCNE a émis un avis défavorable quant au tri des embryons cultivés in vitro (avis n°28 du 18 juillet 1990).

L'introduction de matériel génique dans l'œuf fécondé n'a pas sa place en thérapeutique. L'attrait préférentiel pour un caractère non porté par les allèles disponibles dans le œufs analysés pourrait seul conduire à ce geste. Il ne s'agit plus ici de médecine, mais de cosmétique. En tant que pratique médicale, la thérapie génique est somatique par définition.

Les indications de la thérapie génique somatique

La prise en compte des dangers non connaissables liés au transfert de matériel génétique dans les tissus a conduit le CCNE à trois recommandations :

qu'un soin particulier soit porté aux expérimentations animales préalables à une thérapie génique chez l'homme, que les procédures de thérapie génique dans lesquelles le transfert de gène est effectué dans des cellules en culture soient préférées à celles réalisées directement in vivo,

que seule les maladies graves soient prises en considération pour ce type de manœuvre (avis n°22 du 13 décembre 1990 et n°36 du 22 juin 1993). Des recommandations similaires ont été émises par les experts auprès du directeur du NIH, lesquels ont également insisté sur l'importance de la recherche fondamentale destinée à améliorer les systèmes vecteurs actuellement disponibles (Report and recommendations of the panel to assess the NIH investment in research on gene therapy, SH Orkin & AG Motulsky, 1995).

L'expérimentation animale

Sous différents aspects, l'expérimentation animale est un préalable indispensable des essais cliniques de thérapie génique chez l'homme. Outre l'appréciation de la faisabilité et de l'efficacité du geste envisagé, elle présente l'intérêt majeur de permettre l'observation d'un effet non attendu. Aux études toxicologiques classiques exigées pour la mise sur le marché d'un médicament, s'ajoute ici l'examen de questions spécifiques relatives au transfert du gène. Celles-ci concernent l'analyse de la dissémination tissulaire du gène étranger, son fonctionnement, les conséquences sur l'état prolifératif de la cellule cible, la tolérance immunitaire vis à vis de la protéine nouvelle et des cellules qui l'expriment. Pour être pleinement satisfaisantes, ces études devraient être réalisées dans un modèle animal de la maladie considérée. Celui-ci n'étant que rarement disponible, les résultats concernent le plus souvent l'animal sain et ont de ce fait une portée plus limitée.

Les procédures de transfert de gène

Les méthodes employées pour la thérapie génique dépendent du tissu dans lequel le transfert de gène doit être réalisé et de la durée souhaitée de l'expression de la protéine supposée thérapeutique. On peut opposer deux approches, exposant à des conséquences inattendues différentes.

Dans la procédure dite ex vivo l'organisme n'est pas en contact avec le vecteur utilisé pour le transfert de gène, en général dérivé d'un rétrovirus. La dissémination à d'autres tissus que celui nécessitant une correction est improbable. En contrepartie, l'insertion du gène étranger dans le matériel chromosomique, qui est nécessaire à sa persistance dans une population cellulaire en croissance, expose aux conséquences d'une mutagénèse insertionnelle. Le risque carcinogène n'a jamais été documenté, faute d'observation venant confirmer ce danger théorique. Il convient néanmoins d'en tenir compte, en particulier si le traitement vise à rétablir une espérance de vie normale. Les tissus redevables d'un transfert de gène ex vivo à l'aide de vecteurs rétroviraux sont limités au tissu hématopoïétique, à la peau, aux fibroblastes. Le tissu hépatique et les muscles squelettiques se sont avérés difficiles à manipuler ex vivo.

Dans la procédure dite in vivo, le vecteur, en général un adénovirus, est administré directement à l'organisme. Il est de ce fait difficile de contrôler sa distribution tissulaire. Les réactions d'intolérance ou de rejet vis à vis du vecteur sont probables. Des études exhaustives chez l'animal sont particulièrement importantes dans cette situation. En dépit de ses aléas, le procédé de transfert in vivo est le seul envisageable pour de nombreux tissus tels que le poumon, le système nerveux, la rétine, le cœur, les muscles squelettiques, les parois artérielles, le rein. Après un avis réservé à ce sujet, le CCNE a émis un avis favorable à sa mise en œuvre chez l'homme (avis du n°36 du 22 juin 1993).

Le pronostic des affections redevables d'une thérapie génique

La méconnaissance des dangers encourus par un patient se prêtant à un essai thérapeutique de thérapie génique conduit à une évaluation sévère du bénéfice potentiel. Seules la perspective d'une évolution défavorable en l'absence du traitement, une mortalité et une morbidité élevées des traitements alternatifs quand ils existent, peuvent justifier le recours à un traitement expérimental dont les conséquences restent méconnues. La logique des essais thérapeutiques veut cependant qu'une approche thérapeutique nouvelle soit en première intention évaluée pour sa tolérance et non pour son efficacité, sans qu'un bénéfice immédiat soit attendu pour les patients (essais dits de phase 1). La soumission préalable des protocoles à des commissions d'cxpcrts cst ici cruciale pour juger du bien-fondé, c'est à dire du rapport risque/bénéfice attendu des essais de thérapie génique. Ces commissions peuvent éventuellement proposer des aménagements dans la préparation des matériels et dans le déroulement de l'étude.

Les dispositifs réglementaires

Les Etats confrontés à des demandes d'autorisation de procéder à des essais cliniques mettant en jeu l'introduction d'ADN « thérapeutique » se sont dotés d'une réglementation spécifique et d'instances officielles capables d'apprécier les dangers potentiels de ces essais. Des commissions d'experts déterminent le niveau de confinement du matériel et des malades en fonction de la nature des organismes génétiquement modifiés (OGM) qui sont manipulés, exigent une définition stricte des caractéristiques des vecteurs, leur production selon des procédés inspirés du savoir faire requis pour la préparation de médicaments, des contrôles de qualité sévères, des études toxicologiques approfondies et des protocoles d'étude clinique répondant aux critères maintenant bien codifiés de respect de la personne humaine et de rigueur dans l'analyse des observations.

Les mesures de confinement

En Europe, la manipulation d'OGM est soumise à des réglementations inspirées des directives 90/219/CEE, 90/220/CEE et 94/51/CE. Celles-ci ont été transposées dans la loi française du 13 juillet 1992 qui institue une commission spécialisée (Commission du Génie Génétique, sous la tutelle du Ministère de la Santé et du Ministère de l'Enseignement Supérieur et de la Recherche) qui impose des mesures de confinement pour les OFM, et en particulier pour les études de thérapie génique (cf. les modifications introduites par la circulaire du 16 avril 1996 et l'arrêté du 13 août 1996). Le respect de ses décisions devrait prévenir la dissémination involontaire d'OGM et les risques associés à la manipulation de matériels biologiques supposés potentiellement dangereux. Les mesures de confinement s'adressent aux vecteurs de transfert de gène, et en particulier aux vecteurs viraux, ainsi que durant une période transitoire, aux patients chez qui ces vecteurs ont été administrés. Les patients traités étant eux-mêmes considérés comme des OGM, la loi considère qu'il y a dissémination volontaire dans l'environnement, et exige que les protocoles de thérapie génique soient également soumis à l'avis de la Commission du Génie Bio-Moléculaire, placée sous la tutelle du Ministère de l'Environnement (loi du 13 juillet 1992).

La préparation des matériels biologiques

L'appréciation du risque thérapeutique en thérapie génique relève d'une analyse systématique dont la nature ne se distingue pas de celle mise en œuvre pour l'évaluation de toute autre approche thérapeutique. La loi du 28 mai 1996 contient un ensemble de dispositions concernant le statut des produits de thérapie génique et précise « les mesures spécifiques visant à l'évaluation des risques connus et de leurs effets ainsi qu'à l'identification des risques émergents et hypothétiques ».

La loi considère que l'ADN peut avoir le statut d'une spécialité pharmaceutique, nécessitant l'obtention d'une autorisation de mise sur le marché par l'Agence Française du Médicament comme préalable à sa diffusion. Elle considère également que certains outils de la thérapie génique ne sont pas des médicaments fabriqués industriellement, mais que leur utilisation nécessite également une autorisation de l'Agence Française du Médicament ou du ministère chargé de la Santé. Dans tous les cas, l'autorité compétente a pour mission de veiller au respect des règles de bonnes pratiques et de s'assurer que les dispositions de la loi du 13 juillet 1992 sont respectées. Un examen pointilleux par une commission d'experts en sécurité virale des techniques et des produits biologiques mis en œuvre pour la production des vecteurs cherche à prévenir l'utilisation de préparations contaminées par les agents pathogènes connus ou ayant fait l'objet de manœuvres exposant à la contamination par des agents encore inconnus.

Le déroulement des essais cliniques

Les essais de thérapie génique doivent se conformer aux règles générales des essais thérapeutiques, et en particulier aux déclarations d'Helsinski (1664), de Manille (1981), et à la loi française du 20 décembre 1988 (loi Huriet) sur la protection des personnes qui se prêtent à des recherches biomédicales. Le promoteur d'un essai clinique de thérapie génique doit soumettre son protocole d'étude à un examen par les comités consultatifs de protection des personnes (CCPPRB), instaurés par cette loi. Etant considéré comme un acte de soin d'un coût élevé et nécessitant des dispositions particulières, la mise en œuvre d'une thérapie génique doit se faire dans un établissement de santé spécialement autorisé par le Ministre de la Santé (loi du 16 avril 1996).

Dans son avis du 22 juin 1993, le CCNE a insisté sur l'importance d'un suivi attentif des résultats des essais de thérapie génique. C'est par un suivi soigneux et prolongé des observations enregistrées chez les patients qu'une évaluation des risques associés à la thérapie génique pourra être progressivement réalisée. Cette tâche a été confiée à l'Agence Française du Médicament (décret du 6 novembre 1995), au sein de laquelle une commission spécialisée juge des conditions techniques du déroulement des essais de thérapie génique. Cette commission d'experts donne un avis sur les modalités de l'étude, évalue les résultats, et se prononce sur le bien-fondé de l'essai après avoir estimé les risques et les bénéfices pour le patient ainsi que l'intérêt de l'investigation pour la connaissance scientifique et médicale.

L'information des patients, des familles et du public

Comme toutes les innovations thérapeutiques, et plus encore peut être du fait du fort contenu affectif associé à l'idée d'une manipulation du génome humain, la thérapie génique suscite des espoirs, des craintes et des fantasmes qu'il convient de maîtriser au mieux par une information objective, mesurée et réaliste.

Les modalités du consentement éclairé des personnes se prêtant à un essai thérapeutique sont très précisément définies par les termes de la loi du 20 décembre 1988.

La complexité technologique mise en œuvre dans les essais de thérapie génique requiert un soin particulier dans les explications données aux patients afin d'obtenir leur consentement éclairé. La description des principes de l'étude, des inconnues quant à ses résultats et des risques et dangers potentiels revêt ici une difficulté particulière nécessitant toute l'attention de l'équipe médicale.

L'information du public quant aux espoirs de la thérapie génique est cruciale pour sa crédibilité. Le risque est de susciter de faux espoirs par des discours imprudents masquant les difficultés énormes des traitements envisagés, les longs délais qui seront nécessaires à leur développement optimal et à l'évaluation de leur efficacité, et les incertitudes majeures quant à leurs effets secondaires. La tentation d'un discours exagérément optimiste l'a quelquefois emporté. Cette dérive a plusieurs causes. L'enthousiasme naturel des scientifiques et leur difficulté à s'exprimer en langage simple à propos de leurs recherches prennent un relief particulier quand il s'agit de manipulations sur le génome humain. Les investissements financiers conséquents consentis par les industriels font de la thérapie génique un enjeu majeur de la réussite de nombreuses entreprises pharmaceutiques. Les potentiels de la thérapie génique pour le traitement de maladies incurables ont été mises en avant par les médias pour aider au recueil auprès du public des fonds indispensables à son développement. En France, l'efficacité exemplaire de l'interpellation du public par des collectes répétées illustre l'intérêt de la population pour les maladies génétiques et la thérapie génique. Cependant, les messages diffusés dans cette optique peuvent difficilement donner une image réaliste des potentiels thérapeutiques du transfert de gène.

Comme le notait le CCNE dans son avis du 22 juin 1993, il serait souhaitable de favoriser une réflexion générale sur l'information du public, sur le rôle des médias et su le comportement des scientifiques vis à vis de la recherche sur le génome humain, ses présupposés, ses objectifs et les applications médicales qui peuvent en résulter.

Ethique et médecines alternatives

EDUARDO RODRIGUEZ PEREIRA

Introduction

Les pratiques décrites sous ce nom sont également connues sous les termes de médecines douces complémentaires, non conventionnelles, non orthodoxes, traditionnelles, nouvel âge etc. (1) Elles peuvent être aussi décrites sous le nom de médecine holistique.

Ces pratiques sont variées : des techniques raisonnables et bien connues telles l'acupuncture vont jusqu'à d'autres exotiques ou même dangereuses. En dépit de ceci nous avons tous remarqué que la demande est de plus en plus forte pour ces médecines alternatives : en Europe, aux USA etc. de nombreux malades recherchent maintenant une alternative à la médecine scientifique. Et ceci est vraiment un fait étonnant aux yeux de la plupart des médecins et aussi d'autres personnes. En fait les progrès en médecine au cours des dernières années ont été énormes. Il y a quelque temps, la tuberculose était une maladie dévastatrice (la « peste blanche ») et ce n'est plus le cas. Depuis que nous avons à notre disposition des substances capables de bloquer les récepteurs d'H_2 (cimétidine, ranitidine, etc.), la chirurgie de l'ulcère duodénal et gastrique est devenue presque une rareté. En oncologie, la chimiothérapie permet aux médecins de guérir un grand nombre de leucémies aiguës lymphocytaires, des tumeurs de Wilms chez l'enfant, des tumeurs de l'ovaire et du testicule, certaines maladies de Hodgkin, certains types de leucémies aiguës chez l'adulte. Un grand progrès a également été réalisé dans les méthodes de diagnostic, de technique chirurgicale etc. Depuis le premier cas de génothérapie (septembre 1990) chez un enfant souffrant de SCID (severe combined immuno deficiency) ce type moderne de thérapeutique est en marche vers un futur prometteur. Cependant, le nombre de malades qui se tournent vers les médecines alternatives est devenu très important.

Pourquoi les médecines alternatives (2) ?

Voici quelques années dans les pays développés, beaucoup ont cru qu'il existait une pilule correspondant à chaque maladie ou chaque symptôme : une pilule contre les maux de tête, une pilule si une femme désire éviter une grossesse ; si nous sommes anxieux ou déprimés, nous pouvons encore prendre des pilules etc.

Mais depuis le désastre dû à la Thalidomide, depuis l'usage possible de puissants médicaments modernes dont les doses thérapeutiques sont voisines des doses toxiques et l'influence des mass média qui claironnent « le médicament tue », nombreux sont ceux dont la confiance dans les médicaments est devenue méfiance et le même fait s'est produit dans les rapports médecins – malades. Nous pouvons dire que cette méfiance envers les médicaments comme envers les médecins est dans une certaine mesure fondée :

Dans les hôpitaux et les centres de soins, bien des médecins ne consacrent souvent pas plus de 6 à 10 minutes par malade à la consultation (3).

Les médecins oublient, faute de temps, d'expliquer les principaux effets secondaires des médicaments, les précautions à prendre etc.

Par contre, les « thérapistes » donnent beaucoup de leur temps au malade, expliquent la maladie et le traitement, ils écoutent et parviennent parfois à expliquer l'inexplicable.

Dans les maladies graves, les malades essaient tout ce qui peut leur offrir quelque espoir de guérison.

Les soins médicaux sont souvent coûteux et impersonnels.

Les guérisseurs traitent la « personne dans sa globalité » et utilisent des « produits naturels ». Certains, disent-ils, sont bon marché et anodins.

Si on considère ces divers points, il n'est pas surprenant que le pourcentage des individus utilisant les médecines alternatives soit très élevé dans certains pays.

En Europe, la France avec 40 % des prescriptions, l'Allemagne avec 46 % sont les mieux placés. Aux USA, le pourcentage est estimé à 31 % (4).

Les divers types de médecines alternatives et leurs promoteurs

La liste des pratiques dans une publication de l'Organisation Mondiale de la Santé (5) inclut :

l'homéopathie, la kinésithérapie appliquée, Kirlian photography, la médecine anthroposophique, l'ostéopathie, la chiropraxie, la radiesthésie, rolfing, breathing, radionics, pyramide therapy, organe therapy, dianetics, la naturopathie, l'aromathérapie, la thérapie interférentielle, la thérapie orthomoléculaire, biochemics, enlightenment intensive etc.

Si chacun de ces types de médecine alternative avait le haut degré d'efficacité que leurs promoteurs lui attribue, la médecine orthodoxe et les autres pratiques devraient avoir disparu (6).

Comme il n'existe pas de classification reconnue des médecines alternatives, nous pouvons procéder comme Murray et Rubel (1) et considérer 4 catégories de praticiens selon les traitements qu'ils utilisent :

La catégorie spirituelle et psychologique comprend les guérisseurs croyants, de religions diverses et ceux qui utilisent les techniques psychologiques comme l'hypnose et la thérapeutique par le rire.

La catégorie nutritionniste inclut ceux qui recommandent des suppléments diététiques vitaminés et minéraux, des extraits de plantes et des régimes spéciaux, macrobiotiques par exemple.

La catégorie du médicament et de la biologie : en font partie ceux qui utilisent les procédés physiques (chiropracteurs, acupuncteurs, thérapistes pratiquant le massage et le contact, et les praticiens de l'électrothérapie).

Les méthodes difficiles à classer : l'iridologie, l'aromathérapie etc.

S'il existe de nombreux types de pratiques, les thérapistes sont également très divers : certains sont bien formés mais d'autres sont des charlatans.

Quelle est la situation en Europe ?

Nous constatons des différences marquées d'un pays à l'autre en ce qui concerne la pratique des médecines alternatives. Dans la plupart des pays (France, Belgique, Espagne, Italie, Grèce) la pratique de la médecine est réservée aux seuls professionnels de la santé reconnus statutairement (4). En dehors de ce cadre, l'exercice de la médecine est illégal. Cependant, ceci n'est pas un dogme. En Hollande, par exemple, le gouvernement n'agira contre les praticiens non qualifiés médicalement qu'en cas d'incurie. Dans d'autres pays les guérisseurs travaillent plus ou moins en liberté : les autorités agissent seulement quand les malades portent plainte en raison de faute ayant entraîné un dommage ou de l'aggravation d'une maladie préexistante. En Allemagne, le « Heilpraktiker » (praticien de santé) peut exercer s'il a aussi un examen attestant les connaissances médicales de base et s'il est enregistré.

Cependant les standards varient selon les provinces (« Länder ») et certains auteurs considèrent que les qualifications des « Heilpraktiter » sont de très bas niveau. Comme le taux d'échecs varie considérablement d'une province à l'autre il existe un « tourisme de consultation » vers les provinces où le taux de succès est meilleur. Contrairement à leurs collègues anglais qui utilisent un ou deux traitements spéciaux, le « Heilpraktiter » en utilise un grand nombre et fait aussi des injections (sous cutanées et intramusculaires). Des complications et décès ont parfois été observés à la suite de ces traitements.

En Grande Bretagne et en Irlande il n'existe pas de règlement en dehors du contrat des ostéopathes (1993). Qui pratique les médecines alternatives en Europe? C'est très variable. En Grande Bretagne, ce sont principalement les praticiens non qualifiés médicalement. En France ce sont plutôt les physiothérapistes que les ostéopathes. En Belgique, l'homéopathie dans 84 % des cas, l'acupuncture dans 74 % des cas sont pratiquées par des médecins. En Allemagne l'acupuncture est courante dans 77 % des cliniques de la douleur. En Hollande 47 % des médecins généralistes utilisent des méthodes alternatives, surtout l'homéopathie. Les possibilités de la phytothérapie (médecine par les plantes) varient aussi selon les pays d'Europe : dans la plupart d'entre eux, seuls les médecins en ont l'usage légal mais en Grande Bretagne presque tous les phytothérapistes ne sont pas médecins (4).

Quelques précisions au sujet des médecines alternatives les plus populaires : l'acupuncture et l'homéopathie.

L'acupuncture

L'acupuncture a été utilisée surtout pour des céphalées et des douleurs dorsales mais aussi pour bien d'autres troubles générateurs de douleur : arthrites rhumatoïdes, ostéoarthrites, syndrome cervical, bursites et tendinites, neuropathies périphériques, membres fantômes, affections dentaires etc.

Si l'on considère le taux de succès immédiat (50 à 80 %) comparé à celui du placebo (30 à 35 %) (7), l'utilisation de l'acupuncture pour certains états douloureux semble prometteuse. L'efficacité de l'acupuncture paraît mieux établie pour les douleurs dorsales que pour les maux de tête. Cependant, dans un certain nombre d'études le thérapeute connaît les conditions du traitement (de sorte qu'il n'agit plus en « double aveugle »). Des études plus nombreuses et mieux programmées sont nécessaires avant de tirer des conclusions.

L'homéopathie

Fondée par un médecin allemand, Samuel Hahnemann (1755 – 1843) qui écrivait « *Après que j'eusse découvert les faiblesses et erreurs de mes maîtres et livres, je sombrai dans un état d'indignation affligée qui me dégoûta presque de l'étude de la médecine. Je me livrai tout entier à une réflexion solitaire et résolus de ne pas mettre fin à l'enchaînement de mes pensées avant que je n'eusse atteint une conclusion définitive sur le sujet* » (8).

L'homéopathie est fondée sur les points suivants :

maladie et guérison sont choses de l'esprit, le symptôme détermine le médicament à utiliser (au temps d'Hahnemann il n'existait pas de distinction précise entre maladie et symptômes et l'origine des maladies infectieuses n'était pas connue).

le principe de similitude : les symptômes liés à l'usage du remède suppriment les symptômes correspondant de la maladie,

la potentialisation : l'effet des médicaments est « potentialisé par la dilution ». La dilution doit être « agitée correctement ». La dilution prescrite par Hahnemann fournit une solution où « il y aurait une seule molécule de médicament dans le volume d'une sphère de circonférence littéralement astronomique » (6),

la monothérapie : Hahnemann recommande de traiter les malades par une seule substance minérale ou extrait de plante (il ignorait que la plupart des extraits de plantes contiennent habituellement plus d'une substance).

Nous pouvons dire que les principes de l'homéopathie sont nés au cours du 18ème siècle et qu'ils sont maintenant totalement dépassés. La société allemande de pharmacologie a publié récemment (1994) un Memorandum sur « alternativen arzneitherapeutischen Verfahren » (thérapeutiques médicamenteuses alternatives). Elle conclut à propos de l'homéopathie que « le choix des remèdes de l'homéopathie classique est fondé sur de faux principes (principe de similitude) qui conduisent à un dosage erroné. De cette façon il est impossible d'obtenir l'activité recherchée ».

Quelques études cliniques bien faites sur l'homéopathie ont été publiées dans des revues médicales bien connues. J'en citerai deux. L'article de Shipley et al (9) est un essai destiné à étudier les effets de Rhus tox. 6x contre placebo chez 30 malades souffrant d'ostéoarthrite. Les résultats n'ont pas montré de différence significative entre les deux groupes. Un autre travail (10) accompli à la demande du ministère français des affaires sociales devant la popularité croissante de l'homéopathie a comparé l'action de deux préparations homéopathiques (opium dilué à 10^{30} et le raphanus dilué à 10^{10}) sur le délai de récupération de la motilité intestinale chez des malades ayant subi une intervention de chirurgie abdominale. Quatre groupes de 150 malades ont été étudiés : un groupe témoin non traité, les trois autres recevant en double aveugle opium et raphanus, opium et placebo, ou 2 placebos. Aucune différence significative n'a pu être mise en évidence entre les différents groupes.

Autres médecines alternatives

Les médecines alternatives sont trop nombreuses pour qu'on puisse les considérer toutes. J'en mentionnerai brièvement deux en raison de la popularité de l'une (manipulations) et des problèmes particuliers soulevés par l'autre (cancer et médecines alternatives).

La thérapie manuelle (manipulation)

Ceux qui la pratiquent en Europe diffèrent d'un pays à l'autre. En France ce sont plus communément des physiothérapistes que des ostéopathes et dans d'autres pays les manipulations sont souvent pratiquées par des médecins spécialistes hospitaliers. En Hollande cette pratique est utilisée plus communément par des non médecins et aux Etats-Unis surtout par des chiropracteurs.

Les malades souffrant de douleurs dorsales basses non compliquées peuvent tirer quelque bénéfice de la manipulation vertébrale. Cependant l'utilisation de cette méthode pour des douleurs dorsales basses chroniques n'est pas concluante (11). Cette pratique expose à des complications : une série de Ladermann (12) signale 135 cas de complications sérieuses dont 18 ont entraîné la mort. La plupart des accidents, en particulier la hernie du nucleus pulposus, se sont produits à la suite de manipulations cervicales selon une technique inappropriée, ou en cas d'erreur de diagnostic. L'erreur de diagnostic fut responsable de 26 des complications. Il s'agissait le plus souvent de la non reconnaissance de tumeurs ou de métastases ayant entraîné un retard du traitement approprié. C'est là un très gros risque pour les malades soumis à cette pratique. Les problèmes éthiques (primum non nocere) sont graves et devraient être pris en considération par les autorités responsables de la santé.

Cancer et médecines alternatives

Les malades atteints de cancer se tournent souvent vers les médecines alternatives : thérapie diététique (« vous êtes ce que vos mangez »), thérapie métabolique (« détoxications ») utilisant les vitamines, minéraux, enzymes et quelquefois laetrile, mégavitamines (dans l'idée que les vitamines à forte dose peuvent aider le corps à détruire les cellules cancéreuses), cures basées sur le spirituel ou la foi, thérapie par immunisation (tissu fœtal, vaccins autogènes etc.) fondée sur la croyance que le cancer se développe à cause d'un système immunitaire défectueux) etc. Dans une étude de Cassileth et al (13), les auteurs rapportent le cas d'un malade qui utilisa plus de 40 thérapies alternatives différentes. Ainsi pour certains malades parvenus en phase terminale de leur maladie, les thérapeutiques alternatives représentent un dernier espoir. D'autres malades pensent que les médecines alternatives sont naturelles, dépourvues d'effets toxiques et ces affirmations sont largement véhiculées par les médias actuellement. D'autre part, nombreux sont les malades qui considèrent la médecine orthodoxe, en particulier la chimio et la radiothérapie, comme plus nocives qu'utiles.

Un point important aussi est celui du *type de la relation médecin – malade.* Dans l'étude de Cassileth et al (14) la qualité de cette relation est inversement proportionnelle à l'orientation vers la recherche des médecines alternatives. On pourrait admettre que chez les malades en phase terminale, cette orientation vers les médecines alternatives n'est plus un problème et qu'elle pourrait améliorer la qualité de la vie. Cependant certains auteurs ne partagent pas ce point de vue. En fait Cassileth et ses collaborateurs (13) ont comparé la survie et la qualité de vie des malades cancéreux soumis à une thérapeutique alternative ou classique. Tous ces malades s'étaient aggravés et la survie était inférieure à 1 an. Les résultats ne montraient aucune différence dans la durée de survie chez 2 groupes de malades. Cependant la qualité de vie était meilleure pour les malades traités de façon conventionnelle.

En tous cas chez les cancéreux dont la vie peut être sauvée par un traitement oncologique, l'utilisation des médecines alternatives n'est pas éthique et devrait être totalement proscrite.

Le coût des médecines alternatives

Le coût modique des traitements utilisés en médecine alternative est l'un des arguments de leurs prescripteurs. Cependant, les chiffres publiés aux Etats-Unis par Eisenberg et al (15) expriment une toute autre réalité. Ainsi, selon ces auteurs en 1990, 61 millions d'Américains utilisaient au moins une des 16 médecines non conventionnelles, le nombre des consultations chez les praticiens de la thérapie non conventionnelle était de 425 millions, chiffre largement supérieur aux 388 millions de consultations chez les médecins généralistes au cours de la même année. Aussi, ce n'est pas une surprise de découvrir, pour cette même année aux USA, un coût de 228 dollars par personne pour suppléments diététiques et de 203 dollars par personne pour mégavitamines. Si on ajoute ces dépenses au coût des consultations en médecine alternative, le chiffre montre à 13,7 billions de dollars en 1990. Les dépenses non remboursées pour la thérapie non conventionnelle accrue de ces suppléments étaient de 10,3 billions de dollars en 1990, soit approximativement la moitié de la somme non remboursée pour toutes les formes de médecine aux USA (23,5 billions de dollars).

Ainsi, ne pouvons nous pas dire que les médecines alternatives ne coûtent pas cher.

Que dire de l'Ethique ?

Les particularités des médecines alternatives sont telles qu'à chaque instant elles soulèvent des problèmes éthiques. Nous les évoquerons ici sous forme de questions :

Le recours aux médecines alternatives repose, pour la plupart d'entre elles, sur des affirmations dogmatiques et des principes contestables, voire inexacts.

Est-il licite, dans ces conditions, d'autoriser leur mise en œuvre chez des malades atteints d'affections organiques ?

L'utilisation de ces méthodes pourrait être envisagée, même en ignorant leur mécanisme d'action, si elles étaient efficaces en pratique. Ce n'est malheureusement pas le cas, sauf peut-être, dans certaines indications, pour l'acupuncture.

La plupart d'entre elles n'ont pas fait l'objet d'études contrôlées comme celles que l'on exige des thérapeutiques scientifiques. Elles ne sont, en pratique, au mieux, que des placebos.

Est-on dans ces conditions, en droit de présenter ces thérapeutiques au malade sous un autre jour ? N'est-ce pas aller à l'encontre du principe intangible en éthique du consentement éclairé ?

Les médecines alternatives doivent, pour une large part, leur vogue aux insuffisances ou aux défaillances de la médecine conventionnelle. On met par exemple volontiers l'accent sur la toxicité potentielle de certains médicaments, sur les dangers des conservateurs, additifs et polluants dans notre alimentation.

L'affaire de la Thalidomide, la catastrophe de Tchernobyl sont encore dans toutes les mémoires.

En contrepoint, les médecines alternatives sont présentées comme anodines parce que naturelles. Là encore n'y a-t-il pas abus de confiance ?

Le caractère naturel d'un produit ne garantit pas son innocuité. Quelques exemples empruntés à l'homéopathie le prouvent à l'évidence :

Sanafras (antirhumastimal) est hépatotoxique

Comphrey (Symphytum) a pu être à l'origine de tumeurs hépatiques et d'hémangiomes.

Des cas de thrombose veineuse hépatique ont été imputés à Senecio, Crotolaria, Heliotropium et des cas de gynécomastie au Ginseng.

Le retard apporté au diagnostic et au traitement scientifique de maladies organiques par la mise en œuvre de pratiques alternatives ne constitue-t-il pas un préjudice (16) causé au malade en termes de chances de survie et de curabilité ?

Est-il légitime d'engager au bénéfice de cette voie aléatoire des ressources humaines et financières qui trouveraient un meilleur emploi dans une perspective scientifique ?

Au terme de cette réflexion il convient de tirer la leçon du succès des médecines alternatives :

Ceux qui les pratiquent ont compris l'importance de la communication, des explications données au malade, du temps qu'on lui consacre. La médecine officielle ne pourrait que gagner à s'en inspirer.

Il paraît urgent de mettre en place, selon les méthodes scientifiques actuelles, des essais contrôlés randomisés permettant de juger de l'efficacité éventuelle des médecines alternatives sur des bases objectives.

Il convient également de donner aux étudiants une information précise et objective sur cette question sans passion mais sans complaisance.

Bibliographie

1. Murray, R.B. and Rubel, A.J. – Physicians and Healers – unwitting partners in health care. New England J.M., 1992, 326, 61-64.

2. Campion, E.W. – Why unconventional medicine? New England 1991, 328, 282-283.

3. Lister, J. – Current controversy on Alternative Medicine. New England J.M., 1983, 309, 1524-1527.

4. Fisher, P. and Ward, A. – Complementary Medicine in Europe. Brit. Med.J. 1994, 309 : 107-110.

5. Bonnermann R.H. et al, Traditional medicine and health care coverage, 1983.

6. Lawrence and Bennet, Clinical pharmacology.

7. Richardson, Ph. and Vincent, C.A. – Acupuncture for the treatment of pain : a review of evaluative research. Pain 1986, 24 : 15-40.

8. Hahnemann S; Aesculapius in balance – Leipzig 1805.

9. Shipley, M. and Berry, H. – Controlled trial of homeopathic treatment of osteoarthritis.
The Lancet 1983, 97-98.

10. Mayaux et al. The Lancet, 1988, 588-599.

11. Ladermann, J.P. Accidents of spinal manipulations. Annals of the Swiss Chiropracters Association. 1981, 7, 161-208.

12. Cassileth, B., Lusk, E.J., Strouse, T. and Bodenheimer, B.J. – Contemporary unorthodox treatments in cancer medicine. Annals of Int. Med. 1984, 101 : 105-112.

13. Cassileth, B., Lusk, E.J., Guerry, D., Blake, A., Walsh, W.P., Kascius, L. and Schultz, D. – Survival and quality of life among patients receiving unproven or compared with conventional cancer therapy. New England J.M. 1991, 324, 1180-1185.

14. Eisenberg, D. Kessler, R.C., Foster, C. Norlock, F.E., Calkins, D.R. and DelBanco, T.L. – Unconventional Medicine in the United States, Prevalence costs and Patterns of use. New England J.M. 1993, 328, 246-252.

15. Spiegel, D., Kraemer, H., Bloom, J.R. and Gottweil – Effect of psychosocial treatment on survival of patients with metastatic breast tumors. The Lancet 1989 : 888-891.

Ethique de situation

Ethique de la prescription médicale

Jean Bernard

De très importantes questions d'éthique se posent en amont, relatives, les unes aux essais sur volontaires sains, les autres aux essais comparés. Je ne les aborderai pas et je me limiterai à l'éthique de la prescription médicale elle-même. Tour à tour seront rappelés les conditions variées de la prescription et les principes éthiques qui gouvernent la décision du médecin prescripteur.

Les maladies de gravité modérée, les altérations mineures de la santé, par leur fréquence, par la diversité des problèmes soulevés, sont très souvent concernées. « *C'est notre impatience qui gâte tout et la plupart des hommes meurent de leurs remèdes et non de leurs maladies* ». Assurément excessive au temps des modestes médicaments de Diafoirus, la critique malicieuse de Molière ne peut être totalement éludée actuellement.

Voici une quinzaine d'années, à une consultation hospitalière, j'ai examiné une dame de cinquante ans, pas très malade, qui prenait 65 médicaments par jour. Elle avait pris l'avis de huit médecins, avait reçu huit ordonnances, avait additionné les prescriptions. Elle a été hospitalisée pour être sevrée et a déclaré à l'interne qui l'interrogeait : *« Docteur, je suis opposée à l'acharnement thérapeutique »*.

De tels excès sont peu communs mais les abus modérés de prescriptions sont fréquents. De nombreux facteurs ont été évoqués pour les expliquer. Mais la cause de beaucoup la plus importante de tel abus est notre ignorance. Depuis soixante ans, depuis la découverte des sulfamides, les admirables progrès de la recherche biologique et médicale ont eu pour objet les maladies fatales, de la méningite tuberculeuse à l'anémie pernicieuse. Les désordres modérés de la santé n'ont pas paru prioritaires et souvent restent mal compris. Les épreuves biologiques, qui définissent clairement les maladies graves, souvent ne nous permettent pas d'interpréter les maladies bénignes. Les leucopénies mineures, leucopénies des surmenés, leucopénies des dames nerveuses insupportables, sont fréquemment observées par les hématologues. Le myélogramme, les épreuves isotopiques qui permettent de connaître très exactement la physiopathologie des maladies graves des globules blancs, restent normaux ou peu modifiés au cas de leucopénies mineures

La recherche biologique et médicale devrait, en cette fin de siècle, prendre pour objet les altérations modérées de la santé. Les progrès, qu'on peut légitimement espérer, permettront de donner une vie acceptable à de nombreuses personnes tourmentées actuellement par des troubles divers, permettront probablement de limiter les prescriptions médicamenteuses. Comme cela a été souvent observé dans le passé, un progrès de la connaissance scientifique viendra régler le problème éthique antérieurement posé.

Les maladies graves, les maladies qui menacent la vie posent, dans le domaine de la prescription thérapeutique, des questions éthiques d'un autre ordre. Avant tout quand il s'agit d'une thérapeutique nouvelle.

Le mot *éthique* n'existait pratiquement pas en 1947, mais ce sont bien des hésitations éthiques que nous avons connues, Marcel Bessis et moi, avant de traiter, pour la première fois, un enfant leucémique par exsanguino-transfusion. Une rémission complète est obtenue, pour la première fois dans l'histoire des leucémies. L'observation est présentée à la Société Médicale des Hôpitaux de Paris. Un membre très éminent de la Société, homme d'expérience et de sagesse, s'attarde longuement au microscope, se relève : *« il est bien vrai que les globules de votre malade ressemblent beaucoup à des cellules leucémiques, mais puisqu'une rémission est survenue, il ne s'agissait certainement pas de leucémie »*. Tant était fort le dogme de la maladie à tout jamais fatale.

J'ai reçu, il y a quelques années, une visite émouvante. Un homme de 25 ans m'a rappelé son histoire. Enfant de 5 ans, victime d'une leucémie aiguë myéloblastique, il avait été traité à l'hôpital Saint-Louis. Les anthracyclines, et particulièrement la daunorubicine, venaient d'être découvertes. Cet enfant a été un des premiers malades traités. Une très bonne rémission est obtenue qui durera, annonçant la guérison.

Mais la toxicité cardiaque des anthracyclines était à l'époque mal connue. Une grave insuffisance cardiaque survient. L'enfant est transporté dans le service du Professeur Cabrol. Une greffe cardiaque est faite. L'enfant guérit. 18 ans plus tard, il est premier prix de Rome de peinture. Cette évolution heureuse ne doit pas faire méconnaître la gravité des problèmes éthiques posés tout au long de cette évolution.

Le consentement éclairé est devenu obligatoire depuis le vote par le Parlement français en décembre 1988 de la loi Huriet-Sérusclat. Il existe un accord général sur le principe du consentement éclairé, sur la nécessité d'associer le malade aux décisions médicales.

Les maladies malignes posent des problèmes particuliers. Il paraît bien difficile de tenir à un jeune homme leucémique de 20 ans le discours suivant : « *vous allez mourir dans 4 mois, au terme de l'évolution de votre leucémie. Acceptez-vous d'entrer dans l'étude d'un nouveau médicament? L'évolution sera peut-être abrégée, peut-être prolongée. De toute façon, l'évolution restera fatale* ». Qui aura la cruauté de tenir de tels propos? Et quelle serait la valeur d'un consentement obtenu dans de telles conditions. Il est clair que, dans le domaine des maladies malignes, la loi devrait être amendée.

Lorsque l'état du malade (haute gravité de la situation que nous venons d'évoquer, jeune âge, désordres mentaux) ne lui permet pas de donner son accord aux prescriptions thérapeutiques envisagées, il est souvent recommandé de demander le consentement aux proches du malade, à sa famille. Cette relation avec la famille est souvent utile. Pas toujours. Le Professeur Robert Debré me disait un jour, en souriant : « *La médecine d'enfant serait facile s'il n'y avait pas les parents* ». La formule est sévère mais parfois justifiée. Il n'y a pas que les parents. Vers 1975, était soigné, dans le service d'hématologie de l'hôpital Saint-Louis, un homme de 85 ans, industriel fortuné, très fortuné, atteint de leucémie lymphoïde chronique. Je reçois un jour la visite, dans mon bureau à l'hôpital, des deux fils du malade, beaux messieurs, bien vêtus, d'une cinquantaine d'années : « *notre père,* me déclarent-ils, *vient d'être victime d'un sérieux accident cardiaque. On envisage une intervention, la pose d'un stimulateur. Est-ce bien raisonnable? Nous savons que vous avez toujours été opposé à l'acharnement thérapeutique. Notre père a 85 ans, il est leucémique. Ne vaut-il pas mieux le laisser mourir paisiblement, dès maintenant, sans intervenir* »? Ils me quittent. J'appelle le médecin de famille. J'apprends que le vieillard avait 3 enfants, les deux beaux messieurs que j'ai vus et une jeune fille qui est morte en laissant une petite fille de 16 ans. Le testament est très particulier. Si le vieillard meurt quand la jeune fille est encore mineure, les deux messieurs héritent seuls. Nous avons fait poser le stimulateur. Le vieillard a encore vécu 5 ans. La jeune fille a hérité seule.

La prescription de greffes d'organes pose de nombreuses questions éthiques. Telle celle que m'a posée un fermier du Poitou. Cet homme de 30 ans est intelligent, robuste. Le diagnostic de leucémie myéloïde chronique envisagé par son médecin est confirmé à Paris. La leucémie myéloïde chronique a longtemps été une maladie constamment fatale, se terminant par la mort après 3 ou 4 années paisibles. La greffe de moelle osseuse a transformé le pronostic. La guérison, une guérison vraie, est obtenue dans la moitié des cas. Cela au prix de risques sérieux. Des complications mortelles de la greffe sont observées dans 25 à 30 % des cas. Ces chiffres sont des moyennes. La fréquence des guérisons est plus grande quand la greffe est faite tôt dans l'évolution, plus petite quand la greffe est plus tardive. Ainsi la greffe peut abréger la vie d'une personne que la leucémie n'aurait emportée que deux plus tard, mais elle est la seule chance de guérison.

J'explique longuement cette situation au fermier poitevin. Trois attitudes sont possibles, la greffe immédiate, la greffe retardée, l'absence de greffe. Il a la chance, que je souligne, de posséder un donneur fraternel compatible. L'entretien se prolonge. Le fermier m'interroge sur la nature des troubles provoqués par la greffe, les conditions d'isolement, la durée du séjour hospitalier, les précautions ultérieures. Je réponds de mon mieux. Mon patient me quitte. Il va réfléchir et reviendra après une semaine me donner sa réponse. Il revient en effet. Il a décidé de refuser la greffe. Il s'apprête à mener une vie normale pendant 2 ans. Il va préparer l'avenir de son épouse, de ses enfants. Puis viendra la mort annoncée. Tout à la fois, je regrette sa décision et je peux la comprendre. Trois ans plus tard, j'apprends la mort du fermier.

Les principes généraux qui gouvernent l'éthique de la biologie et de la médecine doivent constamment inspirer le médecin prescripteur.

D'abord le respect de la personne. Généralement accepté au milieu de la vie. Avec cependant des discussions aux deux extrémités de la vie.

On a trop longtemps confondu la mort cérébrale et l'état végétatif chronique. La mort cérébrale est la mort. Tout différent est l'état végétatif chronique. De très importantes fonctions ont disparu. D'autres fonctions du cerveau persistent. Le malade en état végétatif chronique reste une personne même si ses fonctions cérébrales sont, en partie, altérées. Il doit être respecté. Il ne doit, en aucun cas, être considéré comme un modèle expérimental. Seules sont autorisées les prescriptions qui auraient pour but l'amélioration de l'état du malade, l'amélioration de sa vie de relation.

Les questions soulevées par le statut de l'embryon n'appartiennent pas au domaine évoqué ici. Il est permis de citer l'excellente définition donnée par les théologiens du Moyen-Age qui considéraient l'embryon comme une personne potentielle. Cette définition doit être rappelée quand l'embryon peut être le bénéficiaire ou la victime des prescriptions reçues par ceux qui l'ont conçu.

Deuxième principe, le respect de la connaissance. Il semble raisonnable de ne pas arrêter les progrès de la connaissance. Mais, en ce qui concerne les prescriptions, deux précautions doivent être prises. Dans le temps et dans l'espace. Dans temps, c'est le moratoire, l'arrêt de la prescription d'une médicament nouveau pendant le temps qui permettra de préciser les risques, les précautions nécessaires. Dans l'espace, c'est l'agrément. Dans certains cas, pendant une certaine période, la prescription de certaines thérapeutiques est limités à quelques centres peu nombreux, hautement compétents.

Troisième principe, la responsabilité du médecin prescripteur. Ce mot *responsabilité*, trop souvent dévoyé, doit être pris dans son sens rigoureux, dans toute sa force.

La rigueur, la forme inspirent le recteur Robert Mallet, homme de lettres, poète, créateur en 1976 à la Sorbonne du Mouvement Universel de la Responsabilité Scientifique, modèle des comités d'éthique formés ultérieurement. Cette responsabilité fait la grandeur de l'acte médical, de la prescription. Elle concerne aussi bien le chef d'un grand service hospitalier, que le médecin de campagne affrontant, en pleine nuit, dans une ferme, un problème très difficile. Elle définit l'unité profonde de la médecine.

Paternalisme du médecin ou autonomie du patient

JEAN-MARIE MANTZ

L'expression « décision thérapeutique » évoque le choix d'une procédure de soins dont le patient est l'objet et si possible le bénéficiaire.

Qui doit faire ce choix ?

La question, surprenante à première vue, n'en est pas moins régulièrement posée.

Autrefois le médecin, à la fois thérapeute, confident et conseiller de son malade, le prenait en charge dans une dépendance quasi totale. C'était l'époque du paternalisme médical triomphant, tempéré il est vrai par l'efficacité très relative de la médecine d'alors.

Les choses ont changé : la mentalité actuelle place désormais au premier rang des droits du patient l'autonomie, c'est à dire le libre exercice de décision et d'action selon sa propre volonté.

Il n'est pas sans intérêt de retracer les principales étapes de cette mutation. C'est toute la question de la relation médecin-malade qui est en jeu.

De nombreux travaux lui on été consacrés (2, 3, 4, 5), en particulier celui de B. Hoerni (1), « L'autonomie en médecine » auquel nous ferons largement référence.

Histoire de la relation médecin-malade

On ne peut pas dire que dans les temps anciens le malade ait été considéré comme quantité négligeable : 400 ans avant Jésus-Christ, Hippocrate souligne à plusieurs reprises les égards dûs au patient à qui on doit « dire le nécessaire » et dont il convient de s'assurer la coopération. La recommandation qu'il fait de « mettre le médecin et le patient de niveau sur des chaises de hauteur égale « (1) prend vingt cinq siècles plus tard une valeur symbolique.

Au deuxième siècle de notre ère, Sénèque, représentant du mouvement stoïcien, voit dans le malade « un client et un ami ».

Aux 11e et 12e siècles, de grands médecins comme Avicenne ou Maïmonide font grand cas de la personne humaine mais ne font aucune référence à la relation médecin-malade (1) et si, de loin en loin, certains recommandent aux chirurgiens de ne pas cacher aux malades les dangers qu'ils courent, c'est pour renforcer l'autorité des premiers et l'assujettissement des seconds.

Jusqu'à une date récente la vertu principale du malade était l'obéissance et l'image du médecin souverain solidement ancrée dans les esprits.

Les remarquables progrès scientifiques qui se sont multipliés depuis la fin du siècle dernier ont donné à la thérapeutique médicale une efficacité sans précédent et on rehaussé d'autant l'aura des médecins eux mêmes.

Dès lors le médecin se trouve investi d'une triple compétence qui lui donne autorité en thérapeutique :

une compétence technique acquise au terme d'études médicales longues, enrichie par l'expérience, constamment renforcée par les progrès de la science, parfois masquée il est vrai par le rempart quelque peu protectionniste d'un langage souvent ésotérique.

une compétence de sagesse humaine que lui confèrent l'étude, la réflexion et le côtoiement quotidien de la souffrance et de la mort,

une compétence morale enfin qui doit l'amener à agir, en toutes circonstances, dans l'intérêt de ses malades, dans la plus pure conception altruiste de la médecine.

Aussi jusqu'à une époque récente le médecin a-t-il pris seul les décisions médicales concernant ses malades.

Cette conception de la médecine culmine en 1950 dans les propos célèbres de Louis Portes (6) alors Président de l'Ordre National des médecins français qui constituent un véritable manifeste du paternalisme médical : « tout acte médical normal n'est, ne peut être et ne doit être qu'une confiance qui rejoint librement une conscience ». C'est bien entendu de la confiance du malade et de la conscience du médecin qu'il s'agit.

Cette déclaration a contribué à entretenir l'image tenace du médecin omnipotent, adoré de ses malades et honoré par ses élèves fiers de cette paternité professionnelle, les succès diagnostiques et thérapeutiques lui étant tout naturellement imputés, souvent à juste titre, il faut le reconnaître, les échecs étant mis sur le compte de la complexité des situations, de la fragilité humaine ou de la fatalité.

Cette attitude monarchique n'excluait pas une réelle générosité souvent bon enfant mais ne laissait guère place aux options du patient totalement dépendant.

Cette description quelque peu caricaturale s'appliquait surtout aux maîtres hospitaliers mais la lecture de l'ouvrage de Balzac « un médecin de campagne « qui date de 1829, montre la position éminente qu'occupait déjà le médecin praticien au début du 19e siècle. Bien des malades ne savaient même pas de quelle maladie ils souffraient ni de quoi on les avait opérés.

Nous sommes loin du dogme actuel de l'autonomie du malade et des conséquences qui en résultent pour la pratique médicale.

Quells sont les raisons de cette évolution?

Tout d'abord *l'air du temps.*

Comme l'indique très justement B. Hoerni (1), la relation médecin-malade est profondément insérée dans le contexte social et culturel de l'époque.

Les grands événements de l'histoire, la Renaissance, la Réforme, la guerre de l'Indépendance des Etats-Unis, la Révolution Française, les courants d'émancipation de divers pays, jalonnent les étapes de la contestation en marche.

Les penseurs du 17e siècle, Descartes, Locke, Kant furent sans doute parmi les premiers à propager les idées de liberté, de tolérance et ce n'est d'ailleurs qu'à cette époque qu'apparaît dans la langue française le terme d'autonomie (1).

La Déclaration Universelle des Droits de l'Homme et du Citoyen de 1793 est largement inspirée des idées des philosophes du Siècle des Lumières.

Longtemps l'impact des idées nouvelles sur la relation du médecin avec son malade fut discret.

De timides allusions à l'obligation de sincérité envers les malades (Jean Bernier, 17e siècle), à sa participation souhaitée au traitement (Gregoy Rusch, 18e siècle), à la nécessité de prodiguer espoir et réconfort (Percival 1803) apparaissent ici et là. Mais la notion de respect par le médecin des Droits des patients et de la Dignité de l'Homme n'apparaissent qu'en 1847 dans le Code de l'American Medical Association (1).

L'évolution de la médecine : l'évolution des idées se précise à la fin de la deuxième guerre mondiale (Déclaration Universelle des Droits de l'Homme en 1948, Déclarations d'Helsinki, de Tokyo, de Manille, de Venise, ces dernières concernant essentiellement la recherche médicale appliquée à l'Homme), évolution encore accélérée par les secousses du mouvement européen de mai 1968.

De plus en plus puissante et technique, *la médecine est devenue aussi de plus en plus impersonnelle*, informatisée, déshumanisée, suscitant de véhémentes contestations (S. de Beauvoir, Yvan Illich).

Le savoir est désormais partagé, par médias interposés, par une fraction de plus en plus large de la population. Certains médecins ne reconnaissent-ils pas, à propos du Sida, que beaucoup de malades en savent plus qu'eux ?

Des doctrines philosophiques nouvelles, en particulier Nord-américaines (7) ont récemment contribué à donner à l'autonomie du patient la place qu'elle occupe aujourd'hui.

Encore cette évolution fut elle longtemps *plus sensible dans les textes* que dans les faits : la notion de « consentement aux soins « apparaît dans la jurisprudence française dès 1936, plus tard aux Etats-Unis (Informed Consent 1957).

En 1940 l'OMS assimile la bonne santé à un état de « bien-être total », mais il faut attendre 1980 pour que le droit à la « self-décision » soit officiellement proclamé Outre-Atlantique, que le consentement éclairé devienne la pierre angulaire de l'éthique occidentale et le terme « autonomie « le maître mot de la relation médecin-malade.

Paternalisme ou autonomie ?

L'image du médecin tout-puissant appartient au passé, ternie encore par certains scandales récents (affaire du sang contaminé). Mais comme l'histoire en donne de nombreux exemples, le balancier de la mode a dépassé son point d'équilibre et place aujourd'hui l'autonomie de la personne au premier rang des préceptes moraux (8).

Est-elle vraiment, comme on le dit, la plus grande découverte éthique de ces vingt dernières années ?

Le sens des mots mérite d'être précisé : l'autonomie, c'est-à-dire la liberté de se gouverner selon ses propres lois, peut se manifester de diverses façons, de l'acceptation active de la thérapeutique proposée jusqu'au refus total de soins, avec tous les intermédiaires. De même le paternalisme, doctrine sociale reconnaissant au seul patron la gestion et la responsabilité d'une entreprise, comprend, dans sa version médicale, divers degrés (3), du paternalisme « faible » conseillant un malade hésitant, au paternalisme « dur » lui imposant des choix contre son gré. A vrai dire les deux attitudes extrêmes sont dépassées : le médecin n'est pas un démiurge disposant à son gré du destin d'autrui pas plus que le malade ne peut prétendre imposer au médecin qu'il a choisi ce qu'il doit faire.

Dans le premier cas, le malade serait réduit à la condition d'objet entre les mains d'un expert, dans le second le médecin serait l'exécutant docile des volontés d'un profane. De toute façon l'un et l'autre voient leurs prérogatives limitées par un certain nombre de *contraintes* :

celles du patient tiennent à la difficulté d'un « éclairage » authentique dans certaines circonstances pathologiques complexes ainsi qu'à l'impossibilité d'exprimer valablement un « consentement » en situation d'urgence, de détresse ou d'inconscience?

celles du médecin sont liées à l'incertitude médicale qui, dans bien des cas, fait peser un doute diagnostique ou pronostique, aux échecs des traitements (des pans entiers de la pathologie échappent encore à la thérapeutique), à d'incontournables impératifs économiques qui engagent les ressources de la société, à certaines dispositions réglementaires qu'il ne peut enfreindre (les « références médicales opposables» par exemple), aux *préceptes éthiques* enfin qu'il est tenu de respecter.

Arrêtons-nous un instant à ce dernier problème :

Refuser toute autonomie au malade serait contrevenir à l'un des principes éthiques universellement reconnu : le respect de la personne.

Souscrire à l'autonomie absolue du malade et lui laisser en conséquence toutes les initiatives serait nier l'obligation de compétence.

Certains, comme le philosophe Engelhardt (7), considèrant comme « imprescriptible » le droit de chacun à agir comme bon lui semble à condition de ne pas empêcher les autres de faire de même, estiment déraisonnable de vouloir faire le bien d'autrui contre sa volonté et donnent une « primauté absolue « au principe d'autonomie. Ce serait alors cautionner la non observance thérapeutique, l'automédication clandestine, le choix préférentiel d'une thérapeutique non validée, le refus de soins et toutes leurs conséquences fâcheuses pour le malade.

Ce serait aussi, comme le note P. Verspieren (9), conduire inévitablement le médecin à adopter une attitude d'indifférence envers le malade, attitude en opposition flagrante avec un troisième précepte essentiel d'éthique : l'attention à autrui.

En pratique : une relation médecin-malade valable ne peut se fonder ni sur un autoritarisme médical sans limites ni sur une autonomie absolue du patient. Le premier est condamné par l'histoire, le second par le bon sens.

Il faut ajouter que l'autonomie (exercice de la liberté et de la volonté) ne résume pas, à elle seule, la dignité de l'homme. Celle-ci se fonde également sur d'autres valeurs humaines : l'identité de la personne, l'égalité de ses chances, la confidentialité qu'on lui doit, la vie affective qui l'anime...

La dignité demeure entière chez le grand handicapé, le sujet dément, le malade comateux...

Toute assimilation de ces deux notions autonomie et dignité conduirait à admettre qu'il existe des degrés de dignité différents suivant le degré d'autonomie. De récentes prises de position (Engelhardt) (7) attribuant un statut différent aux personnes suivant qu'elles sont responsables de leurs actes ou non montrent que les craintes de dérive éthique sont fondées.

De plus la volonté d'un sujet peut être momentanément défaillante. Elle peut être sujette à des fluctuations, « vicissitudes « (7), contradictions.

En fait, l'autonomie est un moyen destiné non pas à la satisfaction de tous les désirs mais à l'acquisition de la maîtrise de soi.

Nos sociétés occidentales affichent une complaisance marquée pour la forme la plus permissive de l'autonomie qui ouvrirait à chacun, sans contrepartie, l'accès à tous les droits : droit à la santé, droit à disposer de soi, droit à l'enfant…., dérive insensée et illusoire, fondée sur l'égoïsme et contre laquelle le philosophe Jankelevich met en garde en termes sévères : « l'Homme n'a pas de droits, il n'a que des devoirs envers autrui ».

La tendance récente, inspirée d'Outre-Atlantique, à accentuer le caractère contractuel de la relation médecin-malade ne paraît pas davantage être la bonne voie : mises à part quelques formalités légales parfois nécessaires, la multiplicité des contrats de soins, des formulaires de consentement écrit, des certificats de décharge visant essentiellement à dégager la responsabilité du médecin en cas de difficulté ne favorise guère l'instauration d'un climat de confiance réciproque.

Idéalement, le malade choisit son médecin, reconnaît sa compétence, lui accorde sa confiance et sollicite ses avis ainsi que ceux du personnel soignant tout en exprimant ses préférences. De son côté, le médecin écoute, explique, propose, convainct sans contraindre puis assume la responsabilité d'un traitement accepté.

De même – l'analogie n'est que lointaine – le passager d'un avion choisit la compagnie qui le prendra en charge, respecte les consignes et fait confiance au pilote et au personnel naviguant qui lui assurent un maximum de confort en vol en s'efforçant de l'amener à bon port sans pour autant lui cacher l'éventuelle nécessité d'un recours au masque à oxygène.

En toute légitimité, le malade veut participer aux décisions qui le concernent et engagent sa santé. Le médecin pour sa part peut à juste titre se considérer comme le mieux placé pour résoudre les problèmes qui relèvent de son art. En pratique chaque cas est particulier et doit être abordé sans à priori ni dogmatisme :

Les situations simples de la pathologie courante ne posent pas de réels problèmes. Le patient demande au praticien qu'il a choisi une guérison rapide. Mais même en pareil cas, le médecin n'est pas dispensé d'un minimum d'explications sur la nature de la maladie, la justification des examens complémentaires engagés, les modalités d'application du traitement prescrit.

Les cas dépassés, sans espoir de guérison, posent surtout un problème d'accompagnement encore que la prescription soigneuse de tous les moyens pouvant améliorer le confort du malade ait son importance.

Les cas intermédiaires de guérison aléatoire ou de maladies chroniques posent les problèmes les plus difficiles, « lorsqu'un index thérapeutique limite fait discuter un choix aux conséquences incertaines « (1). Le rôle du médecin en pareil cas est dans l'adhésion du malade au traitement proposé et sa propre prise en charge comme le montrent bien J.P. Assal et P. Grandmottet dans un autre chapitre de cet ouvrage. Mais si l'on veut que la notion de « consentement éclairé » soit autre chose qu'une formalité, un simulacre ou une imposture, la possibilité d'un refus de traitement doit être envisagée. Le refus pourra donner lieu à un surcroît d'explications, de recommandations, à la consultation d'un tiers, mais en dernier ressort l'opposition formelle du malade ne doit pas être transgressée, quelles que soient les convictions du thérapeute.

« L'acceptation du refus « écrit P. Verspieren « est la pierre de toute de touche de la vérité du consentement « (9).

Il faut ajouter qu'hormis les cas d'urgence, le temps est un auxiliaire précieux de la communication. Les différents aspects du problème seront abordés progressivement, par touches successives, lors d'entretiens répétés, sans impatience ni brusquerie. C'est le cas par exemple de la révélation de la vérité. « La révélation de la vérité », dit F. Quéré, « demande autant de délicatesse que l'amour « (10).

Ainsi la relation médecin-malade doit-elle s'inscrire dans une attitude, non pas de conciliation ou de négociation, termes qui introduisent une connotation conflictuelle dans un domaine qui n'en doit point comporter, mais dans la conjugaison positive de deux exigences légitimes tendues, dans un esprit de partenariat et de compagnonnage, c'est à dire de confiance mutuelle et de responsabilité partagée, vers la réalisation d'un objectif commun : le recouvrement de la santé.

Les meilleurs garants de cette relation sont l'écoute – ce stéthoscope de l'âme – la communication, vecteur de l'information, la transparence, gage de vérité et ce don d'attention à autrui, principe éthique qui englobe tous les autres.

Un dernier constat s'impose : cette évolution est largement amorcée. Loin de regretter une quelconque hégémonie perdue, il faut au contraire promouvoir ces nouveaux rapports, cautionnés par la loi, qui s'établissent entre médecins et malades, en veillant à ce que la lettre de la loi n'en dénature pas l'esprit.

Bibliographie

1. Hoerni B.
L'autonomie en Médecine.
Payot, Paris, 1991.

2. Malherbe J.F.
Pour une éthique de la Médecine.
Larousse, Paris, 1987.

3. Childress J.
Who should decide? Paternalism in Health care.
New York Cambridge University Press, 1982.

4. Gillon R.
Paternalism and medical ethics.
Br. Med. J. 1985, 290 : 1971-1972.
Autonomy and the principle of respect for autonomy.
Br. Med. J. 1985, 290 : 1806-1808.

5. Mantz J.M.
Autonomie du patient et paternalisme médical.
Rev. d'Ethique et de théologie morale. Le supplément. Cerf. 1995, 9 : 20.

6. Portes L.
A la recherche d'une éthique médicale.
Masson, Paris, 1964.

7. Engelhardt H.T.
The foundations of bioethics.
Oxford University Press, 1996.

8. Faden R.R. and Beauchamp T.L.
A History and Theory of Informed Consent.
New-York Oxford University Press, 1986.

9. Verspieren P.
Respecter et promouvoir l'autonomie du malade.
Rev. d'Ethique et de Théologie morale. Le supplément. Cerf: 1995, 47-60.

10. Quéré F.
L'Ethique et la vie.
O. Jacob. Paris, 1991

L'hopital déshumanisé ?
(Risques de dérives et facteurs d'optimisme)

Pierre Grandmottet

Introduction : Quand M. Dupont est hospitalisé...

Soigné de façon ambulatoire, Monsieur Dupont reste M. Dupont : quand il consulte au cabinet de son médecin, c'est chez le praticien qu'il a choisi, qu'il connaît bien. Son médecin est devenu un ami, sachant tout de sa vie, sans qu'il lui soit besoin de le dire... En tenue de ville, Monsieur Dupont est salué par son nom, accueilli d'une poignée de mains. Il a avec son médecin des rapports inter-humains normaux, les mêmes qu'avec ses collègues de travail ou scs fournisseurs. Lorsqu'il l'examine, le médecin a déjà vu son corps, en connaît l'intimité. Monsieur Dupont se dévêt derrière un paravent, garde souvent ses sous-vêtements ou ne les retire que lorsque c'est nécessaire et pour un temps limité.

Tout change lorsque le même Monsieur Dupont est hospitalisé. Il pénètre dans un monde inconnu, complexe, surprenant, par certains aspects inquiétant, qu'il découvre dans l'angoisse, la douleur, le trouble lié à son état, parfois même dans les conditions dramatiques de l'urgence. Admis dans un service, il y passe la journée en tenue de nuit, parfois en chemise à pans ouverts fournie par l'établissement, voire nu sous ses draps en plein été... ; au mieux, en robe de chambre et pantoufles, c'est-à-dire dans une tenue encore anormale pour lui en dehors des moments d'intimité familiale. Plusieurs fois par jour, on le dénude ou il doit se découvrir devant des inconnus, parfois nombreux, auxquels il dévoile son corps.

Tout le place en situation d'infériorité : son état de patient (étymologiquement, celui qui souffre; dans l'acception actuellement plus fréquente, celui qui supporte, plus ou moins impatiemment!), la douleur, aliénante, l'angoisse, les craintes pour son avenir, la promiscuité de la chambre à plusieurs lits ou, s'il bénéficie d'une chambre individuelle, la porte laissée ouverte (pour faciliter la surveillance), les bruits, les cris, les plaintes, les rondes nocturnes, la trivialité prétendument bon enfant de certaines veilleuses et de certains brancardiers...

Ce statut d'infériorité, de dépendance, imposé à Monsieur Dupont se confirme lorsque les soignants s'expriment devant lui ou s'adressent à lui : en raison de son émotivité et de son incompréhension du jargon médical, il répond à côté, il paraît sot, la condescendance de ses interlocuteurs en témoigne. Ce qu'il comprend mal, ce qu'il croit percevoir ou qu'il sent qu'on lui cache, tout augmente son malaise....

Si Monsieur Dupont est opéré, sa dépendance s'accroît encore, on l'assiste quelques jours dans ses fonctions les plus intimes, il régresse vers un statut de vieux nourrisson.

Tout séjour hospitalier n'est pas toujours si noir : lors d'un séjour ultérieur de Monsieur Dupont, lorsqu'il connaîtra ceux qui le soignent, qu'il sera connu d'eux, des relations chaleureuses s'établiront souvent.

Certes, l'hospitalisation comporte des avantages irremplaçables, grâce aux compétences qu'elle réunit, à ses capacités techniques et à son organisation.... Les inconvénients décrits, sinon même caricaturés ci-dessus, peuvent être considérés comme la rançon de son efficacité. Nul ne le conteste, le bilan de l'hôpital est indiscutablement positif...

Faut-il pour autant accepter cette notion de rançon et la nécessité d'établir une balance entre les avantages et les inconvénients? Ces deux objectifs d'efficacité et de respect de la personnalité du patient sont-ils incompatibles? L'hospitalisé l'étant toujours par nécessité, ne peut-on agir pour que l'environnement hospitalier n'ajoute pas à la détresse, à l'angoisse, au désarroi, inhérents à la maladie!

Le malade hospitalisé reste une personne.

C'est un truisme. Toutes les valeurs de notre société le justifient : le respect de la personne humaine, l'attention particulière réservée aux plus faibles, notamment à ceux qui souffrent, la tradition humaniste de la médecine... C'est aussi le principe réglementaire de base qui détermine le comportement quotidien des soignants. Certes, la vocation caritative historique de l'hôpital persiste, la relation soigné-soignant repose toujours sur l'échange de la confiance du patient et de la conscience du médecin, faite de compétence technique et d'intention altruiste. Mais cette noble tradition hospitalière est renforcée de nos jours par l'obligation réglementaire faite aux soignants de respecter les droits des hospitalisés. Ce respect de leurs droits détermine les obligations statutaires des soignants.

Tout en en comprenant la nécessité historique, on peut regretter que, jadis, le gueux accueilli à l'hospice des pauvres partageât son lit avec d'autres, fût tutoyé et dépouillé simultanément de ses parasites et, peu ou prou, de sa personnalité. Ceux que reçoit l'hôpital contemporain, doté par le corps social de moyens considérables, ne sont plus des assistés par charité; ils sont davantage que les ayant droit d'un système d'assurance : ils sont des citoyens, certains disent même des clients! Aux soignants de les traiter comme tels!

Comme l'écrit J. F. Mattei, le malade est une personne qui, à travers sa plainte, exprime des droits. C'est d'abord une personne, constituée indissociablement d'un corps et d'un esprit.... Il y a en tout homme quelque chose qui le dépasse, qui lui échappe, ce que les croyants appellent l'âme et que les non croyants qualifient d'esprit, d'intelligence, de raison. L'homme est porteur d'une dimension sacrée. C'est cette dimension qui fonde la dignité de la personne, avec sa liberté et avec sa responsabilité. C'est cette dignité qui force le respect... (3)

Respecter les droits de la personne hospitalisée :

Les droits du malade hospitalisé sont l'image en miroir des obligations, éthiques et réglementaires, des soignants et des gestionnaires du système de santé. Certes, le choix de la profession de médecin, d'infirmière, de soignant en général, traduit heureusement très souvent un profond désir d'aider celui qui souffre, un altruisme, une générosité, une vocation, un appel, de nature humaniste ou parfois religieuse... Mais, depuis des années, les prescriptions réglementaires se multiplient et convergent avec les impératifs de l'éthique.

Nous en évoquerons 6 aspects : la qualité des soins, la qualité de vie, le respect de la liberté, de l'identité, de la dignité et de l'intimité de l'hospitalisé.

1) La *qualité des soins* délivrés, technique et humaine, constitue évidemment le premier devoir des soignants.

2) Optimiser la *qualité de la vie* du malade hospitalisé comporte ses exigences propres : nous en évoquerons deux aspects : la lutte contre le bruit et le soulagement de la douleur. Il en est d'autres....

La lutte contre le bruit : il constitue l'une des grandes nuisances engendrées par l'hospitalisation, surtout dans un service hyperactif. Gêne ou souffrance quotidienne pour des sujets en pleine santé dans trop de logements ou d'ateliers, le bruit est traditionnellement prévenu autour de la chambre d'un malade soigné chez lui. Naguère, on étalait de la paille dans la rue pour assourdir le bruit des fers des chevaux et des roues des carrosses!

Ce louable souci du confort auditif des patients semble avoir déserté trop de services : de jour, la présence d'un personnel nombreux, les talons qui claquent sur les carrelages, la course d'un soignant répondant à l'urgence ou surchargé de travail, les bruits de roulement des chariots, des brancards, des lourds appareils de radio, les appels d'un bout du service à l'autre « Françoise, vite, téléphone! », les conversations entre les membres de l'équipe ou avec les malades (certains sont durs d'oreille!), le brouhaha de la visite médicale.... et celui de visiteurs sans gêne, tout participe à l'élévation du niveau sonore, que les modalités de construction de la structure n'assourdissent pas toujours. N'oublions pas le bruit, plus discret mais lancinant, des moniteurs de surveillance électronique, qui semblent égrener le temps comme un sablier sonore et dont les alarmes ou ruptures créent brutalement l'angoisse (J.M. Mantz). C'est pire la nuit, au moment où le sommeil, si souhaitable, est laborieusement recherché par un patient dont les habitudes sont perturbées, souvent angoissé ou tenu éveillé par sa douleur. Paradoxalement, les nuits sont très courtes à l'hôpital : entre la dernière tournée des soins dévolus à l'infirmière de nuit et la distribution très précoce du thermomètre ou du petit déjeuner, il reste peu d'heures calmes pour trouver le sommeil, si long à venir et si souvent perturbé : insuffisance de silence et d'obscurité peu propices à l'assoupissement, maintien des portes ouvertes pour faciliter la surveillance ou rassurer, promiscuité des chambres à plusieurs lits, appels ou déambulations des compagnons d'infortune, sans évoquer la mobilisation autour de l'urgence nocturne, vécue dramatiquement par tous les hospitalisés, l'angoisse qu'elle induit, ce qu'elle suscite d'interrogations et de craintes....

Indépendamment de sa cause, toute hospitalisation est fatiguante : elle le serait pour une personne en pleine santé! Combien davantage pour un malade!

Le *soulagement de la douleur* du malade est impératif, dans toute la mesure du possible. Or, ses possibilités sont actuellement très grandes. Le patient qui souffre (pléonasme étymologique qui prend ici tout son poids!) a le droit d'être immédiatement cru lorsqu'il se plaint. Toute plainte d'un patient doit être entendue, jamais mise en doute. Sa seule expression impose immédiatement de chercher la réponse thérapeutique la plus efficace.

Un enseignant de thérapeutique d'une cinquantaine d'années est opéré, avec succès complet, d'une hernie discale. Cela se passe dans l'hôpital universitaire d'une ville voisine de sa résidence, où il a choisi de dissimuler son statut de médecin. A son réveil, en milieu d'après-midi, il bénéficie d'un antalgique morphinique d'une durée d'action de 3 à 6 heures, qui le soulage efficacement. Vers 19 heures, il en demande le renouvellement. L'infirmière le refuse légitimement, en l'absence de prescription par l'interne. Le retour de la douleur pousse l'opéré à solliciter qu'on l'appelle pour lui demander de compléter sa prescription. On refuse de le déranger pour si peu. Les quarts d'heure passent et ils paraissent bien longs. L'opéré multiplie les appels. Vers 22 H. survient un soignant jovial : «Alors, Pépère, on s'agite!» L'opéré se résoud à révéler son identité : dans cette ambiance, l'information est accueillie avec scepticisme et on reste sourd à sa demande. Confusion le lendemain matin! La douleur sera désormais efficacement prévenue. Mais tout opéré ne peut pas prouver au lendemain d'une nuit pénible qu'il est enseignant de thérapeutique! Protégé par 2 injections quotidiennes de Nubain, efficace pendant 2 fois 4 heures, devra-t-il endurer la souffrance post-opératoire pendant les 16 longues heures restantes?

Quelles furent les erreurs? Que l'interne ait méconnu la durée d'action limitée d'un antalgique d'introduction assez récente? Que l'infirmière ait craint de le déranger? Que le soignant ait traité le patient en petit vieux? Que l'opéré ait choisi l'anonymat? Ce comportement est d'ailleurs rare : n'est-il pas symptomatique que les médecins, lorsqu'ils sont hospitalisés, trouvent naturel de bénéficier le plus souvent d'un régime privilégié?

L'erreur essentielle est que le principe ne se soit pas imposé, dans cette équipe, que toute déclaration d'un patient, si peu crédible qu'elle puisse paraître, doive être entendue et tenue pour vraie, jusqu'à démonstration du contraire.

3) Les soignants doivent respecter scrupuleusement la *liberté du patient*, qui se traduit essentiellement par son droit de savoir et son droit de choisir.

Savoir, c'est être informé par les soignants, le plus précisément possible, sur son état, connaître les données qui conditionnent un choix éclairé de la décision. On sait bien que ce droit, réglementaire, n'est pas dépourvu d'ambiguïtés. Le médecin peut — il toujours tout dire, tout expliquer? Le doit-il? Le patient ne peut il parfois bénéficier du droit de ne pas savoir?

«Docteur, de quel droit me dites vous cela?» interrogea S. Freud lorsqu'on lui révéla son cancer du larynx.

Choisir : le choix du médecin auquel on se confie ne peut évidemment être toujours respecté dans le cadre de l'hospitalisation publique : il peut s'exercer lors d'une consultation préalable de ce médecin, dans son secteur, public ou privé, ou par négociation avec le médecin de famille avant le choix du service hospitalier. Il est évidemment impossible en situation d'urgence.

Le droit de choisir concerne surtout l'acceptation par l'hospitalisé des examens ou des traitements qu'on lui propose (c'est le consentement, qui doit être libre et éclairé), dans le respect de sa liberté et de sa dignité. Respecter ce droit n'est pas toujours possible : quelle liberté de choix pour le malade qui souffre et qui est obsédé par sa douleur? Quelle liberté de choix pour les jeunes enfants? Pour les prématurés? Quelle liberté de choix pour ceux qui ont perdu tout ou partie de leur capacité de juger et de s'exprimer?

4) L'*identité*, élément essentiel de la personnalité du malade doit être respectée : à l'hôpital, le risque est grand de la perdre, d'être rendu anonyme, de devenir un simple numéro. Il existe plusieurs formes de cette dépersonnalisation : l'anonymat topographique : la chambre 628; l'anonymat nosologique : le BBS* du 14, l'artéritique du 27, l'appendicite du 9; l'anonymat typologique : le petit vieux du 11, la grand-mère du 34, le beur du 26, le black du 17...

Tout membre du personnel hospitalier doit s'imposer, en toutes circonstances, de désigner et d'aborder les malades par leur patronyme; pour les enfants ou les adolescents, au moins par leur prénom. Le tutoiement doit être proscrit en règle générale, sauf s'il rassure.

Le respect de l'identité de la personne hospitalisée ne concerne pas que son patronyme, il s'étend notamment à ses convictions (philosophiques et religieuses) et à ses acquis culturels. Dans toute la mesure du possible, l'hôpital doit chercher à faciliter les pratiques cultuelles et l'alimentation rituelle.

5) Les soignants doivent aussi respecter la *dignité* du malade

Tout hospitalisé conserve sa pleine dignité de personne humaine, en toutes circonstances : même ce pauvre corps souffrant, exposé, mutilé, voire rongé de plaies et d'escarres, voire encore souillé de sang ou de déjections, de vomissures, d'urine, de pus..., reste le corps d'un Homme, pour lequel aucun soignant ne doit jamais éprouver de dégoût (en tous cas, jamais le manifester) ni parler de déchéance.

Ce corps souffrant appelle compassion et réparation de toute offense qu'on puisse corriger. Ni l'âge, ni la laideur, ni les difformités, amputations ou défaillances fonctionnelles, ni les odeurs provoquées par les fistules, l'incontinence, le sphacèle des plaies, la suppuration profonde, n'altèrent le respect dû à toute personne humaine, a fortiori lorsqu'elle souffre, lorsqu'elle est devenue notre frère humain malheureux. L'absence de conscience du patient n'excuse aucun manquement à cette règle d'attention et de respect. D'ailleurs, qui peut affirmer qu'un coma empêche de ressentir et de mémoriser?

6) Le respect de l'*intimité* a deux aspects : celui de la pudeur et le droit au secret.

La *pudeur* de l'hospitalisé doit être préservée : la pudeur physique, dans l'habillement et les pratiques d'hygiène, dans les dénudations nécessaires aux examens et traitements et la réalisation des soins les plus intimes ; la pudeur morale, dans les questionnements, devant l'expression de l'angoisse, de la honte, de la douleur....

Le respect du *secret professionnel* est une des bases les plus anciennes de la médecine : le caractère confidentiel de ce que les soignants apprennent sur le malade est garanti par le serment d'Hippocrate, preuve qu'il était d'usage avant lui. La relation médecin-malade repose, de tout temps, sur le colloque singulier. Cette singularité concerne essentiellement la confidentialité des renseignements fournis par le patient à son médecin, dans le seul but de faciliter son diagnostic et sa prescription. Rien n'est caché au médecin, tout est dit, constaté ou deviné.... mais il ne doit rien divulguer : c'est l'échange d'une confiance totale du malade envers son médecin et d'une obligation absolue de se taire pour ce dernier !

L'indispensable solidarité du corps social complique le respect du secret médical. Elle ne doit pas l'abolir. J.F. Mattei pose le problème en ces termes : Nous vivons dans une société solidaire où tout le monde paie pour chacun.... En période de pénurie, chacun s'interroge : l'argent est-il bien dépensé ? sans excès ? sans abus ? sans gaspillage ? Cette exigence de contrôle suppose des fichiers informatisés et, en face, des noms, des diagnostics, des traitements et des coûts ! Le secret médical devient donc un secret informatique.... Or, il n'est pas de fichier protégé dont le code, théoriquement inviolable, ne puisse être déverrouillé ! (3)

C'est l'exemple d'une nouvelle zone d'ombre, où les droits essentiels ne peuvent plus s'exercer comme autrefois. La relation équilibrée, duale et contradictoire entre le médecin et son patient est doublement biaisée par cette ingérence nécessaire du corps social et par une asymétrie croissante de l'information et du savoir. La solution n'est pas simple. Elle doit être trouvée et périodiquement actualisée.

Définition réglementaire des droits du malade hospitalisé :

La circulaire 95-22 du 6 mai 1995 (2) comporte en annexe une charte (1) du patient hospitalisé, remise lors de chaque admission dans un établissement de santé public. Ce texte prescrit le respect des droits de l'hospitalisé, notamment respect de la personne, de sa liberté individuelle, de sa vie privée, de son autonomie. Il impose d'assurer la primauté de la personne et interdire toute atteinte à la dignité de celle-ci. Il rappelle les règles de l'information et du consentement préalables à tout acte médical. Il précise que tout hospitalisé peut, à tout moment, quitter l'établissement, sous réserve des hospitalisations d'office ou à la demande d'un tiers en cas de troubles mentaux, ainsi que des gardes à vue et de l'hospitalisation des détenus.

Deux paragraphes sont consacrés au respect de la personne et de son intimité d'une part, au droit à la vie privée et à la confidentialité d'autre part. « Le respect de l'intimité du patient doit être préservé lors des soins, des toilettes, des consultations et des visites médicales, des traitements pré et post-opératoires, des radiographies, des brancardages et à tout moment de son séjour hospitalier. L'établissement doit respecter les croyances et convictions, permettre, dans la mesure du possible, de suivre les préceptes de sa religion (recueillement, présence d'un ministre du culte de sa religion, nourriture rituelle, liberté d'action et d'expression). »

La vie privée de l'hospitalisé doit être respectée, grâce à l'observance stricte du secret professionnel par le personnel hospitalier, et à la confidentialité de son courrier, de ses communications téléphoniques, de ses entretiens avec des visiteurs et avec les professionnels de santé. Ce droit à la vie privée implique que l'hospitalisé puisse demander que sa présence ne soit pas divulguée et que journalistes et photographes, notamment, ne puissent avoir accès à lui qu'avec son accord exprès et sous réserve de l'autorisation du directeur.... pour éviter tout abus de son éventuelle vulnérabilité.

Exigences pour les médecins, les soignants et l'ensemble du personnel

– Infirmièr(e)s et aides soignant(e)s : leur rôle dans la protection des droits des hospitalisés, dans la prévention du risque de déshumanisation, est fondamental ; l'assumer de tout leur cœur est une des motivations essentielles du choix de leur profession ; elles déplorent unanimement de voir ce rôle irremplaçable obéré par d'autres exigences, moins motivantes. Le risque actuel est, sous le poids des contraintes d'une gestion rationnalisée et des conséquences économiques des activités de soins, de les transformer d'abord en collecteurs de données, en prestataires de soins purement techniques...

– Surveillantes des services d'hospitalisation : elles voudraient, à côté de leur fonction de responsables du fonctionnement du service, demeurer les maîtresses de maison, les hôtesses, à qui les patients ont d'abord recours en cas de difficulté. Combien trouvent encore le temps de faire chaque matin, dès leur arrivée, la tournée des chambres pour dire bonjour, s'inquiéter de l'état des malades, en réconforter certains, résoudre les petits problèmes quotidiens ?

– Le personnel hospitalier en contact étroit avec les hospitalisés : agents de service (ASH), brancardiers, techniciens de radiologie, kinésithérapeutes : l'établissement de relations chaleureuses, voire amicales, avec les hospitalisés est souhaitable. Il ne doit jamais empiéter sur les droits des patients : jovialité excessive, vulgarité, condescendance, indifférence... doivent être proscrits.

– Le personnel administratif, les secrétaires, standardistes, doivent évidemment réserver aux hospitalisés, malgré leur fréquent surmenage, la même courtoisie, la même disponibilité que celles exigées du personnel d'une entreprise commerciale, aux yeux de la direction de laquelle le client a toujours raison!

– Médecins et internes : la première modalité d'humanisation les concernant est constituée, bien entendu, par leur compétence et la qualité des soins qu'ils prescrivent mais il leur est tout autant imposé de voir toujours dans chaque malade une personne, un citoyen, un alter ego. Les médecins hospitaliers traitent toujours une personne humaine, qui a un nom, une dignité, une histoire, des convictions, des peurs, des désirs.... Ils ne consacrent jamais leur attention à un cas, une maladie, un syndrome, des chiffres, ou un un type d'intervention. Devoir servir la personne humaine avant la science ou la publication est évident mais il est des évidences utiles à rappeler.

Quelques caricatures?

– C'est à l'évidence une caricature futuriste mais elle est évoquée par J.M. Mantz, orfèvre en ce domaine : peut-on craindre qu'un jour, un réanimateur, techniquement hypercompétent, se contente de dialoguer avec l'écran d'ordinateur installé dans la chambre du patient pour enregistrer toutes les données le concernant puis qu'il termine sa visite sur un petit geste désinvolte de la main «alors, ça va?» à l'adresse du malade, qu'il ne regarderait même pas? Pure utopie ou pressentiment?

– La centrale des urgences : naguère, l'hospitalisé ne pouvant quitter son lit appelait un soignant en activant une sonnette, placée à portée de sa main, dont le signal était reçu au poste central des infirmières du service, avec allumage d'une lampe témoin dans le couloir qui aidait à localiser la chambre d'où provenait l'appel. Depuis les années quatre-vingt, les hospitalisés appellent une centrale des urgences, commune à tous les services de l'hôpital, où des personnes compétentes (souvent d'anciennes infirmières ou surveillantes) évaluent l'urgence de l'appel et le répercutent sur les soignants du service concerné. Ce louable effort de rationalisation facilite l'organisation du travail des soignants dont il économise les pas. Mais la responsable de la centrale de mon hôpital m'avait appris, il y a quelques années, le code des urgences : douleur intense, étouffement, constituent légitimement l'urgence n° 1, à satisfaire immédiatement... par contre, la demandes de bassin ne figurait qu'en 4ème urgence!

La réponse suivante fut donnée à une vieille dame distinguée de 82 ans, absolument incapable de se lever, qui, après plusieurs demandes insatisfaites, renouvelait son appel en exprimant l'angoisse de ne pouvoir attendre plus longtemps : « Laissez vous aller, Madame, ce n'est pas grave, on changera vos draps!»

Pas grave pour les draps, peut-être! encore que peu rationnel pour la blanchisserie. Mais pour cette malade? Pour sa dignité? Pour le respect qu'elle se portait?

Ceci est un témoignage, malheureusement pas une caricature. Reste à espérer que cette aberration soit exceptionnelle!

– On a évoqué (Chapitre Ethique et fin de vie) un autre risque de déshumanisation : la visite quotidienne arrêtée à la porte de la chambre du malade pour lequel il n'y a plus rien à faire, sous le prétexte fallacieux de respecter son repos, ne le dérangeons pas, laissons le dormir!

On connaît bien les raisons de cette discrétion qui veut ignorer avec quel mélange d'angoisse et pourtant d'espérance est attendu le passage quotidien du médecin, temps fort de la journée. Il n'est pas de pire négation de l'identité du patient que de se comporter comme s'il n'était déjà plus une personne, plus un vivant, de l'enterrer avant sa propre mort....

La machine, interlocuteur principal du médecin? une rationalisation excessive, méconnaissant la dignité élémentaire du malade? l'abandon de la relation interhumaine avec le patient en fin de vie? caricatures ou errements exceptionnels? Certes, mais la plus grande vigilance s'impose pour les prévenir.

Contrepoint

Il existe donc malheureusement des risques de déshumanisation de l'hôpital. Ils ne se concrétisent heureusement, ni toujours, ni partout. La meilleure assurance pour l'hospitalisé de voir assuré son confort, respectées sa personnalité, sa dignité, son intimité.... repose sur les qualités humaines des soignants. Leur sensibilité, leurs convictions, la grande intelligence du cœur de beaucoup d'entre eux y pourvoient. Un complément de formation psychologique des soignants, avant et tout au long de leurs fonctions auprès des hospitalisés, peuvent en accroître la qualité.

Répétons que, globalement, les bénéfices de l'hospitalisation restent infiniment supérieurs aux risques de désagréments, de souffrance psychologique, que nous avons évoqués, et sans doute parfois caricaturés. L'hospitalisation moderne constitue un incontestable progrès. D'autant que la situation s'améliore! Trop lentement, certes, et nous ne devons cesser de lutter pour accélérer cette évolution. Mais incontestablement! En une dizaine d'années, la majorité des hôpitaux et des services, se sont améliorés en ce domaine. Nous en citerons 3 exemples : 1) le meilleur soulagement de la douleur, permis par le progrès scientifique et technologique (morphines actives par voie orale, auto-administration par pompes, nouvelles molécules ou formes galéniques, neurolyse...) et encouragé par des recommandations officielles (O.M.S., Ministère de la Santé) ; 2) l'extension progressive d'un accompagnement humaniste de la fin de vie des patients, d'abord dans les Unités de soins palliatifs puis dans de très nombreux services (sensibilisation des soignants, dispositions structurelles facilitant la présence des proches et le dialogue, participation de bénévoles...) ; 3) la prise en charge des difficultés des soignants, par le soutien psychologique qui leur est offert et l'institution, dans de nombreux services, de groupes de parole leur permettant d'exprimer leur souffrance et de prévenir le syndrome d'épuisement lié à son accumulation et à l'impossibilité de s'en décharger au sein de l'équipe.

Conclusion

La quasi-totalité des hospitalisations constitue pour le patient une dure épreuve. Il n'est évidemment pas éthique que, soit l'organisation du fonctionnement de l'hôpital, soit le comportement de l'un quelconque des membres de son personnel, aggrave cette épreuve et risque de déshumaniser le séjour hospitalier.

Tout hospitalisé est une personne humaine dont les droits doivent être scrupuleusement respectés. C'est éthique et, de plus, c'est règlementaire. Ces règles doivent être inculquées à l'ensemble de ceux qui, chacun à leur poste, ont l'honneur de servir le malade.

Bibliographie

1. Charte du patient hospitalisé, annexée à la Circulaire n° 95-22 du 6 mai 1995 du Ministère de la Santé, B.O. 1995.

2. Ordonnance du 24 avril 1996, J.O. 1996.

3. Mattei (J.F.) Les droits de la vie. Ed Odile Jacob Paris 1996.

4. Mattei (J.F.) Le médecin, le malade et le livre. Conférence d'ouverture au Congrès national des bibliothécaires des hôpitaux, Marseille, Juin 1996.

[1]. BBS : maladie de Besnier Boeck Schauman, lympho-réticulose diffuse localisée, notamment au niveau du médiastin.

Le consentement éclairé

TIBOR WITTMANN

La relation médecin – malade, les aspects historiques

L'éthique représente une partie essentielle de la pratique médicale dès les débuts de la médecine scolastique dont les écoles helléniques ont été les premiers représentants.

L'aspect éthique de l'acte médical, son rôle important dans la relation médecin – malade ont été affirmés d'abord par Hippocrate, et le principe « nihil nocere », a constitué le fondement de l'art médical pendant des siècles. Au 20ème siècle, le progrès rapide et même exponentiel de toutes les sciences, la médecine, la biologie, la génétique, les sciences humaines, y compris le droit et la religion ainsi que le développement de la technologie ont fait surgir une série de confrontations et de problèmes dans la vie des sociétés modernes.

En outre, les expérimentations sur l'homme durant la deuxième guerre mondiale ont rendu nécessaire de codifier les droits de l'homme au niveau mondial. La codification exacte des droits de l'individu et la protection de la personnalité ont été édictées en premier dans le Code de Nuremberg (1947). Cette déclaration interdit les essais cliniques et de recherche en l'absence de consentement de l'individu, et proscrit toute expérimentation menée sur des enfants ou des malades mentaux. Après cette réglementation fondamentale, plusieurs autres ont été édictées et acceptées au niveau international pour régler avec précision la pratique médicale, la recherche fondamentale et les essais cliniques. Chronologiquement, la Déclaration de Helsinki

(1964) a distingué pour la première fois les conditions éthiques de l'acte thérapeutique et de l'acte « non thérapeutique » (études scientifiques). Cette déclaration a été complétée et modernisée en 1975 à Tokyo, en 1983 à Venise, à Hong-Kong en 1989. La recherche biomédicale, ses conditions et ses exigences éthiques ont été étudiées et réglementées d'abord aux Etats-Unis dans le principe de Belmont (1979), ensuite par la déclaration des bases des Bonnes Pratiques Cliniques (1981). Cette dernière déclaration a été rapidement adoptée par le Conseil Mondial des Organisations Médicales en 1982.

Le Conseil de l'Europe a joué le premier rôle dans la préparation des « Principes Européens de l'Ethique Médicale » promulgués en 1987, en en précisant les règles et en établissant le rôle des comités d'éthique et du consentement éclairé dans les divers domaines de la pratique clinique et de la recherche médicale. Malgré la prise de position du Conseil de l'Europe sur les Techniques de la Reproduction (proposition 1046, publiée en 1986), les questions posées par la reproduction et la biogénétique soulèvent actuellement de grands dilemmes. De nos jours, le consentement est une partie décisive de toute action médicale. Il a pour but d'informer le patient et d'obtenir son accord de réaliser l'acte proposé. Seul le malade peut exercer ce libre choix, ce droit – en dehors de quelques circonstances exceptionnelles – d'accepter ou de refuser des interventions et des soins, après avoir obtenu les informations nécessaires (Déclaration de l'Association Mondiale médicale) ; mais le consentement du malade doit être respecté comme la manifestation du libre arbitre et du droit de toute personne humaine et, à ce titre, protégé par la législation dans les pays démocratiques.

Les aspects pratiques et juridiques du consentement éclairé

– L'objet du consentement définit le droit du malade d'obtenir suffisamment d'informations claires avant d'exprimer son accord ou son refus concernant l'acte médical. Ce consentement s'applique à toutes sortes d'interventions diagnostiques, thérapeutiques ainsi qu'aux essais cliniques.

– Concernant son contenu, le consentement doit être approprié à son but, personnalisé en respectant à la fois la diversité des situations et des actes médicaux ainsi que la culture générale et les connaissances techniques (médicales) du patient.

– Le consentement doit apporter des informations objectives sur le but et sur les conditions de l'intervention, sur le déroulement de l'acte médical. Il doit faire connaître au patient l'essentiel des notions sur la maladie qui le frappe actuellement, son pronostic et les moyens validés de la traiter. En cas d'alternative diagnostique ou thérapeutique, le consentement requiert d'informer le patient sur l'efficacité, reconnue ou estimée, de ces diverses méthodes.

Problème des risques et des complications

Le consentement éclairé ne doit pas éluder la question des complications, même très rares ou bénignes; il doit aussi évaluer les complications les plus graves. Parallèlement, le consentement doit tenir compte des moyens médicaux de prévenir ou de traiter les complications éventuelles. Le consentement éclairé doit préciser les risques et les complications de l'acte proposé; dans ce contexte, les risques ne sont pas identiques aux hasards, en dehors même de ceux imprévisibles et fortuits. Au contraire, les risques représentent des conséquences nocives pour le patient; elles peuvent survenir en dépit de toutes les précautions prises, l'acte ayant parfaitement respecté les règles professionnelles. En cas d'alternative comportant des risques différents, l'information du patient doit porter sur le bénéfice et sur le risque de chaque moyen. Sur le plan médical il est très important de faire connaître la différence entre le risque d'une intervention et celui de l'évolution spontanée de la maladie, en l'absence de traitement. Les risques et les complications ne constituent pas une faute professionnelle : la description des conséquences nocives ne signifie pas erreur de décision, insuffisance ou mauvaise pratique de l'acte médical.

Etendue et précision des informations

Une discussion et un débat scientifique existent quant au bénéfice du consentement éclairé : ils concernent la nécessité de décrire en détail les risques et les complications, surtout s'ils restent faibles ou théoriques dans la majorité des cas. Il est très difficile de définir le degré suffisant des informations. Le droit du patient d'être informé sur son état de santé, ainsi que sur l'acte jugé nécessaire, diagnostique ou thérapeutique, reste primordial. Le privilège du médecin de traiter le malade sans avoir recueilli son consentement éclairé reste une question délicate. Dans quelques cas particuliers, il faut éviter que l'information ne provoque une conduite regrettable du patient et n'aboutisse à des conséquences pires ou au refus du traitement.

Les normes formelles et la documentation du consentement éclairé

En général, les informations sont délivrées par écrit et sous la forme de documents rédigés à l'avance. La langue doit être la langue officielle du pays, simple à comprendre, évitant l'usage des termes techniques, sauf à les expliquer. Les informations prérédigées ne remplacent pas le contact direct entre le patient et le médecin, elles ne constituent qu'un moyen de faciliter l'information du malade. Les informations orales représentent aussi une partie importante dans cette relation.

Le texte du consentement comporte des obligations réglementaires : une déclaration du patient témoignant avoir reçu des informations suffisantes, les avoir comprises et avoir donné son accord volontaire à l'acte médical. L'accord requiert la signature du patient. L'exigence de la présence de témoins est critiquée dans plusieurs pays, car le respect des droits de l'individu et le secret médical excluent pratiquement le témoignage d'un tiers.

Le consentement écrit définit généralement la relation médecin – malade, mais dans quelques situations simples, la demande de consentement écrit peut être remplacée par l'accord oral du patient et par sa participation volontaire et active au geste. Dans la plupart des cas, ces gestes sont simples, régulièrement pratiqués et clairement connus du public : par exemple, les examens physiques, la prise de sang, etc.

La validité du consentement éclairé. Le consentement inacceptable

Est inacceptable un consentement qui exprime un accord de principe du patient sans aucune précision sur l'intervention, qu'elle soit diagnostique ou thérapeutique. Une déclaration de ce type n'est pas recevable : « je donne mon accord à tous les actes médicaux proposés, après avoir bénéficié des informations nécessaires (généralement orales) ». Ceci, pour plusieurs raisons : le degré de précision et l'étendue des informations restent incontrôlables. La condition d'un consentement valable que toutes les possibilités d'intervention aient été discutées séparément doit toujours être respectée.

Les conditions de validité du consentement éclairé

A côté de l'exigence d'informations claires, du respect des conditions formelles d'un consentement correct, d'autres conditions doivent être respectées pour disposer d'une autorisation valable. Ces conditions importantes sont le caractère volontaire, la liberté de décision et la capacité du patient à exercer ses droits. Dans cette relation, le consentement des enfants et des personnes incapables d'exercer, partiellement ou en totalité, leur droit de décision est soumis à des règles éthiques et juridiques. Leur respect fait partie de la démocratie et doit être contrôlé en permanence par la société civile. Dans le cas des mineurs (la limite d'âge peut varier avec les pays), les parents ont en général la capacité de donner leur accord. En cas d'invalidité ou d'incapacité d'une personne majeure et en l'absence des parents, les proches parents peuvent exercer ce droit. Dans le cas particulier de la tutelle, l'accord du tuteur est indispensable.

Situations dans lesquelles le médecin peut agir en l'absence de consentement

En général, les lois sur la santé et les conventions éthiques permettent aux médecins d'intervenir en l'absence de consentement dans quelques situations d'urgence, en cas de danger vital, afin de sauver la vie du patient. Cette situation est réalisée lorsque des complications inattendues surviennent au cours d'interventions chirurgicales. Dans le cas particulier où il existe une déclaration écrite antérieure récusant l'acte médical envisagé (en général, à cause du caractère prévisible d'une incapacité ou de l'état désespéré d'un sujet atteint d'une maladie maligne), son effet est suspendu par le consentement oral du patient. En cas de refus d'un acte provoqué par la survenue de complications ou un risque vital, la situation doit être réévaluée. La décision médicale a pour but de sauver la vie du patient en respectant sa capacité de décision. En cas d'incapacité (même partielle) ou de désaccord des proches parents ou du tuteur, l'intervention médicale peut être autorisée par décision judiciaire, sauf quand elle est réalisée en urgence ou dans des conditions exceptionnelles.

Un cas particulier du consentement éclairé : les études clinico-pharmacologiques

Le consentement éclairé dans les études clinico-pharmacologiques ne diffère pas fondamentalement des autres types de consentement concernant un acte diagnostique ou thérapeutique. Cependant, le consentement à des essais cliniques ou des études pharmacologiques doit respecter certaines règles et certaines normes spécifiques. Le formulaire de consentement doit exposer clairement le but de l'étude, décrire en détail la nature de l'essai, qu'il soit ouvert ou aveugle, contrôle contre placebo ou non. Il doit informer des bénéfices et des risques. Du point de vue éthique, les aspects primordiaux de l'essai sont qu'il doit apporter plus de bénéfices que de risques, qu'il doit respecter les règles de comportement professionnel et les données de la science. Le formulaire de consentement doit fournir des informations sur les moyens du traitement habituel et présenter les avantages de l'acte et de l'essai proposés. Ce texte de consentement doit indiquer le nom et l'adresse de l'institution (ou du médecin) responsable devant intervenir en cas d'effets ou de conséquences inattendus ou sévères. La participation volontaire, la plupart du temps bénévole, du sujet, son droit d'interrompre son inclusion dans l'essai sont exigés et dûment spécifiés. Les modalités de compensation de la perte de temps de travail ou des frais de déplacement, les conditions de l'indemnisation en cas de conséquences graves ou du décès du sujet font obligatoirement partie du document. Ce consentement doit toujours comporter l'accord du patient pour autoriser la présentation scientifique ou l'utilisation des résultats.

Pour assurer le respect de tous les aspects spécifiques des essais cliniques, toutes les études doivent être au préalable soumises et approuvées par un comité scientifique et éthique institué au niveau national ou régional, assumant la responsabilité de ses décisions. Ce dernier point requiert une réglementation claire dans l'ensemble des pays.

Bibliographie

Documents

1. The declaration of Geneva.
Wordl Medical Association; 1948, 1968, 1983.

2. International Code of Medical Ethics.
Wordl Medical Association; 1949, 1968, 1983.

3. The declaration of Tokyo.
Wordl Medical Association; 1975.

4. The declaration of Hawaï
Wordl Psychiatric Association; 1977, 1983.

5. The Belmont Report : Ethical Principles and guidelines for the protection of human subjects of research Dept of Health, Education and Welfare, Washington D.C., 1979.

6. European Commision : The rules governing medicinal products in the European Community.
Vol. 1, Brussels : European Communications, 1989.

7. Ethics and epidemiology : International guidelines.
Council for International Organizations of Medical Sciences, Geneva, 1991.

8. Principles for the protection of persons with mental illness and for the improvement of mental health care.
United Nations, 1991.

9. International ethical guidelines for biomedical research involving human subjects
Progress in Human Reproduction Research, 26, 2-4, 1993.

10. Convention pour la protection des droits de l'homme et de la dignité de l'être humain à l'égard des applications de la biologie et de la médecine : convention sur les droits de l'homme et la biomédecine Conseil de l'Europe, novembre 1996.

Communications, références

1. Mutch L., King R.
Obtaining parental consent – opting in or opting out?
Arch. Dig. Child., 60 : 679-680; 1985.

2. Scarman Lord
Consent, communication and responsability.
R. Soc. Med., 79 : 697-700; 1986.

3. Royal College of Physicians : Guidelines on the practice of ethics committees in medical research involving human subjects.
2nd Ed. London : RCP, 1990.

4. Merx J.F., Druzdzel M.J., Mazur D.J.
Verbal expressions of probability in informed consent litigation.
Med. Decis. Making, 11 : 273-281; 1991.

5. Moraczewski A.S.
The human genome project and the catholic church.
Int. J. Bioeth., 2 : 229-234; 1991.

6. Easterbrook P.J., Houghton J.
Towards more informed consent in clinical trials : evaluation of a patient information booklet.
Pharm. Med. 6 : 297-308, 1992.

7. Leopold A.C.
The science communnity is starved for ethical standards.
The scientist, Jan. 6 1992.

8. Rivera R., Reed J.S., Menius D.
Evaluating the readability of informed consent forms used in contraceptive clinical trials.
Int. J. Gynecol. Obstet. 38 : 227-230, 1992.

9. Gerard J.P., Romestaing P., Marquis J., Wagner J.P., Maillot M.H., Buatois F.
Evaluation of consequences of written informed consent on physisian-patient relations. A propos of Huriet's law. Bull. Cancer, Paris, 80 : 903-904, 1993.

10. Kerrigan D.D., Thevasagayam R.S., Woods T.O., Mc Welch J., Thomas W., Shorthouse A.J. et al.
Who's afraid of informed consent?
M. J. 306 : 298-300, 1993.

11. Mc Intosh N.
Strengthen ethical commitees rôle.
M. J. 307, 1996, 1993.

12. Kauffman R.E.
Drug trials in children : ethical legal and practical issues.
Clin. Pharmacol., 34, 296-299, 1994.

La relation médecin - patient

Avis de l'Académie Suisse des Sciences Médicales

(Extrait)

JEAN-PHILIPPE ASSAL – ANDRÉE LACROIX

Préambule

Le pré-requis à toute relation thérapeutique entre deux personnes est que chacune d'elle se sente libre dans sa démarche. Pour le médecin, ceci implique l'indépendance du jugement clinique, quelles que soient les conditions économiques et institutionnelles qui déterminent son statut (praticien privé, en cabinet de groupe, en clinique, médecin d'entreprise ou médecin dans le service public). Pour le patient, il s'agit qu'il puisse échapper, dans toute la mesure du possible aux pressions extérieures (famille, employeur, assurance, état etc.).

Introduction

Ce document destiné en premier lieu aux médecins, qu'ils soient en pratique privée ou hospitalière, propose des points de repère dans le domaine de leurs relations avec les patients. La qualité de ces relations n'est pas garantie à coup sûr et ne dépend pas de « dons innés » des médecins. Il ne peut y avoir de recettes assurant la qualité des rapports entre médecins et patients. De ce fait, ce texte a été conçu comme un document ressource apte à indiquer les voies d'une véritable collaboration médecin-

patient, dans laquelle d'ailleurs, l'ensemble du personnel soignant est aussi impliqué. A ce titre, ce document pourrait donc concerner l'ensemble du corps soignant.
Il est apparu utile de présenter en premier lieu des considérations de base suivies de commentaires et d'annexes développant certains points particuliers.

Considérations de base

L'information du patient

Informer le patient est reconnu aujourd'hui comme faisant partie intégrante de tout acte médical, qu'il soit diagnostique, thérapeutique ou préventif.

Informer consiste à donner connaissance d'un ou de plusieurs faits.

Pour le médecin, informer son patient sur sa maladie, ses conséquences, sur son ou ses traitements et leurs effets, et cela dès avant la mise en œuvre des mesures envisagées, est une exigence élémentaire du mandat thérapeutique.

Il importe que le médecin s'enquière de ce que son patient sait, de ce qu'il croit, de ce qu'il craint concernant sa maladie, ses traitements et leurs conséquences. Seules ces données permettront au médecin de choisir judicieusement le langage compréhensible par le patient, la quantité d'information nécessaire et suffisante, et le degré de gravité de l'information qu'il peut assumer.

Le médecin veillera aussi à rendre le patient attentif aux aspects économiques de l'acte médical et de ses suites (coûts, assurances, incapacité de travail etc.).

Pour le patient, être informé est un droit. Dans la plupart des cas, c'est aussi un désir, non seulement de savoir ce qui lui arrive, mais d'être considéré sans discrimination, comme l'interlocuteur prioritaire.

Les proches qui forment *l'entourage du patient* ont également droit à recevoir l'information directement de la part du médecin, compte tenu du secret professionnel, dans la mesure où le patient a explicitement donné son accord ou qu'on peut légitimement le présumer.

Cependant, afin que l'information soit pertinente et adaptée à chaque patient et à chaque situation, elle ne peut être apportée qu'en interaction avec celui qui la reçoit. Qu'elle soit plus ou moins détaillée, une information digne de ce nom ne peut jamais être qu'un seul monologue du médecin ni se résumer à une formule standard.

Dans les cas extrêmes, dire toute la vérité au patient, reste, dans le principe, une obligation. Certaines informations peuvent toutefois revêtir un caractère très anxiogène pour le patient et provoquer une aggravation de son état au point de compromettre les chances de réussite d'un traitement. On peut donc concevoir exceptionnellement et d'une manière transitoire, une restriction ou une retenue de l'information, lorsqu'il s'agit de ne pas inquiéter le patient dans l'immédiat.

Le consentement éclairé du patient

Le consentement éclairé est la condition fondamentale de tout acte médical. Le médecin ne peut exercer son mandat thérapeutique qu'avec l'accord du patient dûment informé. L'information communiquée au patient dans le but d'éclairer son consentement doit toujours préserver et favoriser un climat de confiance.

En cas d'urgence cependant, il incombe au médecin de décider et d'agir dans l'intérêt de la vie et de la santé du patient, sans nécessairement pouvoir recueillir son accord, mais en tenant compte, dans la mesure du possible, de son opinion présumée.

Le patient conscient de sa responsabilité, car renseigné sur les risques qu'il encourt à ne pas suivre l'avis médical, demeure à tout moment libre de refuser ou de retirer son consentement.

Le partenariat médecin-patient

La confiance constitue la base de la relation médicale, le consentement éclairé en est la condition nécessaire, le partenariat implique quant à lui l'idée d'alliance et de partage.

Les rôles des partenaires n'étant pas les mêmes, il faut entendre ici un partage mesuré des responsabilités. Le médecin est principalement celui qui sait, tandis que le patient est avant tout celui qui ressent. Le médecin propose l'acte médical, alors que le malade le subit ou le met en pratique. Le partenariat médecin-patient tient compte de cette altérité et la respecte. Les chances de succès de l'acte médical seront d'autant meilleures que le patient s'engage activement dans une collaboration avec son médecin. C'est avant tout à ce dernier d'instaurer le partenariat et de le gérer, afin qu'il se maintienne et se développe au cours du temps.

Il incombe notamment au médecin de toujours rechercher la collaboration du patient :

– en le considérant comme un partenaire nécessaire,
– en l'aidant à formuler et à préciser ses demandes,
– en lui manifestant son écoute et sa compréhension,
– en l'impliquant dans la prise de décision.

Le secret médical

Le patient est le maître et le bénéficiaire du secret médical, le médecin en est le dépositaire. Le secret médical a été établi pour protéger le patient et non pas le médecin. Celui-ci ne peut refuser d'informer son patient en invoquant le secret médical, mais il doit le faire valoir face à des tiers.

L'assurance du maintien du secret est une des conditions primordiales de la confiance mutuelle et de la qualité du partenariat.

Le suivi de la relation médecin-patient

Chaque suivi (dans le sens de follow up) de patient représente une dynamique, une sorte de parcours parfois obscur et c'est au médecin d'en éclairer les obstacles médicaux, relationnels et sociaux.

Une bonne relation médecin-patient ne peut se maintenir que dans un climat de confiance mutuelle où le patient apporte pour sa part au médecin les informations nécessaires.

Si les informations que le médecin peut donner sont plutôt de nature objective, basées sur des faits (observations, examens, analyses, interprétations de résultats), celles que le patient peut apporter sont de différents ordres.

Elles sont non seulement objectives, mais aussi subjectives lorsqu'elles concernent les représentations qu'il a de la maladie et de son traitement ou lorsqu'elles reflètent son vécu affectif. Le médecin se doit de solliciter et de prendre en compte ces aspects personnels qui caractérisent le rapport que le patient entretient avec sa maladie.

C'est dans la prise en compte du vécu par le patient de ses problèmes de santé et avec le souci de gérer ces différentes composantes que le médecin doit envisager et gérer le suivi de son patient.

Il importe également que le médecin s'interroge de façon continue sur sa propre subjectivité, car elle conditionne ses attitudes et leurs effets sur la relation avec le malade.

Commentaires

Informer le patient, obtenir ainsi son consentement et le reconnaître comme un partenaire sont les conditions de base qui méritent d'être considérées dans tous les cas, même les plus difficiles.

Les médecins, qu'ils soient hospitaliers ou en pratique privée, estiment manquer du temps suffisant pour satisfaire à toutes ces exigences. Plusieurs études ont toutefois montré qu'il s'agissait moins d'un problème de temps, que de capacité d'écoute et de compréhension des patients et de leur entourage ainsi que d'une question d'organisation.

Situations où l'information devient problématique

Le patient qui préfère ne pas savoir

Un refus clairement exprimé doit être respecté. Toutefois, un refus dû par exemple à l'angoisse du moment peut être négocié, dépassé. Une exploration dans ce sens s'impose avant de renoncer à l'information.

Le patient qui dénie sa maladie

Le déni du patient met une limite à sa collaboration. Dans un tel cas, il est inutile de chercher à persuader ou à intimider le malade, car ces procédés sont la plupart du temps inopérants et contribuent à renforcer ses mécanismes de défense. Mais l'expérience en psychologie médicale montre qu'un déni peut généralement évoluer vers une acceptation plus grande, lorsque le patient constate que les contraintes de la maladie sont conciliables avec un nouveau projet de vie.

Le patient inapte à donner son consentement

Dans ce cas, un représentant autorisé peut être l'interlocuteur du médecin sous réserve du respect des intérêts et des droits strictement personnels du malade. Même dans cette situation, il convient de maintenir un dialogue, à un niveau accessible, avec le patient.

Information à des tiers

C'est dans les situations apparemment les plus banales qu'il y a le plus de risques pour le médecin de divulguer indûment ce qu'il a appris de son patient. Il doit veiller à ne pas céder aux questions de tiers ou de proches du patient si l'accord de ce dernier n'est pas évident.

Situations où le partenariat devient problématique

Importance de l'accueil

Le premier instant de la rencontre médecin-patient est celui de l'accueil. Le patient doit se sentir à l'aise déjà par l'aménagement du cadre et par un abord chaleureux. Le médecin s'efforcera de créer un climat de confiance, en évitant de se montrer distant, sans pour autant tomber dans une familiarité excessive ou adopter une attitude paternaliste.

Les malentendus

Toute relation suppose tôt ou tard l'apparition de tensions qui peuvent amener une perte de confiance, des conflits et des ruptures. De nombreux différends ne sont initialement que des malentendus. Chaque praticien aura vécu par expérience comment ces derniers peuvent être causés par des problèmes de langage, de sens des mots, d'idées préconçues, aussi bien chez le médecin que chez son patient.

Une des meilleures manières, pour le médecin, d'être vigilant envers ces malentendus possibles est de s'assurer, à intervalles réguliers, de ce que le patient a réellement compris (ex. par la technique de la reformulation).

La non observation du traitement

Il n'est pas rare que des patients n'appliquent pas ou appliquent mal leur traitement. Le médecin peut limiter ces situations en veillant à donner suffisamment d'explications, à en vérifier la compréhension et en cherchant avec empathie les causes invoquées par son patient.

Le patient dépassé par la complexité de sa situation

L'apparition de maladies ou de complications successives, demandant des investigations et des traitements de plus en plus compliqués, représente pour un patient un poids souvent insurmontable à accepter et à gérer. Le médecin, plutôt que de banaliser la situation, mettra en évidence, l'une après l'autre, les priorités qu'il faut considérer tant sur le plan des examens à effectuer que des traitements à appliquer.

Situations où le suivi devient problématique

Le suivi avec des intervenants multiples

Dans les maladies aiguës posant des problèmes particuliers et notamment en cas d'hospitalisation, l'intervention de plusieurs spécialistes et de moyens techniques sophistiqués représente une efficacité accrue au niveau diagnostique et thérapeutique. Malheureusement, ces interférences peuvent retentir négativement sur le bien-être émotionnel du patient et sur sa capacité à comprendre la portée des investigations et des traitements.

Face au risque de dispersion des responsabilités thérapeutiques, il est indispensable que chaque patient ait un référent médical qui fasse à son intention, à intervalles réguliers, la synthèse des informations données et des différentes actions entreprises et qui assure la liaison entre les divers intervenants. Ceci tout en maintenant un lien privilégié avec le patient et son entourage.

Les patients hospitalisés voient graviter autour d'eux tout un personnel paramédical qui joue un rôle important par sa proximité et souvent par attentions empreintes de chaleur humaine. Quand bien même il ne reste plus d'intervention médicale possible, par exemple en fin de vie, il importe que le médecin demeure impliqué dans la dynamique relationnelle avec le patient et des proches.

Chez le patient non hospitalisé, lors du diagnostic ou du suivi d'une maladie grave, des investigations vont aussi devoir être faites auprès de plusieurs spécialistes. Il incombe notamment au médecin traitant d'assurer une gestion optimale de l'organisation et de la succession dans le temps des examens nécessaires. C'est à lui d'effectuer la synthèse des résultats et de les communiquer au fur et à mesure à son patient et/ou à ses proches. Ce type de situation requiert que les informations soient particulièrement bien ajustées à ce que le patient et ses proches sont en mesure d'assumer. Il est essentiel que le médecin traitant leur apporte son soutien par une écoute et une disponibilité suffisantes.

Le suivi en tête à tête

Dans le cas de maladies au long cours (asthme bronchique, diabète sucré, hypertension artérielle, affections rhumatismales, etc.), la relation médecin-patient peut s'enliser dans l'habitude, dans une sorte de routine.

Il importe, pour le patient comme pour le médecin, de faire en sorte que leur relation conserve les caractéristiques d'un processus dynamique. Le médecin sait qu'il ne peut négliger de faire régulièrement un bilan bio-médical de son patient afin de mesurer l'adéquation du traitement et de vérifier le degré d'évolution de l'affection. Dans une approche globale du patient, il convient aussi d'évaluer d'autres dimensions telles que le degré d'acceptation de la maladie et du traitement, les difficultés rencontrées dans sa vie familiale ou professionnelle et sa capacité, selon son âge et sa personnalité, d'intégrer sa maladie dans son projet de vie.

En outre, la relation médecin-patient, elle-même, mériterait d'être périodiquement réévaluée, afin d'éviter les risques de chronicisation, caractérisée par une médicalisation inadéquate et une dépendance réciproque des partenaires.

Nécessité pour les médecins de se former à la communication avec le malade et son entourage

Chaque jour, en de multiples circonstances, nous communiquons. Souvent méconnu tant il est banal, ce phénomène mérite une attention particulière dès qu'il comporte un enjeu. Or c'est le cas dans les rapports médecin-patient. Si l'on observe ce qui se passe dans une relation de soins, il apparaît souvent un certain décalage entre les deux interlocuteurs. Au discours du patient, empreint de subjectivité, se superpose un discours médical, apparemment plus objectif, sans que soient assurées les bases d'une compréhension commune. *Pour des raisons diverses, le discours de l'un risque de l'emporter sur l'écoute de l'autre.*

Considérer le patient comme un partenaire implique une attention à ce qui peut sembler aller de soi mais qui mérite d'être précisé, explicité, vérifié.

Si le partenariat médecin-patient n'est pas synonyme d'égalité, il implique toutefois un certain partage du savoir médical qui nécessite, de la part du praticien, l'acquisition d'un savoir-faire en communication.

Certains patients peuvent être ressentis comme des simulateurs ou des manipulateurs. Lorsque la confiance est menacée ou perturbée, le médecin évitera de jouer les censeurs et tentera d'avoir un entretien en profondeur avec son malade. Cette forme d'aide ne s'improvise pas et nécessite un savoir-faire psychologique.

On sait aujourd'hui que l'expérience à elle seule ne suffit pas à éviter ou corriger les difficultés dans une relation asymétrique. Si une considération positive constitue la base de la rencontre avec autrui, des réactions spontanées, bien humaines, peuvent produire des effets opposés aux meilleures intentions.

Bibliographie

1. Assal J.P., Fabre J.
Prescrire un médicament. Un geste ou un entretien.
Ed Roche, Bâle, 1992.

Gestion des maladies de longue durée et éthique

Jean-Philippe Assal – Pierre Grandmottet

Dans cet ensemble de témoignages européens, ceci n'est qu'un témoignage de seconde main, composé pour l'essentiel de très larges citations et d'un essai de condensation et reformulation personnelle (P. Grandmottet) d'un texte majeur.
J.P. Assal a publié fin 1996 dans l'Encyclopédie médico-chirurgicale (E.M.C.) un long article sur «Le traitement des maladies de longue durée : du passage de l'aigu au stade de la chronicité.
Une autre gestion de la maladie, une autre prise en charge.» (1)

Ce texte traduit plus de 20 ans de recherche pédagogique et d'expérience du directeur de la Division d'Enseignement Thérapeutique pour maladies chroniques de l'Hôpital Cantonal Universitaire de Genève, Centre collaborateur de l'O.M.S. Il constitue la synthèse de très nombreux travaux internationaux, émanant souvent de disciplines autres que la médecine : sciences de l'éducation, linguistique, psychologie, sociologie, techniques de communication.... De tels travaux sont rarement lus par la majorité des médecins. C'est aussi pourquoi l'article de J.P. Assal apporte un éclairage très nouveau sur la prise en charge des malades atteints d'affections chroniques.

Les coordinateurs de ce livre ont estimé que ce sujet appartenait de droit à l'éthique de la prescription thérapeutique dans toutes les maladies chroniques. Ils ont donc sollicité la collaboration de J.P. Assal, qui a accepté une synthèse de son article de l'E.M.C., tentée par P. Grandmottet, que ce dernier espère fidèle.

Le texte de J.P. Assal peut être condensé en 6 points : 1) le constat ayant suscité la réflexion et l'expérience pratique de l'auteur, suivi de l'exposé : 2) des 8 principales notions innovantes; 3) de 10 processus et procédures dont l'intérêt a été confirmé à Genève; 4) des recommandations pédagogiques concernant la formation initiale des médecins à la prise en charge des malades atteints d'affections de longue durée*. Nous résumerons encore 2 remarques annexes et le rapport de 2 expériences de J. P. Assal. Nous terminerons cette synthèse par quelques réflexions personnelles sur l'intérêt de l'éducation thérapeutique et les retombées économiques qu'on pourrait en espérer en France.

Trois constats ont suscité les réflexion et action pédagogiques de J. P. Assal depuis 20 ans :

1) Les différences essentielles du comportement attendu du médecin devant une maladie aiguë, qui va se terminer vite, en quelques jours ou quelques semaines, très habituellement par la guérison complète, et devant une MC*, affection qui peut se contrôler, se stabiliser, mais qui impose au malade d'être responsable de son traitement. L'auteur qualifie la première situation de médecine aiguë, bioclinique et la seconde, de médecine bio-psycho-sociale et pédagogique.

Il souligne les différences fondamentales qui existent entre la médecine diagnostique, d'urgence ou de crise, et la médecine s'occupant du suivi, de l'accompagnement du malade, une médecine du contrôle indirect de la maladie, une médecine où le médecin devient un modérateur entre la maladie et son porteur.... La médecine centrée sur le diagnostic et l'intervention thérapeutique brève est fondamentalement différente de la médecine qui s'occupe du suivi à long terme des malades chroniques. Aussi longtemps que les médecins fonctionnent (inconsciemment le plus souvent) sur le modèle du traitement de la crise, il n'est pas possible d'améliorer d'une manière significative la qualité du suivi à long terme des malades. C'est, à ses yeux, une explication majeure du fait qu'en pratique ambulatoire, plus de la moitié des patients ne suivent pas ou mal leur traitement. Ce constat est effrayant, tant du point de vue médical que financier.

2) Dans l'activité professionnelle du médecin généraliste, la part réservée aux MC est largement prépondérante (J. P. Assal avance le taux de 80 p. cent).

Or, la formation initiale des médecins est donnée, pour l'essentiel, dans le cadre hospitalo-universitaire qui se consacre prioritairement à la médecine bio-clinique, à la guérison des maladies aiguës. Le C.H.U. prépare donc (efficacement) le futur médecin à la prise en charge de la seule maladie aiguë, qui ne représentera que moins de 10 % de son activité future de généraliste!

Le reste de l'activité médicale se passe en cabinet avec un patient debout, venu ambulatoirement, sans problème d'urgence immédiate, qui consulte son médecin, soit pour éclaircir et traiter certains malaises dont il souffre, soit pour le suivi d'une MC.

Il existe donc une grande inadéquation entre l'objectif dominant de la formation et les besoins prioritaires de l'exercice professionnel futur d'environ la moitié des étudiants. Ce système est bien adapté pour former les futurs médecins hospitaliers et, sans doute, la majorité des spécialistes. Mais il l'est mal, en dépit de réformes longtemps timides (au moins en France, par exemple pour la durée des stages chez le praticien) pour préparer les futurs généralistes à exercer l'essentiel de leur métier. Dans le champ immense des MC, le médecin aura appris à traiter la crise (œdème pulmonaire aigu, décompensation diabétique, crise comitiale, état de mal asthmatique, hémorragie digestive...), il n'aura nullement appris à traiter au long cours la plupart de ces maladies qui ne peuvent se guérir mais qui peuvent souvent fort bien être contrôlées.... La formation médicale initiale tout comme la formation continue n'abordent pas les spécificités du suivi des MC.

3) Il y a plus grave : dans son comportement, le médecin est inconsciemment déterminé par son identité médicale, définie pour toute sa vie par le modèle hospitalo-universitaire dans lequel il a été formé. Dans ce cadre, le meilleur médecin est le plus performant, le plus rapide pour le diagnostic et la mise en route du traitement, celui qui permet de raccourcir au maximum la durée d'hospitalisation.

On peut définir le concept d'identité médicale comme la conviction d'un médecin d'appartenir à un groupe professionnel et de fonctionner comme l'ensemble de ses collègues.

La prépondérance indue donnée à la maladie aiguë peut être vue comme un artifice social et narcissique d'institutions et de corps professionnels défendant leurs propres identités et leurs pouvoirs.

Non seulement le médecin n'est pas formé à gérer les MC, mais son comportement professionnel est déterminé au départ par la reproduction d'un modèle non pertinent pour l'essentiel de son activité.

4) La conséquence de ce triple constat est la nécessité d'une profonde modification du rapport entre malade, MC et soignants qui appelle une importante réforme pédagogique. Le médecin doit amener le malade atteint d'une MC à davantage d'autonomie et de responsabilité. Ce n'est à l'évidence pas facile!

Suivre un patient atteint d'une MC implique une modification profonde du rapport direct du médecin à la maladie. Il s'agit de compléter cette dimension fondamentale (l'abord bio-clinique) par un autre rôle, complexe pour le soignant, celui d'aider le malade à gérer lui-même son traitement, le mener vers la responsabilité et l'autonomie... Il faut intégrer l'approche psycho-sociale et pédagogique dans une approche globale du malade chronique... Le problème clé... est celui du partage avec le malade d'une partie du savoir du médecin. Partager son savoir implique inévitablement partager son pouvoir. Est-ce que le soignant accepte ce partage? Et pourtant, la formation des malades représente la valeur ajoutée à tout choix thérapeutique.

Mais, pour le soignant comme pour chacun, modifier son comportement est difficile.

L'identité liée à un type de prestations (médecine aiguë par exemple) peut compliquer et interférer avec le passage à un autre genre d'exercice, tel celui du suivi des MC.

Huit notions innovantes pour l'éducation thérapeutique : :

J.P. Assal développe 8 notions qui lui paraissent conditionner l'efficacité de l'éducation thérapeutique : 1) bien communiquer avec le patient; prendre en compte : 2) son vécu de la maladie, et 3) ses croyances de santé et les représentations qu'il se fait de son corps, de sa maladie et de son traitement; 4) utiliser une pédagogie d'adultes; 5) tenir compte des profils de personnalité selon la classification d'Osgood et l'analyse transactionnelle de Berne pour identifier le type social de communication établi entre le médecin et le malade; 6) déterminer qui, des 2 partenaires, gère au quotidien le traitement de la MC; 7) accepter qu'au cours de son apprentissage, le patient commette des erreurs dont le médecin devra quand même assumer la responsabilité, parce que l'erreur analysée est un moyen essentiel d'acquisition d'un savoir faire; 8) ne jamais oublier combien modifier ses habitudes de vie est difficile, pour le malade comme pour quiconque.

1) La communication entre soignant et soigné est difficile : pour prévenir les malentendus, il faut proscrire le sabir médical, apporter l'information et l'éducation dans le langage quotidien du patient, reformuler ce qu'il dit et lui faire répéter ce qu'on veut lui dire.

Il y a plus de chances d'incompréhension et de malentendu entre les deux partenaires que l'inverse. Il faut donc que le médecin s'assure qu'il a bien compris ce que voulait dire le malade et inversement qu'il a été bien compris par son patient.

2) Il faut prendre en compte le vécu du patient à l'égard de la MC :

Accepter sa maladie est un processus complexe et lent de maturation psychologique, qui permet au malade de ne plus rechercher cette liberté physique, psychique, sociale et professionnelle telle qu'elle était dans son état de santé antérieur. L'accepter, c'est faire le deuil de sa santé, c'est réorganiser sa vie en tenant compte de son handicap personnel. E. Kubler Ross a décrit, chez les personnes en fin de vie, le déroulement habituel de ce processus d'acceptation qui comporte 5 phases successives (avec de fréquentes interpénétrations et retours en arrière) : choc et dénégation, révolte, marchandage, réflexion avec retour sur soi et, enfin, acceptation. Cette dynamique psychologique constitue une protection contre l'angoisse que la perte de son intégrité génère chez chaque malade.

3) Il faut également tenir compte des croyances de santé, des représentations que le malade se fait de son corps, de sa maladie et de son traitement. Leur méconnaissance explique, pour une part importante, la mauvaise observance des prescriptions par le malade.

Lorsqu'en médecine, on parle des représentations des malades, c'est que, justement, elles ne correspondent pas aux définitions médicales. C'est ainsi que 30 % des diabétiques confondent la rétine avec la sclérotique : lorsqu'ils font une hémorragie conjonctivale, ils craignent de devenir aveugle par rétinopathie; pour 40 % des malades, le terme mal perforant plantaire est compris comme un trou qui perfore le pied, excluant la simple ulcération plantaire, ce qui leur fait méconnaître la gravité....40 % des hypertendus croient que le traitement antihypertenseur calme les nerfs : ils l'interrompent dès qu'ils se sentent moins nerveux!

Pour qu'un patient adhère à un traitement, 4 pré-requis sont nécessaires : accepte-t-il le fait d'être malade et perçoit-il le risque encouru? perçoit-il les effets bénéfiques du traitement proposé et est-il convaincu que son coût n'est pas plus élevé que les bénéfices qu'il en retirera.

4) Utiliser une pédagogie d'adultes : la majorité des malades atteints d'une MC sont des adultes (bien que trop nombreux soient les enfants asthmatiques, épileptiques, diabétiques, etc.). L'éducation d'un malade chronique ne s'adresse donc le plus souvent pas à un sujet sans connaissances ni convictions antérieures. Tout adulte a un passé, un vécu, qu'il faut prendre en compte. De ce fait, l'éducation thérapeutique requiert les concepts et les méthodes de la pédagogie s'adressant à des adultes : pédagogie participative, interactive, faisant davantage appel au compagnonnage qu'à l'autorité de celui qui sait (ou croit savoir). Ceci l'oppose aux modalités traditionnelles d'éducation des malades, basées sur une relation maître-élève hiérarchisée, reposant essentiellement sur la transmission verticale de connaissances trop souvent peu utiles car mal adaptées aux vrais besoins des patients.

5) Importance des profils sociaux respectifs du malade et du soignant

Chaque individu (le malade comme le médecin) appartient principalement à l'une des 4 catégories définies par Osgood : promouvant, facilitant, analysant ou contrôlant. Chacune concerne environ le quart de la population.

Chaque soignant est tributaire de son type de profil personnel et fonctionne mieux avec un patient qui a le même mode de fonctionnement social. Le rapport médecin-malade est en revanche plus difficile avec des structures presque opposées, telles qu'un patient promouvant avec un médecin analysant et vice versa.... Des patients avec une personnalité de tendance dépendante auront beaucoup plus de difficulté à développer un locus de contrôle* interne.

L'analyse transactionnelle (Berne) décrit 3 états du moi dans les relations interhumaines : la relation adulte-adulte, la relation parent-enfant et la relation enfant-parent. L'éducation appelle le plus souvent une relation d'adulte à adulte mais le soignant doit parfois être à nouveau rapidement parent contrôlant et protégeant dans une situation de crise, voire même enfant dans une situation bloquée où imagination et spontanéité doivent momentanément prendre le pouvoir. L'analyse transactionnelle montre l'importance de pouvoir passer rapidement par ces 3 états du moi

6) Qui gère au quotidien le traitement de la MC? (notion de « locus of control » des anglo-saxons)

Qui contrôle mon état de santé? moi-même ou les autres? contrôle interne, contrôle externe? Contrairement à ce qui se passe pour la maladie aiguë, dans une MC, le médecin contrôle la maladie à travers le patient. C'est ce porteur de la maladie qui devient l'interlocuteur du médecin.... Lorsqu'un malade est hospitalisé, le contrôle est principalement externe. Lorsque le patient rentre à son domicile, le contrôle ou, plutôt, la gestion de la maladie repose sur le malade lui-même. Un patient ne peut passer brusquement, sans formation, d'un contrôle externe comme à l'hôpital à une forme de contrôle interne où il assume la responsabilité de son traitement.

7) Tout apprentissage est une pédagogie par l'erreur.

Le malade doit apprendre à se traiter, or, on apprend beaucoup en commettant des erreurs et en les analysant pour ne pas les reproduire. Mais cet apprentissage comporte des risques. Si le soignant délègue au malade une partie de son pouvoir de décision, il conserve l'intégralité de la responsabilité.

Le médecin doit utiliser d'une manière optimale les erreurs de son patient.... L'erreur a un rôle fondamental comme stimulus à la maîtrise du savoir-faire.... Il n'y a pas d'apprentissage sans erreurs. Or, c'est grâce aux erreurs, à leur analyse, au repérage des bonnes raisons que les patients ont eu de les faire, à l'attitude empathique du médecin, à son absence de jugement, à sa patience, que ces erreurs seront contrôlées par le malade.

J.P. Assal utilise la métaphore de l'apprentissage de la bicyclette. Il est peu utile de dire comment se maintenir en équilibre sur un vélo.... il faut d'abord permettre au cycliste de pédaler pendant qu'on lui tient la bicyclette. Puis la lâcher progressivement tout en ayant la main sur le porte-bagages et prendre petit à petit de la distance, tout en sachant pertinemment qu'il y aura des écarts.... Si les médecins devaient apprendre à leurs patients à rouler à bicyclette, peu d'entre eux apprendraient car ces médecins ne toléreraient pas de prendre des risques et voudraient tout contrôler.

Il est en effet difficile pour le médecin d'accepter le risque d'erreurs pendant l'apprentissage : dans cette situation, le soignant doit partager deux identités, difficilement compatibles selon Oswood : un profil de contrôlant et un profil de facilitant-déléguant.

Tout traitement implique risques et responsabilités qui sont principalement l'apanage du médecin. Dans la MC, la responsabilité du traitement incombe aussi au patient... Quant au risque..., la responsabilité en appartient toujours et encore au médecin. Le médecin accepte-t-il la responsabilité de laisser son patient prendre à son tour des risques. S'il s'y refuse, il empêchera son patient de devenir plus autonome et interfèrera probablement avec sa qualité de vie. Cela comporte le risque de collision entre deux identités professionnelles, celle du médecin contrôlant et celle du médecin aussi formateur de son patient. Le traitement de la maladie chronique sera toujours dans un rapport dialectique avec celui de la maladie aiguë, contrôle direct ou gestion indirecte de la maladie.

8) Pour prévenir les rechutes, le patient doit souvent modifier ses habitudes de vie, par exemple en matière d'exercice physique, de consommation d'alcool, de tabac, d'aliments en quantité excessive....

Vivre avec une maladie de longue durée impose toute une série d'adaptations personnelles pour faire face à ce handicap. C'est une démarche difficile, quelque peu aidée par des médicaments.... mais principalement liée au contrôle interne exercé par le malade sur lui-même. C'est une lourde astreinte, le médecin doit s'en souvenir.

Dix conseils tirés de l'expérience genevoise :

J.P. Assal recommande l'utilisation de 10 processus ou procédures à l'utilité desquelles il croit : 1) une approche pédagogique par objectifs 2) la résolution de problèmes 3) l'évaluation de la formation, 4) la constitution de groupes hétérogènes de patients 5) le développement des capacités d'anticipation du malade 6) le contrat thérapeutique 7) l'organisation du suivi à long terme 8) les consultations à objectifs alternés 9) le télé-accompagnement 10) les réseaux de consultations.

1) une approche par objectifs :

Les médecins sont toujours pressés ! Gagner très vite le combat contre la maladie aiguë est un critère d'excellence professionnelle. Dans la prise en charge des MC, vouloir aller trop vite comporte un risque d'échec. Il est vain de croire qu'un diabétique insulino-dépendant puisse apprendre son métier de malade en 10 heures de cours, groupées sur une semaine d'éducation à l'hôpital. Même en l'absence de freins psychologiques, ni le savoir, ni le savoir-faire, encore moins le savoir-être, un comportement adapté aux diverses circonstances, ne peuvent s'acquérir aussi vite ! La dynamique de la formation est lente, il ne faut pas brûler les étapes, il faut respecter les rythmes et la progressivité de l'apprentissage.

Aider le malade à apprendre à contrôler son affection et être au clair avec les représentations qu'il a de sa maladie et de son traitement.... exige une démarche très progressive, qui est souvent perçue comme trop lente par le médecin.... Le médecin a tendance à trop demander au malade. Il doit adapter sa demande aux capacités de son patient...., donner une place plus grande à des objectifs moins ambitieux et s'enchaînant progressivement.... Les résultats illustrent l'efficacité d'objectifs progressifs dans l'apprentissage et la motivation du patient à se traiter.

2) une formation par résolution de problèmes concrets :

L'enseignement théorique peut, au mieux, améliorer les connaissances ; il n'assure pas leur application quotidienne. Le savoir faire, l'adaptation pertinente du comportement quotidien à des situations changeantes ne s'acquièrent que par l'exercice pratique. Dans la gestion quotidienne de sa maladie, le patient devra prendre des décisions adaptées : le soignant doit les lui décrire et l'interroger sur les réponses qu'il leur apportera concrètement.

Ce dont le malade a besoin, c'est d'un savoir faire ainsi que de la capacité d'adapter son traitement aux variations de sa vie quotidienne... à son activité familiale, sociale et professionnelle... Le rôle du personnel infirmier est extrêmement important dans ce sens car, si les médecins sont plus proches de la maladie, le personnel infirmier est beaucoup plus proche de la réalité de la vie du patient.

3) l'évaluation de la formation :

La qualité de l'éducation ne se maintient et ne s'améliore que si on l'évalue régulièrement. Evaluer les connaissances ne suffit pas. Il faut aussi évaluer le savoir faire technique et la pertinence du comportement, des adaptations aux diverses situations. A terme, les meilleurs critères de qualité de l'éducation sont les résultats positifs enregistrés : la rareté des épisodes d'hypoglycémie et l'amélioration des taux d'hémoglobine glyquée dans le diabète insulino-dépendant, par exemple.

Les études médicales privilégient, hélas encore, l'évaluation des connaissances. Et souvent, lorsque les médecins évaluent l'effet de l'éducation, ils tendent à reproduire le même modèle, alors qu'il est reconnu que la connaissance ne garantit en aucune manière le savoir faire et encore moins le comportement.... La formation du malade implique donc un contrôle de qualité qui évalue autant le soignant-formateur que le patient lui-même.

C'était la signification classique d'une inspection académique : l'inspecteur qui interrogeait les écoliers jugeait davantage les qualités pédagogiques du maître que les progrès de ses élèves.

4) les groupes hétérogènes de patients

Dans le cadre de l'éducation collective par petits groupes de malades, il est habituel de constituer des groupes homogènes de patients : groupes d'adolescents diabétiques, de diabétiques enceintes, d'enfants asthmatiques, par exemple... Les problèmes soulevés étant présumés identiques, il paraît plus facile de leur apporter des solutions qui concernent l'ensemble des patients réunis. J.P. Assal dénonce l'illusion (des soignants) que, plus on rend un groupe de patients homogène, plus les messages seront faciles à donner et plus efficace sera l'enseignement. Le concept d'hétérogénéité positive démontre au contraire que la comparaison est un puissant stimulus pour faire percevoir à l'apprenant les caractéristiques de ce qu'il doit maîtriser. D'ailleurs, même un groupe apparemment homogène est beaucoup plus hétérogène que supposé, tout spécialement dans les domaines du vécu avec la maladie et de l'apprentissage sur la manière de se traiter.... Le fait qu'un malade refuse d'entrer dans un groupe hétérogène est beaucoup plus le signe d'un refus de la maladie que d'un refus du groupe.

5) le développement des capacité d'anticipation du patient :

Pour bien gérer sa MC, le malade doit apporter rapidement une réponse adaptée à chacune des situations du moment. Au-delà, la prévention des poussées ou des complications aiguës de sa maladie nécessite qu'il prévoie leur évolution dans les moments qui vont suivre les signes d'alarme et prenne immédiatement des décisions pertinentes. Lui enseigner les critères de cette anticipation est essentiel avant que le médecin ne lui délègue un pouvoir de décision en ce domaine.

Plusieurs MC peuvent se compliquer d'une crise en quelques heures, voire même en quelques minutes : hypoglycémie, décompensation hyperosmolaire, crise d'asthme, infection sur une laryngectomie, angor, infarctus du myocarde, ictus... Prendre rapidement les mesures qui s'imposent nécessite que le patient soit capable d'anticiper... : doit-il appeler son médecin, aller directement à l'hôpital, peut-il prendre les mesures thérapeutiques nécessaires... lorsqu'il a été formé pour le faire? Un patient qui nie le sérieux de la crise n'anticipera pas, de même qu'un déprimé.

6) le contrat thérapeutique :

J. P. Assal le définit comme une sorte d'alliance écrite ou de pacte entre le soignant et son patient où, d'un commun accord, les deux parties s'engagent à respecter divers éléments du traitement comme, par exemple, des objectifs minimaux dans le programme thérapeutique, avec, en cas de non-respect, différentes stratégies de repli et une intervention bien précise du médecin. Ces contrats peuvent en particulier sécuriser les patients qui doutent de leur capacité à suivre un traitement à long terme, ceux qui ont besoin d'un contrôle externe ou ceux qui vivent péniblement leur état de maladie

7) l'organisation du suivi à long terme :

Suivre un malade pendant de nombreux mois ou années n'est pas facile... La formation initiale du médecin, centrée sur le traitement des crises n'est pas suffisante pour assurer un suivi efficace. Tout se passe comme si le médecin avait besoin des crises (de la MC) pour retrouver son identité de soignant.

Une bonne prise en charge d'une MC peu s'aider de diverses procédures, dont J. P. Assal argumente certaines : les consultations à objectifs alternés, le télé-accompagnement (par conseils donnés à distance en utilisant les moyens modernes de communication) et l'organisation de réseaux multidisciplinaires de consultations.

8) les consultations à objectifs alternés

Elles consistent à aborder à chaque consultation un objectif dans le domaine biomédical et un objectif dans le domaine de l'adaptation psychosociale à la maladie... Biomédecine et accompagnement du malade doivent toujours être présents à chaque consultation.

Ce système peut aider le médecin à passer du modèle classique du bilan médical à celui du bilan médical complété par les dimensions psychosociales.

Au lieu d'expliquer, comme il est classique, le bilan médical...., les mesures que le malade doit prendre pour la gestion de son traitement et comment il peut en évaluer les effets, le médecin demandera au patient comment il perçoit sa maladie, ce qu'elle représente pour lui, comment il entrevoit de mener le traitement, comment il pourra interpréter les résultats biologiques.... Un suivi intégrant ces diverses dimensions peut être progressivement développé au cours d'une série de consultations où, au cours de chacune d'elles, un nouvel aspect de la maladie et de son traitement sera introduit. Cette approche aura pour effet de rompre la monotonie et la répétitivité des consultations… Ce type de consultation polyvalente…. est très apprécié des patients et satisfait aussi les médecins, leur évitant le sentiment démotivant de fonctionner comme un garagiste qui contrôle la pression des pneus et le niveau d'huile. J.P. Assal assure que l'allongement de la durée des premières consultations qui en résulte est largement compensé sur le long terme.

9) le télé-accompagnement :

Les technologies modernes (téléphone, télécopie par fax, voire serveurs sur Minitel ?) devraient être beaucoup mieux utilisées pour le suivi des malades. Dans le diabète ou l'asthme par exemple, le partenariat entre le médecin et son malade est devenu si efficace… qu'il n'est souvent pas facile de se faire remplacer par un collègue. Cela peut aller jusqu'à donner son numéro de téléphone privé. L'expérience prouve que les patients n'en abusent pas. L'efficacité de ce télé-accompagnement est d'autant plus grande que le médecin a instruit au préalable son patient sur le type d'informations dont il a besoin pour donner un avis thérapeutique sans perte de temps.

10) les réseaux de consultations : multi et interdiscipllinarité :

Le suivi à long terme des patients implique impérieusement la nécessité d'y associer les différents corps professionnels… Les consultations ambulatoires impliquent l'établissement de réseaux de soins… La dynamique des soins implique des consultations plurithématiques où interviennent différentes spécialités de soignants.

J. P. Assal souligne que les 2 termes de multi et d'interdisciplinarité ne doivent pas être confondus.

La communication est difficile entre médecins et infirmières… parce qu'ils n'ont pas appris à communiquer entre eux et à développer en commun des objectifs thérapeutiques pour leur patient… Pendant les années de formation en milieu hospitalier, les soignants travaillaient sur un mode pluridisciplinaire où les rôles des uns et des autres étaient très bien délimités. C'était deux activités parallèles mais pas vraiment interdisciplinaires. L'interdisciplinarité exige des réunions régulières entre les différents soignants où des objectifs communs sont clairement définis pour le malade, ensuite le partage des responsabilités et finalement une réelle estime entre les différents membres de l'équipe.

Les medias et l'épuisement des soignants :

J.P. Assal attire l'attention des médecins prenant en charge les MC sur 2 aspects annexes mais importants pour la qualité de l'éducation thérapeutique : la maîtrise de l'information parallèle délivrée de plus en plus massivement par les médias et la nécessité de prévenir le syndrome d'épuisement de leurs collaborateurs dans l'éducation des patients.

1) la maîtrise de l'information médicale apportée par les médias

L'information des malades sur les MC et leur gestion quotidienne ne trouve pas sa source que dans l'éducation délivrée par les soignants. Sans parler de concurrence, il est évident que les médias inondent le public et, bien entendu, les malades, d'informations de valeur très variable : parfois de qualité, parfois plus ou moins inexactes et potentiellement délétères. L'éventail de ces médias est très vaste, le progrès technique va encore l'ouvrir : la presse quotidienne, les magazines, notamment ceux spécialisés dans la santé, à un moindre degré le livre, les nombreux guides d'origine et de finalité diverses.... Le principal vecteur actuel reste la télévision, sa puissance et sa force de persuasion sont d'autant plus marquées que le présentateur joue du sensationnel (mais il est aussi d'excellentes émissions). Dès aujourd'hui et encore davantage demain, des cassettes vidéo de formation, des CD ROM, interactifs ou non, des serveurs spécialisés sur Minitel ou Internet... participeront à cette information sanitaire de masse, qui peut constituer un renforcement utile ou nuire, selon sa qualité et l'usage qu'en feront les patients.

J. P. Assal attire l'attention des médecins sur la nécessité de ne pas ignorer ce phénomène et de former aussi le patient à bien utiliser cette information parallèle.

Seul, un patient informé sur sa maladie et formé par son médecin pour son traitement sera à même de choisir avec un minimum de risques l'information médicale trouvée dans les médias. Seul, un patient formé pourra bénéficier de ces nouveaux circuits d'information médicale ouverts au grand public (Internet, Compuserve...)

2) le syndrome d'épuisement des soignants :

Décrit par les anglo-saxons sous le nom de burnout, Il peut se définir comme une fatigue émotive, psychologique, doublée d'une fatigue physique, un sentiment d'impuissance, une perte d'intérêt pour son travail... Un soignant saturé, épuisé, surmené.... qui donne beaucoup plus de lui-même qu'il ne reçoit en retour de ses patients, de ses supérieurs ou de ses collègues.... prendra ses distances avec le malade et tendra à ne s'occuper que de la maladie et ceci, dans une routine, une non-implication, un automatisme presque mécanique. Pour en sortir, le soignant doit analyser les causes du sentiment de solitude... dans sa pratique et le phénomène d'absence de reconnaissance du travail professionnel.... Un soutien psychologique, notamment dans le cadre de colloques réguliers au sein de l'équipe soignante, peut prévenir l'apparition de ce syndrome, améliorer la qualité de vie des soignants et l'efficacité de leur travail pour les patients.

Conséquences pédagogiques

J. P. Assal propose enfin aux enseignants 4 mesures pour mieux former les futurs médecins à la prise en charge des MC :

1) les structures universitaires devraient organiser un nouveau curriculum, offrant au médecin un savoir faire utile pour aborder les dimensions éducatives et psychosociales du malade.

Principalement centrées sur la physiopathologie des maladies, l'établissement du diagnostic et le choix d'un traitement médicamenteux, les études médicales n'ont pas formé les étudiants pour suivre à long terme des patients.... Aux domaines précités, il faut absolument ajouter les stratégies de gestion du traitement, principalement lorsqu'il s'agit de MC.... Il s'agit d'offrir au médecin une formation plus large qui corresponde aux différents besoins de ses malades, besoins qui dépassent de loin la dimension purement biomédicale et qui sont la pédagogie du patient, la psychologie du malade et la gestion et l'organisation du suivi d'un malade chronique.

2) apprendre aux étudiants l'écoute et la reformulation, pour améliorer la communication médecin-malade.

Rares sont les médecins (sans doute à l'exception des psychiatres?) qui savent écouter! J. P. Assal a invité une vingtaine de professeurs de médecine à évaluer la qualité de leur prise en charge par un collègue auquel ils ont eu recours (pour eux-mêmes ou un de leurs proches).

Réponse : la dimension technique, le diagnostic et le programme thérapeutique étaient gérés avec efficacité. En revanche, nos collègues ne nous ont pas écoutés correctement. Nous ne comprenions pas toujours leur intention nous concernant! On imagine ce qu'auraient répondu des malades laïcs!

Plus la maladie est de longue durée, plus une écoute attentive du malade assure aux deux partenaires de se trouver sur la même longueur d'onde relationnelle.... La formation à l'écoute et à la reformulation apparaît certainement indispensable pour assurer la qualité du suivi.

3) apprendre aux futurs médecins à adapter leur enseignement à la capacité d'acquisition du malade, notamment en fonction du stade d'acceptation de la maladie

auquel il est parvenu. Tenter d'éduquer un patient qui nie encore sa maladie et ses risques est stérile.

4) apprendre à ne pas entraver le travail d'acceptation de la maladie par ses propres contre attitudes.

Les résistances du patient, son marchandage, son défaut d'observance sont autant de situations propices aux contre-attitudes des soignants... Aider le malade avec patience et empathie à progresser dans ce processus d'acceptation permet de lui redonner confiance en sa capacité à contrôler son affection.

Deux expériences d'éducation thérapeutique et de formation des soignants

J. P. Assal fait état de 2 expériences personnelles :

1) L'éducation des diabétiques insulino-dépendants représente certainement un modèle pour la thérapeutique des MC. L'auteur individualise 4 étapes dans la prise en charge des diabétiques : 1921, où l'avènement de l'insulinothérapie a permis une correction radicale d'une situation métabolique jusque là mortelle. Deuxième étape, dans les années 1950 : l'avènement des antibiotiques a permis de contrôler les nombreuses infections responsables de sévères décompensations métaboliques.... Troisième étape, 1972, où l'éducation devient un élément constitutif du traitement grâce à Leona Miller. L'approche intégrée du diabète et du malade par l'adjonction au traitement de la pédagogie et de la psychologie a diminué d'environ 80 % les cas de décompensation et de 75 % celui des amputations au niveau des membres inférieurs. Quatrième étape : 1993, l'organisation du suivi des malades comme garant de la qualité du contrôle métabolique à long terme. L'étude du Diabetes Complications Control Trial (DCCT), confirmée par 6 étude européennes démontre une diminution d'environ 50 % de l'incidence ou de la progression des complications à long terme : rétinopathie diabétique, néphropathie, neuropathie.... ainsi que l'importance de l'organisation des soins sur le long terme, de la dynamique interdisciplinaire au sein de l'équipe soignante et d'une évaluation régulière des performances des malades.... L'éducation elle même n'est pas suffisante, elle doit encore être complétée par l'organisation du suivi médical. L'accent est donc mis sur le problème du management médical du patient... Toute MC nécessite une formation du personnel médical centrée sur les techniques de suivi du patient et l'intégration de ce dernier au processus de soins. Les dimensions biotechniques et psychosociales sont fondamentalement complémentaires... Le traitement et le suivi des MC offrent (au clinicien) une occasion unique de développer cette approche intégrée.

2) son expérience de formation de soignants à la prise en charge des MC durant les séminaires de Grimentz. Depuis près de 10 ans, J.P. Assal et son équipe ont accueilli plusieurs fois par an et pour des stages de 5 jours, dans ce village montagnard préservé du Valais, une cinquantaine de participants : au total, plus de 1600 médecins, infirmières, psychologues cliniciens... en ont déjà bénéficié. Le but des séminaires est d'aider les praticiens à formaliser leur expérience, à décrypter leur difficultés dans le suivi des MC et à proposer des solutions pour leur pratique, en présence d'experts-observateurs de diverses disciplines autres que médicales. L'utilité pour la pratique et la qualité du suivi des MC de ce modèle d'échange et de formation interactive est démontrée par l'audience internationale de ces séminaires qui réunissent des participants venant de toute l'Europe. La liste d'inscription pour y participer comporte actuellement plus de 200 candidats, ce qui correspond, sur la base de 3 à 4 séminaires par an, à 2 ans d'attente !

Quelques réflexions personnelles* *sur l'intérêt de l'éducation thérapeutique :

Ainsi conçue, l'éducation thérapeutique doit améliorer l'efficacité de la formation du patient à son métier de malade. Les bénéfices escomptés intéressent les 3 partenaires impliqués dans la MC :

– le patient peut gagner sur 2 tableaux : outre le bénéfice objectif sur l'évolution de son état, puisqu'il se soignera mieux, il peut en retirer un bénéfice psychologique. Ayant davantage d'autonomie et de responsabilité, il se sentira moins impuissant devant la maladie, qu'il contribuera à gérer au lieu de la subir de façon totalement passive. Egalement moins dépendant de son médecin, partenaire de la prise en charge de son état, il améliorera son image, à ses propres yeux et à ceux de son entourage, ainsi que sa qualité de vie. Acteur éclairé et responsable (avec ses soignants) de la lutte contre sa MC, il se sentira moins passivement assisté, davantage citoyen, dans la gestion de sa santé comme dans celle de la Cité.

– le médecin : moins souvent dérangé sans nécessité réelle, tout en enrichissant sa relation humaine avec son malade, il donnera ses soins au patient, peut-être moins souvent mais mieux. Dans notre système libéral, cela posera le problème du système d'honoraires : les avantages et les inconvénients de la rémunération à l'acte ou à la fonction peuvent être discutés et impliquent la reconnaissance, sur évaluation de leur efficacité réelle, de l'acte d'éducation ou de la fonction d'éducation, individuels ou collectifs.

– la collectivité : près de 80 % des dépenses de santé concernent les MC ou leurs complications. Utilisant mieux les moyens thérapeutiques, consultant moins, recourant moins souvent à l'hospitalisation pour des incidents qu'il peut corriger à domicile, le patient devrait consommer moins en médicaments, visites, journées d'hospitalisation. L'éducation thérapeutique apparaît ainsi comme un moyen de réduire la demande de soins, alors que tous les plans d'équilibre de l'assurance Maladie n'ont jamais joué que sur l'offre (budget global hospitalier, freinage de la croissance des dépenses de santé, responsabilisation financière des prescripteurs...)**

L'éducation thérapeutique des patients atteints de MC peut constituer un élément important de cet effort indispensable, bénéfique à la fois pour la Santé publique, pour les patients, pour les médecins et pour l'équilibre financier de l'assurance Maladie. Sa promotion paraît urgente. A l'initiative de M. Bernard Winicki, une association sans but lucratif vient de se constituer à cette fin en France (2).

Au-delà de ces avantages, moraux et matériels, l'éducation thérapeutique constitue sans doute aussi une nécessité absolue. Une obligation contraignante paraît en effet menacer à court terme le système de soins : celle d'obtenir de meilleurs résultats avec les moyens thérapeutiques actuellement disponibles, sans attendre de nouveaux progrès de la seule innovation pharmacologique ni prolonger les dérapages financiers de l'assurance Maladie.

L'efficacité thérapeutique repose essentiellement sur 2 facteurs : les propriétés pharmacodynamiques des médicaments et l'optimisation de leur usage par les médecins et les patients. Si l'innovation pharmacologique et les moyens matériels stagnent, ne faut-il pas agir sur le deuxième élément ?

Trois arguments fondent ce pronostic***. 1) au cours des 10 dernières années, l'industrie pharmaceutique a mis sur le marché de nombreux médicaments innovants. La rapidité de cet essor explique que les propriétés thérapeutiques de ces produits ne soient pas encore toujours utilisées au maximum de leurs potentialités. La pharmacothérapie dont nous disposons peut très vraisemblablement apporter aux malades plus d'amélioration qu'elle ne leur en procure actuellement. 2) Or, tout laisse à penser que cet effort de recherche et d'innovation ne pourra être maintenu au même rythme pour des raisons à la fois scientifiques, techniques et économiques. Un ralentissement, voire une pause, dans la mise à disposition de nouveaux remèdes semble probable. 3) La situation économique globale, l'évolution du coût de la Santé amènent les pouvoirs publics à mettre la barre de l'AMM de plus en plus haut : la lourdeur des procédures, le renforcement des exigences réglementaires, le niveau des prix accordés, restreignent la rentabilité, donc, l'incitation à une poursuite de l'innovation pharmacologique.

On peut donc redouter une prochaine situation de blocage compromettant la poursuite du progrès thérapeutique. Pour maintenir et améliorer l'efficacité thérapeutique, n'est-il pas raisonnable et prudent de l'attendre désormais moins de la recherche permanente de nouvelles molécules, toujours plus onéreuse, que de l'optimisation de l'usage, par les médecins et par les patients, de toutes les potentialités thérapeutiques des médicaments dès maintenant disponibles ? Pour mieux les utiliser, ne faut-il repenser la prise en charge des MC et l'éducation thérapeutique des malades, qui en est le pivot ?

Bibliographie

1. Assal J.P. Traitement des maladies de longue durée : de la phase aiguë au stade de la chronicité. Une autre gestion de la maladie, un autre processus de prise en charge. Encycl. Med Chir (Elsevier, Paris), Thérapeutique, 25005 A 10, 1996, 16 p.

2. Asset (Autonomie Santé Soutien à l'Education Thérapeutique)

Contact :Grandmottet P. , 6, Rue des Vieilles Perrières, F. 25000 Besançon,

Annexe I
Les principales MC relevant d'une éducation thérapeutique *

Accidents vasculaires cérébraux, Amputations de membres et du sein, Angor, Artérites avec claudication intermittente, Arthroses, Asthme, Bronchite chronique, Colostomie, Dépression (accompagnement par l'entourage), Diabète, Epilepsie, Hyperlipidémies, Hypertension, Infarctus myocardique, Insuffisances cardiaques, Insuffisance rénale chronique avec dialyse à domicile, Insuffisance respiratoire terminale, Laryngectomie, Lombalgies, Maladie athéromateuse, Parkinson, Prévention de l'ostéoporose, Schizophrénie (prévention des rechutes), Sclérose en plaques, Syndrome X (ou d'insulinorésistance), Ulcères gastro-duodénaux.

* d'après J.P. Assal et B. Winicki, commnication personnelle.

* Nous abrégerons désormais tous ces termes synonymes : affections ou maladies chroniques ou de longue durée, sous les seules initiales de maladie chronique (MC).

* Locus de contrôle : cf paragraphe 6.

** Elles émanent de P. Grandmottet et n'engagent pas J.P. Assal.

*** Remerciements à B. Winicki (communication personnelle).

Randomisation des essais cliniques
Aspects éthiques

CARLO DE MARTINIS

Les essais cliniques randomisés ont débuté dans les années cinquante, après la démonstration de l'activité du méthotrexate et des moutardes azotées dans le traitement des leucémies. Il était nécessaire de démontrer de façon non équivoque l'efficacité et la sécurité des médicaments utilisés dans les affections tumorales. Au cours des années suivantes, ce type d'essai fut étendu à tous les traitements, pharmacologiques ou non. L'essai des nouveaux médicaments fut structuré progressivement en 3 phases.

La première phase se limite à fixer la posologie d'une substance dont l'activité clinique paraît prometteuse. L'objectif est de déterminer la plus forte posologie tolérée et de conduire diverses recherches de pharmacocinétique. L'appréciation de l'efficacité n'est pas l'objectif prioritaire de cette phase. Ses résultats permettent de passer à la phase suivante qui analyse l'activité du médicament sur les porteurs de cette maladie.

L'essai est réalisé sur au moins deux groupes de patients choisis selon les critères les plus stricts et randomisés. Le nombre de sujets est déterminé a priori, de façon à réduire au maximum la probabilité de perdre des éléments significatifs. Si l'activité du médicament est avérée, on entreprend une seconde expérimentation pour confirmer les premiers résultats et étendre ses indications à d'autres maladies dans le traitement desquelles il pourrait être efficace.

Si l'activité du médicament est confirmée, il faut ensuite établir, dans chaque indication, s'il est actif et moins toxique que le médicament de référence.

Cette comparaison constitue l'objectif de la troisième phase.

Le préalable en est la rigueur de la publication des chercheurs qui ont analysé les résultats antérieurs et établi le protocole de cette étude. En son absence, il ne sera pas possible de savoir si le nouveau médicament présente des avantages sur les traitements de référence.

Ce système d'essai clinique apparaît comme le seul moyen de vérifier l'efficacité et la sécurité d'un médicament nouveau et de justifier son introduction sur le marché.

L'essai clinique randomisé n'échappe pourtant pas à toute critique, en dépit de ces raffinements et du respect de l 'intérêt des malades.

Des auteurs réputés pensent que, notamment pour certaines maladies comme les tumeurs, cette procédure n'est ni nécessaire ni, en réalité, éthique (1-4). Aussi estiment-ils qu'aucun patient, aucun médecin traitant, aucun investigateur clinicien ne devrait participer à une expérimentation non éthique, pour quelque raison que ce soit. Il nous semble impossible d'adopter une position aussi radicale mais il faut reconnaître que beaucoup d'aspects de l'essai clinique randomisé peuvent n'être pas éthiques.

Il faut d'abord admettre qu'un essai clinique randomisé n'est pas toujours nécessaire pour identifier un nouveau traitement. La comparaison d'essais non contrôlés (mais pas anecdotiques) et l'expérience « historique » suffisent parfois. On peut citer 2 exemples concernant le traitement de la maladie de Hodgkin. Il n'a été jugé ni convenable ni utile de comparer la radiothérapie traditionnelle à la radiothérapie à hautes énergies de l'accélérateur linéaire, proposée par Kaplan au milieu des années soixante; pas davantage, de vérifier la supériorité du schéma MOPP proposé par De Vita sur la monothérapie palliative (6).

Il faut examiner avec attention les principes d'inclusion des patients et étudier d'abord l'intérêt personnel de l'expérimentateur clinicien et de l'institution qui conduisent à l'essai ou y participent. L'attribution d'avantages matériels au patient soigné et assidu jusqu'à la fin de l'essai constitue une incitation à la tricherie et un biais dangereux susceptible d'influencer non seulement le jugement des critères de crédibilité de l'étude, mais aussi les éléments garants de la sécurité des patients. L'intéressement économique n'est pas le seul argument qui entache l'irréprochabilité d'un protocole. Pour beaucoup de groupes ou d'institutions, leur capacité à inclure un grand nombre de sujets constitue un moyen exceptionnel pour être associé à de prestigieuses études multicentriques, pour disposer les premiers du nouveau médicament et pour assurer leur participation à d'autres programmes de recherche en faisant acte de candidature auprès des diverses sources de financement de ces essais. La différence essentielle entre soins individuels et traitement dans le cadre d'un essai clinique contrôlé réside dans le fait que l'objectif des premiers est le seul intérêt du patient (on choisit le meilleur traitement possible pour chaque malade en fonction de toutes ses caractéristiques individuelles), alors que les objectifs prioritaires du second sont l'intérêt scientifique, celui de la société et de l'industrie pharmaceutique, et non l'intérêt des patients.

Cela pose toute une série de problèmes concernant les caractères de la casuistique, l'estimation du bénéfice et du risque, l'emploi de placebo, le consentement des sujets, le coût économique et humain de leur participation, le protocole de l'essai, sa rigueur, son évaluation continue et la décision rationnelle d'interrompre l'essai.

La synthèse d'un problème aussi vaste amène à discuter la casuistique de l'essai.

Pour des conclusions indiscutables, la casuistique doit être la plus homogène possible, représentative de la population étudiée et réunir des sujets ayant peu de risque de variabilité inter-individuelle et dotés d'une capacité juridique leur permettant d'exprimer un consentement valable.

L'étroite homogénéité des sujets inclus réduit les variations susceptibles de perturber l'analyse des résultats mais également la probabilité d'observer les mêmes effets dans la population générale. C'est surtout vrai quand cette population est une minorité ethnique, qui l'écarte généralement des essais cliniques (7-8). Les femmes en période de fertilité sont considérées comme sujets à hauts risques. On les exclut de ce type d'essais sauf lorsqu'ils concernent des maladies spécifiquement féminines, comme les cancers du sein ou de l'utérus. Cette limitation crée des problèmes après la mise du médicament sur le marché, par manque de données sur sa sécurité et son efficacité. Récemment, suite à la position prise par les mouvements féministes, les essais de médicaments sont entrepris même sur des femmes fertiles, sous réserve de critères d'exclusion très rigoureux lors de la sélection et de la conduite de l'essai (7-10).

En cas d'incapacité à exprimer un consentement à l'essai juridiquement valable, on tend à exclure des catégories entières de sujets, comme les enfants et les malades atteints d'affections psychiatriques (sauf pour des médicaments pédiatriques ou psychiatriques). Pour les enfants, les difficultés éthiques ont été presque totalement résolues par les guide-lines publiés depuis 1977 (11). Il reste évident que la plus grande attention éthique doit être apportée en ce domaine par les expérimentateurs (12).

Le caractère « éclairé'du consentement est très important. Dans son texte « The silent World of Doctor and Patient » (13), Katz souligne que, depuis Hippocrate jusqu'au siècle passé, les médecins maintenaient leurs patients dans l'ignorance de leur maladie et qu'ils défendaient avec force le caractère éthique de leur attitude. La relation entre médecins et patients s'est radicalement modifiée au cours du XXe siècle. La perspective éthique a changé en raison de l'extraordinaire évolution de la Médecine et de la Société. Qu'il suffise de noter qu'aujourd'hui, les médecins connaissent bien mieux les malades et leurs maladies. Ils savent qu'ils sont déjà malades avant l'apparition de tout symptôme et que le traitement provoque souvent, au début, des troubles plus importants que ceux de la maladie qu'ils traitent.

Le patient doit donc être informé et donner son consentement aux soins proposés sous réserve de quelques exceptions justifiées par des considérations humanitaires ou psychologiques. Cette obligation du consentement éclairé est particulièrement impérative lorsque le traitement entre dans le cadre d'un essai.

Le débat sur le sens du mot « information » reste ouvert.

Une information complète risque d'être encyclopédique, donc impossible à délivrer. Si, au contraire, on se contente d'une information « suffisante », son degré dépendra toujours du niveau culturel du patient et de la plus ou moins grande rigueur intellectuelle de l'expérimentateur.

Il faut rappeler que 5 patients sont décédés durant l'essai de la fialuridine, organisé par le National Institut of Health des Etats-Unis ; rappeler aussi la transparence insuffisante des données concernant le décès par cancer utérin de quelques femmes traitées par le tamoxifène (13-14). Dans le premier cas, l'information donnée était incomplète et erronée. Dans le second, les promoteurs de l'étude ont attendu 3 ans avant de modifier le texte d'information destiné aux 600 femmes qui avaient accepté de participer à cet essai (15).

Il convient également de rappeler que, paradoxalement et pour le même médicament, la situation est différente selon qu'il est utilisé pour un traitement prescrit par un médecin dans l'intérêt de son patient ou dans un essai contrôlé conduit par un expérimentateur. Dans le premier cas, le médecin ne doit rendre de comptes à personne. Dans le second, l'expérimentateur doit appliquer et faire respecter le protocole de l'essai devant une ou plusieurs instances et obtenir le consentement des sujets à partir d'un texte écrit.

Enfin, on peut admettre certaines situations particulières, comme l'essai de chimiothérapie pour lequel il n'est pas essentiel, même du point de vue éthique, de demander et d'obtenir le consentement (17).

Bien que le problème du placebo soit envisagé dans le chapitre suivant par le Professeur Ferrer-Salvans, il nous paraît indispensable de formuler quelques remarques à ce sujet. Kenneth Rothman (18-19) parle de « placebomania » en démontrant l'absence d'éthique et l'inutilité absolue dans 2 exemples. On peut signaler en outre des positions radicalement différentes sur la nature de la « médecine considérée comme un art » par certains, comme une « science » par d'autres. Il s'agit d'essais cliniques contrôlés fondés sur l'emploi du placebo (20, 21, 22).

Sur ce point, la situation reste confuse. Même les directives de l'Union Européenne n'ont pas suffi à la clarifier.

On dit en effet que l'emploi d'un placebo comme élément de comparaison est recommandable dans quelques cas. Ce qui laisse entendre que, dans tous les autres cas, l'emploi du placebo peut être considéré comme une contrainte. Les recommandations se bornent à dire que, « d'un point de vue scientifique », l'efficacité est établie de façon plus convaincante quand la supériorité du médicament testé est démontrée contre placebo (22). Les guide-lines de la F.D.A. américaine sont à peine plus explicites (23). On doit donc faire preuve de bon sens, même pour l'emploi du placebo. On doit toujours se demander s'il apparaît ou non éthique lors de la préparation du protocole d'essai. Il ne peut et ne doit, par exemple, pas être utilisé si ses effets rendent l'évaluation du médicament équivoque (traitement de la dépression nerveuse, de l'anxiété, de la douleur, de l'hypertension). L'emploi de placebo n'est certainement pas éthique lorsqu'il expose les patients à un risque inacceptable ou inutile (par exemple pour évaluer l'efficacité d'un antibiotique) (24) ou lorsque les moyens thérapeutiques disponibles ont prouvé leur efficacité (le médecin veut savoir si un médicament est plus efficace qu'un autre et non s'il est plus efficace que l'absence de traitement (25).

Reste le problème de fond : le caractère éthique ou non de tous les essais cliniques.

Il importe de rappeler que, lorsqu'on emploie un médicament ou l'on pratique une opération pour la première fois chez l'homme, il s'agit toujours d'une expérimentation. Bacon disait « pour le médecin, la difficulté des expérimentations dérive de la nature noble du matériel sur lequel on l'exerce ». Mais aucun progrès ne serait possible sans un premier essai. Si « une première fois » est nécessaire, il est éthique que l'essai soit effectué dans des conditions assurant sa grande utilité, c'est-à-dire de façon bien contrôlée.

Toutefois, si le test repose sur la comparaison avec les effets d'un placebo ou d'un médicament de référence, il faut poser l'hypothèse que, dans les divers groupes de patients étudiés, la probabilité d'observer un effet soit la même.

D'ailleurs, le rapport bénéfice-risques doit être le même dans les divers groupes.

En théorie, l'expérimentateur ne devrait avoir connaissance d'aucun élément lui permettant de supposer que l'un des traitements puisse avoir une efficacité et une toxicité différentes de l'autre. A défaut, sa position ne serait ni objective ni éthiquement acceptable. Mais l'expérimentateur se fait presque toujours une conviction.

Par exemple, on a critiqué l'étude italienne sur l'efficacité (vérifiée antérieurement) et sur les risques d'un vaccin anticoquelucheux. On a argué qu'on avait privé les enfants du groupe placebo de l'avantage de la vaccination classique.

On répond à cette critique en soulignant que l'essai a davantage porté sur l'innocuité du nouveau vaccin que sur son efficacité. On dit aussi que les risques du vaccin testé ne sont pas connus comme il le faudrait et que seuls 44 % des enfants italiens son vaccinés contre la coqueluche, les 56 % restants étant privés du bénéfice de la vaccination (27). Persuadé des avantages de la vaccination, peut-on juger éthique un essai destiné à accroître, de façon non essentielle, la connaissance des risques du vaccin ou est-il préférable de consacrer les fonds alloués à l'essai à une plus grande diffusion de la vaccination ?

Pour mettre en évidence l'équivalence clinique de 2 ou plusieurs traitements, même lorsqu'on dispose d'arguments pour penser que l'un est supérieur aux autres, on calcule le rapport bénéfice-risque en introduisant une série d'autres facteurs. Il est vrai, par exemple, que si les patients traités avec le placebo sont privés du bénéfice possible du médicament testé, ils en évitent aussi les risques. Il est donc vrai que des malades, soignés par leur médecin avec une thérapeutique classique sont mieux protégés contre les effets secondaires que ceux qui participent à un essai clinique. Par contre, ces derniers bénéficient des meilleurs moyens, diagnostiques et thérapeutiques, dont dispose une institution scientifique et d'un suivi plus attentif.

Beaucoup d'essais cliniques ont comporté des aspects éthiquement discutables. On a critiqué sévèrement une étude randomisée destinée à comparer les résultats, à 5 ans, du traitement du cancer du sein (cadrans inférieurs, diamètre inférieur à 1 cm, absence de lymphadénie) soit par l'excision étendue, soit par mastectomie radicale. L'essai avait conclu à l'équivalence des 2 techniques : une survie de 1 à 5 ans avec mutilation grave peut-elle être considérée comme équivalente à l'obtention du même résultat sans mutilation ?

Bien qu'on ait proposé des techniques pour évaluer l'équivalence des résultats dans les essais cliniques contrôlés, l'éthique repose surtout sur la rigueur absolue des expérimentateurs et la qualité du projet expérimental. S'il veut rester honnête, l'expérimentateur ne doit pas profiter de son charisme pour convaincre son patient d'entrer dans un essai en surestimant ses avantages et en sous-évaluant ses risques. L'inclus idéal est un patient heureux de contribuer au progrès scientifique, au bénéfice de la collectivité (30). Le protocole de l'essai ne doit pas fixer des règles trop rigoureuses. En médecine de soins individuelle, les modalités thérapeutiques sont modulées en fonction des caractéristiques de chaque malade et de l'évolution du tableau clinique. L'impossibilité de ce comportement génère la majorité des conflits éthiques, pour les médecins traitants comme pour les expérimentateurs. Ces derniers ne doivent jamais oublier que, bien souvent, l'intérêt du patient ne coïncide pas avec celui de l'essai et qu'ils doivent trancher, sans hésitation, en faveur de l'intérêt du patient.

Parmi les causes de conflits éthiques, notons le fait que le protocole expérimental est presque toujours établi par des techniciens et des statisticiens des sociétés pharmaceutiques, entièrement étrangers aux relations humaines, affectives, établies entre médecin et malade. Ils sont naturellement incapables de comprendre les avantages des soins délivrés à titre individuel. C'est pourquoi l'expérimentateur peut avoir un comportement ambigu, et, pour préserver ce qu'il croit être l'intérêt du patient, tout en le maintenant dans le cadre de l'essai, il peut être tenté d'enregistrer de faux résultats d'un traitement jamais suivi ou appliqué en dehors des règles du protocole de l'essai (31).

Un essai clinique randomisé, contrôle et mené selon une procédure éthique perd ce dernier caractère quand disparaît l'équité dans la comparaison des résultats. Cela signifie que l'analyse des résultats doit débuter dès le début de tout essai afin de l'interrompre aussitôt qu'est clairement démontrée la supériorité d'un des 2 traitements. Le dilemme porte alors sur l'intérêt des patients déjà inclus dans l'essai et le souci de la plus grande signification des conclusions grâce à un nombre plus élevé de sujets inclus.

La littérature fournit des conseils pour décider quand on doit interrompre un essai ; même dans ce cas, il est préférable de s'en remettre au bon sens plutôt que d'observer des règles précises. L'étude multicentrique ISIS 2 sur la survie après infarctus myocardique (34) a constitué un exemple éloquent d'essai non éthique, par l'introduction d'un groupe placebo allant contre la règle fondamentale de l'hypothèse « égalité des chances » ou, ensuite, par la prolongation de l'essai après la constatation d'une différence significative entre les 2 groupes.

On peut faire 2 lectures différentes de l'histoire de la médecine : la considérer comme une série de succès ou une série de tragédies. Le devoir de chacun est de privilégier la première lecture.

Pour conclure, les essais cliniques randomisés sont indispensables. A la lumière des recommandations de Claude Bernard, on ne doit pas entreprendre d'essais dangereux mais seulement des essais sans risques et uniquement des essais dont on puisse espérer un bénéfice pour les malades.

Bibliographie

1. Hellman S., Hellman D.S.
Of mice but not men.
N Engl J Med 1991 ; 324 : 1585.

2. Marckman M.
Ethical difficulties with randomized clinical trials involving cancer patients : examples from the field of gynecologic oncology.
J Clin Ethics 1992 ; 3 : 193.

3. Freedman B.
A response to a purported ethical difficulty with randomized clinical trials involving cancer patients.
J Clin Ethics 1992 ; 2 : 231.

4. Levine R.J.
Referral of patients with cancer for participation in randomized clinical trials : ethical considerations.
CA 1986 ; 36 : 95.

5. Dwight K.
Cancer therapy and the randomized clinical trial. Good medicine?
Cancer 1993 ; Suppl. 9, 72 : 2801.

6. Longo D.L., Young R.C., Wesley M., Hubbard S.M., Duffey P.L., Jaffe E.S. et al
Twenty years of MOPP therapy for Hodgkin disease.
J Clin Oncol 1986 ; 4 : 1295.

7. Wermeling D.P., Selwitz A.S.
Current issues surrounding women and minorities in drug trials.
Ann Pharmacother. 1993 ; 27 : 904.

8. Robinson J
A lay person's perspective on starting and stopping clinical trials.
Statistics Med 1994 ; 13 : 1473.

9. Mohiuddin S.M. Hilleman D.E.
Gender and racial bias in clinical pharmacology trials.
Ann Pharmacother. 1993 ; 27 : 972.

10. Bradford Patterson W., Emanuel E.J.
J Clin Oncol 1995; 13 : 293.

11. Committee on Drugs : Guidelines for the ethical conduct of studies to evaluate drugs in pediatric populations.
Pediatrics 1977, 60 : 91.

12. Kauffman R.E.
Drug trials in children : ethical, legal, and practical issues.
J Clin Pharmacol 1994; 34 : 296.

13. Braham D., Horton R.
Deaths in US fialuridine trial.
Lancet 1994; 343 : 1494.

14. Horton R.
Errors admitted over falsified US cancer data.
Lancet 1994; 343 : 1029.

15. Horton R.
The context of consent.
Lancet 1994; 344 : 211.

16. Lantos J.
Informed consent. The whole truth for patients?
Cancer 1993; 72, Suppl.9, 2811.

17. Tobias J.S., Houghton J.
Is informed consent essential for all chemiotherapy studies?
Eur J Cancer 1994; 7 : 897.

18. Rothman K.J., Michels K.B.
The continuing unethical use of placebo controls.
Engl J Med 1994; 331 : 394.

19. Rothman K.J.
Placebo mania.
BMJ 1996, 313 : 3.

20. Jones B., Jarvis P., Lewis J.A., Ebbuth A.F.
Trials to show equivalence.
BMJ 1996; 313 : 36.

21. Dollery C.T.
A bleak outlook for placebo (and for science).
Eur J Clin Pharmacol 1979; 15 : 219.

22. Collier J.
Confusion over use of placebos in clinical trials.
BMJ 1995; 311 : 821.

23. Code of Federal Regulations 21. Parts 300-499
USA : office of the federal Register, National Archives and Records, 1994.

24. Clark P.J., Leaverton P.E.
Scientific and ethical issues in the use of placebo controls in clinical trials.
Annu Rev Public Health 1994; 15:19.

25. Hill A.B.
Heberden oration, 1965 : Reflections on the controlled trial.
Ann Rheum 1966; 25 : 107.

26. Marvick C.
Ethicist faults human research subject protection.
JAMA 1994; 271 : 1228.

27. Greco D., Salinaso S., Mastrantonio P.
The Italian pertussis vaccine trial. Ethical issues.
JAMA 1994; 272 : 1899.

28. Atkins H., Hayward J.L., Klugman D.J.
Treatment of early breast cancer : a report after ten years of a clinical trial.
BMJ 1972; 2 : 412.

29. Jones B., Jarvis P., Lewis J.A., Ebbutt A.F.
Trials to assess equivalence : the importance of rigorous methods.
BMJ 1996; 313 : 36.

30. Forster C.
Commentary : ethics of clinical research without patients'consent.
BMJ 1996; 312 : 817.

31. Mueller C.B.
Breast cancer trials on trial. A case of conflicting ethical interests.
Cancer 1995; 75 : 2403.

32. Pocock S.J.
When to stop a clinical trial.
BMJ 1992; 305 : 235.

33. Neale E.J.
When to stop a clinical trial.
BMJ 1992; 305 : 475.

34. ISIS-2 : Collaborative group randomized trial of intravenous streptokinase, oral aspirin, both or neither among 17187 cases of suspected acute myocardial infarction; Lancet 1988; 349 : 60.

Ethique et placebo

Paul Ferrer – Salvans

Introduction

Pour rédiger un tel travail il est nécessaire de nos jours de procéder à une recherche bibliographique sur quelques bases de données comme Medline. Le nombre de références évoquées par le mot « placebo » atteint plusieurs dizaines de milliers chaque année. Même en croisant les recoupements multiples avec le mot « éthique », il était difficile de réduire la liste de références à des dimensions raisonnables. La plupart des travaux parlent des « essais contre placebo » en considérant cette idée comme un dogme ou une procédure acceptée sans réserve mais n'envisagent par les rapports de l'éthique et du placebo. Beaucoup moins nombreux sont les travaux qui envisagent l'emploi thérapeutique des placebos. Nous avons dû faire une sélection artisanale des titres sur de longues listes de références pour en tirer des exemples aidant à cerner les concepts. Le lecteur pourra trouver à la fin de ce texte une bibliographie restreinte.

Définition du placebo

On qualifie de placebo tout médicament ou action thérapeutique qui, présentant une apparence externe ou formelle d'activité, ne comporte en réalité aucun principe actif. Pour simplifier, on pourrait dire qu'il s'agit de pseudo-médicament. Le concept d'« activité thérapeutique » a été ajouté parce que l'effet placebo se manifeste dans un grand nombre d'interventions destinées à guérir, y compris chirurgicales (1), ce qui dépasse de beaucoup le concept de médicament.

Du fait que le mot placebo signifie en latin « faire plaisir », il pourrait dans ce cas être mis en relation avec la gratitude qu'éprouve un malade quand il se sent l'objet d'une attention destinée à le guérir. Il pourrait même trouver son origine dans l'intention du médecin qui prescrit un produit, qu'il sait inactif, pour satisfaire un besoin du malade. Chaput de Saintonge et Herxheimer (2) présentent une classification des placebos qui peut aider à appréhender l'étendue du phénomène. Cette classification est reproduite avec de petites modifications dans le tableau 1.

On sait depuis très longtemps que la réponse psychophysiologique au comportement d'un médecin peut être aussi importante que l'action propre d'un médicament.

Remède	**Description**
Cicatrices	Permanentes ou non. Habituellement visibles, comme tatouages ou peintures corporelles. Peuvent être irréversibles comme cicatrices de vaccination, de la chirurgie ou de traumatismes.
Pilules, comprimés, sirops, injections, etc.	Faux médicaments, pseudomédicaments ou substance inactive.
Cataplasmes ou appositions	Habituellement très visibles et pouvant être enlevés à volonté. Ils peuvent avoir une action physique ou purement psychologique. Ex. des bracelets de cuivre ou de deuil.
Impositions	Importante composante des guérisons (Napoléon imposant les mains pour guérir la peste).
Paroles	La communication verbale comme support psychologique. Des mots incompréhensibles (magiques) ou des silences peuvent aider.
Gestes	Tout ce qui entoure la communication extraverbale et qui peut aider à l'action thérapeutique.
Ambiance	L'entourage de la relation malade-guérisseur. Tout le scénario dans lequel chaque personnage joue son rôle.
Interventions sociales	Les modes, propagandes ou courants d'opinion qui prédisposent envers une attitude thérapeutique .

Tableau 1 : Classification des placebos

Un malade apprécie souvent beaucoup plus un médecin pour sa capacité d'offrir un support émotionnel que pour sa compétence scientifique réelle.

L'art de mobiliser les ressources émotionnelles des malades explique la présence dans toutes les cultures de guérisseurs ou charlatans, auxquels on attribue des succès remarquables sans aucune notion scientifique de thérapeutique.

Evolution historique

Plusieurs références (3, 4, 5) citent R. Burton en 1628 ou B. Franklin en 1785 comme les premiers auteurs qui aient traité scientifiquement de la puissance de l'imagination pour produire certains effets somatiques. Le président T. Jefferson aux Etats-Unis en 1807 évoque dans une de ses lettres des « pilules colorées » (sans aucun médicament vrai) amplement utilisées par les médecins. Le « New Medical Dictionary » de Motherby, en 1875 fait du placebo une ressource fréquente en médecine, et le Medical Dictionary de Hooper en 1811 définit déjà le placebo comme on le fait aujourd'hui.

Bien qu'Hollingsworth évalue dès 1912 l'effet de la caféine contre placebo, la grande entrée du placebo dans l'histoire ne se fait que dans les années 1940-50 au sujet des essais thérapeutiques cliniques (6). Leur caractère de référence méthodologique et leur évocation dans les dispositions réglementaires du registre des médicaments dans de nombreux pays leur assurent une place importante dans la médecine moderne.

Caractéristiques essentielles de l'effet placebo

D'un point de vue pharmacologique, il est admis que l'effet d'un médicament est dû à une activité intrinsèque liée à des mécanismes théoriques complexes, ainsi peut-être qu'à l'existence de récepteurs cellulaires, soumis a la loi de masse de la chimie et aux principes de la pharmacodynamie ou de la pharmacocinétique. Pour les placebos, l'activité intrinsèque est nulle, l'effet éventuellement observé est dû à une autre cause, peut être un excipient ou au rituel qui accompagne la prescription. Straus et Cavanaugh (5) résument dans un tableau les mécanismes qui peuvent expliquer l'effet placebo et que nous traduisons un peu librement dans le texte qui suit. On perçoit aisément un haut degré d'ambiguïté dans les mécanismes évoqués dans le tableau 2. Dans la littérature sur les placebos, les travaux descriptifs sont nombreux mais bien peu sont explicatifs.

Des travaux (7, 8) établissent l'argumentaire des placebos. Ils coïncident par plusieurs caractéristiques à retenir. L'effet placebo se manifeste dans 10 à 50 % des cas traités. Il n'est pas prévisible. Il peut consister en effets psychologiques, mais aussi en modifications biologiques et toutes sortes de changements somatiques, y compris des manifestations cutanées. Les placebos peuvent entraîner des réactions indésirables comme les médicaments dotés d'effets réels : on parle alors d'effet « nocebo » (9).

Mécanismes possibles de la réponse placebo	
Homéostasie	Fonctions centrale, autonome et périphérique du système nerveux. Système endocrine (axe hypophyso-surrénalien)
Réflexes conditionnés	Classiques et opérationnels
Axe cognitif-affectif	Comportement, contrôle et auto-contrôle, hypnose.
Croyances et facteurs sociaux	Attitude du médecin, attentes du sujet, phénomènes de transfert

Tableau 2 : Mécanismes possibles d'action des placebos

La « cerise sur le gâteau » est l'existence de placebos avec courbes effets-doses similaires à celles du médicament de référence. Il n'a pas été possible d'identifier un type de patient « répondeur aux placebos », mais plus le stress ou la tension observés dans une situation clinique sont grands, plus fortement se manifeste l'effet placebo. Enfin, l'effet placebo se manifeste dans n'importe quel type d'intervention thérapeutique, même la chirurgie, et dans n'importe quel contexte, thérapeutique ou expérimental. Il est démontré que la couleur des pilules, le nom des médicaments, l'information qu'on donne au patient et beaucoup d'autres variables influencent l'effet des placebos. L'usage des placebos est aujourd'hui un des sujets les plus débattus en médecine, il est loin d'être expliqué, et la perspective de trouver une explication paraît encore lointaine. A une certaine époque, on considérait les endorphines comme responsables de l'effet placebo, mais actuellement on ne les implique plus que pour expliquer l'effet des médicaments analgésiques ou hypnogènes.

Les placebos sont utilisés dans deux grands contextes, celui de la recherche clinique et celui de la thérapeutique. La différence fondamentale entre ces 2 contextes porte sur l'attitude du médecin : en thérapeutique « il tire profit » pour son malade de l'effet placebo, bien qu'il n'en parle guère, tandis que dans la recherche clinique « il le rejette », tout en l'étudiant avec beaucoup de précision. Nous envisagerons d'abord le placebo dans la recherche clinique pour mieux cerner le sujet.

Le placebo dans la recherche clinique

La méthodologie des essais cliniques contrôlés constitue un des progrès les plus importants de la médecine scientifique moderne et les placebos ont constitué l'un des instruments déterminants des contrôles d'efficacité depuis que, dès 1950, leur utilisation s'est consolidée dans la pratique. On utilise les essais contre placebo même en médecine vétérinaire (10).

Justification :

L'usage des placebos est justifié du point de vue scientifique en considérant l'effet thérapeutique comme produit par la convergence de plusieurs variables, telles que :

l'évolution de la maladie qui fluctue spontanément et, souvent, indépendamment du traitement; le phénomène de la régression à la moyenne, selon lequel les mesures répétées ont tendance à s'approcher de la moyenne (11) spécialement si elles en étaient très éloignées; des phénomènes de suggestion ou d'autosuggestion qui modifient le contexte clinique; les biais produits par les attentes, tant du médecin que du malade, et même celles des évaluateurs des résultats; l'attitude du patient, de gratitude ou de revendication, qui peut modifier l'expression d'un effet thérapeutique; finalement, on peut aussi supposer que l'activité intrinsèque ou l'effet du produit pharmaceutique, joue un rôle.

En résumé, si le « pharmacon » devient médicament par l'intention thérapeutique du prescripteur, l'effet thérapeutique résulte de l'évolution de la maladie, des circonstances de la prescription, et de l'efficacité propre du médicament. Si, dans un essai clinique, on compare deux groupes de malades atteints de la même maladie, dans les mêmes circonstances de prescription, mais que l'on traite le premier avec un médicament et le second avec un placebo, il est légitime de considérer que les différences d'effet observées entre les deux groupes peuvent être attribuées exclusivement à l'action du médicament. La justification du procédé est de ne pas introduire en thérapeutique des médicaments inutiles. La phrase « ce qui n'est pas scientifiquement validé ne peut être éthiquement correct » résume ce principe.

Usage

Dans certaines occasions, au début d'un essai clinique, on prévoit une période où l'on traite tous les patients exclusivement par placebo, avant même de savoir à quel groupe de traitement (verum ou placebo) ils seront affectés. C'est l'une des méthodes d'utilisation du placebo, pour créer une période de « déblayage » qui assure la disparition des effets résiduels d'autres médicaments ou évite des interactions nocives. Cette période permet aussi d'évaluer l'évolution de la maladie en dehors des modifications induites par la thérapeutique. Ceci permet d'établir des « valeurs de base » pour les variables qui seront utilisées pour apprécier l'effet du médicament. D'un point de vue éthique, le risque encouru dans ce cas est de pécher par omission au détriment éventuel de l'intérêt du patient : jusqu'à quel point est-il licite de maintenir un malade atteint d'une affection donnée sans traitement, au risque de l'exposer à un danger (ex. suicide d'un déprimé non traité, accident vasculaire survenant chez un hypertendu non traité, etc.).

Le concept de placebo est habituellement accompagné d'un certain degré de croyance en l'efficacité du produit prescrit. Il est nécessaire que celui qui prend un placebo croie prendre un médicament efficace, ce qui amène à lui masquer la réalité. Dans le contexte d'un essai thérapeutique, tous les produits prescrits (verum et placebo) doivent avoir la même apparence et chaque malade doit avoir la même probabilité (ou une probabilité exactement connue) d'être dans le groupe verum ou dans le groupe placebo. On y parvient par distribution aléatoire ou randomisation.

Concepts complémentaires concernant le placebo dans le contexte des essais. Tirage au sort et randomisation

Quand la répartition entre les groupes est faite de façon à ce que seul le malade ignore la nature réelle de ce qu'il prend, il s'agit d'un essai en simple aveugle ou insu. Quand le malade et le médecin traitant ignorent tous deux cette nature, il s'agit d'un essai en double aveugle ou double insu. Quand le malade, le médecin et l'évaluateur l'ignorent, il s'agit d'un essai en triple aveugle ou triple insu. D'autre part, on dit ironiquement depuis longtemps que, pour avoir des résultats parfaitement satisfaisants, le mieux est de supprimer les contrôles. Sans insu ni distribution aléatoire, l'usage de placebo dans des essais a peu de sens.

La distribution aléatoire garantit qu'aucun élément concernant le pronostic ne puisse biaiser les résultats : par exemple, assigner les malades les moins graves au groupe placebo... Des facteurs, même inconnus, peuvent fréquemment influer sur les résultats et induire l'évaluateur en erreur. La distribution aléatoire ou randomisation ne supprime pas ces facteurs mais assure que chaque groupe les répartit également de façon à éliminer des biais qui pourraient faire apparaître des différences non réelles.

Aspect éthiques du protocole des essais

Il n'est pas difficile d'imaginer que ce qui vient d'être exposé puisse soulever des problèmes éthiques basés sur des conflits scientifiques. Les trois fondements méthodologiques : contrôle, randomisation et insu sont fréquemment mal utilisés. Le problème éthique est d'exposer les patients à des risques inutiles par absence de validité scientifique de l'essai. L'usage du placebo et ses aspects complémentaires doivent respecter les trois principes éthiques de bénéfice espéré pour le malade, de liberté de choix et d'égalité des chances, établis par le rapport Belmont. L'exposition intentionnelle d'un malade à un traitement inefficace contrevient au principe de bénéfice espéré; il faut a fortiori respecter le principe d'absence de risque (primum non nocere). Que le malade soit affecté à un groupe de traitement auquel il n'aurait pas volontairement adhéré de son plein gré, contredit le principe d'autodétermination, qui reconnaît à chaque être humain le droit de maîtriser son destin. De plus, l'affectation aléatoire contredit un autre principe de l'éthique médicale, selon lequel la prescription doit avoir pour but principal l'intérêt du patient, c'est-à-dire sa guérison ou l'amélioration de son état. Finalement, la randomisation contredit le principe d'équité puisque des personnes dans des situations initiales comparables sont traitées différemment à la suite d'une décision extérieure, dont l'opportunité n'est pas la même dans les divers groupes. L'usage du placebo peut amener à une « éthique de la tromperie », selon laquelle on manipule des personnes au bénéfice de la science ou de la collectivité, sans leur donner la possibilité d'exercer leur libre arbitre. Cette situation éthiquement déplorable peut à la rigueur se justifier dans les essais cliniques par le fait qu'il serait pire d'introduire en thérapeutique un médicament dans des conditions d'incertitude incontrôlée car le nombre de sujets soumis à l'essai devrait être beaucoup plus grand. En dépit de cette justification, il faut toujours minimiser et, idéalement, supprimer ce conflit éthique.

Consentement éclairé

L'autre réponse éthique dans les essais cliniques est d'obtenir le consentement éclairé des sujets. L'unique moyen d'atténuer les problèmes éthiques posés par un essai clinique est d'en perfectionner le protocole ; à la limite, d'établir des conditions acceptables pour tous les sujets et de partager avec eux la responsabilité engagée par le promoteur. La meilleure garantie d'un usage correct du placebo est l'obtention d'un consentement éclairé dans un contexte d'authenticité des relations interpersonnelles entre le médecin expérimentateur et le malade.

Selon ce principe, les malades doivent être informés de la possibilité de recevoir un traitement inactif. Certains auteurs en déplorent les conséquences : la difficulté de trouver des sujets volontaires pour des essais et le risque que cette information neutralise l'effet placebo. Les observations à ce sujet sont contradictoires (12). L'information diminue parfois les effets spécifiques dans le groupe traité, parfois les effets non spécifiques. En pratique, on observe de grandes variations selon le type de maladie, le protocole de l'essai, le patient., etc. Par exemple, les malades atteints de SIDA acceptent généralement volontiers de participer à l'essai d'un produit nouveau parce qu'il constitue un nouvel espoir de guérison. Pour beaucoup d'auteurs, le consentement éclairé est source de clarification. Dans le contexte actuel de progrès pharmacologique, il n'est pas difficile de proposer la participation à un essai clinique. Les difficultés pour obtenir le consentement éclairé sont souvent liées à des défauts du protocole ou à une mauvaise information des patients.

Réduction de l'emploi incorrect des placebos dans le contexte des essais

Une autre façon de réduire les problèmes éthiques posés par un essai est d'étudier avec un esprit critique si le groupe contrôle doit vraiment recevoir un placebo. Cela dépend de plusieurs circonstances, notamment l'absence de traitement efficace de la maladie : auquel cas, il n'y a pas d'inconvénient à traiter le groupe contrôle par placebo. Dans les autres cas, le groupe contrôle devrait recevoir le meilleur traitement disponible du moment. Le nouveau médicament ne pourrait être introduit en thérapeutique que s'il est démontré meilleur que les traitements déjà connus. C'est le cas de beaucoup d'anti-inflammatoires non stéroïdiens qui ont été pendant longtemps comparés à l'acide acétylsalicylique comme médicament de référence et non à un placebo.

Dans le cas où l'usage du placebo serait vraiment indiqué, il faudrait le réduire au minimum nécessaire, par des évaluations intermédiaires pendant l'essai et l'intervention des Comités de surveillance pour interrompre l'essai en cas de danger ou de démonstration suffisante de l'effet. D'autres dérives de l'usage des placebos trouvent leur cause dans l'emploi de produits actifs (placebos impurs) ou dangereux, qui peuvent sensibiliser le patient ou sont accompagnés de techniques invasives. L'utilisation de groupes contrôles traités avec des produits de deuxième intention moins efficaces ou plus mal tolérés, entraîne le risque que le nouveau médicament apparaisse artificiellement plus efficace ou plus sûr qu'il ne l'est réellement. Des cas comme ceux décrits par Bradford (6) ou bien celui de la chirurgie de l'artère mammaire interne (7) complètent le panorama éthique de l'usage des placebos.

Le mauvais usage des placebos peut être dû à un dogmatisme méthodologique ou à un « nihilisme thérapeutique » qui impose le placebo quand il n'est pas nécessaire. La littérature médicale fait état de protestations contre la pression excessive des agences régulatrices. Le marketing impose parfois des études contre placebo. Il ne faut pas oublier qu'un investigateur peut refuser un essai s'il considère en conscience qu'il n'est pas éthiquement satisfaisant.

Le placebo en thérapeutique

Il est nécessaire, avant de poursuivre, de changer de perspective. Ce qui précède pourrait amener à penser que la relation entre l'effet d'un médicament et celui du placebo est identique à celle existant entre le signal et le bruit dans la transmission d'un message. Dans ce cas, on ne serait pas étonné d'entendre parler de la sensibilité, spécificité et prédictivité d'un essai pour détecter l'effet d'un médicament. Cette situation expérimentale, basée sur les probabilités statistiques, n'est pas tout à fait superposable à celle du médecin qui traite un malade. Le médecin thérapeute peut baser sa prescription sur les essais cliniques, mais il n'a aucun moyen de prévoir à quel niveau d'une distribution statistique se trouve l'individu malade qu'il doit soigner. C'est dire que le concept de probabilité statistique n'est pas superposable à celui des probabilités estimées à partir d'une expérience vécue et pas toujours quantifiable. Ces probabilités (qu'il est préférable de qualifier de possibilités), et les bases sur lesquelles le clinicien évalue une situation individuelle, sont peut-être à l'origine des discordances avec les essais cliniques.

Historiquement la médecine est passée d'une connaissance spéculative au siècle dernier, à une autre de nature biologique ou physiopathologique introduite par Claude Bernard. La méthode des essais cliniques appelle une évaluation critique et montre qu'une des naïvetés de la thérapeutique est basée sur des interprétations biologiques. Aujourd'hui, la thérapeutique progresse en s'appuyant sur des expériences sur l'animal au laboratoire et des essais cliniques de pratique rigoureuse. C'est sur ces bases que le clinicien-thérapeute bâtit son expérience, avec l'aide de son intuition, qui peut être bénéfique ou l'induire en erreur. Cette situation n'est pas facile et des initiatives, comme celle de l'« Evidence Based Medicine », tentent de fournir des points de repère en ce domaine.

On peut considérer, dans ce nouveau contexte, que l'effet placebo survient toujours dans la relation médecin-malade. Des auteurs ont dit que l'effet placebo est l'unique effet commun à tous les médicaments, et on peut lui attribuer une efficacité moyenne de 30 %, variable avec les maladies, les symptômes, les sujets ou d'autres circonstances. Nous avons mentionné au début de ce texte les caractéristiques de l'effet placebo mais, pour beaucoup d'auteurs, la plus grande partie de l'effet placebo est liée au médecin lui-même, en fonction de l'élément rassurant qu'il sait transmettre au malade. Dans le cadre de la médecine « orthodoxe » ou « traditionnelle », l'usage thérapeutique du placebo est rarement accepté. Il n'est pas considéré comme correct et ressort plus du « charlatanisme » que d'une attitude scientifique. C'est peut-être pour cela qu'il souffre de l'absence d'une étude systématique, comme pour les essais cliniques. Nous allons maintenant donner des exemples de situations rentrant dans ce cadre.

Indications thérapeutiques « par analogie »

Un exemple à considérer est celui des traitements comportant une grande incertitude d'efficacité. Ils pourraient se comparer aux placebos impurs. Les placebos purs sont ceux dans la composition desquels n'entrent que des substances réellement dépourvues de toute activité (lactose, excipients, etc.), les placebos impurs sont ceux qui peuvent avoir une certaine activité, mais dont le dosage ou l'action ne sont pas adaptés à la maladie étudiée. Dans la pratique habituelle, il existe des exemples de traitements proposés dans des indications voisines mais pas exactement identiques à la maladie en question. Il existe aussi des traitements symptomatiques sans diagnostic et des situations d'incertitude thérapeutique. On pourrait les qualifier de traitements

« par analogie » : certains auteurs ne leur accordent pas plus de valeur qu'à un placebo. Il est difficile de généraliser à ce point, et la réalisation d'essais d'utilisation des médicaments en dehors de toute pression économique aiderait à éclaircir quelques unes de ces situations qui se placent entre l'usage des placebos et le diagnostic « exjuvantibus » (correspondant à un diagnostic confirmé par un succès thérapeutique), compatible avec l'information du patient sur le caractère provisoire des prescriptions.

Les situations « de facto » dans l'emploi des placebos

Un autre exemple est celui des situations « de facto » dans l'utilisation des placebos comme dans le traitement de la douleur, de l'insomnie, des patients déprimés ou dans des affections indiscutablement psychosomatiques (5). Une expérience courante consiste à intercaler un placebo au cours des traitements analgésiques, pour obtenir à la demande du patient une prolongation de l'effet sans augmenter la posologie de l'antalgique. Dans ces cas il faut manier la posologie avec exactitude et se méfier de cette utilisation. Il est plus justifiable d'utiliser un placebo pour traiter l'insomnie. Il existe des références (13) de traitements satisfaisants, spécialement si cet effet placebo est renforcé par la possibilité pour le patient de choisir (Théorie de la dissonance cognitive de Festinger). Le cas des patients déprimés se prête à plusieurs considérations. Une des applications du placebo a été l'établissement d'une phase initiale avec placebo pour identifier les patients placebo-répondeurs (qui peuvent représenter 30 % de la population). On arrive à proposer la poursuite du traitement de ces derniers exclusivement avec un placebo, ce qui est moins onéreux (14). Une situation comparable se retrouve avec l'administration de placebo aux patients névrotiques pour appuyer des mesures psychothérapiques. De Deyn (15) décrit des expériences positives dans des affections névrotiques par du placebo, même en informant explicitement le patient. Ces affections psychogènes sont les plus étudiées quant à l'effet placebo proprement dit. Cependant l'emploi du placebo n'est pas généralisé, on peut douter que l'amélioration symptomatique corresponde à une vraie guérison. Dans une étude sur des malades âgés, en institution, des auteurs (16) ont observé qu'entre 4 % à 30 % des malades étaient traités par placebo dans un but analgésique, sédatif ou hypnogène. Ils rapportent que, pour que l'effet placebo se manifeste, le patient doit avoir conservé ses facultés mentales. On peut décrire deux profils de médecins prescripteurs : les sceptiques qui prescrivent un placebo après l'échec d'un traitement conventionnel et ceux qui prescrivent intentionnellement un placebo en première intention, après avoir exclu une affection organique et à titre de thérapeutique dilatoire.

C'est ce dernier groupe qui obtient les meilleurs résultats avec le placebo. Dans toutes ces circonstances les questions éthiques posées par l'usage du placebo sont fonction de la gravité de l'affection et du risque encouru. Dans les cas banaux, le contexte social est le même que pour les « pieux mensonges ». Certains auteurs l'acceptent s'il n'est utilisé que sporadiquement, pour des affections psychosomatiques simples, avec des produits sûrs, pour prévenir la toxicité. En tous cas, l'usage du placebo suppose des complicités et peut induire des effets professionnellement très négatifs. Habituellement, l'usage du placebo est volontairement très limité par les médecins eux mêmes, qui veulent éviter d'être confondus avec des charlatans.

Exemple de l'usage des antidépresseurs chez les enfants

L'emploi des antidépresseurs chez les enfants est évoqué par Fisher (17), mais il peut être choisi comme paradigme d'autres situations thérapeutiques. C'est le cas de beaucoup d'enfants déprimés qui sont traités par fluoxetine ou imipramine sans qu'il ait été démontré que les antidépresseurs soient plus efficaces que le placebo chez les enfants. Le problème est rendu plus aigu par la survenue possible de réactions adverses graves et même mortelles. Cette situation a donné lieu à toute une série de considérations. Après une révision des essais cliniques comportant des résultats négatifs du traitement pharmacologique, les auteurs présentent une sélection des arguments avancés par les cliniciens, tant en faveur que contre l'usage d'un médicament qui n'a pas été capable de démontrer plus d'efficacité qu'un placebo. Certains avancent que le traitement est plus flexible et que les cas individuels sont évalués dans un contexte plus complexe que dans le domaine expérimental. Les études des chercheurs ne sont pas parfaites. Il est peu probable que tous les cliniciens se trompent et qu'ils continuent à prescrire des antidépresseurs si ces derniers ne procuraient aucun bénéfice réel. L'efficacité thérapeutique dans les essais se mesure sur des critères statistiques tandis que le traitement est administré à un individu. Au moment de décider, le médecin doit intégrer beaucoup de données n'existant pas dans les situations expérimentales. Il est très important pour l'identité médicale de demeurer la dernière autorité dans la prise de décision thérapeutique. D'autres voix argumentent dans le sens contraire. Il n'est pas éthique de prescrire des médicaments qui n'ont pas démontré leur efficacité. De nombreux travaux, émanant principalement de l'« Evidence-Based Working Group » déplorent l'insuffisance de formation des étudiants en statistique et en méta-analyse qui les empêche de faire preuve de suffisamment d'esprit critique. D'autres attribuent cette inconsistance thérapeutique à ce que la plupart des médecins n'ont pas accès à des informations suffisamment solides. Il est d'autres problèmes, tel qu'informer le malade qu'il est traité avec des mesures ni étalonnées, ni contrôlées et qui, de ce fait, sont incertaines. Le plus surprenant est qu'en ce domaine, malgré la discordance des choix thérapeutiques, tout le monde est d'accord pour traiter les malades de la façon la plus scientifique et actualisée, et appliquer des traitements qui se sont montrés efficaces.

Les médecines parallèles et l'effet placebo

Cette problématique est abordée dans de nombreux articles sur le placebo et d'une façon plus spécifique par Joyce et Reilly (18,19). Le premier relève à la British Library 55000 articles concernant près de 300 méthodes diagnostiques ou thérapeutiques appartenant à des médecines complémentaires. La Cochrane database contient aussi des travaux sur ce sujet. Elle présente quelques exemples comme ceux du tableau 3.

Classe	**Thérapies**
Spirituelle	Art, Danse, Mouvement Mystique, Foi, prière
Pharmacologique	Homéopathie, Phytothérapie Cures de Rajeunissement Sels de tissus Thérapie à base d'urine, etc.
Physiques ou physiologiques	Acupuncture, Réflexologie Irrigation colique, Iridologie Electrographie segmentaire, etc.
Dispositifs	Biorésonance, Boîtes noires Ionisateurs négatifs, Générateurs d'ozone etc.
Mixtes	Antroposophie, Simonton, etc.
Occultisme	Numérologie, Méthode de Gemmothérapie, Scientologie, etc.

Tableau 3 : Médecines parallèles et effet placebo

On ne peut envisager d'appliquer une méthode scientifique analogue aux essais cliniques à la plupart de ces techniques, exception faite de l'homéopathie et de l'acupuncture. Il est également impossible de trouver des explications pharmacodynamiques ou pharmacocinétiques aux effets prétendus. Pour quelques uns, ces méthodes représentent une sélection naturelle et historique des meilleurs placebos. Joyce (18) propose huit critères minimaux d'approche scientifique, parmi lesquels la possibilité de comparer les affirmations des auteurs, la définition préalable de l'effet positif attendu, un minimum d'interprétation statistique et l'acceptabilité du protocole par des médecins orthodoxes et complémentaires sont les plus significatifs. Reilly (19) fait référence à l'essai clinique d'un traitement homéopathique dans l'asthme qui s'est montré plus actif que le placebo. Il se demande si cette conclusion est fondée ou s'il s'agit d'un faux positif?

Une position pragmatique pour prévenir des problèmes éthiques par omission et pour ne pas manquer un diagnostic correct et un traitement efficace sur un patient, serait de l'aborder en première intention par les techniques de la médecine orthodoxe; de proposer en cas d'échec des méthodes diagnostiques ou thérapeutiques alternatives, puis de respecter sa liberté de décision sur un essai de médecine parallèle. De nombreuses études seraient nécessaires pour évaluer lesquelles de ces techniques sont efficaces ou ne constituent que de simples placebos.

La composante placebo de tout traitement

On peut déduire de tout ce qui précède qu'un certain effet placebo accompagne toute action thérapeutique, ou plutôt la relation médecin-malade. Jensen (20) considère que les réponses psychophysiologiques au médecin ne sont pas moins réelles que les réponses au médicament. L'effet de la couleur d'une pilule, le nom du médicament, et beaucoup d'autres facteurs, influencent l'efficacité d'un médicament. Pour Ernst (21), il faudrait tirer profit de tous les effets non spécifiques d'un traitement. Lachaux (22) situe le placebo entre la panacée et les psychotropes, et en fait l'observatoire idéal de la relation thérapeutique et un des points essentiels de l'activité médicale. Jensen centre l'effet placebo sur la communication interpersonnelle entre médecin et malade et regrette l'insuffisante préparation des étudiants en médecine à comprendre ces nuances, y compris celles de la communication non verbale. Les médecins devraient être formés à comprendre l'impact de leur comportement sur les malades, dans la relation toute puissance-dépendance qui peut se créer, et s'ouvrir au partenariat.

Possibilités de l'emploi thérapeutique du placebo. Education sanitaire

Dans un récent éditorial du British Medical Journal (21), Ernst et Herxheimer demandent qu'on utilise au maximum le placebo en le considérant comme un des composants les plus importants de l'entretien médical. Ils encouragent les médecins à observer leur propre pratique et à analyser les composantes non spécifiques de leur action thérapeutique, malgré l'absence d'approche méthodologique à l'égard de cette activité. Thomas (23) parle d'illusion thérapeutique et de l'effet placebo comme de la capacité du médecin à améliorer l'état du malade, indépendamment de l'effet de la médication. Gotzsche (24) discute la logique du placebo et la diversité de ses manifestations. Li Wan Po (14) traite des possibilités de l'utilisation du placebo et Chaput de Saintonge (2) propose des règles pour construire une pharmacologie du placebo qui puisse être utilisée dans la pratique. Soriguer (25) suggère de situer l'effet placebo dans le champ de l'éducation sanitaire des malades, en faisant porter sur elle les effets non spécifiques du médecin et des institutions.

Commentaires finaux

Il est surprenant que les médecins discutent depuis 150 ans à peu près de l'effet placebo, tant du point de vue expérimental que de l'aide qu'il peut procurer au malade. La plupart des connaissances sur le placebo se basent sur des études statistiques et de comparaison d'effet, mais on ne dispose pas encore d'études appliquées au placebo selon une méthodologie convenable. Prescrire un placebo n'est pas équivalent à s'abstenir de traiter. Expliquer cette différence constitue un des axes de recherche les plus passionnants qui soient.

Bibliographie

1. Johnson A. Surgery as placebo. The Lancet 1994. 344 : 1140-1142.

2. Chaput de Santoinge M, Herxheimer A. Harnessing placebo effects in healt care. The Lancet 1994. 344 : 995-998.

3. Spilker B. Guide to clinical trials. 1991 Raven, New York.

4. Brody H. The Lie That Heals : The Ethics of Giving Placebos. Annals of Internal Medecine 1982. 97 : 112-118.

5. Straus J, Cavanaug S. Placebo effects. Review article. Psychosomatics 1996. 37 4 : 315-326.

6. Bradford A. Medical ethics and controlled trials. BMJ 1963. 20 : 1043-1049.

7. Beecher H. The powerful placebo. JAMA 1955.159 17 : 1602-1606.
– Beecher H, Boston MD. Surgery as Placebo. JAMA 1961. 176 13 : 1102-1107.

8. Wolf S. The pharmacology of placebos. Pharmacol Rev. 1959. 11 : 689-705.

9. Reidenberg M, Lowenthal D. Adverse non drug reactions. The New England Journal of Medecine. 1968. 279 13 : 678-679.

10. Zenker W, Josseck H, Geyer H. Histological and physical assessment of poor hoof horn quality in Lipizzaner horses and a therapeutic trial with biotin and a placebo. Equine Vet J. 1995. 27 (3) : 183-91.

11. Kennet E. Regression toward the mean in uncontrolled clinical studies. Biometrics 1973. 29 : 121-130.

12. Kleijnen, Anton JM. Placebo effect in double-blind clinical trials : a review of interactions with medications. The Lancet.1994. 334 : 1347-49.

13. Totman R. Cognitive dissonance in placebo treatment of insomnia – a pilot experiment. Br. J. med. Psychol. 1976. 49 : 393-400.

14. Li Wan Po. The placebo response : friend or foe? Journal of clinical Pharmacy and Therapeutics 1995. 20: 47-48.

15. De Deyn P. On the ethical acceptability of placebo application in neuropsychiatric research. Acta neurol. belg. 1995. 95 : 8-17.

16. Julien G. Roux M. Les placebos chez les personnes âgées en institution. Psychologie Médicale 1991. 23, 8 : 949-952.

17. Fisher R. Antidepressants for children. Is scientific support necessary? The Journal of Nervous and Mental Disease 1996. 184 (2) : 99-102.

18. Joyce CB. Placebo and complementary medicine. The Lancet 1994. 344 : 1279-1281.

19. Reilly D, Morag A, Is evidence for homeopathy reproducible? The Lancet 1994. 10 1601-1606.

20. Jensen P. The doctor- patient relationship : headed for impasse or improvement. Annals of Internal Medicine 1981. 95 : 769-771.

21. Ernest E. The power of placebo. BMJ 1996. 313 : 21-28.

22. Lachaux B. Le placebo dans le cadre de la prescription médicamenteuse : panacée ou psychotrope? Psychologie Médicale 1990. 22,6 : 491-495.

23. Thomas KB. The placebo in general practice. The Lancet 1994. 344 : 1066.

24. Gotzsche P. Is there logic in the placebo? The Lancet 1994. 344 : 925-926.

25. Soriguer F. Uso y abuso del placebo. Med. Clin (Barna) 1995. 104 : 576-577.

Le champ de l'éthique dans les soins infirmiers

ANDRÉE CUZIN – DOMINIQUE FRERING

« Le miracle de la création consiste à créer un être moral » dit E. Levinas dans son ouvrage « Totalité et infini ».

Le sens moral définit la valeur dernière des individus.

C'est donc un des fondements les plus indispensables à la vie en Société. Dans la vague de modernisation qui balaie régulièrement notre langue, nous avons tendance à utiliser indifféremment morale et éthique, comme « Science, étude, de ce qui est bien et ce qui est mal dans l'agir humain ».

Dans le domaine des soins infirmiers, où se situe l'éthique? Les réponses s'appuient sur les Droits de l'homme, la conception de l'homme, de sa liberté, comme de sa protection. L'éthique dans les soins infirmiers ne s'intéresse pas qu'aux seules questions fondamentales telles la vie, la mort, l'euthanasie.... Le quotidien des infirmières est tissé de mille choses banales que l'on ne voit plus, voire qui masquent l'essentiel, c'est-à-dire l'Autre, un autre moi-même, comme l'arbre cachant la forêt.

Ainsi les soignants sont confrontés à des problèmes éthiques qui très souvent les dépassent, faute de temps, voire faute de connaissances. Par exemple :
Que faire en présence d'une personne âgée qui refuse de manger?
Quels types de soins dispenser à un malade dont la religion ou l'éducation interdit la dénudation du corps, ne serait-ce que pour la toilette?

Que faire face à cette personne âgée abandonnée ou oubliée des siens, voire des soins, car trop vieille, trop ridée et qui fait peur ?

Comment ne pas réagir quand, à l'hôpital public, symbole de l'accueil, de l'hébergement, sans discrimination de race, de sexe, d'idéologie, un patient peut attendre des semaines pour être vu en consultation en secteur public par un médecin et à peine quelques jours en secteur privé par ce même médecin ?

Comment tolérer qu'aujourd'hui, au siècle de la communication tous azimuts, un patient puisse subir le test de dépistage du S.I.D.A. sans en être informé au préalable ?

Que fait l'Infirmière dans ce cas ? Elle est prise entre deux feux : l'information du patient et la prescription médicale à exécuter.

Doit-elle informer le patient ? Doit-elle réaliser l'examen prescrit ? Peut-elle refuser de faire l'examen tant que le malade n'est pas informé ? Comment et avec quel pourvoir convaincre le médecin d'exercer son rôle d'information et de responsabilité dans ce domaine ?

Le test V.I.H. requiert le consentement du patient. De nos jours, il devient un acte banalisé. Les malades ne sont pas informés et ne peuvent donc effectuer des choix. Or, un homme libre est celui qui peut faire des choix ;

Pourquoi, au XXIe siècle, souffre-t-on encore tant dans les hôpitaux ? Pourquoi n'existe-t-il pas plus de consensus et d'obligation à prendre en charge la douleur des patients ? Comment peut-on encore croire que la douleur grandit l'individu alors qu'elle l'asservit, le réduit à son corps douloureux et le ferme aux autres ?

Nous pourrions multiplier à l'envi les exemples tels l'acharnement thérapeutique, la vérité au patient…

Alors, qu'est pour nous, l'éthique ? Personne n'est propriétaire de la réflexion éthique. C'est l'affaire de chacun et de tous à la place que nous occupons : soignant, médecin, gestionnaire, patient, famille…. Il ne peut y avoir d'éthique sans référence à l'autre, sans altérité.

La réflexion éthique est donc :

Un lieu de confrontation, entre Soi et Soi (nos valeurs…), entre Soi et l'Autre (le malade, le collègue, le médecin….), entre l'individuel et le collectif (par exemple : comment garantir l'égal accès de chacun aux soins dans un contexte où les ressources sont limitées ?).

Un lieu de coopération, en interdisciplinarité, d'échange pour s'exercer à entendre une autre proposition, à argumenter son point de vue sans prétendre avoir raison, car le support de l'éthique, c'est la parole. En éthique, selon nous, il y a exigence à partager la réflexion pour faire d'un problème solitaire une décision solidaire : l'éthique doit favoriser le consensus entre les différents partenaires de soins au sein d'une réflexion sur l'importance des paroles, des actes et de leurs conséquences possibles pour le patient et sa famille. Il nous faut savoir poser les bonnes questions et résoudre les vrais problèmes, mais ensemble. L'éthique est nécessairement un travail d'équipe.

Un lieu de décision

Certes, la décision reste à celui qui aura à répondre d'elle, mais au nom de quoi cette décision? Au nom des valeurs : au nom de « l'Homme » car l'éthique donne un sens à la vie. Elle porte sur le devoir être. C'est un compromis entre les valeurs en jeu, portées par les individus, dans la situation concrète où ils se trouvent. La décision doit toujours respecter la dignité de l'Homme.

L'éthique doit tenir compte des particularités des sociétés et des hommes. Elle est individuelle, évolutive et variable. Elle signifie l'engagement de la personne et traduit ses convictions profondes. Le comportement de l'infirmière et ses rapports avec ses semblables sont marqués par ses propres concepts. Elle justifiera plus facilement son comportement si elle intègre les valeurs, les sentiments, les priorités qui guident sa conscience, mais aussi ceux des autres : patient, famille, médecin, soignant...

Le projet du soignant étant l'individualisation des soins et de la prise en charge des patients, on s'oriente vers une éthique de la sollicitude, de la personnalisation, de la relation vraie. Cette éthique doit permettre de repérer les points de vulnérabilité de l'autre : soignant, patient ou médecin, car l'Homme doit se percevoir responsable et être perçu responsable par l'autre.

Car, nous, infirmières, ne devons jamais renoncer à notre responsabilité, même et surtout en situation de délégation vers les autres professionnels et dans notre mission « d'avocat » du patient. Ayons toujours à l'esprit le souci de nous demander : « *Jusqu'où puis-je cautionner certaines pratiques, certains silences... Quel bénéfice le patient va-t-il tirer de ce soin?* ».

Les soins infirmiers sont le reflet d'une démarche éthique basée sur le questionnement et la réflexion précédant toute action, en essayant de tenir compte :
– des besoins du « JE » (le soignant);
– des besoins du « TU » (le soigné);
– des besoins du «IL » (la société);
– et du rapport risque/bénéfice/coût pour le soigné.

L'éthique, dans le domaine des soins infirmiers, doit être « l'expression de la liberté de l'Autre, en tant qu'individu ou groupe social ».

L'exigence éthique amène donc à définir en équipe des objectifs établis à partir des besoins des patients, des soignants, de la société.

L'approche éthique d'un patient par les soignants est donc de le considérer comme unique ! Il faut donc tenir compte, dans la prise en charge d'une personne malade, de ce qui la fait vivre, dans ce qui est essentiel à la vie de toute personne humaine : sa relation constante au monde, au travers de ses sens. C'est par eux que nous nous inscrivons dans une relation unique : « Parce que c'était lui, parce que c'était moi ! ».

L'éthique exige de l'infirmière un devoir de compétence et de cohérence.

Sur le plan de la **compétence** : les infirmières doivent se garder de réaliser des soins de niveau insuffisant. C'est indigne de la profession. C'est indigne de l'Homme que l'on soigne et de l'Homme que nous sommes. L'Ethique dans les soins, c'est aussi le *savoir-faire* qui exige un maintien de nos compétences tout au long de notre exercice professionnel, tel que l'indiquent les règles professionnelles de février 1993.

Sur le plan de la **cohérence** avec soi-même, ses convictions, ses valeurs, son *savoir-être* : l'éthique est l'art de discerner, dans le concret, quelles sont les valeurs qui interviennent dans nos choix, en partenariat avec tous. Les divergences de valeurs, au sein du groupe professionnel, peuvent faire éclater des problèmes éthiques, sauf si l'équipe a fait accord sur des valeurs communes (sera-ce le plus petit ou le plus grand dénominateur commun ?), sur des notions incontournables telles des noyaux durs, se référant :

– **à la dignité de l'Homme** : ce n'est pas l'estomac du 12, le fémur côté fenêtre ou le pontage du 1....

– **au respect de l'Homme** : il n'est pas devenu analphabète ou irresponsable parce qu'il est malade,

– **à l'unicité, globalité de l'Homme** : c'est-à-dire ne jamais accepter que le patient soit réduit à sa maladie, soit mis entre parenthèses de sa vie, de son histoire. Ne jamais le réduire à l'angle de vue de l'équipe soignante, de l'hôpital, morcelé par les circuits, les équipes de jour, de nuit.

Il devient donc urgent, pour être cohérent, de comprendre comment adapter les soins à un système de santé évoluant très vite et aux valeurs éthiques et spirituelles qui marquent nos soins et notre profession en plaçant toujours le patient au centre de toutes nos actions.

En conclusion, nous pouvons dire que le champ de l'Ethique dans les soins infirmiers est vaste.

C'est vivre en harmonie avec soi-même.

C'est se constituer ou perfectionner un esprit critique vers un certain art de vivre professionnel. C'est mobiliser une certaine lucidité, c'est parler, accepter l'autre dans ses jugements, ses différences. C'est accepter d'être « regardé », jugé, voire même « ridiculisé ». Si l'on traduit ses craintes, c'est expliciter les raisons, les motivations qui nous poussent, c'est s'exposer. Mais c'est aussi écouter, agir, savoir qu'il n'existe pas d'urgence en éthique, qu'il convient de gérer les situations et les faits dans l'ordre. C'est admettre, et ce n'est pas simple, qu'il n'existe pas de guide, de recette, que le cas abordé est particulier, unique et ne supporte pas de généralisation. La réflexion éthique oblige à l'expression de chacun des membres de l'équipe, du patient, de sa famille.

En éthique, les situations sont uniques, parce que s'adressant d'un individu à un autre, à un moment donné, dans un contexte donné. Il n'y a pas de vérité absolue applicable indifféremment à tous mais des situations uniques pour lesquelles la décision est personnalisée.

Nous devons nous battre tous pour et avec les patients qui ont confiance en nous. Nous devons exprimer et affirmer, par nos actes, les vertus de nos engagements. Sachons vivre dans la tolérance et l'acceptation de l'autre ; sachons écouter et dialoguer ; sachons redonner sa place à la personne malade, en travaillant en équipe vraie (médecins, soignants, gestionnaires...) pour défendre la personne humaine, sans vouloir exercer un pouvoir sur l'autre, car alors, chacun perdra quelque chose de son humanité, de son « humanitude ».

L'éthique est le dernier rempart de l'Homme contre les menaces des excès de la Science contemporaine, mais aussi contre des menaces plus proches, plus réelles, mais sous-estimées : l'égoïsme, l'individualisme, l'indifférence, le racisme aussi. En effet, en éthique comme dans la vie, nous sommes responsables de non-dits, de nos silences. Ne dit-on pas : « qui ne dit mot consent » ?

Nous devons tous être conscients, en plagiant André Malraux, que : « l'Homme du XXIe sera Ethique ou ne sera pas ».

Ethique et fin de vie
Bases du comportement du médecin envers son patient

Pierre Grandmottet

Introduction :

Mourir aujourd'hui !

Comme l'écrit D. Deschamps, les derniers moments de la vie sont l'acte le plus solitaire et le plus solidaire (3) de toute l'existence : le plus solitaire, car c'est une expérience unique et non transmissible; le plus solidaire, car ces heures ultimes requièrent la présence, la disponibilité, la tendresse des proches.

En cette fin de vingtième siècle, le risque s'accroît de mourir doublement seul : solitaire comme toujours à cette heure éminemment personnelle, mais plus solitaire qu'avant parce que non ou mal accompagné.

Depuis la révolution technologique développée progressivement à l'Hôpital à partir des années cinquante, on ne meurt plus aujourd'hui comme on l'a fait pendant des siècles. L'environnement de la fin de la vie a été bouleversé : son cadre le plus fréquent, la chambre d'hôpital, aseptisée et dotée de tous les équipements souhaitables, a remplacé, 7 fois sur 10, le lit familial où le mourant avait passé le tiers des heures de sa vie; la qualité technique de l'assistance par le personnel hospitalier, certainement supérieure à celle que peut procurer l'entourage familial, est payée par le mourant d'une grande solitude affective, de relations humaines plus rares, plus difficiles, moins intimes : a-t-il vraiment gagné au change?

A l'approche de la mort, la solitude affective, la difficulté, voire l'impossibilité, de la communication, sont malheureusement aujourd'hui souvent maximales au moment où elles sont le plus intolérables et où celui qui va mourir réclame de tout son être présence, écoute et tendresse. [C. Jomain (7)].

Lorsque tout espoir d'amélioration objective durable de l'état d'un patient en fin de vie a disparu, lorsqu'il peut sembler que le médecin n'a plus rien d'utile à faire, l'heure est venue pour lui, pour l'ensemble des soignants, pour les proches et pour les bénévoles, d'accompagner cette vie qui s'achève : en réalité, l'essentiel reste à faire. Comme l'écrit Cecily Saunders : Quand on ne peut plus rien contre la maladie, on peut encore beaucoup pour le malade.

Accompagner un malade jusqu'au terme de sa vie, c'est refuser d'abandonner le patient à sa souffrance et à sa solitude (ce qui constitue une démission flagrante de la mission de tout médecin) et récuser deux excès : l'acharnement thérapeutique et l'euthanasie.

L'objectif de cet accompagnement, commun aux soignants, aux proches et au patient, est de lui permettre d'utiliser au mieux le temps qui lui reste. Que ce temps soit compté ne le rend que plus précieux !

La qualité de l'accompagnement en fin de vie est un indicateur de la qualité humaine d'une civilisation et d'une culture. C'est un aspect essentiel de la fonction médicale lors des derniers jours de la vie de l'Homme. Les enseignants doivent y sensibiliser les futurs médecins.

Genèse du mouvement d'accompagnement des mourants

Au cours des 20 dernières années, les inconvénients pour le patient du modèle contemporain dominant : une mort aseptisée à l'hôpital, sont apparus de plus en plus évidents, les avantages techniques d'un environnement riche en moyens ne compensant pas son ambiance psychologique trop souvent dépersonnalisée, solitaire et glacée.

Des soignants de plus en plus nombreux, une avant-garde de quelques médecins, les mouvements de bénévoles, beaucoup plus tard, les pouvoirs publics et organismes professionnels, ont été amenés à privilégier un autre modèle, d'inspiration anglo-saxonne (initié par le mouvement des hospices, né au Saint Christopher's Hospice). Ce modèle est désigné sous les noms de soins palliatifs, soins continus ou accompagnement, ce dernier terme concernant plus spécialement l'accompagnement psychologique, affectif et spirituel, des personnes en fin de vie.

Ce choix est de plus en plus fréquemment fait mais il ne faut pas dissimuler qu'il reste très exigeant, chronophage et souvent éprouvant pour les médecins et tous ceux qui participent à cette démarche d'accompagnement, même s'ils disent y trouver souvent gratification et enrichissement psychologique. Comme l'écrit Marie de Hennezel, ceux qui vont mourir nous apprennent à vivre (6).

Principes de l'accompagnement

Ce comportement d'accompagnement des personnes en fin de vie repose sur 3 concepts, réunis dans la dénomination (difficile à articuler mais très riche de sens) identifiant et définissant l'objectif de l'une des principales associations (JALMALV) : Jusqu'à la Mort, Accompagner la Vie.

La mort n'est pas seulement la fin de la vie, pas plus qu'elle n'en est la négation. Elle est même l'un des moments les plus importants de la vie. C'est une phase essentielle du cycle vital, un moment capital de l'existence. C'est pour beaucoup l'heure des bilans, qui donne sa signification à toute une vie; c'est l'heure des ultimes réconciliations (avec Dieu, les siens et soi-même). Les derniers jours constituent une crise psychologique essentielle, ils sont très riches en émotions et en sentiments violents. La mort est la dernière parole (d'un homme), la plus pleine de sens (P. Verspieren (15). La mort est la dernière étape de la croissance (E. Kubler-Ross (8), la dernière occasion de grandir l'image qu'on laisse. Un destin ne se dessine qu'après la mort et les dernières heures y tiennent une place privilégiée. Songeons au héros mort au combat, au martyr de la paix ou de la démocratie : M. K. Gandhi, I. Rabin, A. el Sadate, J.F. et R. Kennedy, Martin Luther King, ainsi qu'à l'image de Charles de Gaulle, magnifiée au lendemain de son décès....

Comme l'a écrit A. Malraux, la mort est ce qui transforme une vie en destin

Réussir sa mort.... Est-ce la réussir que de mourir dans le déni de la réalité, dans le mensonge, voire dans l'inconscience, éventuellement induite par l'abus des drogues? La mission du médecin est-elle de voler sa mort à son malade, de lui assurer, aux termes d'une convention plus ou moins explicite entre eux, une mort subite, inconsciente, non vécue?

La vie dure jusqu'à la mort. L'agonisant reste un vivant à part entière, avec ses besoins, ses projets (à court ou à moyen terme), ses exigences, ses sensations, ses sentiments, jusqu'à la perte de conscience terminale.

Il importe surtout de ne pas enterrer le mourant avant l'heure, de ne pas renoncer avant lui, de ne pas se démobiliser, en le désespérant! Cela reste vrai même lorsque les voies habituelles de la communication manquent : le regard, la présence muette, le contact physique, la pression d'une main, peuvent répondre à l'impérieux besoin de communication d'un mourant quand les mots sont impossibles, trop difficiles à trouver, inutiles, voire dangereux.

Aux dernières Journées nationales de la Fédération Jalmalv tenues à Besançon, fin mars 1996, R. Schwint, maire de la ville, l'a illustré d'une fort belle métaphore : le corps de la bougie se consume progressivement. Mais sa flamme garde, jusqu'à ce qu'elle s'éteigne, toute sa hauteur : elle reste pleinement lumière, chaleur et rayonnement. Il en est de même de la fin de la vie de l'Homme qui, intensément vécue, peut éclairer, réchauffer, rayonner jusqu'aux derniers instants !

Accompagner un mourant, ce n'est pas le guider, le diriger, le précéder... c'est rester avec lui, tenir sa main, marcher du même pas. C'est le mourant qui choisit sa route, qui trouve ses propres réponses. L'accompagner, c'est d'abord lui éviter une solitude insupportable à un moment si difficile. D'ailleurs, à quel titre un accompagnant pourrait-il prétendre diriger le mourant ? quelle expérience personnelle peut-il offrir ? quand est-il déjà mort, pour prétendre savoir ?

P. Mussault propose une belle métaphore : accompagner quelqu'un qui s'en va à la gare, c'est prendre le même chemin que lui, celui qu'il choisit (même si vous pensez qu'il en existe un meilleur), régler son pas sur le sien pour n'être ni trop en avant, ni trop en arrière, s'arrêter s'il s'arrête un instant, rester à son rythme.... Puis, arrivé à la gare, ne pas prendre le train qui l'emporte, rester sur le quai et reprendre la route qui est la vôtre. (12)

L'accompagnement exige humilité, respect scrupuleux de la personnalité et des convictions du mourant, absence de tout prosélytisme, même et surtout si la foi de l'accompagnant lui apporte des certitudes personnelles.

Pour avoir le maximum de chances d'efficacité, l'accompagnement exige aussi de bien connaître le malade, son histoire, son mode de vie, son entourage familial. A disponibilité et qualités humaines égales, le meilleur accompagnant, le plus souhaité, est toujours le plus proche. L'accompagnant étranger bénévole n'est jamais qu'un substitut, mais qui peut suppléer une absence insupportable.

Chercher à répondre aux besoins relationnels des mourants n'enlève rien à l'importance des soins médicaux (calmer la douleur, corriger les troubles fonctionnels, la dyspnée, la soif, la dénutrition, les infections surajoutées, l'insomnie...) ni des soins infirmiers de nursing : assurer le plus grand confort possible, physique et psychologique, par l'aide à l'alimentation, la prévention et les soins des escarres, la correction des troubles sphinctériens.... le tout dans le souci permanent de protéger la dignité du patient. Ces soins techniques interfèrent d'ailleurs grandement avec les aspects relationnels pour préserver une qualité de vie maximale en fonction de la situation de chaque mourant.

Comportement général des accompagnants

L'application de ces principes et l'expérience acquise depuis 20 ans ont permis d'édicter quelques règles de l'accompagnement :

– *Ne pas fuir*! C'est la règle essentielle, la plus difficile à observer. Fuir, solution de facilité, procure un considérable gain de temps et constitue une tentation permanente : rester auprès d'un mourant est en effet exigeant et difficile. La mort de son malade est un constat d'échec professionnel pour le médecin. Plus encore, elle est angoissante pour tous les soignants et pour l'entourage : la mort de l'autre, c'est l'image, la préfiguration de notre propre mort. Elle confronte l'accompagnant à ses craintes, à ses incertitudes, à sa peur de mourir. Il est donc difficile d'être là mais, à l'opposé, fuir, c'est déserter, à un moment particulièrement crucial....

– *Faut-il agir ou suffit-il souvent d'être là*? Le médecin est devenu un homme d'action : à chaque demande, il est accoutumé à répondre par un acte, une prescription. Dans ce domaine relationnel, est-il toujours nécessaire, toujours utile, d'agir ? Et si le mourant ne nous demandait que d'être là, avec lui, disponible, silencieux, attentif? S'il était aussi important d'écouter ce que l'autre éprouve le besoin d'exprimer que de vouloir à tout prix lui dire ce qui est peut-être inutile, voire mal venu ?

– *Que faire et que dire*?

L'accompagnement cherche à faciliter les échanges entre le mourant et ses proches, par la parole ou la communication non verbale. Proposer de se dire adieu, aider à se mettre en paix avec son histoire.... Se rappeler le bon, le bien fait, se pardonner le mal aussi... Rappeler à celui qui part les traces ineffaçables qu'il laisse de son passage sur terre, témoigner devant lui de l'impression profonde qu'il a faite, est infiniment pacifiant.... C'est témoigner de sa permanence dans la mémoire de ceux qui restent.... Se quitter, cela veut dire aussi pour chacun être quitte, pour partir en paix et délivrer les survivants de leur dette de vivre.... C'est partir chacun en paix, les uns vers leur mort, les autres vers leur vie sur terre. (3)

Car mourir seul est une épreuve terrible. En l'absence de ses proches, puisse alors celui qui passe trouver un passeur anonyme qui prenne nom de frère humain pour l'accompagner au nom de notre humanité. Si mourir est, comme naître, l'acte le plus solitaire et le plus solidaire que puisse vivre un être humain, l'accompagnant est une sage-femme (ou un sage homme), le dernier veilleur, le dernier phare d'humanité pour les bateaux qui s'éloignent (3).

– *Et après*?

L'accompagnant peut-il répondre à l'éventuelle (mais apparemment peu fréquente) interrogation du mourant : Y-a-t-il une forme de vie après le décès du corps?

Qu'il ne puisse apporter aucune réponse scientifique à cette interrogation essentielle est évident. Ceci ne relève plus du domaine de la connaissance scientifique, mais de celui de la Foi révélée, de l'espérance ou de l'incertitude.

La définition que nous avons donnée de l'accompagnement exclut toute intention de prosélytisme. L'accompagnement est laïque, l'accompagnant ne doit jamais imposer ses convictions ; à l'exclusion, bien entendu, des ministres du culte, dont c'est la fonction de proposer les secours de la religion. L'accompagnant peut se taire. C'est souvent prudent. Parfois cependant, si la question est posée, avec insistance, s'il le pense utile au mourant, l'accompagnant peut proposer des éléments de réponse, informer sur ce qui se passe peut-être après, en fonction des diverses cultures.

Toute une gamme de réponses a été donnée à cette question : qu'y-a-t-il après le décès du corps ? :

– rien, le néant, pour les matérialistes athées,

– l'Inconnu, le mystère, pour les agnostiques,

– le Ciel, le Paradis des trois religions monothéistes et de quelques autres (dont la grande chasse dans la Prairie des Indiens d'Amérique....).

A d'autres époques, d'autres cultures ont proposé d'autres représentations par exemple :

– après la traversée de l'Achéron dans la barque du naute Charon, le royaume d'Hadès dans les Enfers des anciens Grecs,

– la réincarnation brahmaniste des défunts dans le corps de leurs petits enfants, voire dans celui d'une plante ou d'un animal (cette métenpsycose, bien proche de la métensomatose des anciens Grecs (Pythagore et Platon)). Ce que la chenille appelle fin du monde, celui qui assiste à la métamorphose l'appelle naissance d'un papillon.

– particulièrement élaborée et prégnante, la croyance égyptienne en la pesée de l'âme au jugement du tribunal d'Osiris, garante, pour les justes, que leur Ba (leur âme) accompagnera le char de Ra, le dieu-soleil, dans sa course quotidienne, des lueurs orientales de l'aube qui éclairent en premier le front du Sphinx à son coucher derrière la montagne d'occident....

La concordance entre les croyances les plus archaïques des hommes et les dogmes de diverses religions est frappante : inconscient collectif ou révélations convergentes ? Trois éléments constituent ce fond commun : la dualité corps-âme, la pérennité de l'esprit, de la vie au dedans de nous (14) et, moins communément, la foi en la résurrection des corps. La croyance en la dualité du corps et de l'esprit est très ancienne et quasi-universelle ; la pérennité de l'âme s'imposa ensuite, le dogme de la résurrection des corps, en dernier. De très nombreuses cultures antiques reposent sur le mythe de la mort et de la résurrection des Dieux (Osiris, Dionysos, Attis). Depuis 2.000 ans, celle du Christ est garante, pour les croyants, de celle de tous les hommes. Cette foi en la résurrection des corps est caractéristique des religions monothéistes révélées : ne concernant que les élus dans le judaïsme de l'ancien testament, elle s'étend à tous dans le christianisme et l'Islam. Dans les cultures anciennes, elle est souvent illustrée par le cycle lunaire et le cycle végétal (si le grain ne meurt...).

– *Que peut-t-il se passer immédiatement après le décès?*

On entre là dans un domaine difficile, para, ou, au mieux, pré-scientifique. Certains auteurs (notamment E. Kubler-Ross (8-9) et le Dr R. Moody (10-11) proposent des éléments de réponse basés sur les témoignages recueillis auprès de personnes qu'ils considèrent avoir vécu des expériences proches de la mort (Near Death Expérience), des états de mort temporaire. Il s'agit de sujets qui, jugés cliniquement morts, sont revenus à la vie et ont gardé le souvenir de la permanence d'une certaine forme de conscience chez un individu dont le corps ne remplit plus aucune fonction vitale (P. Misraki, préface de (10)).

A partir de plusieurs centaines de témoignages, ces auteurs soulignent la grande concordance, le recouvrement de beaucoup de ces récits. Le Dr Moody va, en intégrant les éléments les plus fréquemment retrouvés, jusqu'à dresser un portrait robot de ce qui pourrait se passer (10).

La tonalité générale de ces récits est euphorique, sécurisante, elle comporte des aspects séduisants, notamment l'accueil immédiat par les disparus les plus chers.

Certains scientifiques relèvent toutefois que des récits analogues sont parfois recueillis, au réveil d'une anesthésie, de la bouche de sujets qui n'ont fait que frôler la mort. Les états proches de la mort resteraient donc en réalité en – deçà de la mort et leur souvenir ne pourrait avoir valeur de témoignage. Le mystère reste entier. Cette discussion scientifique est loin d'être close.

Dans son dernier livre, E. Kubler-Ross (9) franchit un pas supplémentaire vers l'affirmation de sa Foi. Elle utilise l'allégorie du cocon et du papillon : la dépouille corporelle est le cocon et ce qu'elle dénomme le corps éthérique est le papillon. Avant de s'envoler, le papillon reste un temps auprès de sa dépouille. Puis, lorsque l'âme quitte définitivement le corps, elle franchit un seuil pour aller sereinement vers la Lumière. Lorsque nous quittons notre corps physique, toute forme de panique, de peur ou d'anxiété disparaît.... La mort n'est pas horrible. C'est une expérience heureuse et non effrayante. (9)

Voilà une conception de la mort bien rassurante, voire idyllique....

L'accompagnant peut-il prendre le risque, sans plus de certitude, de délivrer un tel message, au risque d'effroyables déceptions si le mourant découvrait, au dernier moment, son caractère fallacieux?

A contrario, l'idée, beaucoup plus répandue, d'une agonie forcément douloureuse, du caractère inéluctable de l'effroi devant la mort qui approche, n'est pas davantage attestée. Il est des agonies aussi sereines que d'autres paraissent effroyables, et l'intensité de la foi n'est pas ici déterminante. L'angoisse personnelle de l'accompagnant devant un inconnu supposé horrible ne risque-t-il pas d'obérer sa communication avec le mourant? Et si cette peur n'était pas justifiée?

N'est-il pas anti-scientifique d'exclure d'emblée cette hypothèse? Rien ne permet de penser qu'E. Kubler-Ross et le Dr Moody ne soient pas des chercheurs honnêtes. Leurs témoins peuvent se tromper, être influencés, voire tendancieux.... mais ils peuvent aussi être fidèles! Le pire n'est jamais sûr!

– *Organisation de l'accompagnement* :

Accompagner un mourant est moralement éprouvant et toujours chronophage. C'est une entreprise exigeante, psychologiquement difficile, une redoutable astreinte, toujours mangeuse de temps et parfois plus durablement que prévu. Le pronostic précis du délai et la gestion du temps restant à vivre sont difficiles, même au médecin expérimenté. Vous ne savez, ni le jour, ni l'heure! Cette incertitude sur la durée de l'effort d'accompagnement en accroît la difficulté et le poids. Dans cette organisation, le médecin doit prévoir le moment où l'entourage risque de craquer, il doit ménager à ceux qui y participent des temps, quotidien et hebdomadaire, de détente, d'alternance, de ressourcement, voire de petites vacances.

L'accompagnement ne peut donc être assumé seul. Il doit être concerté entre médecins, soignants, entourage familial, éventuellement ministre des cultes et, de plus en plus souvent, bénévoles.

Les bénévoles ne peuvent accompagner sans risque de nuire, fut-ce avec les meilleures intentions, sans une sélection sévère et une solide formation préalable. Généralement, des psychologues évaluent leurs motivations, leurs qualités humaines, leur expérience antérieure, avant de les intégrer dans des groupes de parole, des stages de quelques jours, enfin une équipe expérimentée qui les soutiendra.

Les bénévoles sont regroupés dans diverses associations, locales ou nationales. Les principales sont :

– la Fédération des Associations JALMALV (Jusqu'à la mort, accompagner la vie)
– la Société Française d'Accompagnement et de Soins Palliatifs (SFA P)
– l'Union Nationale des Associations de Soins Palliatifs (UNASP)
– Accompagner, à Nancy et Metz, l'Albatros, à Lyon, l'Alliance, à Bordeaux etc.

Les fédérations nationales * peuvent communiquer les coordonnées d'une structure locale de bénévoles, psychologiquement solides, compétents parce que formés et souvent riches d'expériences, encadrés et soutenus au sein de leur groupe.

Comment communiquer avec le mourant?

Accompagner, c'est communiquer, ce qui exige toujours d'écouter mais pas forcément de parler!

Maintenir une relation inter-humaine suivie et confiante jusqu'au dernier instant, ne jamais abandonner le mourant à sa solitude, est aussi important que rendre supportable sa douleur et atténuer ses autres facteurs d'inconfort : cela s'appelle communiquer.

Les moyens de communication sont d'au moins deux types :

1) *la communication verbale* est souvent difficile. La parole, même bien intentionnée, peut nuire. Le mourant est un écorché vif, sa susceptibilité, sa capacité d'interprétation, sont exacerbées. La communication doit respecter au moins trois impératifs :

– toujours rester crédible : il ne faut pas chercher à rassurer à tout prix, en niant l'évidence : les mourants sont lucides, au moins par phases, même s'ils ne l'avouent pas et acceptent de jouer le jeu lénifiant souhaité par l'entourage. Mentir contre toute vraisemblance, c'est perdre la confiance du mourant, c'est surtout l'enfermer dans sa solitude puisqu'il interprétera le déni de l'évidence comme «je ne veux pas que vous m'en parliez», alors que c'est précisément de cela que le mourant a besoin de parler!

Bien entendu, le respect de cette attitude ne signifie aucunement dire toute la vérité, tout de suite, assassiner l'espérance, qui alterne avec des phases de conscience de l'approche de la mort.

C'est là une des caractéristiques essentielles de l'accompagnement qui exige d'être avec le mourant, au même stade de perception et d'expression des certitudes : ni en avance, ni en retard...

– ne pas chercher à consoler à tout prix, immédiatement, ne pas interdire l'expression de la tristesse devant la mort qui approche. Cette tristesse du mourant est physiologique, elle participe au travail de deuil de sa propre vie (qualifié de travail de trépas par M. Uzan), elle est un élément constructeur de l'acceptation du Destin.

– à l'opposé, ne jamais capituler trop tôt, démobiliser le patient, lui refuser l'ébauche de projets à court terme, l'enterrer avant l'heure. Le mourant n'est pas un survivant temporaire, il se sent vivant à part entière, même si ce n'est plus que pour un jour. L'accompagnement doit l'aider à conserver un sens, un but, à chacun des jours qui lui restent, valoriser ce qui peut présenter un intérêt, donner du poids, de la densité, à chaque heure : le courrier, une visite, une naissance attendue, une fête, un anniversaire à partager....

Je veux, chaque jour qui peut être le dernier, savoir que je vais mourir et ne pas en être désespéré, espérer que je vais vivre *et être encore capable de projets et d'avenir* (confidence d'un jeune mourant rapportée par J. Pillot (13)

2) *la communication non verbale* : elle est capitale et elle s'apprend. Elle complète, voire supplée, la précédente. Ce langage est aussi éloquent que l'autre pour la sensibilité exacerbée du mourant.

Il n'y a pas que les paroles qui risquent de blesser, de tuer l'espérance, la confiance, la certitude de l'affection qu'on lui porte...

Parmi les vecteurs de cette communication non verbale, citons l'attitude, le langage du corps (craindre la blessure irréparable d'un mouvement d'impatience de l'accompagnant, d'un simple haussement d'épaule, d'un coup d'œil indiscret sur sa montre), le regard, qui dément les paroles ou confirme la tendresse, le toucher, de l'étreinte au simple contact immobile de deux mains..., ce qui souligne les interférences entre les soins infirmiers (masser les téguments, mobiliser les membres...) et la communication avec le mourant.

La présence au mourant est une présence où tout est langage (F. Dolto). Les touchers qui rendent corps, les paroles qui touchent et bercent, qui racontent l'histoire d'une vie au seuil de sa fin, les mains qui imposent la paix sur un front agité ou endormi, les gestes qui rafraîchissent, désaltèrent, massent ou caressent, les silences et l'immobilité d'être là.... tout cela constitue la bulle qui enveloppe le mourant.... Contacts de corps et contacts d'âme sont alors intimement liés. Il y a du sacré dans l'air.... Si les mots sont douloureux, restent la musique et le silence de la présence. (2)

Pour communiquer l'indicible, pour faire éprouver plutôt que chercher à convaincre, plus fort qu'une parole rationnelle apparaissent le recours à la métaphore, à la poésie, au silence lourd de sens, à la communication non verbale, l'échange de deux regards embués, l'éloquence d'une larme qui glisse sur une joue humide...

Yves Duteil l'a merveilleusement chanté :

Comme autour d'un chagrin, les voix se font plus tendres,
Un écrin de silence entourait nos regards.
Les yeux n'ont plus besoin de mots pour se comprendre,
Les mains se parlent mieux pour se dire au revoir.
[...]
Elle souriait de loin du cœur de la lumière
Et depuis ce jour là, je sais que dans sa nuit
Il existe un ailleurs où l'âme est plus légère
Et que j'aurai moins peur d'y voyager aussi.

A ma mère

Aspects pédagogiques

Problématique :

Ici, comme pour sensibiliser au devoir d'assistance des endeuillés, il ne s'agit pas de faire acquérir au futur médecin des connaissances ou une technique, mais de l'inciter à un type de comportement. On n'est plus là dans le domaine du savoir mais dans celui du savoir-être. Le rôle de l'enseignant est de susciter une réflexion personnelle, renforcée par l'interactivité du groupe qui, bénéficiant de ses premières expériences concrètes, puisse faciliter l'acquisition du comportement attendu. L'accompagnement ne demande pas tant de technique que d'humanité, vertu que leur pudeur rend parfois difficile à extérioriser par de jeunes étudiants, alors même qu'ils sont si généreux.

Suggestions :

Il faut donc les sensibiliser, les ébranler, s'adresser à la sphère émotionnelle plus qu'à la pure raison. On n'hésitera pas à impliquer l'auditoire ni à s'impliquer soi-même. L'expérience personnelle du deuil d'un proche peut beaucoup faciliter cette prise de conscience....

Il est une difficulté supplémentaire : cette formation théorique, donnée dès le début des études, vient trop tôt dans le curriculum. Il faut que cette incitation soit poursuivie et renforcée tout au long des années, avant tout dans le cadre des stages hospitaliers.

L'ensemble des médecins enseignants doit montrer l'exemple et les responsables d'une équipe de soins doivent assurer la cohérence du comportement de tous ses membres. Si la visite quotidienne, en présence des étudiants, évite d'entrer dans la chambre de celui qui va mourir, remplaçant le contact avec le patient par un bref conciliabule technique avec les soignants dans le couloir, l'efficacité pédagogique sera nulle et l'enseignement théorique délivré perdra immédiatement toute crédibilité!

On peut ajouter deux suggestions :

– Il sera souvent utile de renforcer l'enseignement théorique par le témoignage des soignants et/ou d'accompagnants bénévoles.

– un débat sur le thème «Où choisiriez vous de mourir?» permet d'aborder concrètement beaucoup d'aspects, tant psychologiques que matériels. On en connaît les éléments de réponse :

– à l'hôpital, à condition de faciliter la présence de la famille (lits d'accompagnement, possibilité d'hébergement d'un proche, salle de repos et de rencontre pour les accompagnants),

– dans une unité de soins palliatifs (mais ces unités ne peuvent accueillir 500.000 mourants par an, leur vocation essentielle concerne certaines maladies chroniques léthales (cancer, Sida), elles sont avant tout un terrain de réflexion, de recherche clinique et de formation des accompagnants dans d'autres services,

– à domicile, en développant et utilisant au mieux l'hospitalisation à domicile et le recours aux bénévolat.

Pour sensibiliser les étudiants

On peut utiliser, parmi bien d'autres, ces quatre citations :

> – *Regarder la mort en face* :
> *L'homme est adossé à sa mort comme le causeur à la cheminée (disait P. Valéry). Elle est là, inéluctable et naturelle et nous lui tournons le dos, comme si nous cherchions à l'oublier. Ne faut-il pas, quelquefois, se retourner pour mieux la regarder?*
>
> *J. Pasquier*

> – *On cache la mort comme si elle était honteuse ou sale. On ne voit en elle qu'horreur, absurdité, souffrance inutile et pénible, scandale insupportable, alors qu'elle est le moment culminant de notre vie, son couronnement, ce qui lui confère sens et valeur [...]*
> *Alors que la mort est si proche, que la tristesse et la souffrance dominent, il peut encore y avoir de la vie, de la joie, des mouvements d'âme d'une profondeur et d'une intensité parfois encore jamais vécues.*
>
> *Marie de Hennezel (6)*

> – *Comment mourir?*
> *Nous vivons dans un monde que la question effraie et qui s'en détourne. Des civilisations, avant nous, regardaient la mort en face. Elles dessinaient pour la communauté et pour chacun le chemin du passage.*
> *Elles donnaient à l'achèvement de la destinée sa richesse et son sens. Jamais peut-être le rapport à la mort n'a été si pauvre qu'en ces temps de sécheresse spirituelle où les hommes, pressés d'exister, paraissent éluder le mystère. Ils ignorent qu'ils tarissent ainsi le goût de vivre d'une source essentielle... N'y a-t-il pas en l'homme une part d'éternité, quelque chose que la mort met au monde? La mort.... peut être, au plein sens du terme, un accomplissement.*
>
> *F. Mitterand, Préface à l'ouvrage précédent*

Le regard lucide sur sa mort d'un jeune leucémique de 13 ans
– Moi, je pense que, quand on meurt, ça n'est pas terminé, ça ne se termine pas, c'est impossible! On continue ailleurs. On retourne chez nous, là où on était avant de vivre. Et puis, la vie, on l'a seulement pour apprendre quelques choses et quand on l'a compris, eh bien, on retourne où on était avant de naître. La vie humaine, c'est sûr que c'est limité à un certain temps mais la vie en dedans, la vie en dedans de nous, elle est infinie, elle ne finit jamais. C'est comme cela que je pense que c'est.

Marc Beaulieu,
décédé 9 mois après avoir ainsi témoigné à la tribune du Congrès international sur Le processus de guérison par-delà la souffrance et la mort, Montréal, Juin 1993 (rapporté par L. Thouin (14, p. 316)

Sur l'évolution contemporaine de l'environnement de la mort, outre les textes de P. Aries, on peut faire lire l'introduction du beau livre de J. Egen (4) :
Chapitre 1 : La mort en Alsace
Ma grand-mère s'appelait Anastasie. Elle est morte le 5 juillet 1931, dans la commune de Lautenbach, en Alsace. Ses enfants entouraient son lit, ses amis remplissaient la maison. Tout le village accompagna son agonie.
Ma mère s'appelait Barbara. Elle est morte le 30 juillet 1975, dans une salle de l'Hôpital Lariboisière, à Paris. Seule parmi des malades inconnus. Quand elle s'est éteinte, vers deux heures du matin, on l'a discrètement emportée vers la morgue. Lorsque l'aube a pâli les fenêtres, sa voisine a su qu'elle avait rendu l'âme en voyant que le numéro douze n'était plus dans son lit.

Sur le besoin de s'exprimer avant de se quitter, ce témoignage de P. Queneau :
Un dernier Noel pacifié :
Jeune femme de 35 ans, toxicomane de longue date. Se meurt d'un SIDA et soufre le martyre en cette fin d'année, à la veille de ce Noël 93 qui sera, pour elle, le dernier.
A abandonné ses 3 enfants voici plusieurs années dans un contexte de reproches mutuels, terriblement éprouvants pour tous. La voici clouée au lit par des douleurs effroyables qui l'empêchent de réaliser son rêve : offrir des cadeaux de Noël à ses enfants, les revoir une dernière fois, se réconcilier avec eux, mourir en paix.... La morphine salvatrice va venir enfin à son secours, prescrite par le nouveau médecin consulté. On avait oublié de calmer ses douleurs. Celles-ci apaisées, elle va pouvoir préparer cette fête qui sera la dernière. La famille se retrouve enfin, apaisée, réconciliée, mutuellement pardonnée... enfin heureuse

pour quelques heures. Maintenant, après cette dernière fête, ces dernières joies, la malade peut mourir en paix.... ce qu'elle fera le 3 janvier.

* Fédération des Associations JALMALV, 132, Rue du Faubourg Saint Denis, 75010 Paris.
* Union Nationale des Associations de Soins Palliatifs, 44, Rue Blanche 75009 Paris.

Bibliographie

1. Bacqué M.F., Le deuil à vivre, Odile Jacob Edit. Paris, 1995.

2. Bulletin (puis Revue) de la Fédération JALMALV, 1985-1997.

3. Deschamps D., Vivre le deuil, Bulletin JALMALV n° 34, Septembre 1993.

4. Egen J., Les tilleuls de Lautenbach (Mémoires d'Alsace), Stock Edit. Paris 1979.

5. Grandmottet P., Ponge Th., Quel comportement pour le médecin devant les douleurs cancéreuses terminales? in Queneau P., Ostermann G. – Le médecin, le patient et sa douleur, Masson Edit., Paris 1994.

6. Hennezel M. de, La mort intime, R. Laffont Edit. Paris 1995.

7. Jomain C., Mourir dans la tendresse, Edit. du Centurion, Paris 1984.

8. Kubler-Ross E., Les derniers instants de la vie, Labor et Fides Edit. Paris 1989.

9. Kubler-Ross E., La mort est une question vitale, Albin Michel Edit. Paris 1996.

10. Moody R., La vie après la vie, R. Laffont Edit. Paris 1977.

11. Moody R., Nouvelles lumières sur La vie après la vie, R. Laffont Edit. Paris, 1978.

12. Mussault P., Bulletin JALMALV n° 45, Juin 1996.

13. Pillot J., Bulletin de la Fédération JALMALV 13, 1988 et 34,1993.

14. Thouin L., De l'autre côté des choses. Le miracle de la Vie, Presses de la Renaissance Edit. Paris 1997.

15. Verspieren P., Biologie, médecine et éthique : Face à celui qui meurt, Desclée de Brouwer Edit. Paris 1984.

16, Ring K., Toward Omega.

Ethique et deuil
Bases du comportement du médecin envers le deuil des proches

PIERRE GRANDMOTTET

Introduction

On pourrait contester la pertinence de ce chapitre dans le cadre de cet ouvrage consacré à l'éthique de la thérapeutique. Cependant, après un deuil, le rôle du médecin ne s'achève pas avec la signature du certificat de décès. Les proches demeurent, qui souffrent.... Accompagner leur deuil fait partie de la fonction du médecin de famille. C'est là le dernier devoir du médecin envers son malade décédé. On ne peut tenter de l'assumer qu'en connaissant les rouages des réactions d'une famille endeuillée, les caractères et processus de son travail de deuil.

L'auteur de ce chapitre n'est pas un spécialiste du sujet : ni philosophe, ni psychologue, ni sociologue... Enseignant retraité, responsable naguère d'un service à mortalité heureusement modérée, il n'a jamais abordé devant les étudiants ce thème du deuil qui, à l'époque, ne figurait pas au programme de la formation initiale des futurs médecins. Il n'est qu'un homme qui, comme ceux de son âge, a perdu, au fil des années, bien des êtres chers.

Le texte qui suit repose essentiellement sur 3 sources : un livre de référence, de Michel Hanus (6), auquel il sera beaucoup emprunté, plusieurs bulletins de l'association JALMALV, denses du vécu des accompagnants, enfin, des souvenirs et expériences personnels, rapportés avec beaucoup d'émotion et d'humilité, sans complaisance ni intention ostentatoire. Ces lignes sont chargées d'infiniment de respect et de tendresse...

Ma mère est décédée à 83 ans dans la nuit du 1 au 2 janvier 1987. Noel 86 lui avait apporté sa dernière joie : le matin, pendant que nous préparions la fête familiale, j'avais amené dans sa chambre ma dernière petite fille, âgée de 5 mois, qui babillait au bord de son lit. Ma mère riait avec le bébé. C'est la dernière fois que je l'ai vue rire.

Le soir du Nouvel-an, je remplaçai la garde-malade, libérée jusqu'à minuit, dans l'appartement de ma Mère. L'ayant veillée jusqu'à ce qu'elle s'endorme, j'étais allé m'étendre vers 23 heures. Je ne savais pas que c'était le dernier soir que nous passerions ensemble, mais je savais que ce pouvait être le dernier. En l'absence de toute prémonition, le chagrin et l'angoisse me tinrent cependant longuement éveillé puis je m'assoupis lourdement. Vers 3 heures, la garde me réveilla et m'apprit que c'était fini, qu'elle venait de nous quitter, sereinement. Son visage était calme et beau.

Ce 2 janvier 87, j'entrais dans ma soixantième année. Nous avions passé exactement 59 ans ensemble. Désormais, j'étais orphelin et l'aîné de ceux qui portaient mon nom. Logiquement, je serais le premier d'entre eux à devoir suivre, après elle, ce chemin.

Comment ai-je pu dormir à ce moment-là? Rançon de la fatigue, physique et psychologique, accumulée au long des semaines précédentes, effet hypnogène des larmes? Lâcheté de qui se dérobe au moment crucial, syndrome des apôtres endormis à Gethsémani? Grâce particulière m'évitant des instants insoutenables?

Je me suis longtemps reproché ma carence. Mais je tenais de la jeune femme l'ayant assistée à l'ultime moment qu'elle avait refusé qu'on m'éveillât. Acceptant ma dérobade, je l'ai finalement attribuée à la puissance de l'esprit de ma Mère, qui avait voulu m'épargner, me faire ce dernier don d'amour.

Nous avions eu 4 jours plus tôt un dernier échange explicite. Elle m'avait dit : Nous nous sommes bien aimés tous les deux, n'est-ce pas? J'avais répondu par un lourd silence, un regard noyé et l'étreinte renforcée de nos mains. Tout était dit, elle pouvait nous quitter et rejoindre mon Père.

Définition, caractères et aspects cliniques du deuil :

Réaction naturelle à toute perte significative, le deuil est universel. Personne n'échappe à la perte et à la séparation, qui plongent dans le deuil et impliquent de réaliser un long travail de deuil.

C'est un processus psychique général : on pense évidemment d'abord au deuil lié à la disparition d'un être cher mais l'homme doit faire aussi le deuil d'un amour, de sa santé, de son statut social et de son activité perdue (retraite, chômage), celui de ses ambitions non réalisées et de ses illusions....

La mort imprime au deuil un caractère particulier par sa radicalité, son irréversibilité, son universalité, son implacabilité (6), alors qu'une autre séparation laisse toujours espérer retrouver ce qu'on a perdu.

Grand traumatisme, le deuil entraîne une crise, une remise en question, de l'équilibre psychique comme de la santé physique. Tous les autres attachements sont ébranlés, les valeurs et le sens de la vie sont modifiés. S. Freud affirmait que la première question qui se pose à l'endeuillé est de savoir s'il veut continuer à vivre. (6)

La deuil est universel mais tous les deuils ne sont pas identiques : à côté de l'évolution habituelle, étalée sur environ un an que nous décrirons, certains deuils peuvent durer bien davantage (deuils prolongés) ou entraîner des complications, psychiques ou somatiques (deuils compliqués). Il existe aussi des deuils retardés, se traduisant par une asthénie de l'affliction, une absence temporaire de manifestation du chagrin et des deuils suspendus, dont le travail ne reprendra que plus tard. A l'opposé, il est des deuils anticipés, le travail de deuil s'étant parfois engagé, voire achevé, avant que survienne le décès : il en est ainsi lorsque la mort annoncée a été plus longue à venir que prévu.

Le *deuil de l'enfant* a été très étudié ces dernières années, notamment par M. Hanus. Parfois retardé, il soulève bien des questions spécifiques, que nous ne ferons qu'énoncer : faut-il cacher la mort de ceux qu'ils aiment aux enfants ? Jusqu'à quel âge ? Faut-il les laisser les revoir une dernière fois, avant la mise en bière ? Les accompagner jusqu'au cimetière ? Que leur dire ? Comment leur expliquer la mort ? Comment les aider dans leur travail de deuil ?

Juliette et Pauline, sœurs jumelles âgées de 9 ans et leur frère Nathan, 6 ans, viennent de perdre, à 96 ans, leur arrière grand mère, adorable Mamie qu'ils aiment beaucoup. Après avoir hésité, l'une des filles demande à revoir sa Mamie dans la chambre mortuaire. Un peu plus tard, les parents surprennent sa conversation avec sa jumelle : Tu sais, je l'ai vue, Mamie; j'ai pas du tout eu peur; elle est belle, elle dort. Les parents les ayant laissé entièrement libres, les 2 autres enfants rendront une dernière visite à leur aïeule et lui dédieront leurs baisers. Ne peut-on penser que cela facilitera leur souvenir de la disparue et qu'ils auront, plus tard, moins peur de la mort ? Dans les heures suivantes, ils y réfléchissent beaucoup. Nathan explique : Tu sais, Maman, j'ai compris ce que c'est que la mort. A 6 ans, cela surprend ! Aucun adulte ne lui en a parlé. C'est Pauline qui, dans sa petite tête bouclée de 9 ans, a trouvé comment lui expliquer. Gravement. C'est comme quand tu reçois une lettre : tu jettes l'enveloppe dans la corbeille à papier mais tu conserves la lettre, pour pouvoir la relire souvent. L'enveloppe, c'est pas important, ce qui compte, c'est ce qu'on te dit dans la lettre.

J'en étais resté à la belle mais classique réponse à la question : Mais où elle est, Mamie, maintenant?

– Elle est dans ton cœur, elle continuera à vivre si tu penses souvent à elle. On a aussi pu lire, dans le chapitre (Ethique et fin de vie) la métaphore d'E. Kubler-Ross sur le cocon et le papillon.

La trouvaille de Pauline n'est-elle pas plus riche de sens? Quand on se souvient du trésor que représente pour un jeune enfant une lettre qui lui est personnellement adressée!

Le travail de deuil, mécanismes psychiques, finalité et caractères

Certains psychologues, avec M. Uzan, distinguent le travail de deuil (celui des proches) du travail de trépas : celui accompli (et parfois réussi) par tout être humain à la fin de sa vie. Nous n'envisagerons ici que le premier, ayant évoqué le travail de trépas dans le chapitre « Ethique et fin de vie » de ce livre.

C'est un double travail, un dur labeur de l'âme (4), qui s'impose à qui vient de perdre quelqu'un ou quelque chose d'important. Il doit le désinvestir et le réinscrire dans sa mémoire avec la notion de sa perte, puis se reconstruire psychiquement, mûrir, approfondir, évoluer....

Le deuil est à la fois déstructurant (ce qui peut aller jusqu'à la dépression : c'est l'écroulement d'un système antérieur de sécurité) et un processus restructurant (on ne sort pas d'un deuil identique à ce qu'on était avant) (6). M.F. Bacqué (2) écrit c'est l'une des étapes les plus importantes de la vie.

Le travail de deuil est une crise existentielle qui se résorbe progressivement (le temps a toujours été un grand consolateur!) mais en laissant de profonds changements de la personnalité. Certaines de ces traces peuvent être positives : avancée dans la maturation (certains ont même assimilé deuil et croissance psychique), voire occasion de sublimation, notamment artistique. M. Hanus (6) évoque à ce propos l'écriture par Gustav Mahler des Kindertotenlieder et l'érection du Taj Mahal à Agra par un prince hindou inconsolable de la disparition de sa belle rani.

Fonctions et caractères du travail de deuil :

Le travail de deuil est double : faire accepter la mort de l'être cher, garder sa mémoire; donner un nouveau statut au défunt et réconcilier le survivant avec lui-même et avec les autres. Réaliser un deuil, c'est remplacer une absence affective par une présence intérieure (6).

Simultanément, la mort de l'Autre nous confronte à notre propre mort, à notre finitude. (6)

Psychologiquement, faire son deuil, c'est souffrir de la perte, l'assimiler, se reconstruire autrement. On ne sort pas d'un deuil sans être profondément changé. (6)

Le travail de deuil s'étale en moyenne sur une année, avec des avancées et des reculs, des effondrements à l'occasion des anniversaires. Le premier anniversaire du décès est toujours une période de grande fragilité.

Pour être supportable, le deuil exige d'être reconnu ; l'environnement de l'endeuillé doit accorder une place à son cri, à sa parole, aux signes et symboles de son chagrin.... Cette place est, pour lui, garante d'un partage.... La souffrance réfrénée, muselée, enferme l'endeuillé dans le désespoir. (6)

Le travail de deuil consomme une énorme quantité d'énergie psychique, l'endeuillé désinvestit tout le reste.

Etapes du deuil

Dans son analyse des étapes du travail de trépas effectué par le mourant luimême, E. Kubler-Ross (7) décrit 5 étapes successives : le refus et l'isolement, l'irritation, le marchandage, la dépression, enfin l'acceptation, presque vide de sentiments qui peut, dans les cas favorables, conduire au détachement graduel du monde, à la séparation et à la sérénité. Ce stade d'acceptation finale (je suis prêt maintenant, je n'ai plus peur) annonce toujours, pour E. Kubler-Ross, l'imminence de la mort (8).

Dans le travail de deuil des proches, M. Hanus (6) ramène ces 5 étapes à 3 : les premiers moments de choc et de dénégation, le cœur du deuil avec son authentique état dépressif, la phase de sortie du deuil. Mais ces différentes phases peuvent se chevaucher....

La superposition de ces deux dynamiques psychiques : acceptation de la réalité de la perte – reconstruction, est frappante mais ne surprendra pas. Tout travail de deuil passe par ces diverses phases. C'est ainsi qu'on fait douloureusement le deuil de l'intégrité de sa santé, après la révélation d'une maladie chronique : les diabétologues, parmi d'autres spécialistes des maladies chroniques, l'ont bien décrit.

Le travail de trépas n'est que le travail de deuil effectué par le mourant. Refus et colère décrits par E. Kubler-Ross sont seulement réunis dans le premier stade de M. Hanus alors que le marchandage du travail de trépas n'a évidemment plus sa place dans le travail de deuil, l'irréparable étant survenu.

La première étape de choc, de dénégation et de désespoir :

Ces trois composantes interfèrent et se chevauchent.

Viennent d'abord la sidération, l'abattement, la stupéfaction, l'engourdissement, l'écrasement. C'est un choc immense, psychique mais aussi physique : l'évanouissement est possible, qui traduit le refus de vivre la situation ou l'identification au mort; cette défaillance somatique a des équivalents mineurs : tendance lipothymique, tachycardie, hypotension, malaise, sensation de tension intérieure, oppression thoracique, gêne respiratoire, crampes pharyngées....

L'état de choc est d'autant plus marqué que la mort est plus brutale, inopinée, qu'elle résulte d'un accident, d'une catastrophe, d'un attentat....

Puis vient le refus, la dénégation, le déni de la réalité, qui s'expriment en pensée et en paroles.

Non, ça n'est pas possible, ça n'est pas vrai, je ne vous crois pas...

La décharge émotionnelle survient enfin : pleurs, sanglots, allant jusqu'au cri. Le cri de douleur traduit le début de prise en compte de la réalité. C'est une manifestation régressive, la reproduction d'un comportement archaïque, celui du très jeune enfant qui, privé temporairement de sa mère, l'appelle en criant.... car il est impossible de commencer à se séparer de l'être perdu avant de l'avoir recherché de toutes nos forces vaines. (6)

Les premiers jours, l'endeuillé peut être incapable de s'occuper de lui-même, dans les actes de la vie courante. La présence de l'entourage ne constitue pas seulement une exigence affective, elle est parfois une nécessité objective.

L'étape centrale du deuil est dominée par l'état dépressif : elle dure de quelques mois à plusieurs années. Le travail de deuil ne peut débuter qu'après l'acceptation de la réalité. L'endeuillé n'est disponible au travail de deuil à travers la dépression qu'après la disparition du déni. (6)

Au début, les sentiments dominants de l'endeuillé sont ambivalents et mêlent culpabilité, ressentiment, colère, agressivité : colère envers le disparu auquel on reproche son abandon, (entraînant en retour la culpabilité d'oser lui en vouloir en cette circonstance), colère contre soi, culpabilité d'avoir souhaité que ça finisse, de ne pas l'avoir assez aimé, (ce qui rend un peu responsable de sa mort), de ne pas avoir été assez présent....), colère contre les proches, colère et agressivité contre les soignants, auxquels on reproche leurs carences, leur inefficacité thérapeutique, leurs maladresses psychologiques, colère encore contre le ministre d'un culte.... (6)

Ces sentiments ambivalents sont souvent réfrénés, réprimés, parfois même inconscients....

Il existe bien d'autres ambiguïtés : par exemple, le fréquent sentiment de soulagement éprouvé (bien que dissimulé) par l'entourage, qui invoque la fin de la souffrance du mourant, alors qu'il éprouve surtout son lâche soulagement de la tension et du poids, matériel et affectif, des dernières semaines.

Ajoutons d'emblée (nous y reviendrons) que la répression sociale contemporaine de l'expression publique du chagrin contribue à rendre plus difficile et à retarder le travail de deuil.

A l'opposé, lorsque la mort est prévue, annoncée, attendue, le choc initial est moindre, le travail de deuil anticipé peut même avoir commencé avant le décès; exceptionnellement, il peut même s'être déjà achevé, provoquant une absence apparente d'affliction, une indifférence qui peuvent scandaliser.

A l'extrême, le mourant risque d'être désinvesti avant d'avoir disparu, il peut le ressentir et en souffrir, alors que lui se sent vivant à part entière jusqu'au dernier instant!

M. Hanus démontre que ce travail de deuil a tous les caractères d'un authentique état dépressif (6) : tristesse irrépressible, trouble de l'humeur, douleur intérieure (liée à l'abandon, à la solitude, au manque), sentiment de culpabilité, désir de réparation....

Printemps 87 : mon deuil datait alors de 3 mois. J'accédais trop facilement à la demande de deux amis, promoteurs de l'association JALMALV à Besançon, d'en assurer pendant deux ans la première présidence. Ce n'était pas bien raisonnable en fonction de mes charges du moment. La justification officielle que je me donnai fut l'intérêt, pour installer l'association, de profiter de la crédibilité et des facilités administratives liées à ma fonction de doyen. Mais je sais bien qu'il s'agissait pour moi de payer ma dette, de réparer mes insuffisances dans l'accompagnement de ma Mère et que je lui devais bien ça.

Au cours d'une réunion d'échange sur les motivations des membres de l'association, 9 ans plus tard, je devais découvrir que la grande majorité des militants avaient, eux aussi, un compte à régler avec la mort d'un proche, quelque chose à se reprocher dans l'accompagnement d'un être cher....

Cet état dépressif peut avoir une traduction somatique : l'état général est plus ou moins altéré, avec perte fréquente de l'appétit, du sommeil, de tout désir (notamment sexuel), fatigue intense... La décompensation d'une affection antérieure n'est pas rare : angor, asthme, poussée de rectocolite hémorragique, poussée ulcéreuse ou rhumatismale, crise de goutte....

Quant à son processus psychique, le travail de deuil est d'abord un effort intérieur de désinvestissement, de détachement de l'objet perdu. Ce travail est prioritaire, exclusif de toute autre activité psychique. Toute la vie de l'esprit se concentre sur le disparu, dont l'endeuillé se met en quête.

Il veut le retrouver, qu'on lui parle de lui, s'entoure de ses objets, de ses souvenirs (6).

Ce désinvestissement est simultanément une reconstruction : chaque souvenir du disparu doit être remémoré, confronté à la réalité de la perte, marqué du sceau de la disparition, avant d'être réinvesti. (6)

Il s'agit de modifier la signification des souvenirs : chacun, remémoré, revécu, doit être réappris, associé à la notion de perte, de plus jamais.

Ce travail analytique, minutieux, détail après détail, progressif, est nécessairement long. Si la mort biologique peut survenir en quelques instants, la mort psychologique est beaucoup plus lente... Le disparu peut mourir en quelques secondes, il faudra des mois pour en faire le deuil.... Cette lenteur assure la survie du disparu à l'intérieur de l'endeuillé... Nous ne pouvons accepter, ni rapidement, ni facilement, d'être définitivement séparés et privés d'un être aimé (6).

Les enfants demandent souvent «où sont-ils partis?» On peut leur répondre qu'ils ne disparaissent pas tant qu'ils vivent dans notre cœur! Seul l'oubli les fait définitivement mourir. Une très belle image à leur proposer est celle du bateau qui disparaît derrière la courbure de l'horizon : ceux qui sont restés sur le quai ne le voient plus mais ils savent bien qu'il existe toujours; ailleurs....

Ce renforcement de la relation intériorisée avec le disparu oblitère tout le champ de la conscience (6) (comme la douleur physique intense) : l'endeuillé va retrouver le disparu au cours de rêveries, de conversations intérieures (il lui parle, lui demande conseil...), de vrais rêves (les morts continuent de vivre dans les rêves (6)). Il peut être victime de fausses reconnaissances dans la rue, non critiquées, le poussant à se précipiter pour rattraper, voir, étreindre et être chaque fois atrocement déçu...

Cette reconstruction psychique est très absorbante, d'autant plus que le fonctionnement mental est visqueux, difficile et pénible, entraînant aboulie, apathie, repliement, idée et désir de mourir, même s'ils sont tus.

Tout ce qui n'est pas le disparu devient sans intérêt pour l'endeuillé : pour lui, le monde est vide et sans attrait (Lamartine écrivait : un seul être nous manque et tout est dépeuplé); il n'éprouve plus de goût, d'élan, de désir, il est victime d'inhibitions, il ajourne ou renonce à des actions jugées importantes peu avant.

Mars 1987, 2 mois après le décès de ma Mère : j'assumais apparemment toutes mes responsabilités de chef de service, d'enseignant, de doyen de la Faculté. Certes triste, je faisais apparemment face. Vint alors, comme chaque année, le moment de remplir un dossier important pour le déroulement de ma carrière. Ce n'était pas une obligation bien lourde, je l'accomplissais tous les ans à la même époque. Je ne l'oubliai pas mais laissai consciemment passer la date limite. L'enjeu me parût alors sans intérêt. Les conséquences administratives de cette carence ne furent jamais réparées. Auto-punition, dépression infra-clinique, accession à une nouvelle échelle de valeurs?

La phase finale est une convalescence progressive : le travail de détachement se poursuit parallèlement à la reconstruction, avec de possibles rechutes temporaires de l'état dépressif. Cette reviviscence de souvenirs tristes et nostalgiques est particulièrement fréquente aux dates anniversaires du décès : ces réactions d'anniversaires sont plus marquées dans les deuils pathologiques.

Avant le décès de mon Père, ma Mère aimait bien les dernières semaines de l'année, où se succédaient en six semaines cinq anniversaires d'événements heureux : née un 19 novembre, mariée un 26 décembre, elle fêtait la naissance de son fils unique le 2 janvier, puis son mariage le 18 décembre, l'arrivée de son quatrième petit fils le jour de Noël. La rigueur du climat et la brièveté des jours étaient largement compensées par la chaleur d'un foyer et d'une grande famille réunie pour des fêtes illuminées.

Mon Père nous quitta le 16 décembre 1974. Tout au long de ses 12 ans de veuvage, début décembre, régulièrement, ma Mère réactivait son deuil et les fêtes lui étaient devenues tristes.

Ce sont souvent les rêves qui amorcent cette troisième étape, celle du retour de l'envie de vivre, de nouer de nouveaux rapports, de réinvestir d'autres centres d'intérêt : il s'agit souvent de rêves de rencontres, d'acquisition. Progressivement, le sujet se tourne de nouveau vers l'avenir, refait des projets, s'intéresse à de nouveaux objets, ressent de nouveaux désirs et les exprime.... C'est à la fois un retour du monde extérieur dans la vie psychique et un retour du sujet vers le monde extérieur (6).

C'est alors seulement que le survivant peut se séparer des objets personnels du disparu, renouer des relations, longtemps suspendues. La douleur, les inhibitions s'atténuent.... C'est aussi le retour de la capacité d'aimer, de créer de nouveaux liens (6).

Il faut distinguer cette fin de deuil normale, survenant progressivement, après des mois, de certains investissements, dits de substitution, trop précoces, qui ne sont qu'une fuite de la réalité et retardent d'autant le vrai travail de deuil. Parfois, ce retour à la vie peut paraître excessivement intense ou brutal et se traduire par une période d'excitation érotique, voire par la conception d'un enfant, qui risquera fort de n'être jamais qu'un enfant de remplacement de son aîné disparu.

Le terme du deuil est une libération. Mais si le moi redevient libre, il ne redevient pas pour autant comme avant. Le deuil est une blessure profonde dont nous guérissons mais qui laisse des traces, une cicatrice.

Le désinvestissement de l'objet perdu n'est jamais complet. Le travail de deuil nous met à l'épreuve de nos capacités psychiques d'adaptation à un traumatisme majeur, qui nous renvoie à notre finitude (6).

Il fait avancer notre travail de trépas personnel : nous touchons la perte, nous touchons la mort, nous savons concrètement ce qui nous attend... Le travail de deuil amène souvent à une maturation du moi et une meilleure adaptation à la réalité. (6)

Un travail de deuil réussi facilite les deuils à venir. Un deuil compliqué compromet le déroulement d'un deuil ultérieur, surtout s'il survient avant la fin du premier.

Les deuils pathologiques, formes psychiatriques et complications du deuil

Tout travail de deuil comporte une phase centrale de tonalité dépressive : c'est normal. Le deuil habituel n'est pas une maladie psychique. Il ne requiert pas de traitement spécifique. On ne recourra qu'avec réticence, jamais systématiquement, aux traitements palliatifs des symptômes de cet état dépressif : notamment l'insomnie....

Mais il est des *formes psychiatriques de deuil,* nécessitant une prise en charge spécialisée par les moyens spécifiques : M. Hanus (6) distingue ainsi des formes mélancoliques, des formes maniaques, des formes psychotiques (avec dénégation persistante de la réalité de la perte), des formes hystériques (avec conversion somatique), des formes obsessionnelles.

En dehors de la décompensation ou de l'aggravation d'une pathologie somatique préexistante, le deuil est corrélé à un accroissement de mortalité, surtout chez les hommes de plus de 55 ans, d'autant plus qu'ils vivent seuls, surtout au cours de la première année, pendant laquelle les suicides augmentent, notamment chez les célibataires en deuil de leur mère. Le taux d'accidents s'accroît également, au moins chez les hommes. Cette surmortalité des endeuillés, plus marquée la première année suivant la perte, peut persister plusieurs années (jusqu'à 3 ans).

La morbidité des endeuillés est accrue : en dehors du suicide, le risque de certains cancers paraît majoré : cancers du sein et de l'utérus, leucémies et lymphomes.... Celui de maladies cardio-vasculaires : infarctus, thrombose coronaire, arythmies ventriculaires... est au moins doublé, dans les deux sexes et même chez les sujets jeunes. La survenue de maladies psychosomatiques est fréquente. On a aussi rapporté des modifications endocriniennes : augmentation des concentrations sanguines de catécholamines (adrénaline), des glucocorticoïdes, d'endorphines, de prolactine et d'hormone de croissance, alors que celles de testostérone sont plutôt réduites. L'immunité est également modifiée, dépression immunitaire ou, à l'opposé, immunostimulation.

Evolution sociologique du deuil

La place et le sens accordés au deuil par la société moderne ont été profondément bouleversés au cours des 50 dernières années. Comme l'écrit P. Ariès, la deuxième moitié du XXe siècle se caractérise par la suppression du deuil et l'exclusion sociale de la mort. La mort est devenue le principal interdit du monde moderne (1). Les manifestations de deuil collectif, orchestrées par les medias, sont réservés à quelques vedettes, dont la disparition émeut la multitude.

En dehors de ces exceptions, toute manifestation publique excessive du deuil constitue aujourd'hui une incongruité sociale (un manque de savoir vivre? ce que l'on pardonne à la rigueur au défunt mais pas à ses proches!), voire une maladie, qui relève des seuls médecins, alors que les mécanismes du deuil font intimement partie de la nature humaine et réclament avant tout la solidarité du corps social. La société moderne a choisi de cacher la mort, de la taire, dans le vain espoir de l'écarter, comme si on pouvait la supprimer en tentant de l'oublier.... choix de Gribouille ou politique de l'autruche!

La société a perdu le sens de la convivialité autour de la mort (1). Le processus de deuil se vit de plus en plus dans la solitude. Finies les levées de corps en présence de tous les parents, amis et voisins! définitivement repliée la draperie noire portant en lettres d'argent les initiales du disparu qu'on tendait au porche de sa maison! désuet le lent convoi funèbre, suivi à pied par la foule, du domicile au lieu de culte puis au cimetière! L'heure est au décès en milieu hospitalier (plus de 2 fois sur 3), au transfert anonyme au funérarium, à l'exposition du défunt dans un cabinet dépouillé, au parcours rapide et discret du fourgon funéraire à travers la ville, à la dispersion immédiate, après un dernier regard ému sur le cercueil, des amis groupés au porche de l'église, à l'inhumation dans l'intimité familiale! Naguère, au lent passage du convoi, le passant inconnu se découvrait avec respect. Aujourd'hui, de telles entraves à la circulation seraient impensables. Est-ce bien le vrai motif de cette extrême discrétion? Il n'y a plus que dans quelques villages où la communauté participe encore au dernier voyage d'un des siens et au deuil de ses proches, qui osent encore ne pas retenir leurs larmes....

Mireille est morte à 57 ans d'une sclérose en plaques qui a évolué plus de 20 ans. D'origine parisienne, son mariage l'a amenée à adopter un petit village jurassien de 150 habitants, où ses parents l'ont rejointe à leur retraite. Chaque dimanche, son émouvante voix de soprano magnifiait les chants de la chorale paroissiale dans la petite église du 15ème siècle, merveilleusement restaurée Tant qu'elle l'a pu, elle a chanté, aux offices, aux mariages, aux funérailles, et la pureté de son timbre a fait vibrer d'émotion tous ceux qui communiaient à la joie ou à la peine du jour, qu'elle exprimait si bien. Quelques mois avant sa mort, on la portait en fauteuil roulant et elle chantait encore, pour le bonheur et la tristesse de tout un village. Merveilleusement soignée et accompagnée par les siens, elle a cessé de souffrir le 11 novembre 1996. Même pour les fêtes carillonnées, la petite église était toujours trop vaste pour ce village qui ne comptait plus que le tiers de sa population du début du siècle. Le jour de ses funérailles, elle paraissait exiguë : tous les bancs occupés, épaule contre épaule, les absidioles et l'allée bourrées de chaises supplémentaires, les hommes debout dans la tribune et sous le porche, la grand porte maintenue ouverte malgré le froid (nous étions le 13 novembre!) pour que tous ceux qui n'avaient pu trouver place dans la nef puissent voir le cercueil exposé au dessus des têtes serrées. Les chants furent fervents, beaux, mais sa voix manquait cruellement... Elle n'a pas fini de manquer à cette communauté!

Tout le village, des délégations des villages voisins, des gens de la ville, étaient là. Les voitures qui les avaient amenés stationnaient sur les 2 chemins montant à l'église sur plusieurs dizaines de mètres. Certains, prudents, avaient laissé leur véhicule au cœur du village et gravi à pied la rude montée. Lorsque les sapeurs-pompiers du village eurent déposé le cercueil sous la croix, près du caveau, la foule resta très longtemps groupée autour de la famille, par un clair après-midi d'hiver précoce, sans se soucier du froid vif.

Voilà comment la communauté d'une campagne désertée sait encore accompagner les siens en 1996!

Mes parents reposent tout près de Mireille, dans ce petit village qu'ils aimaient et où ils séjournaient chaque été pour se rapprocher de leurs origines rurales (comme celles de l'immense majorité des français de leur génération).

Certes, reposer dans la ville où vivent les proches facilite leurs visites. Mais comme une petite église de village sait mieux accompagner à la fois le défunt et ses proches!

La disparition des rites sociaux de la mort prive aujourd'hui l'endeuillé d'un soutien moral et d'un soulagement. Il a pourtant tant besoin de pleurer avec les autres, pour démontrer son chagrin et bénéficier de la consolation d'autrui. Dire qu'on est inconsolable, c'est demander aux autres de ne pas cesser de chercher à nous consoler! (1). La présence, le contact, physique et affectif, de tous les proches sont essentiels. L'endeuillé se trouve ainsi actuellement doublement démuni dans le vécu de son deuil, privé à la fois de la possibilité d'extérioriser sa détresse en public et des rituels de reconnaissance sociale traditionnels. (1)

Pour faire son deuil, pour enterrer ses morts, il faut les avoir contemplés, pleurés, racontés comme l'a écrit A. Duperey.

Un début de réaction se manifeste depuis quelques années.

Certains groupes, trop souvent éprouvés, ayant redécouvert leur solidarité, créent de nouveaux rituels de commémoration. D. Deschamps évoque certains rassemblements périodiques des sidéens, manifestations lumineuses et silencieuses, authentiques, instituant une nouvelle liturgie du souvenir... (4)

A titre individuel, des endeuillés, sans doute précurseurs, mobilisent leurs parents et amis pour une célébration – communion autour du disparu, à plus ou moins longue distance des funérailles. C'est parfois pour marquer le terme du deuil. Ils redécouvrent ainsi des rites archaïques de levée du deuil.

Actuellement, le mouvement d'accompagnement des mourants étend le rôle qu'il s'est assigné de suppléer à la carence du corps social envers ceux dont la vie s'achève en offrant à leurs proches en deuil de les rencontrer, de les écouter, de les laisser s'exprimer, d'échanger, de les aider à se réinsérer dans un groupe solidaire.

L'heure n'est-elle pas venue de re-socialiser la mort ? Re-socialiser la mort, c'est rendre à la mort et au deuil leur place dans la vie, leur statut de moments essentiels de chaque existence ; c'est, d'autre part, inciter le corps social à retrouver une solidarité fraternelle, à reprendre sa place traditionnelle dans l'accompagnement des siens à la fin de leur vie et dans leur deuil. De plus en plus nombreux sont ceux qui veulent vaincre ce tabou, cette peur stérilisante, cette tentative dérisoire de négation de notre seule certitude, d'être appelés à mourir un jour ; ceux qui veulent corriger cette exclusion sociale et la solitude insupportable qu'elle induit pour les endeuillés.

Changer le regard et le comportement du corps social envers la mort est une véritable révolution culturelle. Elle sera longue et difficile. Mais restaurer le rapport de la société à la mort est le garant d'une fin de vie apaisée, plus humaine et plus digne, parce qu'acceptée et accompagnée, dans le respect, la tendresse et la solidarité de notre condition humaine commune.

Le deuil des soignants et des accompagnants

C'est un problème parallèle, que nous ne ferons qu'évoquer.

Comme l'écrit Goldenberg (5), dans les services orientés vers des maladies graves dont les traitements sont peu efficaces et qui confrontent fréquemment le personnel à la mort de leurs malades, soignants et accompagnants peuvent développer des sentiments d'impuissance, d'échec chronique, voire d'inutilité sociale, de doute sur leur capacité à soigner, de remise en cause du sens de leur métier et de culpabilité. Cet état de désespoir thérapeutique peut aboutir à un syndrome d'épuisement professionnel, que les anglo-saxons dénomment, après Freudenberger, burnout syndrome... Le mourant risque d'y perdre son identité, son statut de personne humaine, pour n'être plus qu'un cas ou l'occupant de telle chambre, un mort parmi tant (trop!) d'autres!

La mort d'un patient qu'on a soigné, auquel on s'est attaché, est souvent vécue comme un échec personnel, comme si, avec les miracles de la médecine, la mort n'était plus une limite naturelle mais un accident indéfiniment évitable.

L'institution de groupes de parole dans ces services contribue à prévenir ce risque : pour supporter la mort (des autres), il faut n'être pas seul, il faut appartenir à un groupe, à une société où existe une possibilité de parole, une place pour le récit, un environnement pour le deuil (5). Le groupe ne fait pas disparaître la souffrance, il permet de la regarder autrement... et de tenir.

L'accompagnement des endeuillés

Pour M. Hanus, aider à faire son deuil, ce n'est ni atténuer ni minimiser la souffrance de l'endeuillé, c'est l'aider à l'accueillir, la ressentir, l'accepter pour en faire peu à peu un processus de maturation, de reconstruction de son moi blessé (6).

Aider le travail de deuil, c'est laisser s'exprimer la tristesse, assurer à l'endeuillé qu'il est entendu, l'aider à exprimer (à vider hors de lui) ses émotions dans une écoute disponible et bienveillante. C'est aider à la verbalisation des vécus, faciliter la parole : les mots ne suppriment pas la souffrance, ils font passerelle et désamorcent l'impact destructeur et isolant d'une souffrance muette. Ils permettent de se dire et de dire à l'autre (6).

Accompagner l'endeuillé, c'est humaniser la souffrance, la rendre suffisamment humaine, c'est à dire partageable, pour ne pas être réduit à souffrir comme une bête, terrée dans son coin (6).

C'est aussi, à terme mais pas trop tôt, favoriser de nouveaux modes d'insertion et de réinvestissement.

On peut, avec M. Hanus (6), tenter de répondre concrètement à 4 questions :

Qui prendre en charge? : tous les endeuillés ou seulement les plus exposés aux complications?

Pour ces derniers, il est capital de connaître les groupes à risque : enfants, malades (d'une affection physique ou mentale), isolés, deuils consécutifs à un suicide, à une mort brutale ou à une catastrophe, antécédents de relations ambivalentes ou état de trop grande dépendance envers le disparu... et, au sein de ces groupes, d'identifier les personnes les plus exposées, trouver comment les contacter.

Quand assister les endeuillés ?

L'aide aux endeuillés commence avant la mort, avec l'accompagnement des mourants : bien contrôler la douleur, favoriser la présence des proches, faire circuler la parole, permettre matériellement et faciliter psychologiquement l'au revoir au mourant, laisser du temps aux proches pour rester auprès du corps, soulager la culpabilité des survivants par des informations sur la qualité des soins... constituent autant de mesures préventives essentielles, sciemment utilisées dans les Unités de soins palliatifs.

Le décès n'est habituellement pas le moment opportun pour mettre en place un suivi du deuil. Mieux vaut proposer à la famille de se revoir, pour parler du défunt.... On reprendra habituellement contact entre 4 et 8 semaines après le décès.

Par contre, les deuils consécutifs à des catastrophes (accident d'avion, attentat) nécessitent une assistance psychologique immédiate, maintenant organisée par les pouvoirs publics.

Comment aider les endeuillés ?

L'entourage leur apporte, surtout les premiers temps, une aide informelle, faite de proximité et de prévenances, affectives et matérielles. La prise en charge par des accompagnants et intervenants formés à cette fin est surtout opportune un peu plus tard, la période critique étant le deuxième et le troisième mois, où l'endeuillé est souvent moins entouré alors qu'il n'a pas encore envie d'aller vers les autres ; sa solitude, dangereuse, est alors maximale....

Le deuil n'est pas une maladie. Il ne faut pas le médicaliser systématiquement, encore moins le psychiatriser, en dehors de certaines complications.

Les formes habituelles de deuil n'ont besoin que de l'aide informelle, mais chaleureuse et attentionnée, des proches. Cependant, une information sur 5 points peut aider tous les endeuillés :

la nécessité et l'universalité du deuil ; les principales étapes de son déroulement normal ; l'importance d'exprimer les manifestations émotionnelles ; l'éventualité de complications, à ne pas méconnaître ; les possibilités d'aides, en fournissant des indications précises pour prendre contact.

Certains documents, tels les plaquettes remises par les Pompes Funèbres, diffusent utilement ces données, mais sans doute trop tôt pour être recevables.

L'expression de la demande d'aide par l'endeuillé constitue un préalable et le facteur limitant actuel de ces actions de soutien. Il y a là un immense travail d'information et de sensibilisation, du grand public comme des milieux professionnels concernés.

Les modalités de suivi du deuil sont très variées, allant des entretiens individuels à la participation ultérieure éventuelle à des groupes d'échange et de soutien animés par des psychologues.

Qui peut assurer ce soutien ?

Parce qu'au contact immédiat des endeuillés, les soignants sont évidemment les premiers concernés. Les médecins généralistes, médecins de famille le sont particulièrement mais leur action est actuellement limitée par diverses considérations :

– ils n'ont pas été suffisamment formés à cet aspect essentiel de leur fonction. La situation va s'améliorer : outre l'introduction d'un enseignement, dit de sciences sociales dans la formation initiale de tous les futurs médecins, un Diplôme d'Université sur le deuil a été créé en 1993 à Bobigny à l'intention de leurs aînés et de l'ensemble des soignants ;

– le corps médical, dans son ensemble, a peur de la mort, qu'il vit, à tort, comme un échec professionnel et qui, surtout, préfigure sa propre mort. M. Hanus (6) suppose que cette peur est peut-être même une des motivations de la vocation médicale ?

– ils connaissent souvent mal les groupes d'aide et de partage, vers lesquels orienter leurs endeuillés ;

– la prescription de psychotropes (antidépresseurs, tranquillisants, hypnogènes) doit être réservée à certains cas et ne pas constituer l'unique réponse habituelle, a fortiori systématique ;

Les médecins hospitaliers sont doublement concernés : à l'heure où plus de 2 décès sur 3 surviennent dans leurs services, ils sont responsables des conditions d'accompagnement des mourants et du soutien des endeuillés. Aucun ne devrait rester simple spectateur ; par ailleurs, ils doivent se préoccuper du deuil des soignants.

Le personnel paramédical a un contact encore plus immédiat, plus quotidien, avec les endeuillés. En exercice libéral ou dans une structure d'hospitalisation, les infirmières, les aides soignantes, les agents de service hospitalier, au contact de la mort, apportent leurs qualités humaines de compassion et d'assistance. Ils devraient bénéficier d'une formation particulière à la prise en charge du deuil.

L'apport des bénévoles est appelé à se développer rapidement. Il soulève un problème de sélection. En dehors de leur disponibilité, de leur solidité psychologique, une expérience antérieure de deuil apporte souvent un enrichissement personnel, gage d'efficacité; par contre, un deuil récent, datant de moins de 2 ans, paraît devoir les écarter temporairement.

Les bénévoles regroupés dans les associations* accompagnant les malades en fin de vie assurent souvent parallèlement le soutien de leurs proches en deuil. Les Etats Unis ont même spécialisé un corps professionnel de conseillers du deuil. M. Hanus estime que cela constitue une dérive dangereuse. Tous les intervenants sont soumis aux mêmes principes d'intervention : écoute, empathie, régularité du suivi, sens de l'observation, capacité à dépister les complications, humilité, conscience de sa propre vulnérabilité et de ses limites, résistance à toute tentation de prosélytisme.

Conclusion

Expérience universelle mais toujours unique, le deuil d'un être cher est une crise psychologique majeure.

Bien qu'obligatoirement solitaire, cette épreuve requiert la solidarité et la sympathie (dans le sens fort et originel de ce mot) de l'entourage et du corps social. Dans l'attente du moment où celui-ci acceptera de regarder la mort en face, l'ensemble des soignants, aidés par des bénévoles, doivent suppléer cette carence de la société, tant auprès des personnes en fin de vie que de ceux qui les pleureront.

Comme l'écrit M.F. Bacqué (2) «Le deuil, est-ce que cela s'apprend? Ne relève-t-il pas finalement d'une véritable philosophie de la vie?»

La présence significative du mot vie dans les sigles de deux associations (Vivre son deuil et Jusqu'à la mort, accompagner la vie) traduit cette conviction.

Bibliographie

1. Ariès Ph., L'homme devant la mort. Seuil Edit., Paris 1977.

2. Bacqué M.F., Le deuil à vivre. Odile Jacob Edit., Paris 1995.

3. Bulletin de la Fédération JALMALV 1985-1996 : Vivre le deuil, n° 34, Septembre 1993.

4. Deschamps D., De prendre corps à rendre l'âme. Bulletin de la Fédération JALMALV 34, 1993.

5. Goldenberg E., L'usure des soignants, Bulletin de la Fédération JALMALV 14, 1989.

6. Hanus M., Les deuils dans la vie, Maloine Edit. Paris 1994.

7. Kubler-Ross E., Les derniers instants de la vie. Labor et Fides Edit., Paris 1989.

8. Kubler-Ross E., La mort est une question vitale. Albin Michel Edit., Paris 1996.

9. Pillot J., Bulletin de la Fédération JALMALV 13, 1988 et 34,1993.

* Association Vivre son deuil, 7, Rue Taylor 75010 Paris.
* Fédération des Associations JALMALV, 132, Rue du Faubourg Saint Denis, 75010 Paris.
* Société de Thanatologie, 17, Rue Feutrier 75018 Paris..

Activité obstétricale et réflexion éthique

CLAUDE SUREAU

Précisons tout d'abord ce qu'est l'activité obstétricale : il s'agit de l'activité de soins dispensés alors qu'une grossesse est en cours. Pour certains de ses aspects, concernant les grossesses à leur extrême début, il s'agit plus d'une activité gynécologique, mais les deux sont souvent étroitement imbriquées, et l'obstétricien est d'ailleurs de fait aujourd'hui un « gynécologue obstétricien ».

Cette activité obstétricale est originale parmi l'ensemble des actions de santé, et cela pour deux raisons essentielles :

– L'état de grossesse est une situation physiologique, assez souvent volontairement décidée ou acceptée. Et ce caractère physiologique, « naturel », diront certains, conduit immédiatement à reconnaître l'implication pendant son déroulement, de phénomènes psychologiques majeurs, d'événements comportementaux et sociaux et à discuter du degré légitime d'interventionnisme médical. Cet interventionnisme a pour objectif de dépister les déviations du processus physiologique avant qu'elles n'aient engendré des conséquences graves et d'en infléchir le cours. Car l'adage exprimé par Pajot à la fin du siècle dernier est toujours vrai : « en obstétrique mieux vaut éviter que réussir ».

Or déterminer ce degré d'interventionnisme, il faut le souligner dès le début, représente l'aboutissement d'une réflexion éthique.

– L'autre caractéristique, également évidente, mais aux conséquences lourdes, est la présence simultanée de deux patients ; affirmer cela est déjà une prise de position éthique et nous verrons quelles en sont les bases. Affirmer cela, c'est reconnaître l'éventualité de devoir accorder une « valeur » différente à chacun de ces patients, voire de devoir « choisir ».

Au début du siècle, à la suite d'A. Pinard, dans un environnement très nataliste, non dénué d'influences moralisatrices, l'accent était mis le plus souvent sur la « symbiose harmonieuse » de la mère et de l'enfant. Aujourd'hui l'évolution des mentalités vers une reconnaissance plus marquée du « droit à l'autonomie » des adultes responsables (« compétents » disent volontiers les anglo-saxons), conduit à une vision plus nuancée ; dire qu'une vision est nuancée c'est reconnaître l'existence de difficultés éthiques dont l'exposé constitue l'objectif de ce chapitre.

Nous considérerons tout d'abord deux situations, banales certes, mais dont la banalité ne doit pas masquer les dilemmes éthiques qu'elles comportent même si ceux-ci sont souvent, consciemment ou non, occultés : la grossesse extra-utérine et la césarienne. Nous envisagerons ensuite les réflexions de portée plus générale auxquelles leur analyse conduit.

La grossesse extra-utérine avec embryon (ou fœtus) vivant

Voilà la situation typique d'un conflit réel mais occulté.

L'embryon se développe, anormalement, dans la trompe qui risque de se rompre, entraînant une hémorragie interne qui peut être mortelle. Tous les gynécologues de ma génération ont observé de telles situations dramatiques. L'œuf peut s'implanter aussi sur le péritoine (grossesse dite abdominale) auquel cas une évolution jusqu'à terme est possible, avec enfant vivant, bien que parfois soumis à des déformations, mais avec un risque non négligeable de mort fœtale certes, mais surtout de mort maternelle, par occlusion, ou par hémorragie lors de l'intervention d'extraction fœtale.

Si l'on considère exclusivement, d'une manière pragmatique que si l'on était philosophe on qualifierait de conséquentialiste ou utilitariste, l'aspect médical du problème, l'attitude, universellement adoptée, est simple : diagnostic et intervention médicale les plus précoces possible, c'est à dire autrefois laparotomie, plus récemment coelioscopie suivie selon les observations anatomiques d'ablation de la trompe, porteuse de l'œuf ectopin (salpingectomie), ou de l'œuf lui-même, qu'il soit implanté sur le péritoine, ou que l'on puisse l'extraire de la trompe (salpingotomie). Situation médicalement simple, qui aujourd'hui n'évoque pour personne l'existence d'un problème éthique. Lourde erreur, car ce problème existe. Il comporte même plusieurs aspects : historiquement tout d'abord, la légitimité de l'intervention d'exérèse d'un *œuf vivant* fut longtemps discutée, au nom de la protection absolue due pour certains à l'embryon dès la conception (1). Evidemment la situation était rendue complexe du fait du risque vital que cet embryon faisait courir à sa mère, et d'autre part de son avenir personnel fort incertain. Certains théologiens catholiques recoururent alors à l'argument subtil du « double effet » : on enlève l'organe malade et dangereux, but premier, et il se trouve qu'il contient un œuf vivant (conséquence seconde, qui n'est pas l'objectif essentiel; situation analogue pour les cancers utérins sur femme enceinte). Même en suivant ce raisonnement on préconisait d'attendre la mort embryonnaire pour procéder à cette ablation. Cette attitude comportait évidemment le risque d'une part d'éclatement pendant la période d'attente, d'autre part de devoir enlever la trompe, donc de compromettre l'avenir de la patiente.

En fait, derrière ce dilemme se profile un argument philosophique ou théologique qui concerne la « valeur » de la vie de cet embryon par rapport à celle de sa mère. Le concept fondamental, celui de « l'innocence » est toujours d'actualité et très récemment (décembre 96), au 3è colloque sur l'embryon tenu à Strasbourg sous l'égide du Conseil de l'Europe, Frère Hatzinikolaou, représentant l'Eglise Orthodoxe, soulignait que « la vie de l'embryon est plus importante que celle de sa mère » (2). Un tel argument répond à l'avance à ceux qui seraient tentés de voir ici un exemple de « légitime défense ». Et cela d'autant plus que dans les grossesses abdominales la sauvegarde de la vie fœtale est possible, au prix certes d'un « risque » de mort maternelle, mais non d'une certitude. Par ailleurs, il n'y a plus ablation de l'organe malade, mais atteinte directe du fœtus; on a même pu préconiser un « fœticide » préalable à l'intervention de manière à en faciliter et à en rendre moins hasardeux le déroulement. Le même problème conduit à la même interrogation en présence d'un fœtus intra utérin gravement malformé qui du fait de circonstances particulières (cicatrice utérine avec hydramnios, par exemple, ou hydrocéphalie majeure) fait courir un risque maternel, qui est moindre si l'enfant est mort. Faut-il prendre ce risque en provoquant l'interruption sur enfant vivant, ou, n'ayons pas peur des mots, le tuer, par des moyens médicamenteux ou instrumentaux (craniotomie en cas d'hydrocéphalie) pour obtenir l'évacuation dans de meilleures conditions de sécurité maternelle?

Il faut d'ailleurs aller plus loin. On pourrait en effet objecter qu'il s'agit de situations que leur caractère exceptionnel empêche de considérer comme réellement significatives.

Mais revenons à l'embryon intratubaire infiniment plus fréquent (jusqu'à 3 à 5 % des grossesses). Aujourd'hui, grâce à l'échographie, le diagnostic peut être fait très précocément, donc plus souvent sur un embryon encore vivant. Va-t-on attendre, serein, sa mort pour intervenir et peut-être devoir enlever la trompe, ou délibérément l'enlever avec son « objectif second » inclus ? Bien évidemment non et ce d'autant plus que des procédés médicaux permettent d'éviter tout geste chirurgical, d'exérèse tubaire ou ovulaire, en réalisant la destruction in situ de l'embryon, et le rétablissement ad integrum de la morphologie et des facultés physiologiques de la trompe. Le dilemme s'est ainsi subtilement déplacé : il n'est plus lié au choix entre la protection de la vie maternelle et le respect d'une vie embryonnaire fort compromise ; il est entre le respect de cette vie et le désir d'obtenir une récupération plus rapide, moins aléatoire et plus complète (et peut-être moins onéreuse) de l'intégrité physiologique maternelle. Or, nous dit-on, « on ne peut pas légitimement extraire le fœtus avec l'espoir de pouvoir réparer la trompe. Ce serait là un avortement délibéré » (1).

On voit clairement qu'ici se heurtent deux conceptions éthiques fondamentalement inconciliables : l'éthique de conviction, prônant l'obéissance absolue à un principe révélé, ou plutôt transmis par le magistère, en tout cas hétéronome, déontologique, quelles que puissent en être les conséquences pratiques, et l'éthique de responsabilité, téléologique, soucieuse de ces conséquences et qu'on considérera lucidement comme utilitariste.

Dans les faits, bien rares aujourd'hui sont ceux qui concrètement se réclament de la première, dans cette circonstance que l'on peut considérer comme extrême, mais qui est loin d'être exceptionnelle.

Cette situation n'en est pas moins exemplaire et devrait conduire à la plus grande prudence les théoriciens de la « Règle », enclins à critiquer ceux qui s'en écartent, tout au moins tant qu'eux mêmes ou leurs proches ne sont pas menacés.

La césarienne et l'éventualité de son refus

Les problèmes éthiques sont différents selon que l'indication de la césarienne est essentiellement maternelle, fœtale ou mixte. Dans tous les exemples que nous allons envisager nous supposerons que l'indication est légitime et indiscutable. S'il y a doute, il est clair que l'avis de la patiente prime. C'est pour avoir négligé ce principe évident que plusieurs cas ont défrayé la chronique à l'étranger ces dernières années, avec pour conséquence parfois une naissance par les voies naturelles sans dommage et sans inconvénient autre que pour la réputation du corps médical local.

Exemple type d'indication mixte : le placenta praevia recouvrant. Ici nul conflit d'intérêt. Celui de la mère et celui de l'enfant convergent. Ils sont tous deux gravement menacés. L'attitude anglo-saxonne est très variable : soit acceptation de la position maternelle et des éventuels décès, soit plus souvent recours à l'autorité (morale plus que physiquement coercitive) d'un tribunal ou d'un comité d'éthique, réuni en urgence. En France, l'attitude générale est plus directe et n'a jamais entraîné de sanction judiciaire, même s'il y eut plusieurs plaintes, c'est la « césarienne forcée » qui fait frémir d'horreur les zélateurs du respect absolu de l'« Habeas Corpus ».

Exemple typique d'indication purement maternelle : l'hématome rétroplacentaire avec enfant mort. La naissance surviendrait éventuellement par voie basse au prix d'une attente qui, dans certaines conditions, pourrait être préjudiciable à la mère. Il s'agit là d'une situation comparable à tout refus de soins en état d'extrême urgence. L'attitude habituelle est de considérer exclusivement celle-ci et les soins quelle nécessite.

Plus intéressante est la situation d'indication purement fœtale de césarienne : par exemple la procidence du cordon d'un enfant à terme en présentation du sommet en début de travail, ou encore un espoir de sauvegarde fœtale loin avant terme sur une grossesse très pathologique.

Dans le premier cas comme dans le second, l'absence de césarienne condamne à peu près certainement l'enfant; mais la césarienne sauve un enfant en parfaite condition dans le premier, un grand prématuré ayant souffert de la pathologie maternelle et à l'avenir plus incertain dans le second.

Avant d'examiner le cheminement de la réflexion éthique dans ces deux cas, examinons quels sont les arguments invoqués par la mère, et parfois son entourage.

La crainte irraisonnée, viscérale, est rare aujourd'hui en France, surtout lorsque le praticien prend le temps d'expliquer les éléments de la situation. Au demeurant l'augmentation de la fréquence des césariennes, qu'on la déplore ou non, aboutit à sa banalisation, et donc à sa démythification. Il faut d'ailleurs à ce sujet noter que cette augmentation globale elle-même résulte d'un choix, devenu aujourd'hui inconscient, tendant à privilégier, parfois de manière excessive, l'intérêt de l'ensemble des enfants par rapport à celui de l'ensemble des mères, dans la mesure où l'on considère que l'idéal pour elles-mêmes est d'accoucher par les voies naturelles, ce qui est globalement vrai mais comporte de notables exceptions. Nous y reviendrons.

Le souci esthétique peut être une autre motivation du refus. Je dois dire qu'en plus de 40 ans de l'exercice de cette activité je ne l'ai jamais rencontrée.

En fait, l'élément essentiel qui explique ces refus est la peur, une peur intégrée dans un contexte culturel, rencontrée d'une manière non exceptionnelle chez les migrantes, en particulier lorsqu'elles ne parlent pas le français. Or cette attitude qui peut parfois, bien à tort, générer des réactions d'irritation chez le personnel soignant doit être analysée avec soin : le contexte culturel, en particulier Africain, est ici celui d'une dévalorisation sociale, pour n'avoir pas su accoucher « comme les autres ». Dévalorisation dont les conséquences peuvent être lourdes lors d'un éventuel retour au pays d'origine, surtout dans le cadre de familles polygames. Il s'y ajoute, en particulier chez les patientes ayant reçu quelque éducation, la conscience aiguë d'une altération de leurs capacités reproductrices, avec l'éventualité de la rupture de la cicatrice en cas d'accouchement ultérieur dans des conditions de surveillance moins élaborées. Et cette pensée n'est pas absurde.

Ajoutez à cela l'angoisse de n'être pas comprise, l'impossibilité de communiquer, la crainte diffuse de ne pas obtenir l'attention, culturellement fondée, dont elle aurait bénéficié dans un environnement peut-être moins médicalisé, mais humainement plus proche.

Il faut mentionner enfin une attention, différente, culturelle aussi, portée à l'enfant et à sa survie. Loin de moi l'idée que ces enfants soient moins « aimés » que ceux d'origine européenne. Mais l'attitude à leur égard peut être différente, teintée de plus de fatalisme.

Alors quelle attitude décider ? Tout le monde s'accordera pour dire qu'il faut dialoguer, expliquer, convaincre la patiente, mais aussi son mari, son entourage, sans se laisser enfermer dans les prudences déontologiques concernant la confidentialité et le secret. Ici ces problèmes sont dépassés.

Et puis, au bout du compte, et parfois vite sous la contrainte de l'urgence, vient le moment de la décision. Le dilemme éthique est alors le choix entre : d'un côté, l'attitude ferme, cohérente avec toute notre activité : le risque pour l'enfant est majeur, la mort imminente, ou la séquelle gravissime ; l'intervention est décidée et réalisée, quelles que soient les protestations de la patiente et de son entourage ; c'est la « césarienne forcée », facilitée par l'induction anesthésique sournoise grâce à la perfusion. L'atteinte aux droits de l'homme est évidente et c'est la raison pour laquelle une telle attitude est formellement proscrite en Grande Bretagne et considérée comme une « criminal offence » susceptible de conduire ses auteurs à l'incarcération (3). Avec toutefois la réserve subtile de l'invocation du caractère « non compétent » de la patiente. Argument faible car « l'incompétence » (incapacité en français) ne saurait être décidée par le corps médical dans ces circonstances, et suppose de toute façon l'intervention d'un « tuteur » dont l'opinion devrait être suivie. D'un strict point de vue légal, compte tenu de l'absence de consentement maternel, et de personnalité juridique (autre que patrimoniale, et seulement en cas de naissance vivante) du fœtus, bien peu d'arguments peuvent être invoqués en faveur de cette « voie de fait », génératrice d'une lésion corporelle évidente. C'est là que réside le paradoxe, car jamais aucune condamnation n'a été prononcée en France pour cette raison. A condition bien entendu que les indications précises de la décision soient parfaitement explicitées dans le dossier. Comble du paradoxe, il n'est pas rare, tant s'en faut, que par la suite la patiente et son entourage expriment leur reconnaissance profonde pour n'avoir pas été suivis.

L'alternative en effet serait de laisser mourir le fœtus. J'ai dans mes archives un enregistrement de rythme cardiaque fœtal où pendant une longue et angoissante période une algérienne refusait l'intervention malgré des ralentissements liés à une procidence, jusqu'à la mort. Pourrait-il y avoir ici plainte pour non assistance? Non, en raison de la détermination parentale et de l'absence de personnalité fœtale, déjà mentionnées.

Si les arguments juridiques vont plutôt dans ce sens, on peut aussi invoquer des arguments éthiques, liés au respect non seulement de la décision parentale, mais aussi des cultures. C'est le « droit à la différence » qu'il s'agirait ici de respecter. Problème fondamental qui dépasse singulièrement le cadre médical pour atteindre le niveau de la réflexion politique : doit-on respecter en tout les habitudes et traditions des migrants, au risque d'aboutir à une société éclatée et multiculturelle, ou la société d'accueil est-elle en droit d'attendre la manifestation d'un désir minimum d'intégration ? Nous serions tentés de dire surtout lorsque cette intégration conduit à respecter des valeurs que nous considérons comme puissantes, et ici la vie d'un enfant à naître. On nous objectera notre propre plaidoyer pour le respect de la personne et de la dignité humaines. Mais jusqu'où aller? L'abandon de cet enfant Noir ou Maghrébin au sort qu'il aurait subi dans le pays de ses parents est-il légitime? Est-il concevable in fine de ne pas avoir la même attitude pour lui et pour un enfant européen? N'est-ce pas là une forme de racisme subtile car nous conduisant à nous décharger de sa responsabilité sur ceux qui en sont les victimes? Si nous acceptons une telle attitude « fataliste » au nom des coutumes et de la tradition, nous faut-il aussi accepter pour les mêmes raisons, sur notre sol, les mutilations sexuelles?

Comme on le voit, le dilemme éthique est réel et la solution éthique peut ne pas concorder parfaitement avec la solution juridique. Il existe bien d'autres exemples de cette dichotomie. En tout cas sur le plan jurisprudentiel, il apparaît que le corps médical a dans ce domaine en France une totale liberté de manœuvre, pourvu que ses décisions soient réfléchies et explicitées. Il faut s'en féliciter.

Nous avions envisagé ici le cas simple, d'un enfant jusque là en bonne santé, près du terme, dont on peut présumer la survie en bon état au prix de cette intervention.

Situation bien différente, par exemple devant un enfant souffrant in utero, exposé lui aussi à la mort, mais dont la césarienne ne garantit ni la survie, ni la survie sans séquelle, du fait à la fois de la prématurité induite et de la pathologie causale.

Le raisonnement préalable à la prise de décision par la mère, et surtout par le praticien (je m'expliquerai plus loin sur ce terme « surtout ») doit alors considérer :
– l'altération de l'état maternel liée à la césarienne, les risques lors de cette césarienne et lors d'un accouchement ultérieur, la diminution de ses capacités procréatrices, et d'un autre côté
– les chances de survie, les risques de séquelles, le retentissement possible ou probable de cette naissance prématurée d'un fœtus ayant souffert in utero sur son état neurologique, psychique, ce que l'on dénomme parfois d'un terme qui génère rage et protestation la « qualité de vie » et oserais-je le dire, la manière dont les parents, et au premier chef la mère, appréhendent ces divers éléments.

Devrait-on, comme nous y poussent les anglo-saxons, exposer, carrément, les risques et les chances, pour l'un et pour l'autre, les chiffrer, les écrire, faire contresigner ce bilan, et demander les ordres, puis les exécuter.

Ou, comme nous y invite une longue tradition, qualifiée parfois de paternaliste, tenter de cerner, du mieux qu'on le peut, avec patience, hésitation, incertitude, mais aussi compassion, attention, bonté, comme le dit Lévinas, ce qui est le mieux pour l'enfant, pour sa mère, pour toute la famille, et cela étant fait, certes non pas imposer, mais « suggérer fortement », je n'hésite pas à le dire, se substituer dans une certaine mesure à la décision parentale pour définir la voie juste, et ne pas hésiter à en endosser la responsabilité. Peut-on, en effet, dans ces circonstances tragiques, abandonner, je dis bien abandonner, le poids de la décision à la conscience déjà éprouvée d'un couple incertain. Est-il moralement convenable de se décharger d'une responsabilité lourde sur des parents traumatisés, en invoquant le respect de la règle du consentement éclairé, qui masque mal le désir d'échapper à une éventuelle mise en cause judiciaire, témoin accablant de la dérive d'une société décadente.

Ma réponse personnelle, peut-être passéiste, rétrograde, conservatrice est formellement non. Je ne dis certes pas qu'il convienne après une réflexion superficielle, et au terme d'une analyse quelque peu automatique d'imposer sa propre décision en fonction de ses a priori personnels. Je dis qu'il faut se substituer au couple, se couler dans son moule social et psychologique, épouser ses croyances et convictions, et en fonction de tout cela, au prix éventuel de ses propres sentiments, leur faire accepter ce qu'ils peuvent accepter, leur faire refuser ce qu'ils ne peuvent accepter.

Ceci est déjà vrai pour une mère en bonne santé relative. Mais bien plus encore, plus délicat, plus subtil, plus angoissant, dans les circonstances heureusement rares où la survie de la mère est compromise à court terme. Je pense à ces cas dramatiques où l'extraction fœtale est envisagée en raison de l'imminence, imprécise, de la mort maternelle, par exemple, du fait d'un cancer évolué. Faut-il alors expliciter tous, je dis bien tous les éléments de la discussion, et soit obéir aveuglément à la décision maternelle, soit, comme ce fut le cas aux USA, contester cette opinion, et obtenir d'une cour de justice un ordre d'extraction forcée (qui fut suivie de la mort de la mère et de celle de son enfant), ou au contraire analyser, masquer plus ou moins la vérité, essayer de convaincre, et éventuellement savoir s'incliner. Je ne dis pas que le praticien doit prendre la totalité de la décision. Je dis qu'il doit être humble et réfléchi, et qu'il doit décider, dans chaque cas particulier, les limites qu'il assigne lui-même à son propre pouvoir, à son engagement. Lourde, angoissante responsabilité, mais nécessaire implication. En dehors d'elle il n'y a que dogmatisme inhumain, arbitraire juridique ou « éthique », et finalement malheur. Car peut-on, au bout du compte, laisser à une femme, saine ou mourante, le poids d'une décision conduisant au regret de l'enfant perdu ou au remords de l'enfant handicapé ?

Le même problème, nous le savons bien, est rencontré par nos collègues pédiatres réanimateurs, confrontés à la décision d'interruption de réanimation néonatale sur grand prématuré, enfant malformé ou ayant subi une grave agression anoxique. Les plus conscients de ces pédiatres apportent à ces questions les mêmes réponses (4).

Autres situations de conflit fœto-maternel

Il en sera de même, avec quelque nuance, devant certaines situations pathologiques de la grossesse, justiciables de thérapeutiques destinées à renforcer les chances de survie fœtale, mais susceptibles de retentir sur la santé, voire la vie maternelle. Je pense par exemple à certains traitements de l'incompatibilité sanguine, tels que la plasmaphérèse qui eut son heure de vogue, je pense même aux thérapeutiques parfois lourdes de conséquences de la menace d'accouchement prématuré, et bien sûr aux actes de chirurgie fœtale in utero (pour pathologie urinaire, cérébrale, et surtout diaphragmatique), actes aux conséquences fastes encore incertaines sur l'enfant, et néfastes bien plus probables sur la mère (ne serait-ce qu'en raison de la nécessité d'hystérotomies parfois itératives).

Un cas plus extrême encore, bien qu'heureusement plus rare est représenté par la césarienne envisagée après la mort de la mère ou sur une femme dans le coma, éventuellement après prolongation de la grossesse. La césarienne post-mortem ne pose, à part le problème technique de sa rapidité d'exécution, que celui juridique de l'agression subie par le cadavre, aggravé éventuellement par l'attitude familiale qui peut être motivée par des considérations autres que strictement médicales et morales.

La patiente dans le coma conduit, elle, à réfléchir à la définition du représentant naturel de la mère et de l'enfant. Non tellement pour la décision de césarienne, mais surtout pour celle de maintenir éventuellement en survie artificielle la patiente jusqu'au terme de viabilité fœtale présumé. Plusieurs situations de ce type se sont présentées aux USA, avec comme d'habitude conflits spectaculaires et décisions juridiques contestables et contestées. Certains ont considéré ces tentatives comme des « jeux » médicaux profondément choquants, le nouveau né étant supposé devoir être traumatisé par le fait d'être issu du cadavre maternel. D'autres ont admis ici la légitimité de la décision parentale, tout en reconnaissant la difficulté de choisir le « bon » parent en cas de divergence d'opinion entre les parents de la comateuse et le père de l'enfant de la comateuse. Dilemme, il faut le reconnaître, quasiment insoluble.

Réflexion éthique générale face au conflit fœto-maternel

On le voit clairement par ces quelques exemples, la réflexion éthique est confrontée à *deux types de considération* :

D'un côté ce que l'on peut appeler « *l'intérêt maternel* » : si on tente de définir celui-ci on mettra bien entendu en premier sa vie, mais comme l'exemple de la grossesse ectopique ou de la césarienne nous l'a montré, on glisse insensiblement de ce concept de sauvegarde de la vie maternelle, à celui de protection de son intégrité corporelle, de ses capacités, en l'occurrence procréatrices mais aussi par exemple de facultés sensorielles, la vision en particulier, ou psychiques, et à partir de là au retentissement psychologique de toute décision, et au bout du compte à ses implications sociales, car peut-on faire abstraction de la place d'une femme dans la collectivité. De l'autre côté, *l'intérêt*, actuel et futur, du « *patient intra-utérin* » (et même ectopique, car n'a-t-il pas la même « valeur » ?), c'est à dire d'un « conceptus » évolutif, qui n'a pas les mêmes potentialités, au début et à la fin de son séjour intra utérin. Ce qui conduit à l'interrogation désespérante sur la signification de la vie embryonnaire et fœtale, et sur la qualité de l'attention et de la protection dont elle doit bénéficier. D'un strict point de vue légal il est évident que l'une comme l'autre varient en fonction de la situation du conceptus et de son stade évolutif : le Conseil Constitutionnel a expressément reconnu que la protection due à l'embryon ne concerne pas le zygote in vitro (5), la loi de 1975 l'a soumise à la décision sans appel de la mère, si bien qu'on craint de comprendre que le seul embryon légalement protégé soit l'embryon ectopin… Le fœtus est lui-même plus protégé que l'embryon, mais peut être l'objet d'une décision d'interruption, et cela jusqu'à la fin de la grossesse en France.

Rien n'est donc univoque, ni constant pendant la grossesse, et les repères éthiques sont fragiles. Evidemment on objectera à cette observation qu'elle dénote une propension fâcheuse à une attitude « casuistique » qui autorise tous les dévoiements. Et surgit alors le spectre de la « pente glissante » ; et c'est vrai que l'équilibre est instable : certains feront judicieusement remarquer qu'à partir du moment où l'on admet de ne plus respecter la vie quelles que soient les circonstances, on va glisser de l'abandon du zygote in vitro au fœticide, et pourquoi pas un jour à l'infanticide et à l'euthanasie ; mais faut-il laisser mourir les mères de rupture de grossesse extra utérine ?

D'autres soutiendront que ne pas respecter la décision de l'individu compétent conduit inexorablement d'abord à la césarienne forcée, puis à la perte des libertés fondamentales, c'est à dire au totalitarisme. Mais peut-on observer impavide la mort d'un enfant qu'un geste simple peut sauver ?

Qui ne voit que dans ces circonstances complexes, mouvantes, incertaines les attitudes dogmatiques sont finalement faciles. Comme le sont l'établissement et le respect strict de règles législatives, excessivement contraignantes et rigides, trop souvent à l'origine de décisions inhumaines, comme nous le verrons plus loin.

Car il existe au cours de la grossesse *d'autres exemples de dilemmes éthiques*, qu'il nous faut évoquer maintenant.

Ces dilemmes, que nous ne pouvons analyser en détail concernent toujours d'abord des choix individuels, mais ceux-ci finalement comportent des implications collectives, réglementaires ou législatives, soit de santé publique, soit plus ou moins influencées par des considérations morales ou sociales.

Le refus de grossesse

Le premier dilemme, le plus fondamental est *l'acceptation ou le refus de la grossesse*. Il n'est pas nécessaire de s'appesantir sur ce sujet qui a soulevé tant d'émotion et provoqué encore des morts au nom de la défense de la vie, aux Etats Unis.

En France, un choix profondément personnel, pour la patiente comme pour le praticien, qui peut exciper de la clause de conscience, est autorisé par la Loi de 1975, loi profondément pragmatique, qui ne porte aucun jugement de valeur sur les comportements, mais vise à éviter les conséquences néfastes des avortements clandestins.

Elle interdit donc toute ingérence autre que le dialogue et le conseil, dans les motivations de la femme, et les conséquences qu'elle seule est susceptible d'en tirer. D'où une gêne inévitablement ressentie lorsque la motivation apparaît discutable, voire dérisoire, telle que la gémellité, ou plus encore le sexe non désiré. Le dilemme est clair : l'appréciation de la « détresse » est exclusivement le fait de la femme enceinte et si la société s'interdit de porter un jugement sur ses motivations elle n'a pas à tenter de déterminer si la gémellité ou un sexe embryonnaire non désiré sont ou non des causes réelles de détresse. Mais alors, n'y-a-t-il pas conflit, bien entendu entre le droit à la vie du deuxième jumeau et la liberté de décision maternelle, mais même pour ceux qui respectent celle-ci entre cette liberté et un risque de discrimination sexuelle ? (6)

Que l'éventuelle interruption de grossesse soit réalisée chirurgicalement ou médicalement par *administration d'un antiprogestatif*, ne change rien au débat. En revanche, cette administration est susceptible, ou en tout cas le sera, de provoquer l'élimination de l'œuf fécondé, soit avant son implantation au 7ème jour, soit entre cette implantation et le retard de règles révélateur de la grossesse. C'est alors la « contragestion », que pourront aussi bien réaliser certaines « vaccinations » (Anti Hcg) et que réalisent déjà, de manière occasionnelle la « pilule du lendemain », et permanente le dispositif intra utérin. Contragestion qui au fond ne fait que reproduire en l'amplifiant le phénomène naturel qui élimine spontanément 50 % des œufs fécondés. Autre dilemme, lié à la mise en œuvre de techniques que l'on peut dénommer abortives, mais sans connaissance pour la femme de la réalité de la grossesse et donc de son interruption.

Nature et statut de l'embryon et du fœtus

Nous retrouvons ici cette discussion amorcée au début de ce chapitre sur *la nature, le statut, la signification du zygote*. On retrouve ce problème à propos de *l'utilisation éventuelle de tissus embryonnaires* extraits à l'occasion d'IVG pour des thérapeutiques diverses (Parkinson, déficits immunitaires). On notera à ce sujet que la FIV va aussi apporter, et mettre dans le commerce, des cellules embryonnaires totipotentes (7), ce qui conduit à souligner la différence dogmatique entre embryon sujet et embryon objet, entre son destin et son utilisation. Ainsi se trouve posée la question fondamentale sur laquelle nous n'insisterons pas car elle est traitée dans un autre chapitre de ce livre, du *status de l'embryon in vitro*. Nous nous contenterons de souligner que face à des divergences d'opinion et d'interprétation, des lois ont également tenté sinon d'harmoniser les attitudes, au moins de définir une règle de compromis (8). Elles se heurtent malheureusement à la difficulté de devoir à la fois affirmer la protection de la vie embryonnaire et en autoriser la destruction, voire même l'imposer, contre le vœu de la mère, par exemple en cas de décès du père, position aberrante qui révèle bien les limites que n'auraient dû transgresser ni une volonté législative inconsciente ni un pouvoir judiciaire inhumain (Arrêt Pirès de la Cour de cassation) (9) (10) (11).

Cette situation extrême conduit ainsi à s'interroger sur la *légitimité d'une intervention de la collectivité dans l'intimité des décisions procréatives*. Amorcée à propos de la PMA, ne peut-on redouter un jour le renforcement de son extension au domaine de la procréation naturelle, où elle est déjà présente ?

La vie embryonnaire peut être l'objet d'autres interrogations en cas de grossesse multiple de rang élevé (à partir de 4 ; le problème est encore ouvert à la discussion pour les grossesses triples). Alors en effet la multiplicité embryonnaire est génératrice de grande prématurité, avec son cortège de morts et de séquelles. Il faut donc chercher à l'éviter que ce soit au cours des PMA, ou des stimulations ovariennes hors PMA. Mais une fois présente, que faire ? *La réduction embryonnaire*, avec ses risques, sa charge émotionnelle, le caractère choquant du choix des embryons condamnés en fonction de leur accessibilité, demeure la seule solution logique (12).

Diagnostic prénatal, interruption de grossesse et eugénisme

Plus tard au cours de la grossesse (en attendant l'examen des cellules trophoblastiques ou embryonnaires circulant dans le sang maternel) le dilemme de *la survie fœtale* est reposé à l'occasion du diagnostic prénatal (DPN), de l'éventualité de l'interruption thérapeutique/médicale de grossesse (ITG/IMG) et de la discussion toujours d'actualité sur *l'eugénisme*. L'interruption thérapeutique (ITG) est bien rarement mise en œuvre aujourd'hui pour protéger la vie de la mère. Nous retrouvons à cette occasion la réflexion amorcée à l'occasion de la GEU. Bien plus fréquemment il s'agit d'IMG, où l'interruption est envisagée pour des raisons ayant trait à l'état du fœtus : soit fœtus irrémédiablement condamné, tel l'anencéphale, diagnosticable aujourd'hui en milieu de grossesse. Humainement on ne peut cacher cette situation, et une fois révélée la demande d'interruption suit dans l'immense majorité des cas. Bien peu la refusent bien qu'il y ait atteinte indiscutable à la vie fœtale. On a même reproché à certains d'avoir proposé à la mère de surseoir à l'évacuation utérine afin de permettre l'utilisation des organes fœtaux pour des greffes (reins, cœur), qui posent d'ailleurs de difficiles problèmes religieux et juridiques (13).

La plupart des IMG sont dites d'indication fœtale et ce terme est ambigu : certaines formes, atroces, d'épidermolyse bulleuse avec leur cortège de douleurs, de mutilation, leur lente agonie évoluant vers la mort inéluctable, paraissent à la plupart justifier l'interruption. Mais observez la difficulté : si l'argument est le caractère inéluctable de la mort, à l'évidence valable de par son caractère immédiat pour l'anencéphale, plus retardé pour l'enfant atteint d'épidermolyse bulleuse, ou pour le myopathe, plus tardif encore pour la mucoviscidose, qu'en est-il pour la chorée de Huntington, l'X fragile ou la myotonie de Steinert? Si l'argument est le caractère « insupportable » de la vie, évident pour l'épidermolyse, encore net pour la myopathie, ou pour le Huntington, plus incertain pour l'hémophilie, voire pour certaines malformations des membres, on ne peut manquer de se poser la question : qui peut dire l'insupportable? Quels sont les critères, existe-t-il des critères objectifs? Les parents sont-ils des représentants valables, susceptibles réellement, dans une conjoncture difficile de définir la juste voie? Ne va-t-il pas y avoir une dérive, liée à la déception parentale, à l'incohérence entre le rêve de cet enfant idéalisé et la triste réalité, une terrible tentation de dire « on efface tout et on recommence », et donc des demandes d'interruption pour doigt surnuméraire ou bec de lièvre, parfaitement curables.

On l'a dit, et cela est vrai, nous sommes ici aux prises avec une médecine du désir et du rêve, déjà présente dans le cadre de la PMA, et le praticien hésite entre accéder aux demandes et suivre ses propres références morales, très personnelles et discutables, car in fine ce n'est pas lui qui aura la charge de l'enfant. Ce qui conduit à une autre considération, sociale et économique : car à côté de la souffrance de l'enfant, il y a aussi le retentissement de la naissance d'un malformé sur l'équilibre de la famille et au delà celui de la société. Le mongolisme en est un exemple typique. Le mongolien, « vif, enjoué, aimant la musique », n'est probablement pas malheureux au moins dans les formes sévères de mongolisme. Sa famille l'est, parfois, même si ses parents directs ont très souvent pour lui une affection intense. Et il est toujours une charge, dont la responsabilité incombera à ses collatéraux lorsque ses parents auront disparu.

Qui ne voit ici l'énormité de la tentation, facilitée par les progrès techniques. On entend parler souvent au sujet du DPN ou du DPI, *d'eugénisme.*

Là encore la confusion règne. Qu'est-ce que l'eugénisme ? Nous connaissons l'eugénisme par lequel, de manière autoritaire, persuasive ou coercitive, des caractères morphologiques, pathologiques, psychologiques, ou ethniques, ont servi de base à des sélections ou à des éliminations globales, génocidaires dans ce dernier cas. Il est bien sûr universellement condamné. Notons simplement qu'il n'a pas eu besoin des progrès de la biologie pour s'exprimer. Je dirais même au contraire, ces progrès et ceux de la génétique ont largement démontré l'incohérence et l'irrationalité de ces concepts soit disant scientifiques, comme dans un domaine voisin ceux de Lyssenko.

Nous connaissons aussi l'organisation générale de « conseil génétique » tendant à « orienter » les unions et parfois à en prévenir les conséquences dommageables lorsque la prévalence d'une anomalie génétique (Maladie de Tay Sachs, Thalassémie) est forte dans une région donnée et dans une culture très endogamique. Elle pose des problèmes, certes, mais elle est acceptable lorsque son aspect volontariste, non coercitif est respecté.

Ici rien de tel, au premier abord tout au moins : réflexion individuelle, liberté de décision, après conseil éclairé, sont des règles absolues. La collectivité n'intervient que pour la prise en charge, mais c'est ici que le dilemme apparaît, pour elle et pour les individus qui la composent : si la collectivité finance, elle acquiert un droit de regard, et donc inévitablement de choix. Si elle ne finance pas, la « justice sociale » est en cause. Et si elle finance elle peut préférer choisir de financer l'interruption de grossesse de préférence à la prise en charge des handicapés, de manière à affecter ces « ressources rares », dont nous parlent les économistes, aux soins d'individus plus « socialement rentables ». Dilemme redoutable qui révèle bien les limites nécessaires à imposer à la réflexion économique, *car il est évident que l'eugénisme du 21è siècle sera bien plus un eugénisme économique qu'un eugénisme biologique.* Si l' »horreur économique » (14) se précise et se renforce, comment ne pas voir que les premières victimes en seront les futurs incapables, détectés bien avant leur naissance.

Mais il nous faut aller plus loin et réfléchir à une autre forme, à la fois collective, assez autoritaire et néanmoins reconnue comme bénéfique d'eugénisme : celle mise en œuvre en faisant explicitement référence à l'eugénisme, ou à la « puériculture anténatale », par des médecins-hommes politiques, tels que Adolphe Pinard au début de ce siècle (15). Il s'agissait alors grâce à l'instauration d'une *surveillance de la grossesse,* jusque là inexistante, voire de conseils préconceptionnels, d'éviter les « accidents de naissance », que leur origine réside dans la transmission de « tares », à l'époque la syphilis, ou dans la survenue d'événements strictement périnatals. L'efficacité de cette surveillance a porté ses fruits. Elle fut renforcée par l'obligation progressive dès avant guerre, pendant la guerre et en permanence depuis cette époque, pour les femmes enceintes, de se soumettre à des « examens de dépistage ». Ceux-ci étaient et sont obligatoires en ce sens qu'ils conditionnent *l'octroi de prestations familiales.* On n'a pas assez réfléchi à la signification de cette coercition bénéfique et subtile, tout à fait propre à notre pays, et que nous acceptons sans protester. Il s'agit tout de même d'une atteinte sérieuse à la liberté individuelle, certes légitimée a priori par ses motivations et a posteriori par ses résultats. Elle est pourtant impensable dans les pays anglo-saxons.

Or ce domaine est pétri de paradoxes. Aux Etats Unis, on est parfois amené à incarcérer des femmes enceintes pour « *irresponsible behavior* » (alcoolisme, addiction), et en Suède pour permettre un sevrage prénatal efficace. En France, personne ne discute la légitimité de la détermination *obligatoire* du groupe sanguin, des tests de la syphilis, de la rubéole, de la toxoplasmose et du dernier arrivé, l'hépatite. Les bénéfices pour l'enfant sont évidents. Mais curieusement le dépistage du VIH est « obligatoirement proposé » mais non obligatoire. Cette attitude, outre qu'elle transfère sur le corps médical une responsabilité en fait de nature réglementaire, aboutit étrangement à donner au SIDA une place à part au sein des maladies transmissibles qui ne correspond certainement pas à la volonté des instances médico-sociales. Attitude d'autant plus discutable qu'aujourd'hui des thérapeutiques existent dont l'abstention est susceptible d'engendrer des conséquences très dommageables pour l'enfant. On perçoit ici encore l'émergence du dilemme : prise en considération de l'intérêt de l'enfant à venir, respect des libertés. Il s'agit là d'un problème permanent, en filigrane derrière tous les aspects de l'activité obstétricale.

Nous le retrouvons à tous les niveaux, individuels ou collectifs de l'organisation de cette activité : *la surveillance de la grossesse,* nous l'avons vu, avec la plus ou moins grande utilisation des examens, des thérapeutiques, des hospitalisations en cours de grossesse, que l'on qualifiera suivant ses propres conceptions, et les conséquences a posteriori des attitudes, hypermédicalisation, ou à l'inverse coupable désinvolture, obsession sécuritaire ou philosophie naturaliste. *L'augmentation de l'incidence des césariennes* que nous avons déjà évoquée en est un exemple démonstratif : on peut la considérer comme le témoin d'un excès de médicalisation, préjudiciable à la santé de la femme (ce qui n'est que partiellement vrai et mériterait une analyse plus détaillée), mais cette évolution est directement la conséquence de l'attention portée à la santé fœto néonatale et traduite effectivement par la quasi disparition de la mortalité per partum et la forte réduction de la mortalité périnatale globale.

Beaucoup de gestes de l'obstétrique quotidienne, la pratique des épisiotomies, l'évolution des extractions instrumentales, la surveillance du travail, la perfusion, doivent être analysés sous l'angle de cette philosophie « sécuritaire ». Et celle-ci va même plus loin, elle conditionne l'organisation générale de l'obstétrique, le regroupement des établissements, l'attribution de personnel, l'aménagement des locaux, des transferts, celui de la réanimation, etc. Et l'on perçoit bien une autre opposition d'intérêt dont la solution n'est pas évidente : comment concilier ce souci de sécurité, cette fois double, pour la mère et pour l'enfant, et la légitime revendication de pouvoir mettre au monde son enfant dans un environnement psychologiquement accueillant et le plus proche possible de son domicile. Les Hollandais ont réussi ce tour de force avec leurs 40 % d'accouchements à domicile, difficilement imaginables en France, ne serait-ce que pour des raisons topographiques.

Dans le cadre des modalités de l'accouchement nous retrouvons un autre aspect des conflits entre intérêt parental et intérêt de l'enfant avec le problème délicat *de la confidentialité*, de l'accouchement sous X, destiné à permettre l'abandon sans possibilité de découverte ultérieure de la filiation et ce droit de l'enfant à connaître ses parents et être élevé par eux, inscrit dans la Convention Internationale des Droits de l'Enfant. Problème retrouvé récemment à l'occasion du don d'embryon, et dont la solution est loin d'être claire, même si le Droit français consacre pour l'instant le respect absolu du Droit à la confidentialité et au secret. Et puisque ce chapitre traite des aspects éthiques de l'obstétrique comment ne pas, une fois de plus, stigmatiser le *scandale absolu* que représentent les 600 000 femmes qui meurent chaque année de par le monde en période gravido puerpérale, dans l'indifférence quasi générale. Plus encore que pour nos dilemmes très occidentaux sur les conflits d'intérêt mère-enfant, n'y a-t-il pas là matière à réflexion, surtout si nous réalisons que, techniquement, les efforts à faire pour améliorer la situation ne sont pas considérables. En fait, malheureusement il s'agit surtout d'une question de volonté, de prise en considération politique du problème et au bout du compte d'attention à porter à la condition féminine. Et de ce point de vue, l'effort à accomplir est gigantesque.

Et le placenta?

Et ne voilà-t-il pas qu'en terminant la rédaction de ce chapitre je m'avise d'une regrettable omission : j'ai peu parlé du placenta et aucunement de ses caractéristiques juridiques et éthiques. On pourrait croire que je plaisante, il n'en est rien.

Les biologistes, comme les anatomopathologistes ou les obstétriciens vous diront, à juste titre, que le placenta est un organe temporaire, aux fonctions multiples, actions hormonales, métaboliques, échanges nutritionnels et gazeux, etc. ; mais c'est aussi un symbole et au delà de ce symbole une invitation à la réflexion. Nos sociétés occidentales ont volontiers abandonné au corps médical et scientifique cet organe auquel d'autres collectivités humaines continuent d'accorder respect et attention. Il m'est arrivé de confier à des mères tout ou partie du placenta comme du cordon de leur enfant. Nous nous sommes peut-être trop facilement habitués à son étrangeté, liée à son caractère, à la fois vital et éphémère, extraordinairement noble et complexe, et pourtant rejeté comme un déchet, alors qu'il continue de vivre et conserve encore des « potentialités », double enfin par son origine, maternelle et fœtale.

Son existence même pose une interrogation métaphysique à ceux pour qui la « continuité » biologique qui unit le zygote originel à l'individu né est démonstratrice de leur « identité ». Le problème ne se pose certes pas pour le placenta, « banal », qui après un éventuel détour par le laboratoire finira sa carrière avec les déchets hospitaliers. Il est posé, en revanche, par ces trophoblastes môlaires, voire chorioépithéliomateux, vivants et donc redoutables, en continuité biologique avec le zygote originel, et à qui personne n'est pourtant tenté d'attribuer une quelconque « personnalité humaine », en tout cas potentielle. Faut-il alors admettre que la continuité dans le développement ne suffit pas à démontrer l'identité de « nature » ? Et ne retrouve-t-on pas ici l'interrogation angoissante sur les liens qui unissent les gamètes, le zygote, l'embryon, l'Homme et sur la définition précise du début de la « vie humaine » ? (11)

C'est à cet égard que le placenta est un organe symbolique. Son origine double et sa nature mixte révèlent bien cette caractéristique ambiguë de la grossesse, chez les vivipares. Sa physiologie complexe remplit d'émerveillement les observateurs, et sa pathologie aux conséquences aussi désastreuses pour la mère que pour l'enfant suscite la crainte des cliniciens.

L'ambiguïté se poursuit chez les juristes qui ont quelque difficulté à en définir le statut précis (« res nullius ») (16). Issu du corps de la femme tombe-t-il dans le domaine public, comme un objet trouvé (17), utilisable par la médecine, l'industrie, voire l'agriculture, ou continue-t-il d'appartenir à la mère seule, à moins que ce ne soit au nouveau né (et donc en ce cas à ses représentants légaux) et ceci particulièrement pour le sang du cordon dont les possibilités thérapeutiques sont aujourd'hui reconnues.

La réflexion éthique sur ce sujet n'est pas, comme on pourrait le penser de prime abord, un jeu de l'esprit, car qui dit utilisation dit aussi possession, consentement, et au delà rétribution, profit, voire exploitation et surgit dans notre mémoire l'image dérangeante de ces navires emplis de placentas exotiques voguant vers des destinées incertaines. Cette réflexion n'est donc ni frivole ni inopportune ; elle peut conduire à reconnaître l'utilité d'un « encadrement » juridique, national et international, qui accorderait au placenta humain un droit à bénéficier du respect que méritent l'Homme, son corps, ses diverses composantes, ses tissus et cellules, c'est à dire finalement un respect spécifique en fonction de leur nature et des étapes de leur évolution.

Conclusion

Comme on a pu le voir par ces exemples tirés de la pratique quotidienne, deux éléments essentiels dominent la réflexion et les attitudes obstétricales : le sens aigu de la vie intra utérine, de la nécessité de sa protection, des désastres qu'engendrent le défaut d'attention, mais aussi celui du nécessaire respect de la liberté individuelle, en particulier dans un domaine qui ressortit autant à la psychologie et à la sociologie qu'à la pathologie.

La réflexion éthique est donc permanente pour la femme enceinte comme pour le praticien. Elle prend en compte des principes moraux, d'origine philosophique ou religieuse, à l'application desquels elle ne saurait pourtant se réduire.

L'éthique en effet est réflexion et choix, elle n'est pas obéissance aveugle à des doctrines, à des règles culturelles, ou à des coutumes dont nous connaissons le caractère conjoncturel et parfois éphémère.

Elle n'est pas non plus réductible à la simple observance d'un Droit positif, lui-même fort évolutif, et fruit bien souvent d'un compromis entre des tendances dogmatiques opposées. A cet égard le titre du rapport du Conseil d'Etat, « de l'Ethique au Droit » (18) me paraît terriblement ambigu dans la mesure où il évoque un socle éthique à des dispositions juridiques. Le terme souvent utilisé « lois de Bioéthique » pour les lois 653-654 de 1994 me paraît de la même manière consacrer un contre sens philosophique. Le Droit jurisprudentiel, la « Common law » anglo-saxonne a lui, le tort évident de la fluctuation et de la divergence des arrêts. Il a le mérite de conduire dans chaque instance particulière, le juge et l'opinion publique à faire un effort de réflexion éthique. C'est là peut-être le défaut majeur du système juridique de droit positif dans lequel nous nous enfermons avec délectation (19). L'excès de droit et de règles conduit soit à l'obéissance servile, que l'on observe dans quelques sociétés théocratiques et intégristes, soit à une transgression qu'il n'est pas raisonnable d'ériger en principe, soit surtout à la paresse de la pensée et à l'affaiblissement de la responsabilité individuelle.

La réflexion éthique, en obstétrique comme ailleurs, mais peut-être plus en obstétrique que dans d'autres disciplines, doit au contraire conduire à la responsabilisation des parents, comme du corps médical.

Les pessimistes invoqueront toujours les dérives inévitables, car inhérentes à la nature humaine. L'optimiste, peut-être utopique que je m'obstine à être, préfère observer, sans les approuver, quelques dérives individuelles plutôt que devoir subir des perversions collectives, dont l'histoire nous a donné des exemples, et qui risquent demain de se révéler bien pires, car fondées sur une idéologie économique dévoyée.

Bibliographie

1. O'Donnel T.J.
La morale en médecine.
1962. Mame édit.

2. Nikolaos Hatzinikolaou. Fr.
Nature et statut de l'embryon : le point de vue chrétien orthodoxe. 3ème symposium sur la Bioéthique. L'assistance médicale à la procréation et la protection de l'embryon humain.
Conseil de l'Europe. Strasbourg. 15-18.12.96.

3. Sureau C., Shenfield F.
Les aspects culturels, éthiques et légaux du conflit fœto-parental.
In : Aspects éthiques de la Reproduction humaine. J. Libbey édit. Paris 1995. Session 1 : 65-106.

4. Sureau C., Shenfield F.
Les soins néonatals.
In : Aspects éthiques de la Reproduction humaine. J. Libbey édit. Paris 1995. Session 4 : 189-212.

5. Décision du Conseil Constitutionnel du 27.7.94.
In : Dictionnaire Permanent de Bioéthique et Biotechnologies. Bulletin 10. 1/09/94 : 9739.

6. Recommendations on ethical issues in obstetrics and gynecology.
FIGO Committee for the study of ethical aspects of human reproduction. FIGO. London 1994 : 9-10.

7. Boué A.
La constitution et l'utilisation de collections de cellules souches embryonnaires humaines demandent une réflexion éthique.
Communications des participants p. 10-11. 3ème symposium sur la Bioéthique. L'assistance médicale à la procréation et la protection de l'embryon humain.
Conseil de l'Europe. Strasbourg. 15-18/12/96.

8. Lois 94-653 et 94-654 du 29.07.1994. J.O. du 30.07.94. p. 11056-11067.

9. Arrêt 59 P. Civ. 1. Cour de cassation. 9.01.96.

10. Sureau C.
Médecine de la reproduction : responsabilité individuelle et encadrement juridique
In : Colloque de la Villette. Le savant et le politique d'aujourd'hui. Albin Michel édit. Paris 1996 : 161-180.

11. Sureau C.
L'embryon humain : une entité spécifique?
In : L'embryon humain est-il humain? Forum Diderot. PUF édit. 1996. p. 11-25.

12. Recommendations on ethical issues in obstetrics and gynecology.
FIGO Committee for the study of ethical aspects of human reproduction.
FIGO. London 1994. p. 15.

13. Recommendations on ethical issues in obstetrics and gynecology.
FIGO Committee for the study of ethical aspects of human reproduction.
FIGO. London 1994. p. 10-11.

14. Forrester V.
L'horreur économique.
Fayard édit. 1996.

15.Carol A.
Histoire de l'eugénisme en France.
Seuil édit. Paris 1995.

16. Bourges B.
Statut juridique du placenta humain.
In : Comptes rendus du Colloque Interface INSERM. Société Française de Gynécopathologie. Paris. 31.1.97.

17. Baud J.P.
L'affaire de la main volée.
Seuil édit. Paris 1993.

18. De l'éthique au Droit.
Etude du Conseil d'Etat n°4855. La Documentation Française. Paris 1988.

19. Dickens B.M.
Interfaces of assisted reproduction ethics and law.
In : Ethical dilemmas in assisted reproduction. F. Shenfield, C. Sureau. Parthenon édit. sous presse.

Originalité de la médecine des enfants

Michel Pierson

L'originalité et la participation de la relation thérapeutique entre le médecin et l'enfant tiennent à quatre facteurs : la fragilité du patient, l'originalité du dialogue à trois, l'ambiguïté du consentement éclairé et l'âge du petit patient.

La fragilité du jeune patient donne au médecin un double rôle, à la fois de soigneur et de protecteur. Ces deux rôles sont souvent difficiles à jouer de concert. Le même phénomène se retrouve dans l'impossibilité d'avoir un consentement libre et éclairé, car les deux éléments en sont altérés chez l'enfant de moins de 10 ans.

Le dialogue médecin-malade chez l'enfant, est en réalité un « trilogue », si l'on peut utiliser ce néologisme. Un personnage supplémentaire interfère dans la relation ; c'est où la famille ou la tutelle et parfois les deux. Cela se complique encore lorsqu'il s'agit de familles dissociées. On pourrait aussi, en milieu hospitalier, faire intervenir le personnel soignant, ou en milieu institutionnel d'autres intervenants comme les psychologues, les éducateurs, etc. L'ambiguïté la plus extrême est celle du consentement. C'est l'acte-clef qui ouvre normalement la possibilité de traiter un individu, c'est-à-dire de décider de la thérapeutique à lui appliquer. Cette possibilité requiert trois temps : informer, obtenir le consentement et décider.

Or, **l'information** est difficile. Qui doit-on informer, parmi les partenaires du « trilogue » ? Bien entendu, le discours ne peut être le même pour l'enfant, pour les parents et pour les tuteurs.

Qui va donner le **consentement**? Le père, la mère, le tuteur, l'enfant ou la famille? Or, celui qui consent n'est pas obligatoirement celui qui va subir. Or, si l'on veut accepter le principe que le respect de la dignité de la personne implique que seul peut accepter de subir un dommage celui qui en est l'objet. On voit donc que le problème est insoluble, car la plupart du temps, (en tout cas pour l'enfant de moins de 10 ans) cette réalité n'est pas perçue par les différents protagonistes. Et il faut reconnaître que souvent, on ne discute pas des risques et des inconvénients des thérapeutiques. De plus, s'il y a un conflit d'interprétation entre les parents, les parents et l'enfant, les parents entre eux, l'enfant et le médecin, etc. Que faire? Qui peut en réalité obtenir ce consentement? Il se trouve qu'en France, la loi autorise le Juge des enfants à se superposer à l'ensemble de tous ces partenaires et à prendre la décision. Mais on sait combien cela peut être à la fois choquant et douloureux!

Quant à la **décision** finale, elle pose le même problème et de plus, fait éventuellement intervenir des partenaires supplémentaires, d'autres acteurs de santé; les confrères, les biologistes, les pharmaciens, les chirurgiens, etc., c'est-à-dire ceux qui vont être amenés à appliquer les décisions thérapeutiques.

Enfin, l'ensemble de ce dispositif est totalement différent en **fonction de l'âge de l'enfant** et nous allons donc envisager des situations concrètes et les classer selon les tranches de vie.

Les decisions thérapeutiques concernant l'enfant à naître

Nous n'aborderons volontairement pas les problèmes qui se posent en matière de diagnostic prénatal et d'interruption volontaire de grossesse, puisque ces thèmes font l'objet d'autres articles dans cette monographie. Par contre, il nous faut aborder les principes éthiques de la médecine fœtale.

La médecine fœtale désigne un champ d'activité nouveau pour les médecins, puisque le fœtus est maintenant devenu un patient à part entière : non seulement il est connu et identifié, mais on peut en évaluer la capacité de vivre et le développement harmonieux ou non. Il s'agit donc d'une démarche médicale, à la fois diagnostique, pronostique et thérapeutique.

Toutefois, il faut reconnaître que ce « patient » n'a aucune autonomie, ni biologique, ni physiologique, ni même légale. Il y a donc curieusement, en matière de médecine fœtale, deux personnes physiques qui peuvent être l'objet de soins et de traitements : la mère et son fœtus qui sont indissociables sur le plan biologique, mais dont les droits, voire même les intérêts peuvent être contradictoires.

Des situations ambiguës peuvent se créer autour de ce couple particulier que représente l'enfant et sa mère avant la naissance. Une démarche médicale doit être entreprise pour évaluer les lésions et instaurer un pronostic. Une équipe médicale, comportant l'accoucheur, le pédiatre, l'échographiste, le biologiste et d'autres personnes sont peut être amenés à poser des indications thérapeutiques. Il y a donc nécessité de dialogue, d'une information approfondie et d'une très grande prudence de tous ces partenaires.

Si l'on peut parler de thérapeutique, il faut bien s'entendre sur ce terme, car la reconnaissance d'une anomalie de développement du fœtus aboutit souvent à une indication d'avortement, c'est-à-dire de mort. Il est difficile de donner, malgré l'habitude prise en France à cette curieuse exécution, le nom d'interruption **thérapeutique** de grossesse.

Nous devons néanmoins nous féliciter que depuis quelques années, « l'ingérence » du pédiatre, du chirurgien-pédiatre et du biologiste dans le domaine de la grossesse et de l'accouchement soit maintenant acceptée. Plusieurs types de spécialistes médicaux se sentent donc concernés et une discussion peut amener à prendre des décisions autres que celle de l'avortement. Il est donc nécessaire de bien peser, réciproquement, le pour et le contre de toute décision, car l'attitude ultérieure conditionnera aussi celle des partenaires. Il y a donc à tout moment, pendant la grossesse, lors de la découverte d'un trouble ou d'une anomalie du développement du bébé, une nécessaire obligation de cohérence entre les différents acteurs. On pourrait ajouter que quelle que soit cette décision, un risque d'erreur est toujours possible et il est donc indispensable que les équipes prennent l'habitude de garder leur cohésion. Non seulement pendant que se déroule ce grand combat pour la vie, ou hélas pour la mort, et qu'a posteriori, une évaluation sérieuse en soit faite.

Un mot encore pour parler de **l'accompagnement des parents**. Le médecin peut avoir, bien entendu, tendance à considérer l'intérêt de la mère en premier, c'est généralement le rôle de l'accoucheur. Par contre, le pédiatre se fera plus volontiers l'interlocuteur de l'enfant, son défenseur, celui qui lui rend son image d'enfant, même déformée, et non plus de monstre. En conséquence, les parents peuvent se trouver en face d'une réalité partagée entre les dires des uns et des autres, mais en tout cas c'est à eux que revient le droit, et à *eux seuls*, d'élaborer le projet de soins et de vie en fonction de l'aide qu'ils pourront obtenir des parties médicales. Cela nécessite donc que l'accompagnement de la grossesse pour un enfant perturbé ou malformé, doit être prolongé et qu'il ne doit pas s'arrêter, ni au moment de la décision d'avortement, et encore moins après la réanimation de la naissance.

Au cas où on aura opté pour la solution de mort, il faudra bien entendu, que le travail de deuil soit fait spontanément par l'ensemble de l'équipe médicale entourant les parents.

La réanimation néonatale

Nous avons heureusement quitté depuis longtemps l'attitude fataliste qui prévalait jusqu'au milieu de ce siècle, c'est à Dieu ou à la Nature de décider de la vie ou de la mort des nouveau-nés. Mais en corollaire, si ce n'est ni à Dieu ni à la Nature de décider, est-ce au médecin ou à la famille ou aux deux?

Se posent essentiellement, en matière de réanimation, des indications d'ordre neurologique, respiratoire, malformatif. Lorsque nous disons neurologiques, nous pensons spécialement, soit à anomalies déjà connues avant la naissance (comme les ischémies ou les leucomalacies péri-ventriculaires), soit à des anomalies non décelées avant la naissance (telles que l'anoxie-périnatale, un peu plus tard les méningites, les malformations, les maladies dégénératives ou les maladies génétiques), à révélation très précoce. En pathologie respiratoire, on envisage surtout les affections chroniques, telles que les dysplasies bronchopulmonaires, conséquences d'une forte oxygénation pendant la réanimation. Enfin, en matière de syndromes polymalformatifs, des problèmes éthiques se posent lorsqu'il s'agit de formes sévères avec souffrances extrêmes ou pronostics neurologiques ultérieurs désastreux. C'est souvent l'accumulation de plusieurs handicaps qui rendent la vie ultérieure difficilement supportable.

Les protagonistes de la réflexion amènent à la prise de décision immédiate de réanimation. Bien entendu, le premier concerné est l'enfant : il ne peut exprimer ni son sentiment, ni sa douleur, il est à la merci des adultes au sens propre (merci, c'est-à-dire pitié). Or, il peut être, selon le cas, fortement idéalisé par la famille, voire déifié. Ou à l'inverse, il peut être déjà, même avant la naissance, exclu, rejeté, condamné, lorsqu'en particulier il n'est pas conforme à la règle ou au désir des parents. Or, son statut juridique ne lui assure aucune position confortable puisqu'à la naissance et pendant les trois premiers jours, il est un passager clandestin de la Maternité.

On voit donc que sa situation est périlleuse et que le poids de la charge émotive et affective va être très lourd pour la décision. C'est donc au médecin d'être très souvent le défenseur exclusif de cet enfant. Il faut reconnaître que dans cette tourmente, les parents sont violemment projetés dans un univers de culpabilité, d'ignorance, de faiblesse et de fragilité. Souvent, la mère est séparée du bébé et le père est inquiet, désorienté.

Quand à l'équipe soignante, elle doit se substituer en partie aux parents pour prendre la décision qui s'impose, puisqu'il s'agit toujours d'une décision d'urgence, qui ne permet pas de demander l'accord ni même l'avis des uns et des autres.

Quels sont donc les repères qui permettent de prendre cette décision conformément à l'éthique et à l'intérêt de l'enfant. La première idée, est que tout nouveau-né est un être humain à part entière, quels que soient son âge de gestation, son poids, son aspect, sa détresse. Son premier droit est d'être soigné, il y a donc obligation de l'équipe de tout mettre en œuvre pour son assistance, et en Pédiatrie néonatale, c'est la vie et non la mort qu'il faut choisir, car il est nécessaire de lui donner ses chances.

Corollaire de cette première notion : accepter qu'en cas d'échec, la mort n'est pas une faute mais une conséquence naturelle.

Troisième corollaire des deux premières, instaurer par principe la réanimation d'attente. C'est ultérieurement que viendra la décision de poursuivre ou d'arrêter, qui deviendra cette fois une décision médicale, mûrement pensée qui ne repose pas sur un seul avis mais sur l'ensemble de l'équipe, sur une analyse de situations très complètes, nécessitant de s'entourer d'avis complémentaires. Et enfin, lorsqu'une décision est prise, il faut l'appliquer.

Après l'application de la décision, il faut en évaluer le bien-fondé, en cas de décès, accepter et faire accepter par la famille que l'autopsie fait partie des examens d'évaluation et en cas de survie, s'impliquer complètement et pour longtemps dans le suivi.

En ce qui concerne les parents, l'accompagnement de ces derniers, par l'équipe médicale est une nécessité, elle doit être également prise en charge d'une manière prolongée.

On peut se demander dans tout cela quelle est la place des parents dans la décision de la réanimation néonatale. C'est effectivement une grande difficulté. Il y a une grande différence entre le public et la mentalité de nos collègues Anglo-saxons, qui ont fortement tendance en cas de divergence d'opinions à demander que les parents prennent la décision. Chez nous, au contraire, nous sommes plutôt partisans que la décision revienne à l'équipe médicale, mais bien entendu, après de longues explications avec les parents. En aucun cas, leur faire supporter les conséquences de la décision, car ils risqueraient d'être culpabilisés à vie.

Il reste dans tout cela un certain nombre de problèmes qui ne sont pas résolus. Par exemple, lorsqu'après une réanimation d'attente, le bébé devient autonome mais son cerveau est tellement blessé qu'on peut augurer qu'il constituera un grand handicap sur le plan mental, ou encore lorsque le handicap a été reconnu avant la naissance et que l'on n'a pas su s'il fallait pratiquer une interruption médicale de grossesse ou, au contraire, le laisser vivre.

Décision thérapeutique chez le jeune enfant avant l'âge de 10 ans

Nous limitons cette période entre la naissance et la dixième année, curieusement ce que l'on peut appelait autrefois « l'âge de raison ». Il y a en fait peu de problèmes sur le plan de la thérapeutique elle-même. C'est la phase des maladies aiguës ou des affections, qui dans l'ensemble sont curables, qui ne posent donc guère d'alternative de choix majeur et où le consensus entre le médecin et la famille, pour obtenir la décision, se fait facilement. La période enfin, où il y a peu de conflit d'intérêt entre l'enfant, sa famille et le médecin.

Il y a cependant plusieurs situations d'exception : les maladies graves, la participation aux essais thérapeutiques des médicaments et les transferts en établissement, créant une séparation avec la famille.

Les maladies graves. Nous englobons sous ce terme non seulement les tumeurs, les leucémies, mais aussi les maladies neurologiques sévères, entraînant une détérioration mentale, voire le décès, les maladies rénales, conduisant à une insuffisance définitive et posant la question des transplantations d'organes et enfin, le sida.

Dans tous ces cas est soulevée la question du droit à la parole de l'enfant et de son consentement, pour obtenir non seulement l'accord pour la thérapeutique mais aussi sa propre participation à son traitement.

L'enfant a besoin de comprendre tout ce qui lui arrive. Or, malheureusement très peu de cette demande est prise en compte par les adultes qui décident. Il y a même trop souvent, une réaction de défense de la part de l'enfant, parce qu'antérieurement, il a été trompé. Par exemple, il n'a pas été prévenu que le docteur qui venait le voir allait l'emmener à l'Hôpital, on lui a affirmé qu'il n'aurait pas de piqûre, qu'il n'y aurait pas d'opération, qu'il n'aurait pas mal ; et les événements ont démontré qu'on lui avait menti. Première attitude éthique du médecin : ne jamais mentir à un enfant, même en bas âge. Différentes situations peuvent générer un conflit entre l'équipe et le droit, puisque par définition, chez l'enfant mineur, le droit de décision appartient à l'autorité de tutelle, c'est-à-dire soit l'autorité parentale, soit la tutelle administrative.

Il est évident qu'il peut y avoir dans ces conditions un conflit d'intérêt et un dissentiment entre le médecin et la famille, entre le médecin, la famille et l'enfant, entre l'enfant et sa famille, voir même entre l'enfant et l'un de ses parents et pas l'autre. Comment régler ce conflit de pouvoir ?

Il existe la solution légale, nous l'avons mentionné plus haut, celle du Juge des enfants. Chez les Anglo-saxons, on a tendance dans ces situations à faire appel à un comité d'éthique de l'Hôpital, mais nous ne pensons pas qu'il s'agisse de la bonne formule, car il est évident que le pouvoir de conviction de l'équipe médicale, qui exerce sa persuasion vis-à-vis des différents partenaires, est certainement préférable.

Le deuxième cas de figure, c'est le **consentement aux essais thérapeutiques**. La loi Huriet règle légalement le problème puisque le tuteur légal peut donner ou non son consentement mais qu'en est-il de l'opinion de l'intéressé lui-même ? Avant 8 ou 10 ans, il est difficile de faire intervenir son avis, et c'est pourtant lui qui va éventuellement souffrir ou avoir des effets indésirables, voire même des accidents d'intolérance, etc. et à fortiori, s'il s'agit d'effets sans bénéfice direct.

Quelles sont les bases éthiques qui permettent à l'équipe médicale de se déterminer dans ce sens ? On pourrait les résumer ainsi :

Premier principe. Il n'y a pas lieu de faire d'essais thérapeutiques chez le jeune enfant lorsque de tels essais ont déjà été réalisés chez l'homme adulte. A l'exception, bien entendu, de quelques thérapeutiques spécifiques, je prendrai celle de l'hormone de croissance par exemple, puisqu'il s'agit d'une thérapeutique dont on ne peut pas connaître l'effet en dehors de la période de croissance.

Deuxième principe. On doit autant que possible ne jamais accepter de faire entrer un enfant dans un protocole thérapeutique, même tout jeune, si on n'a pas vraiment pesé le pour et le contre de l'intérêt qui peut en ressortir pour lui. C'est dire qu'en pratique, les essais sans bénéfice direct, ne doivent pas être effectués chez les enfants sauf à titre tout à fait exceptionnel.

Dernière situation : **la séparation**. L'hospitalisation dans un établissement lointain, l'éloignement de sa mère, sont des circonstances dans lesquelles l'enfant doit être informé. Il y a manière et manière de l'informer suivant l'âge, bien entendu. Et cette information doit de préférence être donnée par la personne en qui l'enfant a la plus grande confiance, c'est-à-dire la mère. Mais à défaut, le médecin ne doit pas se dérober à cette information, quitte à essuyer les refus, et à négocier ultérieurement une alternative.

En définitive, dans cette tranche de la vie, le regret que l'on peut avoir en matière de décision thérapeutique, c'est que dans la pratique courante, force est de constater que la **parole de l'enfant**, en matière de consentement aux soins et aux traitements, est très souvent mal prise en compte.

A l'adolescence

Les limites de l'adolescence sont un peu variables en fonction des pays, et en Europe en particulier, en raison de la fréquentation des Institutions hospitalières ou des consultations publiques ou privées. Mais en moyenne, on peut dire qu'entre 13 et 18 ans, on peut considérer que chacun s'accorde à parler de l'adolescence. Cette tranche d'âge représente une population d'enfants malades importante, de l'ordre de 30 %, soit qu'il s'agisse d'enfants admis dans les Services de Pédiatrie, ou des Services d'adultes ou de Psychiatrie ou même en Gynécologie.

Les problèmes de la relation médecin-malade sont encore plus complexes qu'à aucun autre moment puisque le « trilogue », dont nous avons parlé précédemment, est ici encore éclaté. Il y a, à la fois de la part de l'adolescent une très forte demande, un besoin impérieux mais en même temps un très fort rejet du monde de la santé.

Le rôle prédominant de structures pédiatriques, qui comportent en même temps une forte participation psychologique, a été récemment très bien mis en lumière par le rapport de Burgio en 1995, aux Assises Nationales de la Médecine de l'Enfant à Paris.

Dans cette période, les difficultés évoquées précédemment sont exacerbées à l'extrême : le droit à la parole est exigé par l'adolescent, même mineur, et souvent de façon très violente, la brutalité des réactions de rejet de la famille, des tutelles et de l'Institution de santé, le refus de coopérer et d'exposer ses difficultés de santé, même lorsqu'elles sont évidentes, la violence provoquée par l'adolescent ou subie par lui, la lassitude des traitements de longue durée, (néphrologie,diabète, endocrinologie, neurologie etc.) qui incite à arrêter le traitement au su ou à l'insu du médecin, la forte répugnance des aspects psychologiques voire psychiatriques de tout le contexte de santé à cette phase de la vie.

Les soignants doivent donc avoir une attitude particulièrement éthique en matière de thérapeutique à cet âge, parce que les décisions à prendre sont parfois contraires au droit; notamment dans le cas où le jeune refuse d'emblée une thérapeutique qui nous semble absolument indispensable, mettant en jeu son pronostic vital; soit par un rejet d'un traitement volontairement accepté depuis plusieurs années mais qui devient trop pesant à son gré, et dont l'abandon risque de compromettre gravement sa santé; soit par la découverte d'une tricherie sur un traitement non suivi ou un changement de traitement fait soit par l'adolescent lui-même, soit par d'autres collègues qui ne sont pas au courant de la relation thérapeutique exacte et cette tricherie peut ne pas être découverte par la famille.

Il y a bien d'autres circonstances dans lesquelles le médecin doit le secret à l'adolescent pour la confidence qui lui a été faite même s'il s'agit d'enfants mineurs.

Les principes de référence qui doivent guider notre action en cette matière peuvent se définir :

en conscience, le médecin se doit d'abord et avant tout de soigner et de donner à son patient la meilleure qualité des soins en dehors de toute influence et même sous sa propre pression.

Le médecin doit une honnêteté absolue à l'adolescent. Il ne faut jamais lui mentir ; c'est une marque de respect de sa dignité que de garder le secret tout en s'efforçant de le convaincre de faire part de certaines informations à son entourage, notamment à sa famille, dans la mesure où cela paraît indispensable.

C'est un devoir de s'entourer de l'avis, voire de l'intervention d'autres partenaires de santé, notamment des confrères, en particulier lorsque la décision thérapeutique est mise en échec par un conflit qui risque de bloquer définitivement la relation avec le malade.

En dernier ressort, tout médecin peut avoir le droit d'arrêter des soins s'ils les juge inutiles, nuls et non avenus, en particulier parce qu'ils ne sont pas exécutés et ceci ne peut se faire qu'à condition de remettre le jeune patient entre les mains d'autres acteurs de santé.

La phase terminale de la vie d'un enfant

C'est l'épreuve la plus pénible que doivent traverser tous les acteurs et témoins, y compris le patient, parce que les émotions sont à ce moment au maximum et risquent de faire dériver gravement les comportements et les attitudes de l'ensemble des soignants.

Pour le médecin qui soigne, cette phase peut être ressentie comme celle de l'échec. Et la blessure narcissique de toute l'équipe doit être acceptée et surmontée. Après les phases de fougue et d'enthousiasme de la période où l'on espérait guérir, il faut radicalement s'investir dans la phase de remise en question et surtout de gestion de la fin de la vie du patient.

L'accompagnement de celui qui va mourir n'est pas celui de quelqu'un de nouveau, mais de celui-là même que l'on a tenté de guérir pendant des mois, voire des années, avec qui on a déjà parcouru un long chemin d'éclaircies et de nuages.

Le traitement de la **douleur** et la restauration de l'état de nutrition viennent remplacer le traitement de la **maladie**. Comment l'annoncer à l'enfant et à sa famille? Cette phase d'annonce de l'entrée en phase terminale doit se faire explicitement et non pas en secret comme si l'on avait honte. Un entretien spécial doit être ménagé, d'abord avec les parents et ensuite peut-être avec l'enfant. Mais que dire, Et qui est à même de le dire? Sont-ce seulement les parents ou le médecin? Il nous semble que ce sont les deux, mais notre devoir doit être celui d'un informateur plus discret et plus confiant. Parmi les questions qui se posent, faut-il poursuivre un certain temps la chimiothérapie en même temps que l'on met en route les traitements palliatifs, en cas de cancer terminal? Si on ne le fait pas, l'enfant pourrait avoir l'impression d'être abandonné. Il faut aussi être attentif à ne pas ajouter les inconvénients d'un traitement trop lourd à cette phase, qui peut entraîner vomissements, aplasie et anorexie, alors qu'au contraire, il est plutôt opportun d'alléger les bilans, les explorations et même les traitements.

Faut-il accepter le traitement alternatif, parfois demandé par la famille ou par un autre confrère, à la suite de lectures ou de publicités plus ou moins sérieuses? Nous pensons que oui, s'il n'est pas douloureux et non dangereux et qu'il n'interfère pas avec la relation de gestion de la fin de vie.

L'extrême fin de vie doit amener le médecin à aider au rapprochement de la famille, soit à l'Hôpital, soit au mieux à la maison si possible. Il faut en préparer à l'avance le retour, expliquer que l'on pourra éventuellement revenir à l'Hôpital si nécessaire. Nous sommes impliqués dans ce qu'il est nécessaire d'apporter comme confort physique et moral à l'enfant sans acharnement thérapeutique : l'hydratation, la nutrition en continu, les transfusions éventuelles, le traitement des escarres, assurer la vidange des émonctoires, apporter de l'oxygène, des antitussifs, etc. mais surtout, maîtriser les douleurs avec l'utilisation indiscutable de morphiniques et des traitements de l'angoisse avec les médications spécialisées. Des douleurs de désafférentation, de compression nerveuse et autres, peuvent être traitées par des anesthésiques loco-régionaux avec ou sans pompe, de même pour les algies sympathiques.

Enfin, que dire à l'enfant qui va mourir? Comment accompagner cet enfant, mais aussi ses parents?

Le meilleur critère qui témoigne que la mission a été bien remplie pour le soignant, c'est de constater après la mort que le sentiment de révolte, bien naturel, fera bien place assez tôt, à une certaine sérénité, voire à des marques de gratitude dont une est significative : les dons pour la recherche médicale souvent faits par les familles de ces enfants.

Conclusion

C'est, bien entendu, chez le jeune enfant que se produit la plus grande distorsion entre le droit et l'éthique en matière de consentement à la thérapeutique, ou plutôt aux soins médicaux. Ce mot incluant les épreuves diagnostiques qui y conduisent.

Le problème est essentiellement celui de la difficulté de recueillir et de faire accepter l'opinion de l'enfant lui même sur les propositions et les décisions médicales, même si elles ont été avalisées par la famille ou le tuteur légal.

Avant 10ans, le problème est épineux puisqu'en pratique on ne tiendra jamais compte du sentiment du jeune patient. Et la négociation se résume entre deux partenaires, le médecin et les parents.

A l'adolescence, l'affaire se corse puisque cette fois l'adolescent va faire valoir son droit à la parole. Il peut s'en suivre des situations extrêmes, voire confuses, où trois protagonistes, parents, famille et médecin sont en conflits, aigus ou chroniques. Il faut bien prendre une décision : qui la prend? La tendance dans les pays Anglo-saxons est souvent de laisser finalement le tuteur légal, parents ou Juge, assumer l'issue de cette négociation, voire de s'en remettre à l'arbitrage d'un Comité d'Ethique de l'établissement hospitalier.

Ce n'est pas du tout l'attitude (ou tout au moins pas encore) des équipes médicales françaises et en majorité Européennes. C'est l'équipe médicale qui s'efforce d'obtenir le consentement ou l'arrangement amiable qui ne lèse pas les intérêts vitaux et fondamentaux de l'enfant. En cas d'impossibilité d'accord, l'équipe peut se décider à passer la main à une autre équipe, choisie en consensus avec la famille et le corps médical.

Cette façon de faire peut parfois être considérée comme une démission ou une fuite devant la responsabilité. En fait, c'est le résultat de notre sens du respect de la dignité de l'enfant et de sa famille qui nous amène à prendre cette attitude.

En somme, si l'on peut en un raccourci probablement trop simpliste, résumer les six grands principes de l'éthique vis-à-vis de la décision thérapeutique chez l'enfant, bien portant ou malade d'ailleurs, nous dirons volontiers :

Que tout enfant doit être accepté tel qu'il est et non comme on voudrait qu'il soit.

Que l'enfant doit être, dès sa naissance, admis dans la communauté humaine et non exclu pour non « conformité ».

Qu'il soit identifié par son nom de famille, par son prénom, une nationalité voire une religion.

Qu'il doit être aidé et aimé et protégé en toutes circonstances, autant dans son corps que dans son esprit.

Que tout enfant doit être soigné avec les meilleurs moyens de la science médicale.

Qu'il doit, quoiqu'il arrive, être respecté dans sa dignité de personne humaine à part entière.

Bibliographie

1. Bigot M.
Les droits de l'enfant.
Tribune de l'Enfance, 1986 : 194-204.

2.Dehan M.
Problèmes éthiques soulevés par la réanimation néonatale.
Pédiatrie 1993 ; 48 : 846-851.

3. Gientz G.
Ethical aspects of the pediatric research.
Acta paediat scand 1983 ; sup XXIII 1 vol.

4. Gold F., Laugier J.
Ethique et néonatologie intensive : faut-il écrire les principes de notre action ?
Arch Fr Péd 1988 ; 45 : 447-449.

5. Manciaux M.
Les droits de l'Enfant dans les systèmes de soins Européens.
Le Pédiatre 1992 ; 134 : 103-109.

6. Martin J.
Le consentement éclairé à propos du rôle de la famille dans la décision liée aux soins.
Médecine et Hygiène 1996 ; 54 : 67-72.

7. Meignier M.
Gestion de la phase terminale de la vie de l'Enfant.
Médecine et Enfance 1994 ; VIII : 283-291.

8. Nations Unies
Assemblée Générale de Novembre 1959. Déclarations des droits de l'Enfant.
UNICEF New York Edit.

9. Parlement Européen
Charte de l'Enfant hospitalisé.
Strasbourg, mai 1986.

10. Pierson M.
Regards éthiques sur les droits de l'Enfant.

Colloque de Pont-à-Mousson. 14 décembre 1988. Journées d'Etudes du Comité Consultatif National d'Ethique en Lorraine.

11. Pierson M., Vert P., Willard D., André M., Beaufils F.
La décision d'arrêt thérapeutique en Réanimation néonatale.
Annales Médicales de Nancy 1992; 31 : 343-359.

12. Pierson M.
Risques diagnostiques et thérapeutiques.
Médecine et Société. Brunsvic H. et Pierson M. Ed. Nathan Université Paris. 1995 : 21-31.

13. Pierson M.
Les recherches biomédicales sans intérêt direct chez l'Enfant.
Conférence Nationale des CCPPRB. Palais du Luxembourg. Paris.
5 décembre 1996.

14. René L.
Consentement des parents, consentement des enfants : Déontologie de la médecine des enfants.
Bulletin Ordre National des Médecins. 1988. O.N.M. Ed. Paris 8e.

15. Royer P., Guignard J.
Ethique et Pédiatrie.
Ed. C.I.E. Paris. 1982. Paris 16e.

16. Royer P.
Ethique et Pédiatrie.
Rapport groupe Experts au CCNE. Décembre 1990. Ed. INSERM. Paris 13e.

Ethique et gériatrie

Francis Kuntzmann

Toute démarche médicale doit s'appuyer sur une réflexion éthique dans la mesure où elle impose à la personne malade des contraintes, voire des agressions nécessitant son consentement. La pratique gériatrique ne déroge pas à cette règle. Plusieurs spécificités doivent toutefois être prises en compte dès lors qu'il s'agit de personnes très âgées. Certaines sont communes à la vieillesse et à l'enfance. Elles sont liées, aux âges extrêmes de la vie, à la **fragilité** et à la **vulnérabilité** de l'individu, moins capable de s'adapter aux situations nouvelles et, de ce fait, dépendant de son entourage pour une part plus ou moins importante de ses besoins. Au grand âge, l'individu est plus sûrement proche du terme de sa vie qu'à aucun autre âge, ce qui l'amène à attacher une particulière importance à la qualité de vie qui lui est permise plutôt qu'à sa durée. Une autre caractéristique tient au fait que le malade très âgé est toujours soigné par des professionnels, médecin et autres soignants, plus jeunes que lui. La **différence d'âge** et de génération **entre soignés et soignants**, avec ce que cela comporte comme différence d'expériences, de modes de vie et de mentalités ne confère pas à ces derniers une compréhension intuitive des attentes et aspirations de leurs aînés d'une, deux, voire trois générations. Leur tendance spontanée serait plutôt de considérer que les vieillards, qui parfois s'expriment mal, pour toutes sortes de raisons, dont la lenteur et la peur de gêner, ont dans l'ensemble un champ d'intérêt réduit. Il arrive que cette présomption se traduise sous la forme d'une appréciation sommaire dans le genre : « tous les vieux ont les mêmes problèmes : des problèmes de vieux ».

De ces données, il résulte une incontestable menace pour les malades les plus âgés de voir amputer leur autonomie, c'est-à-dire leur libre choix de décider de l'acceptation des soins et, plus généralement, de l'organisation de leur vie. Une vigilance toute particulière visant à inclure dans la démarche médicale une réflexion éthique systématique est d'autant plus nécessaire que les malades sont très âgés et sans défense, du fait de leur dépendance. Cette préoccupation doit d'ailleurs s'étendre largement en dehors du champ médical, comme en atteste la Charte des Droits et Libertés des personnes âgées dépendantes de la Fondation Nationale de Gérontologie (1).

Il est important de souligner, en préalable, que la gériatrie n'est pas une discipline médicale réservée à des spécialistes. Elle doit être la **médecine adaptée à la personne âgée malade** et donc être pratiquée par tous les praticiens qui prennent en soin des malades âgés et très âgés. Elle requiert néanmoins des centres de référence où exercent des gériatres particulièrement formés à cette discipline (ce terme devant s'entendre dans les deux sens : « étude de la connaissance » et « règles de conduite que l'on s'impose » Dictionnaire Robert). Tel doit être le cas des services hospitaliers de gériatrie et des institutions gérontologiques accueillant des personnes ne pouvant ou ne voulant plus rester à leur domicile en raison de leur état.

La démarche thérapeutique

Quel que soit son âge, le malade doit bénéficier des traitements susceptibles de guérir son affection ou, à défaut, de préserver le meilleur état de santé possible. Chez le vieillard, compte tenu de ses affections chroniques et, éventuellement, des incapacités qui en résultent, l'objectif prioritaire se situe bien souvent au maintien d'une qualité de vie acceptable. Dans cet esprit, il est important de connaître son appréciation sur son état, ses attentes prioritaires concernant son avenir. Le thérapeute doit veiller, autant que faire se peut, à ce que le patient se détermine en pleine autonomie. Cette démarche concerne aussi bien son acceptation d'une intervention chirurgicale, d'une chimiothérapie, de la mise en place d'un appareillage acoustique que d'une entrée en maison de retraite ou service de longue durée, voire d'un accueil familial ou de l'organisation du soutien à domicile avec des tiers. Il apparaît donc clairement que les choix thérapeutiques s'étendent largement au-delà du champ pharmaceutique et impliquent quasi systématiquement des techniques de rééducation et de réadaptation, un soutien psychologique et la mise en place d'aides à la dépendance. Il s'agit d'une prise en charge globale, requérant concertation avec le patient en vue de son adhésion au projet thérapeutique, information de l'entourage en vue de la meilleure collaboration possible et réflexion au sein de l'équipe d'intervenants pluridisciplinaires dont chaque membre amène ses propres informations concernant le vécu du patient. Cette réflexion relève de l'éthique dans la mesure où des divergences d'opinion peuvent apparaître concernant l'intérêt d'un traitement, l'éventualité d'un changement de mode ou de lieu de vie, la nécessité d'un diagnostic complémentaire en vue d'une prévention d'aggravation, mal compris par le patient et son entourage. L'âge ne pouvant à lui seul constituer un critère de décision, des grilles prenant en compte des paramètres individuels et environnementaux ont été proposées (7) en plus des index pronostiques habituellement utilisés.

La finalité d'un traitement ne doit jamais être perdue de vue. Il arrive fréquemment chez un vieillard que l'objectif d'une qualité de vie acceptable doive l'emporter sur la perspective aléatoire d'arrêter l'évolution d'une affection. Un **traitement symptomatique** prolongé, dont la tentation est grande chez le vieillard en raison des difficultés de diagnostic, doit être fondé sur de solides arguments portant sur la qualité de vie qu'il permet. Son efficacité ne doit pas constituer un prétexte à ne pas poser de diagnostic. Il pourrait, en effet, en résulter pour le patient une perte de chance non acceptable dans son principe. Un **traitement préventif** se justifie dans la perspective d'éviter une évolution de la maladie ou l'apparition d'une nouvelle maladie susceptible d'obérer gravement la qualité de vie. Il existe toutefois des limites. Ainsi, il paraît discutable de chercher à éviter une phlébite à un patient dément parvenu au stade ultime, aphaso-apraxique de la maladie, sous prétexte qu'il ne se mobilise plus beaucoup. Il en est de même du traitement de l'hypertension artérielle ou de la prévention de l'ostéoporose chez un tel malade. La mort lente à laquelle sont astreints certains vieillards grabataires ne communiquant plus avec leur entourage relève, certes d'un accompagnement et de soins palliatifs, souvent pendant de longs mois voire années, mais pas forcément du traitement des différentes affections dont ils sont atteints.

Les pathologies iatrogènes induites par les médicaments sont fréquentes et souvent graves (chute, confusion...) chez ces sujets fragiles polypathologiques que sont les patients très âgés. Ces risques doivent, par conséquent, être systématiquement pris en compte et mis en balance avec les bénéfices escomptés en y intégrant bien-être et qualité de vie.

Le rôle de l'hôpital

La prise en charge thérapeutique d'un malade âgé peut relever de la mission de l'hôpital dès lors que le diagnostic et le traitement ne peuvent être assurés dans de bonnes conditions au domicile.

Les patients très âgés qui sont atteints d'une seule affection ne posent, en général, pas de problème particulier. Ils sont normalement admis dans le service spécialisé dont relève leur affection. L'orientation de ceux – largement majoritaires – atteints de polypathologie, est plus difficile. Il arrive que l'orientation vers le service soit davantage fonction de la place disponible que d'un choix raisonné. Pour répondre de façon convenable aux besoins spécifiques de ces patients, il ne serait pas concevable qu'un établissement hospitalier n'inclue pas explicitement dans son projet global une stratégie gériatrique pour l'accueil et les soins. Celle-ci doit comporter des équipes pluridisciplinaires composées de professionnels formés à l'évaluation gériatrique en vue d'optimiser, au-delà du diagnostic et du traitement, la qualité de vie ultérieure. Ces équipes comprenant médecins, infirmières, aides-soignantes, psychologues, travailleurs sociaux, kinésithérapeutes, ergothérapeutes, doivent être regroupées dans des services de gériatrie – indispensables dans les hôpitaux les plus importants – ou sous d'autres formes : équipes volantes, pôles ou unités d'un service... Elle doivent être en relation privilégiée avec les services de suite, les institutions gérontologiques et les services d'aides au maintien à domicile.

La formule des **hôpitaux de jour** est particulièrement adaptée à ce type de malades. Ils constituent un lieu privilégié de diagnostic, d'information et de conseil pour les personnes âgées et leur entourage et d'initiation de traitements relevant de compétences pluridisciplinaires.

Les institutions gérontologique

Leur état de santé, de dépendance, ou simplement leur choix de vivre en collectivité amènent certaines personnes âgées à vivre en institution. Celle-ci devient alors lieu de soin et dispensatrice de traitement. A ce titre, elle peut être responsable d'affections nosocomiales (dépression, régression psychomotrice, chutes, infections...). Les risques de dérapage éthique sont nombreux tant au moment de l'entrée qu'en cours de séjour (2)

La **décision d'intégrer une institution** peut être plus le fait de l'entourage que de l'intéressé pour des raisons variées : recherche de la sécurité pour la personne âgée ou commodité pour l'entourage, conflits familiaux ou contraintes économiques... Les différents arguments font souvent fi du libre choix éclairé du futur résident qui est amené à se plier pour ne pas déplaire. A l'opposé, il arrive aussi qu'une personne âgée souhaite entrer en établissement et se heurte à la résistance de son entourage qui s'y oppose pour des raisons d'ordre psychologique (l'image du parent), ou économique (ses ressources), ou moral (le devoir d'assistance filial ou conjugal).

Les professionnels impliqués dans ce processus décisionnel doivent se garder de porter un jugement sur l'attitude des uns et des autres. Seul doit les guider le souci de sauvegarder l'autonomie de la personne âgée en veillant à éviter les manipulations ou décisions arbitraires prises par un tiers.

L'institution elle-même doit avoir des options éthiques fortes et clairement affichées, en n'acceptant comme pensionnaires que des personnes dont elle est apte à prendre en charge les besoins et dont le consentement, fut-il résigné, est acquis. Elle doit viser à la meilleure qualité de vie possible du résident et établir, avec son accord, un projet de vie personnel, s'intégrant dans le projet d'établissement. L'attention particulière portée à l'autonomie du résident doit lui permettre de garder son libre arbitre, de bénéficier du droit à l'intimité, de pouvoir choisir la vie sociale qu'il souhaite et la possibilité de faire des propositions pour l'organisation de sa vie. Un certain droit au risque ne doit pas lui être refusé lorsqu'il est consciemment assumé (déplacements par ses propres moyens plutôt qu'aidé, par exemple).

Démence sénile

Les problèmes liés à la démence sont très représentatifs des préoccupations éthiques en gériatrie. En effet, les états démentiels concernent une part importante de la population âgée (10 à 15 % de la population âgée de plus de 80 ans). Il s'agit d'une affection évoluant lentement, sur de nombreuses années – souvent plus de 10 ans – fréquemment associée à d'autres processus morbides. La démence d'Alzheimer en est l'exemple le plus fréquent (plus de 50 % de l'ensemble des démences) justifiant qu'elle soit prise en exemple. Pendant la période initiale de la maladie, qui peut s'étendre sur plusieurs années, il convient de **distinguer les capacités restantes** permettant encore l'usage de l'autonomie dans certains domaines et des **limitations de compétence** dans d'autres à des stades précoces de la maladie : le sujet peut être devenu incompétent pour gérer ses ressources ou ses biens et rester capable d'organiser sa vie au quotidien, voire de conduire son automobile (6).

Nous envisagerons successivement les problèmes soumis à la réflexion éthique au début de la maladie d'Alzheimer, puis en cours d'évolution et enfin à la phase terminale.

Le diagnostic est souvent posé tardivement, en raison de la banalisation des troubles, si ce n'est même du fait d'un véritable déni de la part de l'entourage qui cherche à se rassurer en mettant les déficiences constatées sur le compte des effets de l'âge. Tel est aussi, pendant un certain temps, l'attitude du malade qui évoluera ultérieurement vers un état d'anosognosie. Il faut reconnaître qu'en l'absence d'un traitement curatif, les médecins eux-mêmes ne sont pas enclins à porter le diagnostic à un stade précoce. Cette attitude est, de plus, confortée par le fait que l'identification de la démence d'Alzheimer ne peut être confirmé par un marqueur biologique, ni un critère pathognomonique d'imagerie mais repose sur les seules données cliniques et l'observation de l'évolution.

En l'absence de traitement curatif, malgré l'apparition des premiers médicaments à visée symptomatique, les inhibiteurs de la cholinestérase, la seule approche thérapeutique réside dans la prise en charge du malade par son entourage, particulièrement l'aidant principal, le plus souvent le conjoint ou une fille. Celui-ci doit, en conséquence, connaître dès que possible le diagnostic et être informé sur les comportements et attitudes à adopter devant les déficiences du patient, la manière d'entretenir ses automatismes et de fournir les aides nécessaires. Il doit être conseillé en vue d'éviter les tâches indues, sources d'épuisement et finalement d'abandon. Le médecin doit indiquer les solutions d'aides et de suppléance en même temps qu'il doit se préparer à assumer son rôle de conseiller et de recours tout au long de l'évolution.

Cette démarche d'aide se fonde sur la connaissance des ressources physiques et morales du patient, ses centres d'intérêt et ses valeurs personnelles, son milieu de vie et de relation, l'existence d'éventuels troubles psychiatriques antérieurs susceptibles de donner une tonalité particulière au mode évolutif (8).

Toute cette problématique se heurte à deux facteurs, sources de conflits éthiques potentiels, le manque de temps – l'écoute du malade dément et de sa famille en nécessite beaucoup – et pour les patients résidant en institution, le manque de communication en vue d'un projet commun entre soignants (8).

C'est aussi à ce stade que peuvent se poser deux questions complémentaires à connotation éthique : l'éventualité d'une participation du patient à la **recherche d'essais thérapeutiques** et l'opportunité pour des proches de la famille d'une **étude génétique** (par exemple, la recherche de l'allèle ApoE4 susceptible, dans l'état actuel de nos connaissances, de constituer un facteur de présomption) (6).

En cours d'évolution, les comportements gênants posent le dilemme de leur gestion dans le respect de la dignité du malade. La déambulation est l'un des plus difficiles à tolérer par l'entourage. Il concerne environ le quart des déments d'Alzheimer vivant à domicile et les deux tiers vivant en institution. Il traduit, selon le cas, une anxiété ou simplement un besoin de bouger, parfois il peut s'expliquer par la recherche d'un objet plus ou moins imaginaire. Il peut être déclenché par un changement survenu dans l'environnement du patient, ou le traitement, ou par des situations insolites (bruits, visites...).

Une agitation diurne mais aussi nocturne peut se manifester par de l'agressivité, des cris, éventuellement aggravés par une non reconnaissance des proches. Dans ces situations et, plus généralement, dans toutes celles qui peuvent se présenter, l'entourage familial et professionnel doit adopter une conduite préservant la dignité du malade. Il devra éviter de l'humilier, de l'invectiver, d'utiliser des moyens de contention, toutes procédures susceptibles d'augmenter son inconfort et d'aggraver sa détérioration cognitive par un repli sur soi ou une réduction de son activité psychomotrice.

La demande de l'entourage, parfois sa pression, en vue d'une régulation thérapeutique médicamenteuse est souvent forte. Les traitements visant à supprimer les symptômes gênants sont indiqués (insomnies, délire, angoisse, douleur...) mais doivent être prescrits avec discernement, à doses minimales efficaces pendant des périodes brèves de manière à éviter la « camisole chimique ».

La famille doit aussi être consciente que sa « souffrance réactionnelle », par les manifestations d'intolérance qu'elle induit, majore l'angoisse du malade et, de ce fait, aggrave ses troubles. Dans ces circonstances, peuvent aussi être observés de véritables règlements de compte, non exempts parfois de violences qui s'inscrivent dans l'histoire commune du groupe familial (8).

L'aidant principal, le plus souvent conjoint ou fille, surtout s'il est plus ou moins abandonné par son entourage, peut en arriver à un stade d'intolérance et d'épuisement, voire d'agressivité au point que l'état de crise qui en résulte commande l'hospitalisation ou l'hébergement du malade, en raison d'une véritable obligation d'assistance à aidant en danger. Le risque d'en arriver là est directement proportionnel à l'insuffisance d'informations données par les intervenants médicaux et paramédicaux tout au long de la maladie et/ou à l'incapacité d'écoute de l'aidant, quelle qu'en soit la raison.

Au cours de la maladie d'Alzheimer, **la fin de vie** survient souvent après une longue évolution, en général du fait d'une affection intercurrente, le malade étant parvenu à un stade de dépendance majeure. A l'épuisement physique des aidants familiaux a pu s'ajouter une souffrance affective devant l'altération de l'image du malade. Les aides sont alors de moins en moins gratifiantes, sources de conflits de plus en plus répétés. Pendant toute cette période, les soignants doivent maintenir leur assistance dans la durée et aider les proches à assumer la chronicité au quotidien et dans l'échec, à l'endroit où la qualité de vie des uns et des autres sera la mieux préservée. Cette notion à la fois relative et subjective peut être source de conflits éthiques dans lesquels le médecin ou un psychothérapeute peut être amené à jouer un rôle de superviseur pour préserver au mieux la dignité de l'aidant et de l'aidé.

Il arrive que le stade ultime terminal concerne un patient aphaso-apraxique, ne se déplaçant plus, totalement grabataire dépendant et ne communiquant plus. Se pose alors le **problème de la poursuite de l'alimentation** et de l'hydratation malgré les refus et/ou les fausses routes. Si les problèmes de la déshydratation peuvent habituellement facilement se résoudre par des perfusions sous-cutanées bien tolérées et peu invasives, celui de l'alimentation par une autre voie que naturelle est plus cruciale. Le débat doit tenir compte autant de l'imminence du pronostic fatal sans espoir de rémission que du risque de culpabilité de l'entourage familial et parfois soignant. Le recours à une sonde alimentaire par voie nasogastrique ou percutanée peut se discuter, mais ne paraît habituellement pas défendable à ce stade. Il nous paraît indispensable de ne pas donner à la famille, dûment informée, l'impression que la décision lui incombe, en raison du risque de culpabilisation qui pourrait s'en suivre pour elle, en cas d'évolution non conforme à ce qu'elle avait imaginé.

Ces problèmes de poursuite de l'alimentation chez des malades âgés en fin de vie, atteints de démence d'Alzheimer ou d'autres affections, sont parmi les plus fréquents à relever d'une réflexion éthique dans les services de gériatrie.

Conclusion

En gériatrie, la problématique éthique se situe à trois niveaux :

1. **Le médecin** et ceux qui avec lui concourent à la prise en charge du malade âgé doivent veiller à considérer celui-ci dans son histoire personnelle et ne pas se laisser submerger par ses histoires de maladies, d'incapacités, de pertes. Tenir compte de ses désirs, de ses potentialités et de la conception de la qualité de vie à laquelle il aspire est essentiel. Il y faut du temps, de la compétence, de la concertation avec le patient, ses proches et les autres intervenants, et de la conviction. Le médecin, mais pas lui seul parmi ceux qui œuvrent au service des personnes âgées, doit être le défenseur naturel des droits du malade qu'il a en charge. La formation à la gériatrie est, de ce fait, absolument indispensable y compris dans ces perspectives éthiques (5). Le respect d'un certain nombre de principes en dépend.

2. **La recherche gériatrique** doit se développer tant dans le domaine de la biologie que de la clinique. Une meilleure description nosologique gériatrique doit permettre de mieux suivre et mieux comprendre l'évolution des maladies du vieillard (4). Les thérapeutiques des affections chroniques qui touchent le grand âge doivent progresser, de manière à ce que l'augmentation de l'espérance de vie que nous constatons en cette fin de siècle soit le moins possible entachée d'invalidité. C'est un devoir vis-à-vis de tous ceux dont la longévité permet d'atteindre des âges de plus en plus avancés. Il y faut des moyens en hommes et en finances. La gériatrie en manque.

3. L'Etat et les Collectivités Locales doivent avoir, dans les domaines qui relèvent de leur compétence, une politique de la vieillesse qui garantisse à toutes les personnes qui en ont besoin, l'accès aux soins et services en même temps que leur libre choix. A l'inverse, ils doivent éviter les risques de dérapage que constituent la dépendance, l'âgisme, l'infantilisation du grand âge (3). Une telle politique ne doit pas être que sanitaire, mais aussi éducative (la prévention ne s'improvise pas), sociale (les aides doivent être garanties à temps) et économique (les emplois au service des personnes âgées ne constituent pas que des charges).

Dans cette perspective, les pouvoirs publics doivent garantir une formation adéquate des professionnels œuvrant en gérontologie, imposer des exigences et assurer des contrôles visant à en assurer le respect.

Bibliographie

1. Charte des Droits et Libertés de la personne âgée dépendante. Fondation Nationale de Gérontologie, Paris 1996 (49 rue Mirabeau).

2. Kuntzmann F.
Autonomie et dépendance : les limites du choix – Gérontologie et Société –1990 53 : 19-23.

3. Moulias R., Raynal N., Meaume S.
Droits, besoins et libertés du grand âge – in L'Homme très âgé : Quelles libertés ? – Ed. Médecine et Hygiène, Genève 1992 : 31-40.

4. Moulias R., Meaume S.
Réflexions sur l'éthique et la recherche en gérontologie et en gériatrie. Gérontologie 1996-2, 98 : 15-22.

5. O'Rourke K.
Developing in younger physicians an ethical perspective toward geriatric patients. JAGS 1988, 36 : 565-568.

6. Post S.G., Whitehouse P.J.
Fairhill guidelines on ethics of the care of people with Alzheimer's. Disease : A clinical summary – JAGS, 1995, 43 : 1423-1429.

7. Sebag-Lanoe R. : Soigner le grand âge – Desclée de Brouwer, 1992.

8. Siméone I. : Problèmes éthiques de la démence – Gérontologie, 1993-4, 88 : 2-5.

Ethique en cancérologie

Claude Chardot

La cancérologie s'efforce de réduire un fléau de santé qui sera bientôt la première cause de décès en Europe Occidentale. Une réflexion éthique doit être menée sur l'acceptabilité des moyens proposés pour prévenir et traiter tout en respectant la dignité et la liberté des personnes à risque et des malades. De plus en plus aussi, elle s'impose quand divergent l'intérêt propre du malade et celui de la santé publique ou de l'économie nationale.

Les objectifs poursuivis en cancérologie sont les suivants :

– prévenir l'apparition des cancers chaque fois que des connaissances étiologiques le permettent,

– faire le traitement précoce dès l'apparition du premier symptôme ou mieux le dépistage avant symptôme,

– guérir définitivement, fût –ce au prix d'un traitement lourd,

– à défaut, retarder la mort en réduisant l'évolution de la tumeur et de ses métastases,

– soulager la fin de vie, la douleur et toutes autres formes de détresse physique et mentale,

– promouvoir les recherches pour réduire l'incidence, la morbidité, la mortalité et les souffrances des malades et de leur famille,

– mener une information du public véridique, compréhensible et efficace.

Dans les limites étroites de ce texte, on fera un inventaire systématique mais succinct de l'ensemble des questions éthiques qui se posent en visant surtout celles qui concernent les décisions thérapeutiques.

Les difficultés éthiques résultent d'oppositions :

– entre des satisfactions individuelles immédiates contraires à certains des précédents objectifs qui sont de portée plus lointaine,

– entre les effets bénéfiques et délétères (iatrogènes) des traitements envisagés,

– entre les intérêts des personnes entre elles,

– entre l'avantage du malade et ceux de la recherche scientifique, de la santé publique ou de l'économie.

De plus, certaines biotechnologies nouvelles, scientifiquement remarquables, ne se trouvent pas éthiquement justifiées ipso facto chez l'homme, malgré leur faisabilité chez l'animal. Enfin, chacun en son for intérieur examine à bon droit la conformité des solutions envisagées avec les fins ultimes de plénitude et de bonheur qu'il souhaite aux hommes.

En cancérologie, comme le taux des décès par cancer dépasse encore 50 % dans les 5 ans qui suivent le premier traitement, la **PRÉVENTION** chaque fois que possible est préférable[1]. Par exemple, la suppression du tabagisme est l'atout le plus sûr pour éviter la mortalité par cancer du poumon, sans oublier que le tabac fumé est la cause en France de 12 % des décès soit par d'autres cancers, soit par maladies cardiovasculaires, pulmonaires ou autres. Ainsi, éviter l'initiation au tabagisme des adolescents, stimuler et aider le sevrage des fumeurs, protéger les non-fumeurs méritent bien plus d'investissements médicaux, scientifiques et financiers que certain combats thérapeutiques d'arrière garde, voués à l'échec à l'encontre des cancers du tabac qui sont souvent incurables. Il y a manifestement en prévention des choix éthiques et raisonnés qui n'ont pas encore été faits en Europe Occidentale avec une détermination correspondant aux connaissances étiologiques et expérimentales actuelles. La disparition du cancer du poumon, le plus fréquent et le moins curable des cancers chez l'homme, est directement conditionnée par la réduction du tabagisme[2].

De plus, la question éthique a été posée de savoir si le coût du traitement des maladies du tabac devra toujours être pris en charge par la solidarité nationale. Y aura-t-il une surprime d'assurance pour les fumeurs ? Enfin, comme le tabagisme persistant nuit à l'efficacité de certains traitements médicaux et chirurgicaux, en particulier des insuffisances circulatoires artérielles, va-t-on réduire leur prises en charge médicale ou financière quand le malade refuse le sevrage ?

L'oncogénétique s'inscrit également en médecine prédictive pour près de 10 % des cancers, par exemples recto-coliques, gynécologiques ou mammaires. Chez les personnes exposées s'ouvrent certaines possibilités de prévention par ablation chirurgicale de l'organe à risque ou par un traitement médicamenteux, par exemple hormonal[3]. Mais le retentissement psychologique de l'enquête sur les membres de la famille n'est pas négligeable : l'angoisse de savoir d'avance, la peur de réduire ou de renoncer à la procréation, la crainte à la perspective d'un traitement plus ou moins mutilant interviennent immanquablement. L'angoisse s'alourdit si le consultant n'offre pas une solution préventive claire aux personnes à risques. Enfin, dans l'avenir, comment gérerait-on le diagnostic prénatal d'un risque cancérologique qui serait dévoilé in utero ou in vitro ? Conduira-t-il à l'avortement eugénique systématique (qu'on ne peut pas appeler un avortement thérapeutique).

Le diagnostic au premier symptôme en vue d'un TRAITEMENT PRÉCOCE demande une information du public : un savoir-faire psychologique et une éthique s'imposent à cet égard pour éviter, que mal donnée ou excessive, elle soit anxiogène.

Le **dépistage ou diagnostic sans symptôme,** sous forme d'un test unique offert à une sous population à risque, est fait pour les cancers de l'utérus, du sein[4] et du côlon ; il peut être financièrement supportable voire avantageux pour les assurances car il évite le traitement lourd des cancers avancés, mais il pose des problèmes éthiques :

– inéquité vis-à-vis des laissés pour compte du fait du test simplifié et des sous-populations non explorées en raison de leur moindre risque : c'est l'éthique du droit au dépistage,

– si le dépistage systématique et gratuit est généralisé, conduira-t-il à un refus de prise en charge du traitement des cancers avancés chez les personnes qui ont négligé l'invitation au dépistage ? C'est alors l'éthique du devoir de se faire dépister.

– dans le cas de test positif, il faut enchaîner des procédures plus ou moins lourdes de diagnostic et de traitement chez une personne qui se considérait comme bien portante ; jusqu'où peut-on lui faire obligation de se faire soigner ?

Le respect du SECRET MÉDICAL s'étend à l'ensemble des soignants et techniciens de la santé ; ils sont nombreux en cancérologie, à laquelle contribuent de multiples acteurs. La confidentialité revêt une importance particulière en raison de l'émotion forte que suscite le diagnostic et les réserves de pronostic qu'il peut induire, à cause des traitements lourds qu'il peut imposer. La discrétion des intervenants est indispensable particulièrement aux phases les plus anxiogènes de la maladie, celles du diagnostic initial, de la rechute éventuelle et de l'entrée dans la période terminale.

Le secret médical a fondamentalement pour but d'assurer la qualité des soins. Il faut au médecin une connaissance globale du malade et de sa maladie, de ses antécédents personnels et familiaux, des maladies associées, du contexte familial, social et professionnel. Le malade ne peut confier de telles informations sans avoir une garantie de confidentialité. Il faut ensuite préserver l'intimité du malade qui est en situation de faiblesse : la confidentialité protège des interventions d'autrui dans l'espace personnel, celui de l'intimité corporelle, psychologique, morale et familiale. L'intrusion de tiers non sollicités par le malade lui-même est insupportable et nocive. Il faut enfin respecter la liberté du malade, le tenir à l'abri des pressions extérieures pour ses choix et ses décisions familiales, professionnelles et sociales. Il est indispensable que les médecins et personnels paramédicaux, tous les prestataires de service reçoivent une formation bien motivée sur le secret médical et se conforment à une stricte discipline[5].

Le carnet de santé individuel que détient le malade pose un problème de discrétion difficile à résoudre, à tel point que peu de malades et de praticiens le documentent complètement. **Les registres d'incidence des cancers** sont indispensables à la surveillance de la santé publique ; ils imposent un secret partagé des soignants avec le médecin qui les gère. Une demande d'autorisation au malade pour cette transmission implique qu'on l'informe lui-même des données transmises, ce qui peut porter atteinte à sa sérénité. Seule une législation dérogataire de la règle générale du secret médical peut préciser les modalités de la transmission au registre et le moment de son anonymisation.

La levée du secret médical concernant la santé des personnes chargées de fonctions publiques pose aussi un problème éthique. Est-il souhaitable de donner un bulletin de santé périodique ? Et qui donc en assurera la sincérité ? Veut-on ou non maintenir un **droit à l'intimité des personnes en vue** ?

Les **compagnies d'assurances sur la vie,** dans le cas d'emprunt, supposent une transmission d'informations cancérologiques au médecin conseil. Elles modifient les conditions du contrat : il faut que soit établie, en fonction du pronostic après traitement, une attitude équitable avec une surprime ou un délai d'attente. Le refus systématique d'assurer un cancéreux traité est injuste.

L'INFORMATION DU MALADE est indispensable, mais sa mise en œuvre est parfois délicate en raison de la gravité de certains cancers, de l'orchestration émotive qui les entoure, des informations inexactes et incomplètes qu'il a pu recevoir avant l'apparition de son cancer. Pourtant, un climat de compréhension et de confiance est indispensable pour obtenir le consentement éclairé aux examens et aux traitements qui vont se succéder[6].

L'information doit être intelligible et loyale, à la dose nécessaire pour que le malade coopère aux soins prévus. Mais pour ne pas détériorer son équilibre intérieur, il faut la limiter à ce qu'il veut et peut recevoir. Donner l'information d'une manière totale et rapide ne répond généralement pas à l'intérêt bien compris du malade[7]. La façon de donner ne peut être la même dans le cas du traitement initial avec des chances de guérison définitive, dans celui d'une récidive bien plus désespérante, ou encore en fin de vie.

En France, **l'accès direct du malade** à son dossier médical a été discuté au Conseil National de l'Ordre des Médecins et au Parlement. Il a été décidé que le malade ne doit y accéder que par l'intermédiaire d'un médecin qu'il désigne, car l'insuffisance de ses connaissances pour l'interpréter et le choc émotif en retour qu'il pourrait subir dissuadent qu'il affronte seul les documents médicaux, bien que le droit juridique « de savoir sur soi-même »[7] ait pu y faire penser.

Pour informer la famille, le médecin doit choisir une personne proche, désignée par mandat explicite ou implicite du malade. C'est elle qui renseignera comme elle le juge bon d'autres personnes de l'entourage.

En cancérologie particulièrement, la complexité médico-technique du programme thérapeutique dépasse les connaissances et la compréhension du malade. La réflexion probabiliste qui sous-tend le choix thérapeutique aggrave la difficulté. La liberté du malade pour juger et choisir est donc incertaine : une confiance doit nécessairement intervenir. Pourtant, l'ignorance du malade et son état de faiblesse ne justifient pas une obéissance inconditionnelle aux directives médicales : le malade ne peut être réduit à un objet[7].

LA LIBERTÉ DE LA PERSONNE demeure et s'exprime :
– dans le choix du médecin et le recours éventuel à un consultant,
– dans la désignation des personnes de l'entourage à informer,
– dans le droit d'obtenir réponse à toute demande d'explication,
– dans l'acceptation ou le refus de soins souvent longs, lourds et iatrogènes tant en chirurgie, qu'en radiothérapie ou en chimiothérapie.

Cependant, le traitement d'un cancer peut comporter successivement l'intervention de la chirurgie, de la radiothérapie, de la chimiothérapie ou de l'hormonothérapie selon un protocole spécifique de chaque localisation cancéreuse à chaque stade.

D'autres fois le protocole est déterminé au cours d'une discussion médicale collégiale parce que le cas sort des schémas préétablis. Quoi qu'il en soit, il n'est pas possible de désarticuler le protocole de traitement au gré du malade sans réduire ses chances de guérir et sans augmenter les inconvénients iatrogènes. Le spécialiste chargé du malade doit lui expliquer le protocole thérapeutique et lui en indiquer le bien fondé. Le malade doit comprendre qu'il ne peut demander à ceux qui vont le soigner un traitement qu'ils considéreraient comme une moins bonne, voire une mauvaise solution à son cas.

Les situations les plus difficiles à résoudre du point de vue éthique sont celles que posent des mineurs, des handicapés mentaux permanents ou temporaires, des cas d'urgences, des malades sous anesthésie générale, ou encore celles de personnes attachées à un interdit comme le refus de transfusion chez les Témoins de Jéhovah.

Quand le traitement entraîne la stérilisation d'un sujet jeune, il y a quelques possibilités **de procréation médicalement assistée.** Le bon sens du malade et de son conjoint devant le risque de récidive conduisent souvent à accepter l'absence d'un enfant qui risque d'être orphelin. Dans certains cas de lymphome ou de cancer testiculaire à chance élevée de guérison, le malade peut demander une conservation de sperme congelé pour une insémination ultérieure. D'autres fois des inséminations avec sperme extraconjugal sont faites à la suite de stérilisation postradiothérapique. On a pu songer dans des cas de cancer ovarien avec utérus conservé à des implantations d'embryons extraconjugaux obtenus par Fivete : il s'agit là d'une acrobatie médicale, psychologique, familiale et financière qui reçoit difficilement l'agrément du sens commun.

La **pharmacologie anticancéreuse** avec les espoirs qu'elle suscite rend indispensable, quand les ressources de l'expérimentation animale sont épuisées, qu'on recherche chez les malades eux-mêmes la mesure des effets toxiques et thérapeutiques des molécules nouvelles. Il n'y a évidemment pas d'essai possible chez l'homme sain, puisqu'il n'a pas de tumeur et que les antimitotiques sont fortement toxiques. Les **quatre types d'essais thérapeutiques** sont indispensables.

Les explications à donner deviennent considérables dans le cas d'essais avec tirage au sort entre un médicament éprouvé et une molécule nouvelle. Les intérêts du malade ne sont plus seuls en cause mais ceux des malades de demain, ceux du promoteur industriel, éventuellement l'intérêt scientifique et pécuniaire du médecin prescripteur et de l'établissement de soins. Or, depuis le procès de Nuremberg en

1948 et d'autres symposiums internationaux consécutifs, on n'a rien trouvé pour remplacer le consentement éclairé de la personne soumise à un essai thérapeutique.

L'entrée dans un essai thérapeutique impose donc une information approfondie qui n'est peut-être pas souhaitée, ni demandée par le malade ; elle est susceptible de le déstabiliser psychologiquement et d'entraîner une perte de confiance dans le médecin dont il attend un choix personnel et motivé plutôt qu'un tirage au sort auquel les méthodologistes des essais restent très attachés. Dans certains pays, une législation lourde encadre les essais thérapeutiques pour que ne soient pas perdus de vue les intérêts du malade ; la législation française restreint l'obligation d'information totale du malade dans le cas de cancer en raison de ses inconvénients[8].

Finalement, il faut qu'un colloque singulier particulièrement approfondi du médecin prescripteur et du malade aboutisse à une relation de confiance plus solide pour que le choc psychologique de la sur-information voulue par la loi soit effacé[9].

LES TRAITEMENTS LOURDS DE VALEUR CURATIVE ALÉATOIRE. En cancérologie, il y a des traitements d'ultime recours générateurs de faibles chances de guérir ou de prolonger la vie, difficiles à supporter et iatrogènes. Les échecs sont qualifiables a posteriori d'acharnement thérapeutique ; il s'agit de grandes mutilations chirurgicales ou d'irradiation totale du corps et/ou de chimiothérapie lourde avec ou sans greffe de moelle. Avant d'entraîner le malade dans de telles tentatives, il faut évaluer sa capacité psychologique d'assumer le traitement ; il faut aussi une réflexion éthique qui prenne en compte l'ensemble des intérêts du malade et la capacité d'assistance de l'entourage : évaluer les quelques chances de guérison définitive, le risque vital du traitement, son poids physique et psychologique, la durée d'une rémission, la réinsertion familiale, professionnelle et sociale, les charges financières et bien sûr la demande du malade. L'engagement dynamique des uns et des autres est nécessaire, mais la fougue scientifique du médecin ne peut tenir lieu de justification. Ces cas sont particulièrement difficiles à gérer, parce qu'il faut avertir le malade de la gravité de la situation et lui dire l'ultime recours que représente le traitement envisagé.

Dans les cas très rares en cancérologie de greffes d'organe, des problèmes éthiques concernent le donneur et le receveur comme dans l'allogreffe de moelle.

ETHIQUE ET PLURIDISCIPLINARITE. Pour les deux tiers des cancers, des protocoles pluridisciplinaires sont préétablis et écrits en groupe de travail. Pour le tiers restant, il s'agit de cas particuliers hors norme prévisible : un comité pluridisciplinaire doit décider cas par cas. Chaque médecin du groupe de travail pluridisciplinaire aliène une partie de sa liberté de prescription : il doit admettre que la décision collégiale est la meilleure façon de servir l'intérêt du malade. A vrai dire cette collégialité devient institutionnelle en cancérologie, qu'il s'agisse d'un mode d'exercice public ou privé. Une réflexion personnelle et un désintéressement du médecin s'imposent vis-à-vis de son opinion et de son intérêt propre[10]. Quant au malade, il renonce souvent à choisir librement ses spécialistes puisqu'il est mis en présence d'un groupe médical constitué autour d'un protocole concerté.

LA FIN DE VIE résultant de l'évolution d'un cancer présente des caractéristiques qui influencent les décisions thérapeutiques :

– maintien de la lucidité sauf s'il y a une grosse tumeur cérébrale, de telle sorte que des relations de qualité peuvent être maintenues jusqu'à la fin,

– aggravation sans rémission jusqu'à la mort dans un délai de quelques semaines si la maladie est laissée à son cours naturel,

– mais diverses techniques de soins intensifs peuvent retarder la mort de plusieurs semaines ou plusieurs mois dans des conditions très lourdes à assumer pour le malade, ses proches et les soignants,

– présence trois fois sur quatre de douleurs qui le plus souvent peuvent être soulagées par la pharmacologie actuelle. Dans quelques cas, pour réduire des douleurs incoercibles ou une dyspnée intense, il faut recourir à des doses élevées de drogues qui peuvent écourter la vie sans qu'on l'ait voulu,

– s'il s'agit d'un malade encore jeune, en particulier d'un enfant, un sentiment de mort injuste peut peser bien plus que chez le vieillard.

Disposant d'un arsenal de soins palliatifs considérable, le médecin conditionne la qualité et la valeur de la fin de vie, ses charges physiques et morales et la date de mort : c'est une responsabilité grave qu'il n'avait pas à prendre jadis faute de moyens d'action. Il s'agit donc pour les soignants de mettre en œuvre ou d'interrompre certains soins, de soulager des douleurs et des défaillances physiques lourdes, d'offrir un soutien aux souffrances psychologiques, affectives et spirituelles. Le **délaissement du malade** de la part des soignants ou de la famille aussi bien que l'**acharnement thérapeutique** sont deux perversions de la fin de vie[11].

La mort donnée pour soulager[12] est proposée par certains soit sous la forme d'un suicide assisté de la prescription d'une drogue orale par le médecin, soit sous forme d'une injection mortelle pratiquée par le médecin lui-même. Ceux-là souhaitent une législation de dépénalisation en arguant du droit de chacun à disposer de sa vie, du soulagement incomplet de douleurs physiques et psychologiques dans certains cas, de l'inutilité présumée d'une fin de vie physiquement dégradante et de son poids pour les proches et la société. D'autres refusent comme les précédents l'acharnement thérapeutique, mais ils estiment la mort donnée pour soulager comme une forme majeure de l'abandon et de la désolidarisation humaine. Ils s'inquiètent de la rupture du contrat médical qu'implique la mort donnée pour soulager. Ils doutent de l'évaluation de la lucidité du malade et de sa liberté pour demander la mort. Ils s'inquiètent des risques de pression des soignants, des proches et des répondants financiers et hospitaliers. Ils tiennent la mort donnée comme un acte mal venu compte tenu des moyens médicaux, psychologiques, affectifs et spirituels qu'on peut mobiliser selon les souhaits du malade. Dans une fin de vie soulagée et assistée, ils voient la possibilité d'une croissance en dignité humaine du malade et de tous ceux qui l'entourent.

La discussion a le mérite de focaliser l'attention des soignants et du grand public sur la fin de vie et tout ce dont les uns et les autres peuvent témoigner à ce moment. Elle suscite aussi la formation des soignants et la mise en œuvre de soins palliatifs holistiques.

L'INFORMATION DU PUBLIC PAR LES MEDIAS ET LES ORGANISATIONS CARITATIVES modifie le comportement des malades face à la décision thérapeutique. Dans les écoles et les universités, l'instruction sur les cancers est insuffisante. Par contre, les médias font une place considérable à ces thèmes car ils ont la faveur du public. Il s'agit le plus souvent d'informations sensationnelles, en éclairs; les bases nécessaires à une réflexion sérieuse ne sont pas données. Le temps consacré par nos contemporains aux **médias** et leur forte emprise impressionnent. Les gestionnaires de programmes ne manquent pas une occasion d'évoquer une nouvelle cancérologique; un journaliste, trop souvent dénué de compétence médicale et scientifique spécialisée, colporte dans la précipitation toutes sortes d'informations. Les services commerciaux et les industries pharmaceutiques, les chercheurs, certains médecins, certains établissements de recherche ou de soins, des organismes caritatifs eux-mêmes sont trop volontiers donneurs d'informations susceptibles de les valoriser. Le public leur prête une oreille complaisante s'il est concerné par un malade cancéreux parmi ses proches. C'est ainsi que des décisions thérapeutiques simples sont l'objet d'opposition ou de propositions inopportunes de malades qui ont reçu de mauvaises informations. Que d'anxiété engendrée, que d'espoirs déçus, que de démarches et de dépenses inutiles, que de tension dans la relation des médecins et des malades sont induits par ces « scoops » sans lendemains positifs! Une déontologie devrait être mise en place pour mieux équilibrer la liberté d'expression avec une information médico-scientifique objective dont la cancérologie a particulièrement besoin.

Les organisations caritatives de lutte contre le cancer sont elles-mêmes susceptibles de dérapage. Elles doivent signer et se conformer à une charte éthique claire et précise comportant notamment la transparence des objectifs pédagogiques visés et des comptes financiers avec leur validation par expertise comptable et sous contrôle possible de la tutelle réglementaire[13,14]. **Les personnes bénévoles**[15] militant dans une telle association doivent être recrutées sous couvert d'une charte éthique avec des engagements moraux et matériels clairs sans interférence avec les décisions thérapeutiques ; elles doivent recevoir une formation et donner leurs activités dans un encadrement permanent avec les soutiens et recours nécessaires.

Il est évident que le parlement et le gouvernement des nations font des choix politiques qui doivent être sous-tendus par une éthique de santé et de respect de la dignité de l'homme. Il s'agit de déterminer les attributions de moyens à divers postes sociaux : la lutte contre le cancer est en concurrence avec d'autres fléaux de santé, avec l'emploi et le chômage, le commerce extérieur par le biais des coûts du travail et des charges sociales, avec les investissements collectifs routiers, ferroviaires, aériens et urbains, avec ceux de la défense nationale

Nous avons survolé les questions éthiques qui se posent en cancérologie en matière de décision thérapeutique sans omettre le contexte qui les complique : on va ainsi du plus intime de la personne malade ou susceptible de l'être jusqu'à des problèmes sociaux et publics.

La cancérologie, en raison des biotechnologies nouvelles qu'elle met en œuvre, des engagements de solidarité qu'elle demande, de son impact psychologique et médiatique, justifie la réflexion de multiples compétences, celles de médecins et biologistes, d'épidémiologistes et de statisticiens, de psychologues et de sociologues, de journalistes, celles de juristes et de politiciens, celles de philosophes et de théologiens. Il faut développer une sagesse plus grande pour le bon usage des moyens plus puissants ou plus prometteurs dont on dispose aujourd'hui.

Bibliographie

1. Dubois G., La prévention des cancers en France en 1995. Etat des lieux et perspective. Annales Médicales de Nancy et de l'Est, 1996, 35, 335-341.

2. Loi N°91-32 du 10 janvier 1991 relative à la lutte contre le tabagisme et l'alcoolisme dite « Loi Evin ».

3. Mattei J.F., Noguess C., Thouvenin D., Aspects éthiques en oncologie génétique in « 1er colloque du groupe génétique et cancer de la FNLCC ».

4. Dilhuydy M.H., Le dépistage de masse des cancers du sein : primum non nocere. Gynécologie Obstétrique 1995, vol.3, N°1, 11-18.

5. Hoerni B., et Benezech M., Le Secret Médical. Confidentialité et discrétion en médecine. Paris, Masson 1996, 94 p.

6. Hoerni B., Paroles et silences du médecin. Paris, Flammarion, 1985, 121 p.

7. Code de Déontologie médicale – Titre II – Décret N°95-1000 du 6 septembre 1995 portant Code de Déontologie médicale (JO du 8 septembre 1995).

8. Loi N°88-1138 du 20 décembre 1988 relative à la protection des personnes qui se prêtent à des recherches biomédicales (dite « loi Huriet ») (J. O du 22 déc.1988).

9. Le consentement éclairé dans l'essai thérapeutique cancérologique en application de la loi Huriet et de ses arrêtés. X^e^ journées de l'Association Psychologie et Cancers. Bulletin du Cancer 1993, 80, 877-905.

10. Chardot C., Fervers B., Bey P., Abbatucci J.S., Phillip T., Standards, options et recommandations pour une bonne pratique dans l'organisation pluridisciplinaire de la cancérologie. Bulletin du Cancer 1995 82, 780-794.

11. Soins palliatifs « tout ce qu'il reste à faire... lorsqu'il n'y a plus rien à faire! » N° spécial de La Revue du Praticien 20/12/1993, tome 7, 114 p.

12. C. Chardot, La mort donnée pour soulager. Sémantique et analyse critique de l'euthanasie. Dépénalisation dans quelques pays et alternative des soins palliatifs, Annales Médicales de Nancy et de l'Est, 1996, 35, 135-148.

13. Charte de Déontologie des Organisations Sociales et Humanitaires faisant appel à la générosité du public. Comité de la Charte – 133 rue Saint-Maur – 74541 PARIS cedex 11.

14. Charte interne de Déontologie de la Ligue Contre le Cancer, 12 juin 1992. Ligue Nationale Contre le Cancer – 1 avenue Stephen Pichon – 75013 PARIS.

15. Larra F. (sous la direction du Pr), Aspects psycho-sociaux du bénévolat en cancérologie, Société française de Psycho-Oncologie *(Actes des XIIe journées de l'Association Psychologie et Cancers, Angers juin 1995)* 294 p, – Centre Paul Papin – 2 rue Moll – 49036 ANGERS Cedex

Ethique en réanimation

Jean-Marie Mantz

La réanimation est un des terrains d'élection des problèmes éthiques car elle est un des lieux majeurs des situations dramatiques et des conflits de valeur : elle touche aux problèmes fondamentaux de la vie, de la souffrance, de la mort, elle comporte une forte composante émotionnelle, aussi bien pour les patients que pour les soignants, car c'est souvent le lieu de la dernière chance, elle présente une double aura, d'espoir en la puissance de ses moyens et de crainte dans la froideur de sa technique, elle est au service de patients fragiles, vulnérables, plus ou moins conscients et totalement dépendants d'un environnement qui ne leur est pas familier.

C'est dire la lourde charge éthique que comporte, dans un tel cadre, toute décision thérapeutique, immédiate ou différée.

On peut schématiquement, en suivant le cheminement du patient dans un Service de Réanimation, distinguer trois types de problèmes qui engagent la responsabilité technique et morale du thérapeute :

Faut-il commencer?

C'est le problème d'une éventuelle *sélection des malades à l'admission.* D'une enquête européenne menée en 1990 par J.L. Vincent (1) il ressort en effet que l'admission de certains malades en Réanimation est parfois récusée. La raison invoquée est une impossibilité matérielle, par insuffisance de place, de personnel, de ressources, situation qui serait plus fréquemment rencontrée au Sud de l'Europe qu'au Nord.

Cette réalité pose le problème général de l'égalité d'accès aux soins. Elle impose une réflexion des instances de décision sur l'adéquation des moyens, en particulier en soins urgents, aux besoins d'une population. D'autres arguments sont parfois avancés :

– *le grand âge*. Certains s'offusquent de ce qu'on laisse les vieux s'offrir l'immortalité aux frais de la société » ; Richard Lamm, Gouverneur du Colorado, écrivait « les vieux ont le devoir de disparaître et de laisser la place à l'autre société, celle de nos enfants, comme les feuilles tombées forment l'humus où croîtront de nouvelles plantes ».

– *le handicap moteur sensoriel ou mental*

Mais de quel droit aggraver la détresse de ces sujets défavorisés en leur refusant l'accès aux soins d'urgence ? Le devoir d'aide à personne en péril est-il d'autant moins impératif que la personne est plus dépendante ? Le grand âge en soi, le handicap physique ou mental ne contre-indiquent pas, à eux seuls, la mise en route des soins vitaux. La réanimation ne saurait devenir le tremplin de l'eugénisme. Il est d'ailleurs probable, ainsi qu'il ressort d'une nouvelle du romancier anglais Trollope (2) que l'enthousiasme des partisans de l'abstention thérapeutique chez le vieillard diminue à mesure qu'ils avancent eux mêmes en âge !

– Argument plus sérieux : l'illogisme des « *thérapeutiques futiles* ». Il est vrai que certaines situations pathologiques rendent vaine toute tentative thérapeutique à visée curative. C'est le cas de la sclérose latérale amyotrophique, de certaines formes de sclérose en plaques ou d'involution cérébrale. Mais – et c'est une règle adoptée par de nombreux services de réanimation – notre conviction est que le soulagement de la souffrance, de l'asphyxie, de l'angoisse d'un grand malade ne sont pas des démarches « futiles ».

– Enfin, il ne viendrait à l'idée d'aucun médecin réanimateur de refuser de réanimer un *suicidant* sous prétexte de respecter son autonomie de décision. On sait fort bien que la tentative de suicide exprime, dans un grand nombre de cas, une détresse morale conjoncturelle et traduit beaucoup plus souvent un appel à l'aide qu'un réel désir de mort. Refuser de réanimer un suicidant serait refuser d'entendre cet appel.

C'est le lieu de préciser ici que les « *scores de gravité* » ne sont, sauf cas extrêmes, d'aucun secours pour le problème qui nous occupe. Ils n'ont qu'une valeur de probabilité et non individuelle. Utiliser ces scores pour réguler l'admission des grands malades dans un service d'urgence ou de réanimation serait une démission de l'humanisme au profit de la statistique.

On ne saurait méconnaître, lors de l'admission d'un grand malade, les *pressions* qui s'exercent souvent sur le médecin responsable de l'accueil hospitalier.

C'est parfois le médecin traitant qui, après s'être employé à convaincre la famille de la nécessité d'une hospitalisation n'apprécierait pas d'être désavoué par le Service d'Accueil des Urgences.

Parfois la pression vient des chirurgiens ou des médecins de diverses spécialités.

En fait ce sont surtout les *familles* qui, par leur insistance ou leurs réticences, peuvent perturber la sérénité de décision du Réanimateur, à qui il est souvent demandé de « faire l'impossible », quitte à lui reprocher, quelques jours plus tard, son acharnement thérapeutique.

Il est clair que le médecin doit rester maître de la situation, mais il lui appartient aussi d'expliquer clairement et patiemment les raisons de sa décision.

Il est particulièrement important de préciser l'objectif de l'hospitalisation lorsque les chances de survie du malade paraissent incertaines, donner au patient le maximum de chances de survie, sans aller jusqu'à l'acharnement thérapeutique, s'il apparaît après quelques jours que la situation est sans issue. Cet échange avec la famille facilite beaucoup les rapports ultérieurs en cours d'hospitalisation.

Ainsi, dès le premier contact avec le malade et son entourage, le médecin réanimateur se trouve confronté, outre les aspects techniques, à des problèmes déontologiques, psychologiques, éthiques qui peuvent influencer sa décision thérapeutique. L'attitude de sagesse à ce niveau est sans doute l'accueil le plus large possible des grands malades, quitte à reconsidérer le problème après quelques jours, l'étude individuelle de chaque cas et la place donnée au dialogue, en particulier avec les familles.

Faut-il continuer ?

C'est le problème de *l'acharnement thérapeutique* qui ternit l'image de la réanimation depuis ses débuts et alimente toute une littérature de l'anti-médecine.

Il convient tout d'abord de lever une ambiguïté et de rappeler qu'il existe un *acharnement thérapeutique légitime* grâce auquel des équipes de médecins, d'infirmières qui ne ménagent ni leur temps ni leurs forces arrachent à la mort jour et nuit des malades asphyxiques, choqués, polytraumatisés, infectés, intoxiqués.

Mais il existe aussi un *acharnement thérapeutique illégitime* : lorsqu'il n'existe plus pour le malade aucune chance de guérison ni même l'espoir d'échapper un jour à l'environnement technique lourd et agressif d'un Service de Réanimation, lorsque le malade lui-même ne veut plus lutter et que toute forme de réanimation serait source de souffrances nouvelles et inutiles, la poursuite acharnée de la réanimation relèverait d'une obstination absurde (3). Tout le monde est d'accord pour la condamner sans appel (4).

Il en est de même de *situations désespérées* créées par certaines intoxications massives, certaines hémorragies cérébrales, certaines défaillances polyviscérales, certains épisodes terminaux de maladies infectieuses ou cancéreuses dépassées qui ne laissent plus aucun doute sur l'issue fatale à brève échéance.

En fait *la situation n'est pas toujours aussi simple* et bien souvent l'irréversibilité des lésions ne peut être affirmée avec une certitude absolue. Dès lors se pose un véritable dilemme : le réanimateur doit-il s'engager dans une escalade thérapeutique agressive et dispendieuse au nom d'une chance hypothétique de guérison ou peut-il renoncer et priver délibérément le malade de cette chance en raison même de son caractère hypothétique et infime ? (5). Problème difficile que l'usage des indices et scores de gravité ne peut résoudre. Dès lors se pose la question cruciale : *qui doit décider ?*

Est-ce le malade, au nom de l'autonomie dont on fait grand cas aujourd'hui ?

Certes l'opinion du malade sur son propre sort, ses désirs, son consentement ou son refus sont déterminants mais une situation de détresse s'accommode mal du recueil d'une opinion valable. Les explications que le médecin peut donner sont nécessairement limitées. De plus, l'état de conscience du malade est souvent altéré : une enquête menée par J. L Vincent a montré que, dans les Services de Soins Intensifs de l'Université libre de Bruxelles, l'altération profonde de la conscience est l'événement le plus fréquent à l'approche de la mort. Quant au « testament de vie » rédigé à l'avance par le patient et destiné à faciliter les prises de décision le jour où celui-ci ne sera plus capable d'exprimer ses volontés, il n'est pas très populaire en Europe. Le principe même en est discutable. Il n'est pas exceptionnel que le malade lui-même désavoue ses propres écrits lorsque l'heure est venue de les appliquer.

Est-ce la famille?

Elle a son mot à dire et doit être consultée. Mais l'avis de ses différents membres n'est pas toujours univoque, ni innocent, ni immuable. De plus il serait abusif de faire porter aux proches le poids d'une telle responsabilité.

Est-ce le juge?

Aux Etats-Unis les considérations légales semblent primer les considérations éthiques (7). La tendance est de s'adresser aux tribunaux pour trancher le dilemme médical de l'acharnement thérapeutique comme ce fut le cas récemment dans certaines affaires retentissantes.

En Europe il est généralement et heureusement admis que la décision de poursuite ou d'arrêt des soins est du ressort des médecins.

Le médecin en effet paraît être la personne la mieux placée pour résoudre ce problème : Il a en main tous les éléments techniques, psychologiques, éthiques et légaux. Il sait ce qui est pathologique et ce qui ne l'est pas. Il a recueilli les confidences du malade au cours d'entretiens répétés. Il est formé à une certaine pratique des codes et des lois. Aussi, après avoir pris l'avis de la famille et celui des membres de l'équipe médicale et paramédicale qui l'entoure, après avoir vérifié une nouvelle fois l'exactitude du diagnostic médical, contrôlé l'adéquation des traitements appliqués et respecté une période d'observation suffisante, il assume, seul avec sa science, son expérience et sa conscience, la décision de poursuite ou d'arrêt.

Quand est-il légitime d'arrêter ?

C'est la conséquence directe du refus de l'acharnement thérapeutique. Mais qu'est-ce à dire ? *De quels soins s'agit-il*? (8)

Non pas de tous les soins mais de ceux dont la suppression n'altère pas directement le confort du malade. Il n'est pas possible d'en établir une liste précise car chaque cas doit faire l'objet d'une réflexion particulière, mais les soins les plus souvent concernés sont les perfusions, les transfusions, les séances d'hémodialyse, les antibiotiques, les anticoagulants (9).

Par contre les soins d'hygiène et de nursing sont maintenus et, en cas de douleur, les analgésiques majeurs, en particulier les morphiniques : administrés à doses élevées et à intervalles réguliers ils suppriment les douleurs les plus vives. De plus, contrairement aux « cocktails lytiques » et aux barbituriques, ils respectent la conscience et ont, de surcroît, un effet euphorisant. Le maintien de la ventilation artificielle fait l'objet de discussions. Elle doit, en principe, être maintenue sous peine d'asphyxie. Il se peut cependant que la ventilation spontanée soit suffisante. En cas d'arrêt circulatoire chez de tels malades on s'interdit de recourir aux manœuvres de réanimation.

Quant à l'hydratation et à la nutrition, la légitimité de leur maintien est, depuis peu, contestée. Il nous semble que les apports hydriques et nutritifs doivent être maintenus dans une optique de confort. Leur suppression conduirait très vite aux affres de la faim, de la soif et à la mort.

D'une façon générale, cette démarche s'apparente aux *soins palliatifs* prodigués, entre autres, aux cancéreux en fin de vie, tels qu'ils ont été définis au Saint Christopher's Hospice de Londres en 1967. Qu'il s'agisse de Services de cancéreux ou de Services de réanimation, l'*accompagnement* physique et psychologique de ces malades en phase terminale est, s'ils sont conscients, le complément obligé des soins palliatifs, corrigeant leur solitude par une présence de tous les instants et leur angoisse par une sollicitude à toute épreuve.

Il convient encore de préciser que la *décision d'arrêt* des soins vitaux doit être communiquée à l'équipe soignante non par des consignes écrites ou des marques colorées sur les dossiers mais par une information orale claire. Rappelons à ce sujet l'opprobre unanime dont fut couvert en 1960 à Londres le Docteur Mac Math pour avoir inscrit sur les dossiers des malades de son service âgés de plus de 60 ans le sigle NTBR (« not to be Resuscitated »).

Bien d'autres situations illustrant les implications éthiques de la décision thérapeutique en Réanimation mériteraient d'être évoquées : la prise en charge des sidéens, les problèmes de la réanimation néonatale, des prélèvement d'organes, du coût des techniques de pointe pour notre société ou celle des pays en voie de développement.

La plupart de ces questions sont abordées dans d'autres chapitres de cet ouvrage.

Nous nous limiterons à quelques réflexions sur l'*euthanasie* en raison de sa mise en cause fréquente en réanimation et de l'actualité et la gravité des discussions dont elle est l'objet.

Euthanasie : une grande confusion de langage et de situation règne dans ce domaine.

Créé par Francis Bacon en 1605 pour désigner le devoir du médecin d'alléger la souffrance des mourants de façon à leur assurer une fin douce et paisible, le mot euthanasie s'est imposé mais son sens a dérivé. Il désigne aujourd'hui la mort délibérément provoquée directement ou indirectement, activement ou passivement.

Cette confusion a de graves conséquences; en particulier elle frappe d'imprécision et d'ambiguïté les enquêtes réalisées auprès du public, des médecins ou des infirmières pour connaître la proportion de ceux et celles qui sont favorables à l'euthanasie ou qui déclarent l'avoir déjà pratiquée.

La réalité des faits doit être infiniment nuancée et a peu de chances d'être approchée valablement en cochant les cases d'un questionnaire nécessairement schématique.

Il convient de distinguer plusieurs éventualités suivant que la réanimation est commencée ou non, que le patient est conscient ou non, qu'il souhaite lutter ou non, que la ventilation contrôlée est nécessaire ou non. Voici quelques situations :

– La réanimation n'est pas entreprise, la situation étant considérée comme sans espoir. Ces cas relèvent des soins palliatifs et de l'accompagnement.

– La réanimation est commencée mais le malade reste comateux. Ses chances de récupération sont nulles mais une activité respiratoire spontanée s'installe après quelques semaines. C'est le cas des états végétatifs chroniques qui relèvent de l'arrêt des soins vitaux avec maintien parfois très prolongé d'une thérapeutique de confort.

– Le malade reste comateux et ne recouvre pas d'activité respiratoire. Il doit bénéficier également des soins de confort y compris la ventilation contrôlée.

– Le malade est conscient, attaché à la vie mais dépendant, en particulier sur le plan respiratoire. C'est par exemple le cas de la sclérose latérale amyotrophique parvenue à sa phase terminale. La thérapeutique maxima sera maintenue.

– Il arrive en Réanimation, rarement il est vrai, qu'un malade conscient demande la *mort.* Les motivations les plus fréquentes d'une telle demande sont la souffrance physique ou morale, la déchéance physique ou mentale, l'extrême solitude, la conspiration du silence au centre de laquelle il se trouve.

« Les soins palliatifs et l'accompagnement viennent à bout de toutes ces motivations et l'on ne peut manquer d'être frappé par cet instinct de survie qui reprend le dessus bien que la maladie progresse » écrit A. Gouazé (10). La raison du découragement est parfois simple, une contrariété familiale par exemple. Encore faut-il savoir la découvrir et surtout ne jamais tuer l'espoir.

Les « douleurs intolérables » méritent une attention particulière. Nous avons souvent constaté qu'il s'agit, dans l'immense majorité des cas, de douleurs mal ou insuffisamment traitées. L'utilisation selon des modalités correctes et à des posologies suffisantes des antalgiques majeurs, en particulier des opiacés, vient à bout de la quasi totalité des douleurs physiques.

Il arrive que ce traitement écourte de quelques heures la survie du malade mais il ne s'agit pas là d'euthanasie car il existe, au plan éthique, une différence essentielle entre la volonté délibérée de provoquer la mort et l'acceptation des effets secondaires éventuellement létaux d'une thérapeutique prescrite pour améliorer le confort.

Ces différentes démarches entrent dans une perspective d'apaisement de fin de vie et non d'euthanasie. Trois préceptes y sont constamment respectés :

La prise en compte de la volonté du patient dans la mesure où elle peut s'exprimer,

Le refus de donner la mort,

Le souci du bien-être du patient.

Nous récusons au contraire :

la mort voulue et immédiate, provoquée par des doses mortelles d'antalgiques à la demande du patient, l'acquiescement aux volontés de la famille qui demande la mort d'un handicapé inconscient, l'assistance au suicide qui est une complicité d'homicide relevant de *l'euthanasie*, c'est à dire de la volonté délibérée de donner la mort, ce qui constitue pour le médecin à la fois un abus de pouvoir et un abus de confiance.

Ainsi, contrairement à ce qui est souvent affirmé, l'euthanasie n'est pas une démarche admise en réanimation.

Elargissant encore le débat, nous souscrivons sans réserve aux conclusions d'une étude de D.J. Roy et C.H. Rapin (11) : « Dans notre société les signes de discrimination manifeste, de racisme latent et d'insensibilité à l'égard des faibles sont tellement évidents qu'il nous est impossible de demeurer indifférents aux projets de décriminalisation de l'euthanasie. C'est pourquoi nous devons nous opposer fermement à toute loi autorisant une telle pratique ».

Conclusion

Dans un Service de Réanimation les considérations éthiques font partie intégrante des décisions thérapeutiques. Les problèmes posés, souvent difficiles, sont parfois insolubles autrement que dans l'acceptation d'une prise de décision par le médecin réanimateur en toute responsabilité éclairée.

En cas de litige, la tendance américaine est d'accorder aux juges une place prépondérante alors que dans l'optique européenne c'est l'équipe médicale qui est placée au centre de la décision. Pouvoir exorbitant du médecin dira-t-on. Il est à la mesure de ses responsabilités.

Le développement d'un esprit éthique au sein d'un Service, entretenu par des réunions périodiques sur ces questions, facilite la solution des problèmes.

De nouvelles directives officielles sont-elles nécessaires ? Probablement pas.

Les principes généraux exposés dans les Lois bioéthiques de 1994 et le Code français de Déontologie suffisent, confiance étant faite, dans chaque cas particulier, à la conscience du médecin pour le meilleur choix thérapeutique.

Bibliographie

1. Vincent J.L.
European attitude towards ethical problems in intensive care medicine : results of an ethical questionnaire.
Intensive Care Med., 1990; 16 : 256-264.

2. Trollope A.
The fixed period. (1891).
Ed. R.H. Super. Ann Arbor : University of Michigan Press, 1990.

3. Rapin M.
The ethics of intensive care
Intensive Care Med., 1987; 13 : 300-303.

4. Nicolas F.
Comment éviter l'insistance thérapeutique excessive en réanimation?
Conc. Méd.; 1990, 112, 25-28.

5. Mantz J.M.
Abandon et acharnement thérapeutique en réanimation.
Réan. Et Méd. Urg.; 1995, 4 (1) : 1-2.

6. Vincent J.L., Parquier J.N. et al.
Terminal events in the intensive care unit.
Crit. Care Med.; 1989, 17 : 530-533.

7. Vincent J.L.
Ethical issues in critical care medicine : United states and European views and differences.
Intensive Care World; 1996, 13, 4, 142-144.

8. Les décisions d'arrêt ou de limitation du traitement actif en réanimation.
Réan. et Méd. Urg.; 1991, 7 : 413-419.

9.Rapin M. et Le Gall J.R.
La thérapeutique palliative de confort en réanimation.
Bull. Acad. Med.; 1979, 163 : 566-571.

10. Gouazé A.
Une certaine idée du pouvoir médical.
Exp. Scientif. Franç. Paris, 1991.

11. Roy D.J. et Rapin C.H.
A propos de l'euthanasie.
Europ. J. of Palliative Care; 1997, 1, 1 : 57-59.

Ethique de la décision thérapeutique en psychiatrie

JEAN-JACQUES KRESS

Situation de la décision thérapeutique dans la relation médecin-malade. Les particularités de la psychiatrie

Originairement l'action médicale est une réponse à un appel fondé sur la souffrance et la plainte du malade; c'est à cet appel que répond la décision thérapeutique, c'est à cette décision que le patient est appelé à consentir. Il est nécessaire de signaler d'entrée de jeu combien ce terme de décision comporte une dimension d'exigence que vient tempérer la notion de consentement, qui a fait l'objet d'un développement considérable ces dernières années dans le cadre de l'éthique biomédicale, après une longue période d'éclipse. Il n'est certainement pas vain de rappeler que le consentement libre et informé est au centre du Code de Nuremberg, promulgué en 1947 par les juges des médecins des camps d'extermination. Si cette notion concernait à l'origine les expérimentations, elle s'est ensuite largement étendue à l'ensemble de l'activité médicale.

Par le consentement, qui est le corrélat du côté du patient de la décision thérapeutique du côté du médecin, le malade est réintroduit comme sujet capable d'un vouloir autonome en regard de la médecine. La décision, lorsqu'elle est soumise au consentement, prend valeur d'interpellation donnant la parole au malade selon le dialogue qui pourrait exprimer la relation de la manière suivante : « je souffre, aide-moi » – « voici ce que je décide de te proposer, y consens-tu ? »

Que la décision médicale doive être située en regard du consentement, voici qui est de première importance du point de vue éthique car sont ainsi introduites le grandes catégories de l'autonomie, de la dignité, du meilleur intérêt et de l'information du patient. A cet égard la psychiatrie comporte deux particularités essentielles : d'une part l'accent y est porté sur la singularité du rapport à la personne, d'autre part les troubles psychiques peuvent modifier la capacité de comprendre, d'intégrer les informations liées à la décision thérapeutique, et aboutir à leur méconnaissance. De ce fait, lorsque la pathologie occasionne des risques, la psychiatrie peut être amenée à faire usage de la contrainte autorisée par la loi.

La psychiatrie connaît donc ce paradoxe : elle est la branche de la médecine qui a développé de la manière la plus approfondie l'attention à la relation, à la singularité subjective, et partant à la dimension éthique qui leur est liée et pourtant elle est, dans des circonstances qui sont loin d'être rares, amenée à user de la contrainte. Or, l'usage de la contrainte fait l'objet d'une décision et c'est ce que nous examinerons dans un premier temps. En second lieu nous verrons que la psychiatrie se distingue des autres domaines de la médecine par la variété de ses références épistémologiques car elle se trouve à la confluence entre les références biologiques et celles qui relèvent des sciences humaines et du psychisme. Cette disparité traverse toute la discipline et concerne aussi bien les théories de la psychopathologie que les procédés thérapeutiques, si bien que le médecin peut avoir à décider d'orienter le traitement vers la prise de psychotropes ou vers la psychothérapie. Cette disparité des conceptions du fonctionnement psychique qui sous-tend la diversité des approches thérapeutiques comporte des implications éthiques opposant la singularité subjective à la généralité des processus biologiques. Mais aussi, la prise en compte de la part inconsciente du psychisme est à l'origine d'un décentrage des concepts fondamentaux de l'éthique et notamment de celui d'autonomie.

Enfin, il sera envisagé en troisième lieu les conséquences éthiques du fait que la décision, comme l'acte, comporte une part aveugle et correspond à un moment d'arrêt de l'activité représentative et de la délibération. C'est en ce point qu'intervient la responsabilité personnelle du praticien par rapport à la décision qu'il prend. Comme il est impossible de dresser un inventaire complet des situations de décision thérapeutique en psychiatrie en quelques pages, nous nous limiterons à ces trois points dont les deux premiers lui sont totalement spécifiques. Mais il faut pourtant garder à l'esprit que si la psychiatrie partage avec les autres domaines de la médecine la difficulté, en matière d'éthique, d'adopter un corps de principes à des situations singulières, le rapport à la singularité s'y trouve renforcé du fait que cette discipline entend agir sur les troubles de la personnalité.

La décision de faire usage de la contrainte

On pourrait être tenté de protester qu'il ne s'agit pas ici d'une décision thérapeutique ; il faut dès lors préciser que dans certaines situations la contrainte, notamment à l'hospitalisation, rend le traitement possible. Si la loi, en France, admet que l'hospitalisation sous contrainte peut comporter des traitements imposés au malade il n'en va pas de même dans d'autres pays, où le traitement imposé fait l'objet d'une procédure juridique différente. Rappelons aussi qu'en France, l'hospitalisation sous contrainte, dite « à la demande d'un tiers » nécessite deux certificats médicaux et la demande signée d'une tierce personne. Ces certificats médicaux attestent que « les troubles rendent impossible le consentement du patient et (que) son état impose des soins immédiats, assortis d'une surveillance constante en milieu hospitalier » (loi du 27 juin 1990). On remarque que ce certificat comporte une appréciation de l'incapacité à consentir, ce qui peut faire l'objet dans d'autres pays d'une expertise séparée. Quels sont les éléments de la délibération aboutissant pour le praticien à cette décision de priver une personne de liberté et, corrélativement du moins en France, de lui imposer un traitement, le plus souvent par psychotropes ?

Une telle décision est toujours liée à l'existence d'un risque qui peut être de nature diverse. Le risque le plus fréquent est celui du suicide, présent dans un vaste éventail de troubles psychiques pouvant aussi résulter de situations existentielles difficiles ; ce risque est apprécié en fonction du tableau psychiatrique d'ensemble, de l'intensité des troubles, de la détermination avérée du patient et de l'existence d'antécédents suicidaires et de tendances à l'impulsivité. En second lieu existe le risque de conduites agressives envers des tiers pouvant relever de syndromes psychiatriques divers, ainsi que le risque de conduites dangereuses par leur incohérence. D'une autre nature est le risque lié à l'évolution de l'état pathologique du patient vers l'aggravation, faisant redouter la survenue d'un état plus difficile à traiter ultérieurement et, dans un second temps, la survenue de conduites dommageables pour le sujet lui-même ou pour autrui, ce qui introduit la notion de risque différé par rapport au risque imminent envisagé précédemment.

On aura saisi que deux ordres de données sont présentes dans l'appréciation du risque : celles qui sont liées aux conduites et celles qui sont liées à la maladie et donc à la nature du diagnostic, cette bipartition se superpose aux notions de risque imminent et de risque différé. Il est évident que l'importance et l'imminence du risque sont déterminantes pour passer outre au consentement du patient ; cette appréciation repose sur l'examen psychiatrique, sur la connaissance des conduites récentes et actuelles du malade, de ses antécédents notamment en matière de passage à l'acte suicidaire ou hétéro-agressif, et sur l'évaluation du potentiel évolutif négatif de ses troubles.

La contrainte va à l'encontre d'un principe éthique essentiel : le respect de l'autonomie de la personne. La prise de décision est la résultante d'une délibération du médecin entre le respect de l'autonomie et la prévention du risque. Il se trouve que cette délibération a souvent lieu dans des circonstances difficiles, parfois urgentes, bien des fois en présence de proches du patient, mais elle se déroule néanmoins dans un cadre relationnel. Car, sauf exceptions, la décision du médecin est précédée par un entretien avec le patient permettant de constater les troubles, d'établir un diagnostic, fut-il provisoire et, de prendre connaissance du refus du patient, auquel le traitement aura été proposé.

Si le médecin a pris sa décision d'outrepasser le consentement en limitant l'autonomie du patient, il lui appartient aussi de tenir compte de cet autre principe éthique, le respect de sa dignité, en l'informant de sa décision et de ses raisons, et en précisant que la mesure de contrainte est prise en vue de lui assurer ultérieurement une plus grande autonomie par rapport à ses troubles. Il est de première importance au plan éthique que le patient puisse, dans la mesure du possible, percevoir qu'il n'est pas un objet soumis au caprice du médecin et à son bon vouloir, mais un sujet temporairement troublé qui est soumis à la loi. Ces attentions n'ont souvent aucun effet immédiat sur les attitudes d'opposition, notamment chez les sujets psychotiques délirants ou très intensément déprimés, ou encore sur les états d'agitation intense. Mais on constate couramment que les circonstances relationnelles initiales d'une hospitalisation et d'un traitement sous contrainte déterminent ensuite l'attitude du patient à l'égard des soins, comme si cet instant inaugural laissait sa marque sur les rapports ultérieurs de la personne avec les institutions. Ici la prise en compte de la dignité de la personne se confond avec la visée thérapeutique qu'elle favorise. Mais d'autres éléments doivent encore être pris en considération avant que la décision de la contrainte ne soit prise ; en sus de l'estimation du risque il est nécessaire de se demander si l'évolution des troubles vers l'aggravation ou l'irréversibilité est inéluctable, si la contrainte ne risque pas d'accroître le désordre psychique, d'augmenter la rétivité à l'égard des soins et, si l'hospitalisation et le traitement apporteront un bénéfice important et certain. Il est évident que l'imminence et l'importance du risque balaient, le cas échéant, toutes ces réserves.

Malgré la qualité de la délibération éthique, le respect aussi attentionné que possible de la dignité du patient dans l'annonce et la mise en œuvre des mesures de contrainte, il faut signaler qu'une telle décision s'accompagne toujours chez le médecin d'une certaine émotion et du sentiment angoissant mais fécond que sa responsabilité est engagée en regard d'une autre personne. Cette émotion est d'autant plus intense que la relation propre à la singularité de la personne, à sa souffrance et à son histoire propre est plus approfondie et authentique. Il est bien évident que ces données ne sauraient être systématisées, mais il est salutaire qu'elles puissent être reprises par le médecin responsable en dialogue avec une équipe de soins, des collègues, un groupe de travail.

La décision thérapeutique entre médicaments psychotropes et psychothérapie

Voici une alternative qui est d'une toute autre nature que la précédente et pourtant très spécifique des problèmes qui se posent à la psychiatrie à cause de la diversité de ses références théoriques. Cette alternative ne se pose pas dans les situations d'urgence, devant les états d'agitation, les tableaux psychotiques, les accès dépressifs majeurs, les crises intenses d'angoisse où sont requis souvent l'hospitalisation et de toute manière les traitements médicamenteux en première intention. Elle se pose en regard des états névrotiques à symptomatologie anxieuse ou dépressive, devant des tableaux ambigus où la psychose peut être évoquée à titre d'éventualité évolutive mais sans certitude, et devant des troubles réactionnels à des événements existentiels perturbants.

Avec la prescription de psychotropes le praticien compte agir sur la réalité neurobiologique cérébrale du patient, en fonction des connaissances établies par la science et les travaux cliniques fondés sur des approches statistiques, elles-mêmes construites à partir du dénombrement des symptômes isolés les uns des autres, détachés en quelque sorte de la personnalité afin qu'ils puissent se prêter à ce traitement statistique. Il se fonde bien sûr aussi sur l'expérience personnelle qui est propre à chaque médecin. Dans cette situation de prescription la relation médecin-malade, l'attention à la singularité de la personne est celle de la relation courante de soins en médecine, l'attente principale étant fondée sur les effets des médicaments. Avec l'engagement dans une psychothérapie, et plus particulièrement la psychothérapie à orientation dynamique, le praticien porte son attention sur la parole propre du patient, sur son histoire singulière et sur la relation qui va s'établir, se développer et servir de point d'appui pour l'action thérapeutique. Dans le premier cas la situation thérapeutique est référée à l'éthique générale des soins médicaux, dans le second elle est centrée sur la singularité subjective, ce qui ouvre de nouveaux registres de questionnements. L'ambiguïté la plus courante pouvant être formulée de la manière suivante : la psychothérapie a-t-elle pour objectif de faire céder le symptôme, d'adapter le patient aux conditions de son existence ou de l'aider à prendre mieux conscience de lui-même en espérant que cette troisième éventualité contribuera à modifier les deux premières ? A cet égard, il serait nécessaire de distinguer les psychothérapies orientées vers l'histoire singulière du sujet et celles qui s'adressent de manière plus spécifique aux instruments de la subjectivité ; mais ce débat ne peut pas être engagé ici.

Revenons à la question centrale : médicaments psychotropes ou psychothérapie ? Il serait certes contraire au principe du meilleur intérêt du patient que de l'engager dans une relation psychothérapique exclusive s'il est atteint d'une inhibition dépressive intense le rendant incapable de s'exprimer au cours des séances. Dans la situation inverse il en irait de même pour le patient désireux de parler, de mieux se connaître, d'explorer sa vie relationnelle à propos de difficultés répétitives, et que le praticien ferait en quelque sorte taire par la prescription d'un tranquillisant, ce qui peut avoir pour effet d'occulter ses interrogations. Le partage de l'activité thérapeutique selon ces deux orientations, auquel est conféré ici un caractère nettement tranché afin de mieux le faire ressortir, se situe donc entre l'action par le médicament sur le cerveau, aveugle en regard du sens et de la singularité de la personne et l'élaboration du sens dans la relation de parole avec le patient. Il est évident que l'éthique commande de se tourner vers les procédés les plus chargés de sens, axés sur ce qui dans la relation est spécifiquement humain, à savoir la parole. Mais on sait d'autre part que l'intensité des symptômes, l'urgence, le déni des troubles et le rejet de la réalité commandent le recours au médicament. Si la voie du sens est à privilégier, elle doit s'arrêter devant ce qui la rend impossible pour faire place à l'action chimique, mais elle doit s'arrêter aussi en rapport avec le souhait du patient qui peut très bien ne pas accepter l'intrusion dans l'intimité de sa subjectivité qu'exige l'orientation psychothérapique, laquelle contrairement aux médicaments ne saurait être imposée.

Plusieurs remarques viendront à la fois atténuer et compliquer cette opposition. Tout d'abord l'alternative entre psychotropes et psychothérapie n'est pas absolue ; on connaît bien la possibilité d'entreprendre des co-thérapies menées par deux praticiens qui doivent bien sûr communiquer, l'un se chargeant des prescriptions et l'autre de la psychothérapie. La plupart des psychiatres connaissent des situations de traitement au cours desquelles ils assurent eux-mêmes cette double fonction, ce qui n'est pas sans difficulté et s'avère particulièrement délicat au cours des psychothérapies dynamiques où est tenu compte du transfert et de l'inconscient.

Ensuite, il est bien évident que la diversité d'orientation théorique de la formation des psychiatres aboutit à des compétences diverses en matière de psychothérapie. Tous les psychiatres ne sont pas formés de manière approfondie aux divers types de psychothérapie ; il est évident que le praticien aura tendance à privilégier, dans les décisions concernant ses patients, le type de psychothérapie pour lequel il est compétent. Une attitude critique de réserve éthique est ici souhaitable, fondée sur la compétence en matière d'indications que donne la formation approfondie dans un domaine déterminé, et le maintien de l'ouverture d'esprit pour les autres domaines.

Enfin, compte tenu du constat d'une surconsommation des tranquillisants particulièrement en France, se pose le problème de la médicalisation actuellement abusive de la souffrance psychique. Ici la problématique est sans conteste de nature éthique : y-a-t-il lieu de répondre à la plainte liée à un deuil qui se prolonge, au chagrin d'un abandon amoureux, à des revers professionnels, des tensions familiales pénibles par la prescription de tranquillisants ou d'antidépresseurs, même si le tableau clinique comporte des symptômes de type dépressif? A cette question il est aisé de répondre par la négative et pourtant la décision penche souvent vers la prescription surtout de la part du généraliste, mais aussi de maints psychiatres, en rapport aussi avec la demande instante des patients. Ces deux derniers points nous permettent de constater que la décision thérapeutique dépend aussi des orientations de la formation spécialisée et des données relevant de l'opinion de la clientèle. Un dernier point concerne la décision de proposer au consentement d'un patient l'engagement dans un travail psychothérapique fondé sur l'attention à l'inconscient et au transfert : la psychothérapie analytique. L'accent porté sur l'inconscient, par définition inconnu du patient comme du praticien, ne permet pas de mettre en jeu au même niveau que pour d'autres décisions médicales les principes d'autonomie, de meilleur intérêt, et surtout d'information préalable, car ces principes s'adressent à la part de liberté intérieure du patient relevant de son activité psychique consciente et non à l'inconscient. Il faut convenir qu'en matière de psychothérapie analytique le consentement à la proposition du thérapeute est un processus évolutif et dynamique qui se prouve lui-même par son développement et non par l'instant inaugural d'une décision en termes de tout ou rien. Il s'agit d'une décision et d'un consentement de type « processus » plutôt que de type « événement ».

Reflexions concernant la notion de décision thérapeutique

Il est possible, sans trop d'artifice, d'esquisser la structure générale de la situation de décision selon trois phases : la phase préparatoire et délibérative, la décision elle-même, les conséquences de la décision ; ces trois phases étant bien entendu en interaction, car si le déroulement temporel semble leur donner une polarité, les effets d'anticipation et de rétroaction bouleversent cet ordre apparent.

En amont de la décision.

C'est le savoir de la médecine, dans la mesure où il permet au praticien de mettre en correspondance les symptômes présentés par le patient et l'éventail des possibilités thérapeutiques, qui occupe la phase préparatoire à la décision ; la rencontre entre ce savoir et la réalité clinique aboutit préalablement à un premier type de décision qu'est la décision diagnostique, elle-même opération de choix parmi des éléments de savoir en regard d'une réalité perçue. Il est évident que l'adéquation de la décision au but thérapeutique poursuivi est tributaire de la qualité de ce savoir, qui doit aussi bien être homogène avec l'actualité de la science qu'avec la situation concrète des soins à laquelle il s'applique. C'est la personne du médecin qui garantit cette adéquation, éthiquement exigible afin que l'entreprise thérapeutique obéisse au principe de bienfaisance. Une difficulté de cette adéquation réside dans le fait que les recherches qui produisent le savoir concernent des situations souvent bien différentes de celles de la réalité courante des soins. La recherche est issue de l'expérimentation sur des groupes de patients homogènes, de protocoles nettement cadrés, d'objectifs très définis. Mais la situation courante de soins est beaucoup plus complexe, plus difficile à délimiter, pétrie de la relation médecin-malade ; elle est centrée sur la particularité des situations singulières auxquelles la reproductibilité expérimentale ne s'applique qu'imparfaitement. Nous avons vu que cette difficulté est considérablement accrue en psychiatrie, où la singularité subjective se trouve au premier plan.

Toujours en amont de l'acte de décision se situe l'expérience du praticien, qui joue un rôle analogue au savoir mais cette fois au plan pratique. On peut admettre que l'expérience de situations comparables rend la décision plus aisée et aussi plus adéquate, mais elle peut aussi fausser l'acuité du regard clinique, endormir la vigilance, par le jeu des habitudes et des conduites systématiques. Du côté des particularités du médecin rappelons les orientations d'école résultant de sa formation ce qui a, en psychiatrie, une plus grande importance que dans d'autres domaines, du fait de la variété des théories de référence de la psychopathologie. D'autre part, les traits personnels du médecin, sa tendance à recourir plus ou moins rapidement aux actes, à s'entourer ou non de garanties et de vérifications ainsi que la nature de la relation médecin-malade interviennent en amont de la décision en tant que facteurs qui la déterminent. En psychiatrie l'importance de la relation médecin-malade exige une constante attention aux mouvements affectifs qui s'y jouent afin qu'ils n'interviennent pas de manière prépondérante dans les décisions thérapeutiques.

La décision elle-même comporte toujours une part aveugle parce qu'elle participe de l'acte. Il y a en effet rupture entre l'élaboration des représentations du savoir et des souvenirs de l'expérience et le fait de se déterminer. Quelle que soit la motivation de la décision, l'élaboration préalable, l'évaluation et l'estimation des risques et des avantages, les échanges relationnels avec le patient ou avec des collègues, le moment de la décision bascule dans l'obscurité de l'acte par rapport aux représentations qui le précèdent. Qui ne perçoit la manière dont les arguments étayant la décision font soudain silence au moment où la conviction de sa nécessité s'établit ? La décision n'est pas seulement le résultat automatique d'une pesée logique des enjeux et des moyens, elle comporte un engagement de la personne qui produit un acte de volonté. D'ordinaire, on le sait, la décision apporte un soulagement en rapport avec le silence des représentations qui l'accompagnent. Ce soulagement est souvent temporaire, car le déploiement des actes qu'elle inscrit dans la réalité soulève ensuite de nouvelles questions qui pèsent sur les motifs mêmes de la décision.

Ceci nous amène au troisième moment de l'opération de décision qui consiste en son effectuation. On pourrait penser qu'il ne s'agit plus dès lors que de laisser se dérouler la réalisation des actes commandés par la procédure thérapeutique choisie, mais cette réalisation concerne le patient qui répond et évolue, nécessitant l'adaptation de ces actes selon des séries de décisions secondaires, pouvant aller jusqu'à mettre en cause le choix originaire de la thérapeutique en réenclenchant un nouveau processus décisionnel. La décision thérapeutique, quant à ses suites, n'est ainsi jamais irrévocable particulièrement en psychiatrie, et demande à être intégrée à une histoire évolutive, qui implique le développement de la relation médecin-malade et l'attention toute particulière aux réactions de ce dernier.

Peut-être est-ce dans cette obscurité même que *réside le questionnement éthique central relatif à la décision médicale.* En ce sens qu'il est éthique de réduire cette obscurité par l'examen préalable des possibilités thérapeutiques, de leur adéquation à la situation du patient, de leurs conséquences prévisibles, en sorte que le patient soit informé et que soit exclusivement visé son bénéfice, de la participation de sa libre volonté afin que soit préservée son autonomie. Il semble que les travaux actuels sur la décision thérapeutique, que l'on désigne par le terme « d'aide à la décision », tendant à juste titre à la fonder en savoir et en raison selon des mécanismes de type cognitif, ont pour objectif de diminuer cette part d'ombre, de silence du langage, d'impulsion pour tout dire que recèle toute décision. La responsabilité à l'égard de la décision concerne ainsi d'une part la qualité de la délibération qui la précède et dont le médecin peut rendre compte, mais aussi cette zone d'obscurité décisionnelle que le savoir et l'expérience peuvent réduire sans jamais l'abolir.

Cet aspect descriptif du problème nous confronte avec ce qui le centre, en un point où le silence se fait et où prend origine la responsabilité du choix qui, du moins en psychiatrie, est toujours à rapporter à la relation singulière avec la personne du patient.

Bibliographie

1. **Andrew A., Nierenberg M.D.** Treatment choice after one antidepressant fails : a survey of Northeastern psychiatrists. J Clin Psychiatry, septembre 1991, 52.9 : 383-385.

2. **Anderson J., M.S.N., R.N., Eppard J.** Clinical decision making during assessment for involuntary psychiatric admission. Psychiatric Services, july 1995, Vol. 46 n°7 : 722-728.

3. **Barrows H.** The physician's clinical reasoning process. – in Practice-based learning. Problem-based learning applied to medical education. By Southern Illinois University School of Medicine. Chapter IV : 12-22.

4. **Bertrand P.** Enseignement intégré de Décision Médicale et Choix Ethiques. Pour un enseignement sur l'évaluation et l'utilisation de l'information médicale dans les Sciences Humaines. Faculté de Médecine de Tours. Laboratoire de Biostatistique et informatique du CHU de Tours.

5. **Botros S.** Consentement et consentement informé. Dictionnaire d'Ethique et de philosophie morale. Paris, PUF, 1996 : 310-313.

6. **Browne A., Carpenter C, DIP (PT), MA, Cooledge C., MSW,** Bridging the professions : an integrated and interdisciplinary approach to teaching health care ethics. Academic medicine, novembre 1995, 70 n°11 : 1002-1005.

7. **Cantor SB.** Cost-effectiveness analysis, Extended dominance and ethics. Med. Dec. Making, 1994, 14 3 : 259-265.

8. **Consoli S.M.** Evaluation de la qualité de vie : problèmes méthodologiques. Applications au champ des pathologies organiques. Paris, Masson, 1993 : 129-142.

9. **Fagot-Largeault A.** Réflexions sur la notion de qualité de vie. Décision thérapeutique et qualité de vie. R. Launois, F. Régnier. John Libbey Eurotext, Paris, 1992 : 83-100.

10. **Fischer R.L., Ph. D and Fischer S., Ph.D.** Antidepressants for children is scientific support necessary. The Journal of nervous and mental disease, 1984 n°2 : 99-102.

11. Grenier B. La décision médicale. Les voies de la décision. Voies et perspectives de la décision clinique. Ouvrage Collectif. Maison des Sciences de l'homme d'Aquitaine, 1991 371-372.

12. Guyotat J. Le bricolage en psychothérapie : ses limites. Synapse, mars 1996, 124 : 29-32.

13. Helmchen H., MD. Ethical problems in psychiatric everyday practice. The Japanese Journal of Psychiatric and Neurology, 1994, 48 suppl. : 53-61.

14. Hatcher S. Decision analysis in psychiatry. British Journal of Psychiatry (1995), 166 : 184-190.

15. Jeannerod M. De la physiologie mentale. Histoire des relations en Biologie. Paris, Editions Odile Jacob, Sciences, 1996 : 185-188.

16. Kluge E.H.W. Patients, patient records, and Ethical Principles. Medinfo 95 proceeding. R.A. Greenes et al. (editors), 1995, 19 : 1596-1600.

17. Kress J.J. Enjeux éthiques des savoirs et du consentement en psychiatrie. Questions pour une méthode. In Cerveau et psychisme humains : quelle éthique? Collection Ethique et Sciences, dirigée par G. HUBER. Assocition Descartes. John Libbey Eurotext. Paris, 1996 : 172-176.

18. Kress J. JK, H.G. Koch, Reitter-Theil S., Helmschen H. The basic problem of informed consent and its relevance. In Informed Consent in Psychiatry. European Perspectives of Ethics. Law and Clinical Practice. The basic problem of informed consent. Editions Nomos Verlagsgesellschaft. Baden-Baden Allemangne. 1996 : 255-266.

19. Kress J.J. Epistémologie, éthique et consentement à la psychothérapie. A paraître en langue allemande in Ouvrage Collectif.

20. Launois R. et al Colloque internation de L'Association Française pour la recherche thérapeutique. Editions John Libbey Eurotext, 1991 : 14-19.

21. Murphy B.M., Puffett A. Pathways to suicide prevention. British Journal of Hospital Medicine. 1995, 54 n°1 : 11-14.

22. **Naudin J.** L'intuition en psychiatrie, entre diagnostic et délire, la lutte pour l'évidence. Humeur, Synapse, 1996, 19 : 4-11.

23. **Picavet E.** Décision. Théorie de la décision. Dictionnaire d'Ethique et de philosophie morale, PUF : 363-367.

24. **Pommier G.** Le dénouement d'une analyse. Cahors, Point Hors Ligne, 1987 : 210-211.

25. **Ricœur P.** Préface. Code de déontologie médicale. Essais 334. Points. Ed. Seuil, octobre 1996.

26. **Stone A.A.** Iatrogenic ethical problems : commentary on « can a patient refuse a psychiatric consultation to evaluate decision-making capacity? » The Journal of Clinical Ethics, 1994,5, n°3 : 234-237.

27. **Terra J.L.** Qualité de vie subjective et santé mentale. Paris. Ellipses. Duphar Upjohn. 1994.

28. **Tillet R.** Psychotherapy assessment and Treatment Selection. British Journal of Psychiatry, 1996, 168 : 10-15.

29. **Tatossian A.** Qu'est-ce que la clinique? Confrontations psychiatriques, 1989, 30 : 55-60.

30. **Zarifian E. Senon J.L. Secther D. et al.** Limites de l'action pharmacologique dans les troubles mentaux. In : Thérapeutique psychiatrique. Paris, Hermann Editions, 1995 : 507-513.

31. **Zarifian E.** Le prix du bien-être. Psychotropes et société. Paris, Editions O. Jacob, 1996.

Aspects éthiques des thérapeutiques de la toxicomanie

MICHEL PATRIS

Préambule

Les notions de toxicomanie et de pharmacodépendance recouvrent toute une palette de situations cliniques plus ou moins nocives pour la santé, plus ou moins désocialisantes et générant des risques indirects plus ou moins graves.

Mais la dépendance à quelque psychotrope que ce soit doit être considérée comme un fait actuel de société, compte-tenu de la quantité et de la diversité des produits accessibles, autant en ce qui concerne leur action spécifique que les comportements induits à tous les stades de leur consommation.

Dans ce vaste mouvement, porteur d'une véritable chimiothérapie de masse, on voit se déplacer sans cesse les lignes de partage entre le banal et le pathologique, le tolérable et le condamnable, ce qui relève d'un traitement et ce qui procède d'un choix personnel.

Il sera essentiellement question ici des toxicomanies aux opiacés. Les dernières décennies ont largement démontré l'impuissance relative des efforts répressifs et thérapeutiques dans ce domaine. Certains y trouvent argument pour déserter l'un et l'autre front et gérer la toxicomanie comme un mal irréductible. Dépénalisation et substitution s'inscriraient dans la logique de cette tendance démissionnaire.

Lui-même prescripteur, le médecin d'aujourd'hui se trouve partagé entre des choix thérapeutiques difficiles dont il mesure mal les vrais enjeux : soigne-t-il des personnes ? Doit-il viser des objectifs de Santé Publique ? Doit-il même privilégier des préoccupations sécuritaires touchant davantage à l'ordre public qu'à la santé du citoyen ?

En ces points de divergence, quels repères éthiques peuvent guider le médecin dans sa pratique ? L'éthique en question ne devrait-elle pas précéder les faits plutôt que, comme on le voit dans le domaine de la biologie, courir après les « grandes découvertes » ?

La toxicomanie, une dépendance de plus ?

D'une manière générale, la dépendance recouvre l'essentiel de notre condition biologique et de notre vie relationnelle. Fruit d'une quasi interminable maturation, l'être humain prolonge sa dépendance physiologique par une dépendance subjective constitutive de tout lien, de tout attachement, de toute appartenance à un groupe fondé sur une alliance.

Nul ne peut prétendre en avoir fini avec la dépendance orale au sein maternel, encore moins avec l'attente affective où cherche à s'épuiser en vain le deuil de cet objet.

Vivre implique une radicale dépendance au milieu, *à ce qui n'est pas moi*, l'échange conditionnant la part essentielle non seulement de notre existence physique mais de l'élan désirant qui ouvre à l'autre les portes de notre *monde personnel* au point d'en rendre illusoire l'individualité, l'autonomie et la maîtrise.

Le monde de chacun dépend et participe du monde de l'autre ; dépendant de l'air que nous respirons, nous le sommes de façon tout aussi exigeante du regard et de la parole de l'autre. Il n'est que l'autiste pour sembler se suffire de l'espace clos de son silence ; mais quel autiste pourrait survivre si d'autres ne l'accueillaient pas dans leur monde ?

Au départ de la vie, l'être humain in utero vit une dépendance symbiotique radicale ; ceci se prolongera par une forte dépendance aux parents durant l'enfance, où s'élabore ce qu'on désigne « relation d'objet » : investissement affectif d'un autre humain dans sa globalité ou de manière partielle dans le sein maternel. La séparation de l'objet, la nostalgie du paradis perdu, de la fusion avec lui, entretient ce rêve éveillé que la psychanalyse appelle « le fantasme ». Rêve où le sujet retrouverait l'objet perdu, ressenti comme manque à être, incomplétude. Dans la dynamique du sujet normal, cette impossible complétude entretient le désir dans son sens le plus large : désir amoureux, désir de savoir, désir de possession.

Ces préliminaires théoriques nous mènent droit à une divergence éthique fondamentale entre les conceptions positivistes fondées sur l'idée d'une certaine plénitude de l'être et celles de la psychanalyse qui reconnaissent au sein de notre structure psychologique une faille fondamentale et irréductible.

Le positivisme, largement dominant en médecine, amène à considérer tout manque comme manque à combler : l'absence de l'objet manquant requiert un remède, un substitut, une compensation. En médecine en effet ce modèle dominant pousse à « répondre à la demande », à prendre à la lettre la plainte de celui qui s'adresse au médecin, à interpréter la souffrance de l'autre (déprimé par exemple) comme absence de quelque chose qui pourrait revenir.

Cette interprétation de la plainte de l'autre « justifie » des réponses médicalisées inadéquates en ce sens qu'elle ravale au niveau d'un besoin réel (un psychotrope) une demande d'aide, d'écoute, de reconnaissance. « *La drogue, c'est pour le toxicomane comme l'insuline pour le diabétique* ».

Pour plus de clarté, il convient de distinguer différents registres de la dépendance même si dans les situations cliniques réelles on les retrouve très intriqués :

1) *La dépendance au désir de l'autre* relève de notre structure subjective de base. Elle ne constitue pas une pathologie en elle-même mais peut générer des formations symptomatiques (hystérie, anorexie, toxicomanie...) au gré des spécificités structurales de la relation d'objet.

2) *La dépendance aux nécessités vitales* liées à notre condition biologique : manger, respirer.

3) *La pharmacodépendance ou toxicomanie* qui n'implique à priori aucune fatalité mais qui peut se définir comme effet d'une rencontre entre un sujet, un produit et un contexte.

La confusion de ces registres induit la confusion des problèmes et celle des réponses possibles en plaquant pour les besoins de la cause les modèles des deux premiers sur le troisième. Or rien à priori ne nous autorise à assimiler une drogue, un produit chimique, une substance dont on peut devenir dépendant à un objet de besoin ou à un objet de désir.

– La drogue n'est pas objet de désir et la toxicomanie n'est pas un symptôme au sens d'une formation de l'inconscient.

– La drogue n'est pas une nécessité vitale, elle est artefact. Ce point est capital, le toxicomane n'est pas prédestiné à sa dépendance toxicomaniaque par une « constitution » particulière et sa rencontre avec la drogue n'est pas le fruit d'un déterminisme interne. Convergent à ce point outre sa vulnérabilité un état donné de la société et la drogue comme réponse « offerte » à une souffrance, un ennui ou une révolte.

Il suit qu'une démarche thérapeutique ne devrait en principe :

– ni se limiter à une approche psychothérapique, en pariant par exemple sur un providentiel déplacement de l'attachement au produit vers un transfert sur le thérapeute en confondant naïvement les registres du manque (de drogue) et de l'amour de transfert,

– ni se satisfaire d'une réponse à une demande de produit psychotrope, qu'il soit reconnu ou non comme produit de substitution.

Réflexion éthique et loi

Les hommes s'imposent des lois. Se référant plus ou moins explicitement à des principes universels, certains hommes font des lois applicables à tous les hommes. La règle du jeu de nos démocraties implique que les lois soient reconnues et respectées. Autrement dit que leur principe ne soit pas discutable. La question de savoir si une loi est bonne ou mauvaise n'est pas une question démocratique. Il faut donc se résigner au fait que non seulement une loi ne reflète pas la conscience de tous ceux qui doivent s'y soumettre mais qu'elle comporte nécessairement une part de relativité, d'opportunisme; en un mot qu'elle soit « politique » au sens d'une réponse à une occurrence historique, à un phénomène de société et qu'elle vienne parfois légitimer un projet totalitaire. Elle n'est plus alors ce qu'elle devrait être dans l'esprit : la mise en acte d'un choix éthique, d'une invention généreuse de l'humain. L'éthique se situe selon nous en amont des lois. En pratique, c'est plutôt le contraire qui se passe, l'éthique court après la technique, l'économique et le politique.

Elle y perd de son souffle et de sa force.

Partant de là, la réflexion éthique doit-elle se limiter au cadre légal de ce qui est permis ou imposé par la loi ou doit-elle inclure la loi elle-même ?

Quand bien même voudrait-on exclure du champ de la réflexion éthique ce que la loi est censée interdire, les faits porteraient notre regard critique sur les fondements de ces limites.

En effet, que ce soit dans le domaine des médicaments, du tabac, de l'alcool ou de la drogue, les lois non seulement changent selon les lieux et les époques mais entretiennent maintenant des contradictions, des ambiguïtés qui trahissent des compromis, des amalgames propres à désorienter ceux qui en attendent des repères solides.

Pour ce qui est du tabac et de l'alcool, l'Etat est à la fois clairement intéressé par la consommation et nécessairement concerné par la prévention des effets nuisibles de cette consommation. Peut-on lever cette contradiction en soutenant qu'il y a une bonne et une mauvaise consommation ? Que la publicité pousse à la première et que les campagnes de prévention visent la seconde ? Rien n'autorise un tel clivage. Dès lors doit-on considérer le consommateur comme responsable (dûment informé) et libre de fumer et de boire, conscient des risques qu'il prend pour sa propre santé ?

Le législateur ne suit pas sa propre logique jusqu'au bout de ses implications, de toutes ses implications du moins. Certes, le conducteur ivre est sanctionné alors que le malade alcoolique s'expose à la cirrhose ou aux cancers digestifs et autres calamités en toute impunité sans que soit remise en question sa couverture sociale.

Ce qui fait référence par rapport à la loi est en priorité l'acte : l'accident, le crime, le délit lequel vient légitimer la répression. Pour le reste, les désastres qui s'élaborent en douceur, la liberté reste quasiment totale, à charge de la communauté d'en assumer les conséquences économiques.

Loi, lutte contre la toxicomanie, politique de santé publique et éthique du soin aux toxicomanes

La loi française (1970) pénalise clairement toutes les formes de toxicomanie et articule directement répression et thérapeutique par le biais de l'injonction thérapeutique.

Hormis la loi de 1954 sur les alcooliques dangereux, la loi de 1970 est le seul cas de figure en France à mettre en alternative une sanction pénale ou une démarche thérapeutique. Cette dernière ne fait donc appel à aucune motivation, aucune demande de la part du sujet toxicomane.

Une législation spécifique concernant les criminels sexuels est en cours d'élaboration afin d'accompagner et de prolonger la sanction par une obligation de soins ou du moins de « suivi » médico-social.

Le thérapeute quant à lui est quasiment libre de fixer les modalités de la thérapeutique à appliquer. Dans les faits, cette application s'avère extrêmement éclectique et surtout exempte de toute évaluation des résultats.

Du fait du caractère contraignant de l'injonction thérapeutique, la justice s'impose comme tiers (véritable demandeur) de la relation thérapeutique. Cette relation procède de ce fait plus ou moins clairement d'une sanction.

Mais l'immixtion de ce tiers judiciaire dans la relation thérapeutique induit une potentialité perverse au sens où le thérapeute peut jouer à sa guise et souvent à son insu sur les deux versants de sa mission : complice du toxicomane malade vis-à-vis de la justice ou auxiliaire de justice vis-à-vis du toxicomane délinquant.

Il n'est d'ailleurs pas exclu que le toxicomane tire profit de cette diplopie thérapeutique, non pas uniquement pour échapper aux foudres de la loi, mais pour établir une relation transférentielle qui lui permette, si on peut dire, d'éprouver la solidité de ladite loi à travers la parole du thérapeute.

Même si dans sa lettre la loi de 1970 apparaît davantage comme inspirée par un souci de maîtrise de la toxicomanie que par un accès aux soins, c'est au bout du compte la position éthique du thérapeute qui orientera ses effets. Le risque social et criminogène s'estompe à travers cette délégation faite au pouvoir médical. Implicitement le judiciaire délègue sa confiance au thérapeutique en tolérant un glissement d'impératifs collectifs à la prise en compte d'une souffrance individuelle.

L'introduction officielle des programmes de substitution Méthadone et Subutex depuis 1995 a sensiblement modifié les données du problème. La politique de substitution soulève des questions plus radicales que nous analyserons plus loin.

Ethique et pouvoir – La politique de substitution

L'impulsion forte donnée par les autorités sanitaires à la politique de substitution depuis 1995 (A.M.M. de la Méthadone le 31 mars 1995, A.M.M. du Subutex le 31 juillet 1995, circulaire du 3 avril 1996 facilitant l'accès des sujets toxicomanes aux thérapeutiques de substitution) a sensiblement modifié les données du problème de la thérapeutique. Non seulement, l'offre est différente mais l'esprit change.

Les protocoles méthadone dits à « haut seuil » garantissent un suivi constant, des contacts quotidiens, une impossibilité de détournement ou de trafic du produit (le produit est ingéré sous forme liquide en présence d'un soignant). Le Subutex (ex-Temgésic) est un dérivé opiacé prescrit sous forme de comprimés et délivré dans les pharmacies ordinaires. Les déviations de l'usage sont fréquentes et connues : trafic parallèle, injection intraveineuse des comprimés dissous. Le suivi est très souvent inexistant. On parle de substitution à « bas seuil ».

La substitution à haut seuil (Méthadone) offre la garantie d'un protocole rigoureux, coercitif et créant peu de possibilités de déviation. La prescription de Subutex par contre n'offre pas de telles garanties à fortiori en dehors du cadre prévu par l'A.M.M. de ce produit : « traitement substitutif des pharmacodépendances majeures aux opiacés dans le cadre d'une prise en charge médicale, sociale et psychologique ».

La prise en charge sociale et psychologique n'est en fait pas systématiquement conjointe à la prescription simple « à la demande » selon des posologies souvent massives et sur des périodes illimitées sans perspective de sevrage.

Quels sont les bénéficiaires de l'usage licite du Subutex ?

Les toxicomanes ?
Avides de nouveautés, ils trouvent dans un premier temps un répit dans leur quête quotidienne d'opiacés illicites. Cette « lune de miel » mise en exergue par les prescripteurs restitue chez certains un confort de vie, une normalisation du comportement social au prix d'une dépendance « fidèle » au prescripteur et au produit.

Cette normalisation masque trop souvent des réalités dont plus personne n'est dupe :
– développement d'un marché parallèle du Subutex qui devient une drogue de plus ;
– usage dévié en posologie et mode d'administration I.V. (répétant les risques de toute toxicomanie illicite en I.V.) ;

– accidents d'overdose imputés par la nouvelle A.M.M. à l'association avec les benzodiazépines devenues un véritable « bouc-émissaire » providentiel des prescripteurs de Subutex ;

– de surcroît, le sevrage au Subutex s'avère aussi pénible et plus long que celui aux opiacés connus (néanmoins de plus en plus de toxicomanes Subutex dépendants en formulent clairement la demande).

Les autorités sanitaires ?

Echaudées par les affaires du sang contaminé elles se doivent de prendre des mesures énergiques pour enrayer l'épidémie du Sida.

Subutex, seringues propres et préservatifs convergent sur le même front. Quelques chiffres, ajoutés au fait non quantifiable des risques induits par les usages déviés du Subutex lui-même, relativisent l'impact de la substitution sur l'épidémie du Sida. Ainsi si on reprend les chiffres de l'ORSAL pour 1993, 94 et 95, on dénombre en moyenne dix personnes en Alsace nouvellement découvertes séropositives et contaminées par la voie intraveineuse chaque année. Notons que les nouvelles thérapeutiques permettent d'espérer pour ces dix contaminations une survie relativement longue. Les chiffres de mortalité par maladie découlant de l'usage de psychotropes licites (tabac et alcool) sont sans commune mesure avec le risque lié au Sida. Et si on met en regard de ce risque de contamination le coût de la prescription du Subutex pour 1996 (34 millions de francs pour l'Alsace sans compter celui du programme Méthadone), n'y a-t-il pas disproportion entre le coût et l'efficacité sur le plan strictement épidémiologique ?

Les autorités politiques ?

En se basant sur l'amalgame toxicomanie-délinquance, elles voudraient diminuer ce risque donnant ainsi à la politique de substitution une justification clairement sécuritaire. Le bénéficiaire ici est avant tout l'ordre public au prix d'une neutralisation « chimique » des sujets dépendants. Cet objectif se distingue par conséquent d'un véritable souci thérapeutique. Les pouvoirs publics ont toujours été tentés de demander à la médecine « toujours plus » du côté du social dans son sens très large. Certains médecins, voire certains travailleurs sociaux, peuvent être tentés de trouver là l'exercice d'un pouvoir supplémentaire dans un champ qui n'a plus grand chose à voir avec la médecine dont la vocation première est d'apporter des soins à tous ceux qui en réclament à titre personnel et dans le respect de la confidentialité.

Ajoutons que s'il s'avérait exact, ce qui reste à prouver, que la diffusion d'une molécule quelconque dans une population à risque (qui reste à définir) est susceptible de modifier son comportement social, de la rendre plus docile, moins subversive, moins revendicatrice, moins prompte à revendiquer des droits politiques, l'usage de telle substance ne saurait manquer de soulever des objections éthiques fondamentales.

D'autre part, sur le plan de l'économie du marché de la drogue, une politique de substitution peut susciter l'espoir d'assécher le marché illicite en saturant la demande par un produit licite. Cet objectif est effectivement illusoire car l'expérience démontre que les sujets dépendants cumulent pour la plupart drogues illicites et produits de substitution. Ce qu'on observe avec le Subutex est la création d'un marché parallèle que ne peuvent d'ailleurs ignorer les prescripteurs.

Les médecins?
Confrontés en première ligne aux problèmes de la drogue (et ce sont principalement des médecins généralistes) leurs motivations sont diverses. Les toxicomanes peuvent être considérés et traités comme une clientèle facile à recruter et facile à fidéliser si le traitement implique des renouvellements réguliers d'ordonnance. « Tout cela se fait manifestement loin de la science et de l'inconscience même si cela concerne une très petite partie des médecins prescripteurs » (Marc Hoibian).

Mais les médecins généralistes manquent essentiellement de formation ou quand elle a été faite, elle est trop théorique ou trop partiale. Certains se voient ainsi rapidement dépassés par les événements, submergés par des demandes et impuissants à contrôler les dérapages.

Les firmes pharmaceutiques?
L'intérêt de ceux qui commercialisent les produits de substitution est évident. Une estimation faite en février 1997 recense environ 30.000 patients traités par Subutex en France, soit pour un coût annuel par patient de 14.388,– francs et un budget national de 431.640.000 francs.

La pulsion à rendre l'autre dépendant

Si je détiens l'objet dont l'autre a besoin et si j'en dispose à ma guise, je jouis d'un très grand pouvoir sur cet autre. Il devient dépendant de moi et le prix de cet objet donne la mesure de sa dépendance et de mon pouvoir.

Cet objet, nous l'avons vu, peut être de nature symbolique. La relation passionnelle nous révèle la dynamique et toute la force de cette aliénation à l'objet symbolique : « *je pense et j'agis comme si un autre incarnait ce qui me manque pour être totalement moi-même ; je ne peux me passer de cet autre, je réclame et j'exige sa présence, je peux même le haïr s'il me prive de l'espoir de cette complétude* ».

L'évitement d'une telle servitude (*devoir attendre de l'autre ce qui me manque*) peut paradoxalement précipiter un sujet dans une dépendance à une substance réelle car toute drogue dissipe pour un temps la souffrance d'être suspendu aux caprices de l'autre et même plus radicalement la souffrance de devoir prendre en compte l'existence de cet autre. « Si cet autre – dont je dépends – manifeste de son côté sa propre indépendance au sens où il me fait comprendre qu'il n'attend rien de moi, cela représente une menace pour mon intégrité ».

L'évitement d'un tel risque, d'une telle servitude, peut s'exprimer dans d'autres comportements (qui n'excluent pas la toxicomanie). Par exemple, dans l'anorexie mentale qui met en échec la demande de l'autre (des parents, des médecins) de manger.

Cette demande des autres, l'anorexique y entend une demande d'être dépendant d'eux. Son seul recours est, si on peut dire, d'exhiber une absence de demande, un désir de rien.

D'une manière générale, toute dépendance étant une source potentielle de souffrance, constitue un scandale pour le sujet. Cette prise de conscience du pouvoir que l'on peut exercer sur l'autre dépendant devrait déboucher sur une éthique qui dissuaderait quiconque de profiter d'une telle situation pour manipuler, soumettre, dresser et finalement rabaisser et humilier l'autre de la dépendance amoureuse.

Mais cette utopie nierait l'amour même dont on imagine difficilement réduire les composantes perverses et en premier lieu celles qui consistent *à jouir de la supériorité que confère l'amour de l'autre.*

La relation perverse peut se définir comme la recherche délibérée de ce type de pouvoir sachant qu'il entretient une souffrance chez l'autre. On perçoit sans difficulté l'intérêt de celui qui opère un tel dressage et tire toutes sortes de profits des effets de sa maîtrise. Comment ne pas être tenté de retrouver dans ce type de relation la jubilation d'être non seulement le maître mais le sauveur de l'autre, si l'on détient ce qui le maintient en vie ?

Cette tentation peut connaître diverses formes d'expression dans les relations malade-médecin. La prescription de tout médicament psychotrope susceptible de créer une dépendance instaure une dépendance seconde à celui qui le prescrit, et ceci appelle des réserves éthiques évidentes.

Le sevrage comme objectif de principe

– Le fait d'être dépendant d'une substance chimique, quel que soit le niveau de tolérance de l'environnement social et quelle que soit la nocivité du produit, constitue une atteinte à la santé, à la liberté et à la dignité de la personne dépendante.

– La notion même de pharmacodépendance, dès lors qu'elle implique un recours compulsif à une substance chimique pour supprimer la souffrance du manque est étroitement liée à celle de contrainte. Ceci signifie que la volonté même du sujet est subvertie par cette contrainte, que même s'il reconnaît son bien dans le sevrage et en formule la demande, cette contrainte peut s'avérer plus forte que ce désir et cette demande. Pour peu que le toxicomane y succombe, le thérapeute ne doit pas en déduire nécessairement que le sujet dépendant « ne souhaite pas vraiment » sortir de la dépendance.

– Dans le cas de la dépendance aux opiacés, cette contrainte atteint son niveau maximal et se traduit par une dégradation de la vie sociale, affective et intellectuelle du sujet dépendant, avec un fort risque de marginalisation et de délinquance, synonyme d'exclusion. Il convient à ce propos d'être circonspect et ne pas faire systématiquement de la toxicomanie la cause de la marginalisation alors que très souvent elle en est une conséquence ou un mauvais remède.

– Le seul objectif thérapeutique concevable au sens éthique et médical consiste à aider le sujet dépendant à sortir de sa dépendance. De l'aveu unanime de tous les sujets sortis de la toxicomanie, cette délivrance est le seul moyen de retrouver un réel bien être et le goût de vivre.

– Le fait que certains toxicomanes revendiquent leur toxicomanie comme accès à une forme de bonheur, de plaisir ou de jouissance ne doit pas masquer la réalité la plus générale à savoir l'enfer quotidien de la plupart des sujets toxicomanes.

Les obstacles au sevrage

– Le sevrage aux opiacés est une entreprise difficile et ingrate, parfois longue, souvent émaillée d'échecs et ceci tient :

1) au phénomène de la dépendance lui-même qui par son emprise sur la capacité de choisir et d'agir contribue par lui-même à mettre en échec les efforts du sujet qui voudrait s'en dégager. Le recours aux produits ou à tout objet dont on est dépendant représente pour le toxicomane une facilité telle qu'elle rompt l'équilibre des forces qui

le poussent à pérenniser la dépendance et celle qui de l'autre tente de s'en libérer. En d'autres termes, l'alternative entre sevrage et substitution n'existe pas. Ou bien face à la dépendance, on s'engage sans équivoque dans une logique de sevrage, soit pas, voilà la vraie alternative. Mais sachant l'attrait exercé par les produits de substitution eux-mêmes, mettre le toxicomane devant un choix entre deux voies possibles : rien ou un produit pharmacologiquement comparable aux opiacés est bien évidemment en ces termes un faux choix.

2) aux moyens très insuffisants en matière de prévention, d'information, de formation et de soins aux sujets dépendants. Soulignons à ce propos la tendance actuelle à recourir aux pratiques de substitution à bas seuil ou à très bas seuil.

Les pouvoirs publics cependant ne sont pas restés muets sur la question des orientations dans le domaine de la prise en charge des toxicomanes.

Plusieurs circulaires depuis janvier 1995 se donnent pour objectif l'amélioration de cette prise en charge notamment sur deux points : le développement des réseaux toxicomanie ville-hôpital et l'amélioration d'accès aux traitements de substitution. L'idée de réseau, aujourd'hui à la mode, suppose une meilleure coordination entre les différents intervenants dans le domaine de la toxicomanie : médecine libérale, médecine hospitalière, associations diverses, travailleurs sociaux, etc. Des moyens spécifiques ont été alloués pour la mise en place de ces réseaux dont le fonctionnement connaît de très grandes variations d'une région à l'autre. Il n'est pas rare de voir se dessiner un véritable clivage entre les soignants qui considèrent le sevrage comme un objectif thérapeutique prioritaire et d'autres notamment dans le secteur libéral privilégiant la prescription de produits de substitution.

3) L'impuissance des pouvoirs publics à tarir la source de la toxicomanie qui rappelons-le est un marché dans lequel le toxicomane d'abord consommateur devient rapidement prosélyte et revendeur. Le phénomène de la toxicomanie n'est pas une simple question de santé publique. Elle touche à l'éthique politique et économique internationale. Alors que les gouvernements des pays occidentaux connaissent parfaitement les sources principales de drogues qui alimentent les populations qu'elles administrent, ces gouvernements se montrent totalement impuissants à faire pression sur ces pays et ceux qui couvrent le blanchiment de l'argent de la drogue. Les soignants doivent-ils se taire sur ces aspects du problème de la toxicomanie ? Alors qu'ils sont en première ligne et témoins des ravages qu'elle ne cesse d'opérer doivent-ils adopter vis-à-vis du trafic international de drogues et des puissances économiques et politiques qui les couvrent une position fataliste et considérer qu'il s'agit d'un phénomène inéluctable ? Le soin aux toxicomanes peut-il rester politiquement neutre ?

Conditions du sevrage

Néanmoins le sevrage est possible à trois conditions minimales :

1) l'engagement volontaire du sujet toxicomane dans une démarche de sevrage.

2) la capacité des thérapeutes de concilier ouverture au dialogue et maintien de repères, de limites et ceci toujours dans la perspective d'un véritable sevrage.

3) intégration cohérente des différents dispositifs de santé (public, libéral et associatif) pour fournir au toxicomane le maximum de chance de réussite.

Reprenons ces points plus en détail. Engagement volontaire signifie absence de contraintes, de pression, d'obligation de tout ordre. Il s'agit là bien sûr d'une position idéale car la plupart des toxicomanes formulent une demande de sevrage sous le poids d'une pression soit psychologique (exigence du conjoint), soit juridique (injonction thérapeutique), soit sociale et économique (risque de perdre un emploi). On doit au minimum considérer comme engagement volontaire une demande formulée librement au sens où le sujet a eu le temps de la mûrir et d'être largement informé sur les moyens de réaliser un tel projet.

Quelles sont les qualités requises notamment éthiques pour aider un toxicomane à se libérer de la drogue? La principale, en tout cas celle qui paraît indispensable, est d'être convaincu et de la nécessité et de la possibilité du sevrage. Conscient des difficultés et des obstacles qui jalonnent cette démarche, le thérapeute ne doit pas regarder le toxicomane comme irrémédiablement perdu, comme celui qui a dépassé une limite sans possibilité de retour. Aussi ce thérapeute doit-il être apte à poser ses propres limites voire les imposer, savoir dire non en restant ouvert à l'échange, au dialogue, à l'écoute. Il doit chercher la juste distance entre deux attitudes extrêmes : l'une classique consistant au rejet pur et simple du toxicomane (attitude de la plupart des médecins libéraux avant l'ère de la substitution), soit la fidélisation à outrance à savoir l'entretien du toxicomane ou sa dépendance en le fournissant à la demande sans véritable limite de temps et de posologie.

Conclusion

La question de la dynamique relationnelle se pose avec une acuité particulière dans le soin aux sujets dépendants. On peut d'autant moins la contourner que la logique de la toxicomanie tendrait à priori à exclure le thérapeute en tant qu'interlocuteur au profit d'un prescripteur « pur et simple ».

Etablir un lien au sens d'un échange dialogué constitue à la fois une finalité et une condition minimale à tout projet thérapeutique.

Condition minimale pour qu'un sujet dépendant puisse soutenir une demande quelconque, éventuellement de sortir de la dépendance et d'être accompagné, soutenu, encouragé dans cette démarche.

Finalité au sens où le monde du toxicomane n'est pas un monde de parole mais un monde de pouvoir : pouvoir de se couper soi-même du monde, pouvoir des autres de fournir, de refuser, de réprimer, etc.

Le pouvoir du médecin n'est pas des moindres et chacun s'en accommode comme il peut dans les limites de son savoir-faire. Chaque médecin n'est responsable au sens éthique que dans ces limites-là, celles de son savoir-faire. L'éthique médicale est une éthique de responsabilité qui suppose la possibilité de répondre de ses décisions au regard de repères minimaux.

Quelle que soit la réponse faite au toxicomane, il importe pour le médecin de décider en connaissance de cause des objectifs qui le guident dans la formulation et la mise en acte de cette réponse.

La formation des médecins à cet égard est primordiale. Formation sur le phénomène lui-même de la dépendance mais surtout formation clinique à partir de cas concrets analysés en groupe (sur le modèle du groupe Balint).

Formation implique aussi réflexion critique sur l'engagement de la responsabilité du médecin dans les problèmes de santé publique et au-delà sa responsabilité par rapport au politique et à l'économique.

Ethique et SIDA

MARC GENTILINI

(PROPOS RECUEILLIS PAR PATRICE QUENEAU)

Pr Gentilini

Le Sida soulève une série de problèmes éthiques.

Le premier concerne **la prise en charge de sidéens.**

Au début de l'épidémie nous avons eu beaucoup de mal à faire admettre les malades dans certains services hospitaliers dont c'était pourtant la vocation de les y accueillir, mais où ils étaient considérés comme indésirables. Progressivement, trop progressivement, la prise en charge de ces patients a été possible à peu près partout. Il est des services cependant qui ont résisté plus longtemps en raison de la crainte de contamination du personnel soignant et de la connotation attachée à la maladie. Cette attitude a presque disparu, du moins, en Europe.

Dans les pays en voie de développement, le Sida entretient encore peurs et craintes analogues à celles qu'inspirait hier la tuberculose. Le Sida y est souvent considéré comme une tare familiale, ou le résultat d'un mauvais sort jeté par un sorcier; le mal retentit sur tous les membres de la collectivité. Il est maladie sociale autant que virale.

Pr Queneau

Si l'on s'en tient pour le moment à la France et aux pays développés, peut-on dire que les **traitements actuels du Sida soient accessibles à tous?**

Pr Gentilini

La France consacre 5 milliards de francs par an à la lutte contre le Sida. C'est, dans le monde entier, le pays où le Sida est le mieux pris en charge. Tous les malades atteints peuvent être traités.

Pr Queneau

Y compris les exclus, les chômeurs ?

Pr Gentilini

Y compris les exclus, y compris les chômeurs, y compris les étrangers. Il n'y a pas d'exemple analogue au monde ! En France, le Sida n'est pas, à lui seul, un motif d'expulsion d'un étranger.

Pr Queneau

A l'heure actuelle, la **déclaration d'un cas de Sida avéré est-elle obligatoire ?**

Pr Gentilini

Oui et anonyme. Ce qui permet de tenir un registre proche de la réalité des faits. La sous-déclaration est, en France, de l'ordre de 10 %, un peu plus dans les autres pays européens et aux Etats-Unis d'Amérique, davantage, et de beaucoup, dans le Tiers-Monde. Mais, ce qui est plus important, c'est la **déclaration de la séropositivité** (toujours de façon anonyme, bien entendu), car c'est elle qui traduit le vrai visage de l'épidémie. Elle vient d'être enfin rendue obligatoire.

Pr Queneau

C'est le problème du **secret médical.**

Pr Gentilini

En pratique, le secret médical est trop souvent transgressé à propos du Sida ; ce qui a incité l'Académie Nationale de Médecine (rapport Henrion) à se prononcer en faveur d'un renforcement du secret médical au long des parcours du sidéen : au niveau de sa famille, de son milieu professionnel et de tous ceux, médecins libéraux, hospitaliers, pharmaciens, infirmières, qui interviennent dans le cadre de la prise en charge du malade ; et qui sont tous tenus au secret professionnel !

Nous avions cependant évoqué, en atténuation, deux notions :

D'une part, la nécessité d'une **harmonisation** des législations dans ce domaine dans tous les pays d'Europe, ou du moins de l'Union Européenne.

D'autre part, la nécessité de s'interroger sur la meilleure façon de concilier, dans certaines situations, le respect du secret médical et l'obligation d'assistance à personne en danger ; c'est en particulier le cas lorsque le médecin a connaissance de la séropositivité d'un malade et des risques mortels qu'encourt son conjoint tenu dans l'ignorance ; ou bien le cas d'adolescent mineur séropositif qui doit être révélé au jeune patient mais parfois aussi aux parents. Ce rapport, qui posait de vraies questions, a été mal compris et a déclenché une polémique, en particulier avec le Conseil National de l'Ordre des Médecins qui, à l'époque, a adopté une position dogmatique, d'une intransigeance absolue, attitude sévèrement critiquée par d'autres partenaires dans le monde…

Pr Queneau
N'y a-t-il, dans ce domaine, aucune **jurisprudence ?**

Pr Gentilini
Pas pour le moment, mais plusieurs affaires concernant le comportement de médecins vis à vis de la famille d'un sujet séropositif sont actuellement instruites par les Tribunaux.

Pr Queneau
C'est aussi le problème du **dépistage systématique.**

Pr Gentilini
Là encore, il faut avancer avec prudence. Il est des domaines dans lesquels la confidentialité doit être absolue ; le domaine de **l'embauche** par exemple : le dépistage systématique à l'embauche est interdit. Les difficultés ne sont pas pour autant résolues. Il arrive que des demandeurs d'emploi soient exclus lorsque leur maladie est connue de l'employeur. Peu de victimes de cette pratique protestent de peur que leur état ne soit révélé au grand jour.

De même, une **compagnie d'assurance** n'a pas le droit d'exiger d'un assuré un sérodiagnostic de Sida ; mais elle a, en cas de doute, la possibilité de se récuser. En septembre 1991, les compagnies s'étaient engagées à ne pas refuser leurs services aux personnes séropositives au dessous d'un capital garanti d'un montant maximum de 1 million de francs. La Cour de Cassation a jugé, le 7 octobre 1998, qu'une personne devait signaler sa séropositivité lorsqu'elle est connue comme « maladie » à son assureur au moment de conclure un contrat d'assurance décès et invalidité.

Il faut cependant rappeler que le dépistage est **obligatoire** en cas de **don du sang, de don d'organes.** Les **militaires** imposent aussi le dépistage lors d'une mission dans des zones à haut risque de contamination ; mais dans les hôpitaux (depuis la circulaire Barzach) le dépistage systématique à l'entrée du malade, comme jadis celui de la syphilis, est interdit sans l'accord préalable du patient.

Pr Queneau

Cet interdit n'est-il jamais transgressé?

Pr Gentilini

Si, constamment, en particulier dans les services de chirurgie et les maternités, lorsque les gestes sont sanglants, d'autant que des cas de contamination professionnelle sont connus.

Le port de gants ne garantit pas une protection absolue et on peut concevoir qu'un chirurgien souhaite connaître le statut sérologique de son patient avant une intervention particulièrement dangereuse (chirurgie de la hanche, césarienne.). Le chirurgien peut toujours demander au patient son accord préalable, et, en cas de refus, se récuser, sauf urgence bien entendu.

La question se pose aussi au niveau des infirmières. Au début, moins averties que les médecins, elles ont été, d'une façon générale, plus courageuses. L'intérêt qu'elles ont manifesté pour l'information sur les risques encourus dans leur profession a favorisé, au niveau des hôpitaux, la prise de mesures préventives efficaces telles que le port de gants, de masque, de lunettes dans les services de pathologie infectieuse, le recueil spécifique des seringues, etc. Et c'est une des grandes leçons du Sida que ce rappel au respect des règles élémentaires de prévention telles qu'elles nous avaient été enseignées par nos aînés à l'époque pré-antibiotique.

Pr Queneau

Comment voyez-vous le **problème du Sida en Afrique**?

Pr Gentilini

Un des problèmes les plus préoccupants est le fossé entre la prise en charge du Sida en Europe et l'**indifférence à l'égard de cette maladie en Afrique**, malgré l'énormité des chiffres : sur les 30 millions de séropositifs dans le monde actuellement (40 millions en l'an 2000), 20 millions se trouvent sur le continent africain!

Pr Queneau

On parle plus précisément de l'Afrique Subsaharienne.

Pr Gentilini

C'est dramatique. Dans une zone s'étendant de la République Centre-Africaine à l'Afrique du Sud, et concernant seulement 3 % de la population mondiale, se trouvent concentrés 55 % des séropositifs du monde entier. C'est un véritable camp de concentration de la séropositivité. Ce constat établi depuis plus de 10 ans, a été ignoré ou occulté. Les effets d'annonce multipliés récemment par les médias sur « l'explosion actuelle de l'affection dans le Tiers Monde » ne correspondent pas à la réalité. Le refus par les organismes internationaux de prendre en compte, en temps réel, le volume de l'épidémie et ses véritables *« centres de gravité »* est en partie responsable d'un retard préjudiciable et de son intensité.

La situation est d'autant plus grave que certains Etats sont sévèrement atteints et que les femmes, principales victimes de cette maladie dans les pays en voie de développement, transmettent, faute de traitement, dans des proportions plus élevées qu'en Europe, le virus à l'enfant qu'elles portent. Ainsi, au Zimbabwe, 40 % des femmes sont séropositives, taux qui peut atteindre 70 % en frontière de l'Afrique du Sud. Au Botswana, l'espérance de vie est passée de 61 ans à 43 ans.

Plus grave encore, en présence d'une telle situation, nous sommes à peu prés démunis, faute de l'argent nécessaire. Le problème moral présente de multiples aspects :

Sachant que la mise au point d'un éventuel vaccin prendra entre 10 et 15 ans, pouvons-nous demeurer, pendant toutes ces années, les **spectateurs contemplatifs** et inopérants face à cette masse de gens privés de soins, alors que les médias font état à longueur de journée des avancées de la trithérapie antivirale.

Faut-il, comme on peut le faire par exemple au Congo, créer des Centres de Traitement Ambulatoire du Sida et délivrer sous contrôle rigoureux des trithérapies; on parle du risque de créer très vite des résistances par mauvaise utilisation des antirétroviraux, mais on n'a même pas essayé. C'est un a priori qui arrange les riches : « ils sont trop pauvres pour accepter une bonne compliance » dit-on trop souvent.

Quelle part des ressources faut-il affecter à la lutte contre le Sida en sachant qu'il y a en Afrique bien d'autres maladies infectieuses et parasitaires redoutables. C'est une vraie question, et déjà en Namibie, le Sida tue presque deux fois plus que la malaria.

Pr Queneau

N'y a-t-il pas de toue façon, lorsqu'une nouvelle thérapeutique apparaît un double problème éthique, celui des **essais cliniques sur l'Homme** et celui **du choix des premiers bénéficiaires?**

Pr Gentilini

Ce sont, en effet, deux questions graves.

S'agissant des **essais cliniques** hors Europe, la difficulté est de disposer, pour les mener à bien, de centres de traitement comportant des infrastructures fiables et un personnel qualifié. Nous avons cherché à créer des **Centres de Traitement Ambulatoire** en Afrique, première mesure à adopter. L'Union Européenne a refusé leur financement. Quelques uns ont cependant été ouverts, au Congo, en Côte d'Ivoire, avec des critères d'évaluation clinique et biologique acceptables. L'ONU-Sida a de son côté décidé de lancer des opérations au Chili, au Vietnam, en Ouganda et en Côte d'Ivoire à l'aide d'antirétroviraux. On semble avant tout s'accorder sur un essai mère-enfant à l'aide d'AZT. On sait en effet que sa prescription réduit considérablement les risques de transmission materno-fœtale du virus, de 30 % à 6 % et même 1 % lorsque l'antiviral est associé à une césarienne.

La découverte d'un médicament actif mais coûteux et produit en quantité au début insuffisante pour couvrir tous les besoins pose le problème du **choix des bénéficiaires.** On l'a vu lorsque sont apparues les antiprotéases. En France, le Conseil National du Sida a proposé le choix par *tirage au sort* des malades séropositifs de l'hémisphère Nord. Je m'y suis violemment opposé pour des « raisons éthiques » (sic) car je considère cette méthode comme profondément immorale puisque l'opération annoncée ne concernait que les patients de l'hémisphère Nord, en aucune sorte ceux de l'hémisphère Sud (90 % à 95 % des séropositifs du monde!) Cette démarche a finalement été abandonnée malgré les fortes pressions économiques que l'on imagine, et on est revenu à l'attitude plus sage en confiant le choix aux médecins compétents dans ce domaine.

Le Sida soulève bien d'autres problèmes éthiques que nous ne pouvons aborder dans un trop bref entretien. Je n'en évoquerai qu'un, celui de la **souffrance**, non pas tellement la souffrance physique, variable d'un malade à l'autre, rarement au premier plan, mais la détresse morale, extrême, qui réclame attention et compassion.

Ethique, thérapeutique et réglementations

CARMEN RAUCH, JEAN-FRANÇOIS MATTEI

> « *Trois degrés d'élévation du pôle renversent toute la jurisprudence ; un méridien décide de la vérité* ».
> *Pascal (1)*

Introduction

Les nouvelles biotechnologies en médecine ouvrent des possibilités, hier encore inimaginables, dans la manipulation du vivant. Ces innovations médicales retentissent profondément sur certains aspects fondamentaux de la société, comme la famille, les modes de procréation, la filiation, la symbolique de la mort ou encore l'organisation du « don ». Par leur légitimation ces innovations deviennent de véritables choix de société. S'inspirant des « avis » de leurs comités d'éthique respectifs - lorsqu'il en existe – chaque pays s'est ainsi doté d'une réglementation concernant certaines pratiques médicales récentes. Sans vouloir étendre notre réflexion au niveau mondial, il faut bien reconnaître que, même dans notre vieille Europe, Pascal a toujours raison et l'on peut encore dire « Vérité en deçà des Pyrénées, erreur au delà » (1).

Avant d'entrer dans le vif du sujet, il faut noter d'emblée, qu'il existe une interférence difficile à vivre, entre la médecine et le droit. La médecine s'occupe de l'Homme, de sa vie, de sa souffrance et de sa mort, le Droit s'intéresse aux choses et aux contrats entre sujets de droit ; autrement dit le médecin touche au domaine du sacré et le juriste gère le profane. La même difficulté se retrouve entre la sphère économique et le domaine médical. Aujourd'hui, alors que la médecine est chaque jour plus performante, elle se voit confrontée à une invasion du juridique et de l'économique, qui voudraient prétendre lui dicter sa conduite! Entre ceux qui rejettent toute législation et ceux qui voudraient tout réglementer il serait souhaitable de trouver un compromis raisonnable. Celui-ci se trouve sans doute à mi-chemin entre le respect de la liberté de l'individu d'un côté, et le nécessaire choix de société de l'autre. L'homogénéité, en ce qui concerne ces choix, est loin d'être acquise en Europe. Les travaux du Conseil de l'Europe en bioéthique sont là pour en témoigner.

« L'inquiétude suscitée par les perspectives inédites de transformation de l'homme par l'homme est à l'origine de la réflexion éthique dans la plupart des pays développés. Par ailleurs, ceux-ci se dotent progressivement de législations tendant à fixer des limites à la recherche et à la pratique médicale, traduisant ainsi le souci d'assurer le respect de la dignité humaine » (2).

Ces législations sont en perpétuelle évolution, tout comme les techniques qu'elles sont sensées réguler. Il n'est donc pas question de faire une étude exhaustive des législations des pays européens en matière de bioéthique, mais plutôt de prendre quelques exemples significatifs de différences notables entre certains pays d'Europe. « Face à l'exemple nord-américain, l'Europe doit à l'évidence tenir compte de la diversité juridique et culturelle des Etats qui la composent. Aussi, le « payasage » *éthique* en voie de formation, y apparaît-il singulièrement « *éclaté* » malgré des efforts pour fonder des règles communes sur des valeurs unanimement reconnues » (3).

L'assistance médicale à la procréation, le diagnostic préimplantatoire, l'euthanasie, les recherches à but thérapeutique chez l'embryon sont des sujets qui n'ont pas été abordés (ou alors très succinctement en ce qui concerne l'embryon) dans la toute récente : « Convention pour la protection des Droits de l'Homme et de la dignité de l'être humain à l'égard des applications de la biologie et de la médecine » signée à Oviedo, le 4 avril 1997. Au passage, notons l'omniprésence, à la limite du contradictoire, surtout pour un médecin, de conventions, recommandations et même de Lois qui s'érigent en protectrices de l'être humain face aux avancées de la biologie et de la médecine! La médecine aurait-elle perdu son « âme »? Si les sujets énoncés plus haut n'ont pas été traités dans la convention, c'est qu'il n'y a pas eu de consensus dans ces domaines. Ce sont donc eux que nous aborderons dans ce chapitre consacré à l'incidence des législations nationales sur les décisions thérapeutiques. (Pour les autres sujets – non abordés ici – nous invitons le lecteur à se référer à la Convention Européenne).

L'assistance médicale à la procréation (AMP) et les recherches sur l'embryon

Selon une enquête publiée en Mai 1997 par le Conseil de l'Europe (4), seuls les pays suivants : Allemagne, Autriche, Danemark, Espagne, France, Irlande, Italie, Norvège, Pays-Bas, Portugal, République Tchèque, Royaume-Uni, Slovaquie, Slovénie et Suède, se sont dotés de réglementations au niveau national concernant les techniques d'AMP. Selon les pays, ces réglementations sont plus ou moins précises, laissant par ce biais une plus ou moins grande latitude dans la décision d'entreprendre un tel traitement. Il est intéressant de noter qu'en Europe occidentale, deux pays s'appuient sur des conceptions analogues mais qui résultent de processus totalement différents :

pour des raisons essentiellement conjoncturelles liées aux réactions à l'encontre de la période politique antérieure à la démocratisation du pays, les deux lois espagnoles de 1988, concernant respectivement, les procréations artificielles et la recherche sur l'embryon sont plutôt libérales. Ainsi, la procréation artificielle est accessible à toute femme âgée de plus de 18 ans. La recherche sur l'embryon humain est, par ailleurs, autorisée jusqu'au quatorzième jour de la gestation.

pour des raisons principalement culturelles, la loi britannique de 1990 sur la fertilisation humaine et l'embryologie reprend des dispositions semblables. Elle admet même, dans des conditions il vrai très restrictives, que les enfants nés de mères porteuses puissent être adoptés par un couple tiers (5). Ces dispositions sont consécutives à la grande prégnance, dans les pays anglo-saxons, de la notion juridique de *right of privacy*. La liberté de l'individu prime largement face à la société qui voudrait déterminer « ce qui se fait et ce qui ne se fait pas... ».

En Italie la seule disposition consiste en une circulaire de 1985 du Ministère de la Santé, tendant à réglementer l'AMP pratiquée dans les structures sanitaires publiques. Pour les structures sanitaires privées, il n'existe que des règles de nature purement déontologique comme celles contenues dans les codes d'auto-réglementation du CECOS d'Italie (Centro per la conservazione del sperme). En dehors de ces réglements et en l'absence d'une loi plus précise, toutes les techniques connues sont considérées comme licites et utilisées dans la pratique (4). Cet état de fait explique les prouesses des gynécologues italiens en matière de « mamies-mamans » qui font régulièrement la une des journaux! En Allemagne la situation est plus difficile à saisir. La « Embryonenschutzgesetz » (Loi sur la protection de l'embryon) est entrée en vigueur le 1er janvier 1991. Elle interdit formellement la congélation d'embryons et proscrit aussi, comme de nombreux pays, les recherches sur l'embryon. En octobre 1994, le législateur a reçu compétence en matière d'AMP et de recherche mais il n'a pas été fait usage de cette compétence. Chaque commission médicale à l'échelon des « Länder » (régions) établit un code d'éthique à l'intention des médecins qui pratiquent l'AMP. En ce qui concerne l'accès à l'AMP il est à noter que les trois seuls pays qui exigent que le couple demandeur soit marié, sont l'Italie, l'Irlande et la Pologne. Par ailleurs, deux pays, les Pays-Bas et le Royaume-Uni acceptent de faire bénéficier une femme seule de la technique de l'AMP. En ce qui concerne la conservation des embryons les législations sont d'une extrême variabilité. Elles vont de l'interdiction totale de congélation jusqu'à un maximum de 5 ans pour la France et le Royaume-Uni, en passant par un an pour le Danemark et la Suède, et trois pour la Norvège et l'Estonie. Dans ce domaine si varié de l'AMP, il faut constater qu'un consensus très fort interdit l'utilisation du sperme dans un but lucratif à la seule et unique exception de la Slovaquie. Il en est de même pour le fait que juridiquement la mère de l'enfant est celle qui le porte. Il n'existe en Europe, aucune dérogation à cette règle.

L'anonymat du don de gamètes est un autre sujet qui pose problème. La majorité des pays préfèrent conserver l'anonymat du donneur mais l'Autriche et la Suède sont pour la transparence.

Comme nous venons de le voir les possibilités d'indication d'une AMP sont très variées d'un pays à l'autre au sein de l'Europe. Cette technique est encore bien jeune et l'expérience dans ce domaine pourra peut-être, et au delà de la diversité des cultures, dégager une voie qui serait celle de la sagesse.

Le diagnostic préimplantatoire

La technique du diagnostic préimplantatoire (DPI), très délicate et d'application récente (1990) est aussi très controversée par certains ténors des problèmes d'éthique médicale! Le DPI est, dans certains cas bien précis, une aide à la procréation non négligeable. Il permet le transfert sélectif d'embryons dépourvus d'une anomalie génétique donnée, évitant ainsi le recours à des interruptions de grossesse répétées, après diagnostic prénatal. Les interruptions médicales de grossesse se limiteraient aux seules erreurs du DPI qui n'est pas encore fiable à 100 %. Les couples demandeurs d'un DPI ont généralement, derrière eux, une longue et douloureuse histoire d'interruptions médicales de grossesse, de naissances d'enfants malades voire même de décès. Il semble inutile de préciser les troubles psychologiques de tous ordres engendrés par ces parcours difficiles. Comme pour toute autre procédure concernant l'AMP, la réalisation d'un DPI doit, bien sûr, être précédée de l'expression, par la femme ou par le couple concerné, de leur consentement libre et éclairé.

« La première question d'ordre juridique qui se pose dans le contexte de l'utilisation de la technique du DPI est certainement celle qui est liée à la protection juridique que mérite l'embryon humain. Chacun sait que les législations européennes et extra-européennes divergent sur ce point : certains pays comme l'Espagne et la

Grande-Bretagne, ont explicitement adopté la distinction controversée entre l'embryon avant et après 14 jours à partir de la fécondation.... Si aucune législation ne va jusqu'à sous-entendre, d'un point de vue philosophique, que l'embryon humain est en fait une personne humaine (une prise de position qui ne relève probablement pas de la loi), certaines présentent des dispositions qui visent à assurer à l'embryon humain une assez grande protection. Ainsi celles de la Norvège, de l'Autriche et de l'Allemagne interdisent purement et simplement toute forme d'expérimentation biomédicale sur les embryons humains, même si elle découle de programme de FIV; en outre, certaines législations (Allemagne, Autriche et Suisse) vont même jusqu'à limiter le nombre d'embryons fécondables par cycle, afin de prévenir la formation d'embryons surnuméraires et leur « cryopréservation subséquente » (3). L'acceptabilité de cette pratique, encore à la limite du domaine de la recherche, est liée à une détermination claire des conditions définissant le concept d'indication thérapeutique. En France, l'indication d'un DPI n'est pas interdite par la loi (Loi du 29 juillet 1994) mais la technique est si peu développée dans les laboratoires qu'elle est, en réalité, quasiment inaccessible!

L'euthanasie et les problèmes de fin de vie

La fin de vie pose, comme en miroir, les mêmes problèmes que ceux du début de vie. Autrefois la vie commençait au premier cri et se terminait lorsque l'on « rendait son dernier souffle ». Personne ne pouvait influencer le déroulement de ces deux moments fondamentaux d'une vie. Aujourd'hui les limites de la naissance et de la mort son devenues floues... » les cadavres sont chauds et les embryons froids... » (6) commente Monette Vaquin, psychanalyste. La problématique de base qui sépare les deux positions majeures de notre civilisation occidentale est la suivante : « sommes-nous les maîtres du début et de la fin d'une vie d'homme. Ou, sous une autre forme, mais toujours la même question : pouvons-nous nous arroger le droit de décider de la vie et de la mort d'un être humain ou devons-nous accepter sans broncher le *destin* ou la *volonté de Dieu*? ».

Deux tendances coexistent, sans beaucoup de compréhension de l'une pour l'autre. Certains pensent que la vie est un don de Dieu et ne sauraient admettre une quelconque ingérence de l'homme dans les plans de Dieu. D'autres qui ne sont pas obligatoirement incroyants, pensent que l'homme est investi d'une certaine responsabilité dans l'organisation de sa vie; ils sont plus indulgents à l'encontre d'une certaine maîtrise de l'homme sur son destin. Enfin, certains refusent toute référence religieuse et réclament avec force une indépendance de l'homme dans la conduite de sa vie. A la fin de la vie, cette problématique peut être vécue très douloureusement à cause des souffrances qui accompagnent souvent les derniers moments de la vie. Aussi, l'organisation ADMD (Association pour le Droit de Mourir dans la Dignité) a pris la position suivante : « à l'exemple de certains Etats de l'Amérique du Nord, de la Suisse ou des Pays-Bas, pour ne parler que d'eux, les femmes et les hommes de France s'interrogent plus que jamais sur la conclusion à donner afin d'obtenir, dans la dignité, une délivrance douce ».

Les Pays-Bas ont été le premier pays à avoir autorisé la pratique de l'euthanasie par une loi codifiant la pratique de la mort douce, votée le 30 novembre 1993 et entrée en vigueur le premier juin 1994. Le Parlement a mis une touche finale en adoptant le 14 avril 1994 le texte d'un formulaire très détaillé que les médecins ayant aidé activement à mourir un de leurs patients seront tenus de remplir, afin de permettre, a posteriori, un contrôle de leur intervention par le procureur » (7). C'est pour l'instant le seul pays en Europe a avoir légiféré sur l'euthanasie. On peut s'interroger néanmoins, sur l'opportunité de cette pratique. Donner la mort, reste pour beaucoup de médecins un geste contraire à leur éthique professionnelle, et c'est heureux. Le fait de donner la mort dans des cas très spécifiques demande certainement beaucoup de courage, mais ce ne peut être admis que dans le cadre d'une transgression. Il semble que pour garder une pleine confiance en son médecin, le malade ne devrait jamais pouvoir imaginer que ce dernier puisse, un jour, décider du moment de sa mort.

Les « testaments de vie » peuvent bien sûr donner des indications au médecin en ce qui concerne *l'acharnement thérapeutique*. Au Danemark, une loi votée le 14 mai 1992 oblige les médecins à se conformer aux dispositions contenues dans les déclarations de volonté et encourent des sanctions s'ils y contreviennent. En Suisse, une loi votée par le Grand Conseil du Canton de Genève, édicte : « Les directives anticipées rédigées par le patient avant qu'il ne devienne incapable de discernement doivent être respectées par les professionnels de la santé s'ils interviennent dans une situation thérapeutique que le patient avait envisagée dans ses directives ». En Grande-Bretagne, en Allemagne, et en Autriche, c'est la jurisprudence qui reconnaît l'obligation de se conformer au testament de vie. Ce n'est pas parce que les soins contre la douleur en fin de vie sont encore très insuffisamment développés, qu'il faut légiférer sur l'opportunité ou non de pratiquer l'euthanasie. Il faudrait au contraire mener une lutte sans merci contre la douleur, même si cette lutte dans certains cas conduit, en phase terminale, à hâter la mort. Dans toutes ces situations le dialogue médecin-malade est primordial, il contribue à rendre le passage de vie à trépas plus digne et en réelle conformité avec les vœux du malade. C'est probablement pour ces raisons que si peu de pays, en Europe, ont légiféré en matière d'euthanasie.

Conclusion

La portée universelle des connaissances scientifiques, leur acception dans le monde entier, voudraient laisser espérer une approche similaire, si ce n'est dans l'éthique, au moins dans quelques notions juridiques de base. C'est là qu'apparaît la différence essentielle entre une « lecture » du monde qui est de nature scientifique donc univoque et par conséquent universalisable et « l'art de se comporter dans le monde » qui est de nature éthique. L'éthique supporte tout le poids de la composante culturelle, composante, ô combien difficile à cerner par la raison. « C'est la conscience du péril que les avancées de la science du vivant peuvent faire courir aux valeurs fondatrices de la civilisation qui est sans doute à la base de l'essor de la bioéthique : risque que l'homme traite l'homme comme un objet d'expérimentation ou de production, risque que la valeur et les droits des individus soient dorénavant appréciés à l'aune de leurs particularités génétiques. »

Les autorités nationales ont certes eu le souci de ne pas intervenir prématurément dans un domaine aussi complexe et rapidement évolutif. Mais ces délais révèlent aussi qu'étaient en jeu des conflits entre valeurs particulièrement malaisés à trancher.

C'est dire à quel point l'ambition de promouvoir un instrument normatif, déjà délicate à l'échelon d'un pays, peut sembler difficile à mener à bien à l'échelon supranational. Les différences de culture et de tradition sont incontestablement de nature à compliquer l'émergence d'un accord à ce niveau, s'agissant de questions qui touchent à l'intimité de la personne, à son corps, à sa vie familiale.

Cette ambition n'en est pas moins indispensable, « dès lors qu'au delà du devenir de l'espèce humaine, c'est de la sauvegarde de la civilisation qu'il s'agit » (8). Nous qui savons aujourd'hui, que les civilisations sont mortelles, nous devons être vigilants pour sauver l'essentiel, c'est à dire les valeurs fondamentales, celles qui, comme le respect de la dignité de la personne humaine et la reconnaissance des Droits de l'Homme, inspirent petit à petit la majorité des législations.

Bibliographie

1. Pascal B.
Pensées.
Paris 1670 : 294-360.

2. D'Autume C.
Vers un encadrement international du développement des sciences de la vie.
In : Gazette du Palais. 16 juillet 1996 : 784.

3. Byk C.
La bioéthique en Europe : un paysage éclaté?
In : La Semaine Juridique. Ed. G. n°40. 1991 : 3526.

4. Conseil de l'Europe.
AMP et Protection de l'embryon. Etude comparative sur la situation dans 39 pays. Mai 1997.

5. Lenoir N.
Les Etats et le droit de la bioéthique.
In : RD Sanit. Soc. 31 avril - 2 juin 1995 : 259

6. Vaquin M.
In : Le magasin des enfants.

7. Sénat.
Proposition de Loi n°215 relative au droit de mourir dans la dignité. Exposé des motifs.

8. D'Autume C.
Vers un encadrement international du développement des sciences de la vie.
In : Gazette du Palais. 16 juillet 1996 : 784.

Recommandations médicales et professionnelles Aide ou contrainte ?

ALAIN DUROCHER, FABIENNE SAULNIER

« Dans les limites fixées par la loi, le médecin est libre de ses prescriptions qui seront celles qu'il estime les plus appropriées en la circonstance »
Code de Déontologie Médicale, Article 8

L'élaboration de recommandations médicales et professionnelles fait partie des stratégies retenues par la plupart des pays développés pour permettre l'utilisation la plus appropriée des ressources médicales et financières disponibles, tout en garantissant une qualité de soins la meilleure possible.

Ces recommandations ont été définies par l'Institute of Medicine en 1990 comme « des propositions développées méthodiquement pour aider le praticien et le malade à rechercher les soins les plus appropriés dans des circonstances cliniques données « (1)

Cette définition permet d'identifier les caractéristiques essentielles des recommandations médicales et professionnelles :

il s'agit avant tout de propositions et non d'obligations. Ces recommandations peuvent néanmoins être à l'origine de références, de standards ou de normes, leur élaboration doit faire appel à une méthodologie explicite et rigoureuse, garantie de qualité, de crédibilité et d'appropriation par les professionnels, leur objectif est de fournir une aide à la décision du praticien en concertation avec son patient, elles doivent permettre d'aboutir à des soins appropriés, c'est-à-dire à des soins tenant compte non seulement de l'efficacité mais aussi des risques et des coûts qui en découlent, du contexte socio-économique et culturel, des particularités et de l'environnement du malade, elles s'appliquent à des situations cliniques concrètes et sont utilisables « sur le terrain ».

En France, en particulier de 1990 à 1997 sous l'impulsion de l'Agence Nationale pour le Développement de l'Evaluation Médicale (ANDEM) et depuis 1997 de l'Agence Nationale d'Accréditation et d'Evaluation en Santé (ANAES), les méthodes utilisées pour élaborer des recommandations médicales et professionnelles sont principalement la méthode «Conférence de Consensus (C.C.)» et la méthode «Recommandations pour la Pratique Clinique (RPC)». Ces deux méthodes font toutes les deux appel à l'analyse de la littérature, à l'avis d'experts et de professionnels selon des modalités et avec des indications différentes.

Les méthodes d'élaboration des récommandations

Les Conférences de Consensus

Cette méthode consiste en la rédaction de recommandations par un jury qui a pris connaissance du niveau de preuve scientifique fournie par la littérature, de l'état des pratiques professionnelles et de rapports d'experts exposés et discutés au cours d'une présentation publique. Ce processus tient à la fois du débat scientifique avec exposé des connaissances scientifiques et de travaux d'experts, du débat public avec exposé des points de vue éventuellement contradictoires des experts et des professionnels présents et du débat judiciaire avec l'intervention d'un jury multidisciplinaire et multiprofessionnel (2).

La méthode«Conférence de Consensus» permet de bien analyser les divergences et controverses au cours du débat public et aboutit à une prise de position par un jury indépendant.

Cette méthode est la méthode de choix quand

– les données scientifiques sur le thème de la conférence de consensus sont parcellaires et/ou incomplètes,

– le thème à traiter est l'objet d'une controverse nécessitant un débat public et une prise de position de la communauté professionnelle,

– l'étendue du thème à traiter n'est pas trop importante et aboutit à 4 ou 6 questions précises pour lesquelles le jury peut, en un temps limité (24 à 48 heures) élaborer des recommandations.

La méthode « Recommandation pour la Pratique Clinique «

Il s'agit d'un travail de synthèse de données multiples et souvent dispersées réalisé par un groupe d'experts (groupe de travail) qui effectue une analyse standardisée de la littérature avec détermination du niveau de preuve scientifique fournie par cette littérature (3). Ce travail aboutit à des recommandations qui sont soumises à un deuxième groupe d'experts (groupe de lecture) extérieur à celui qui a élaboré le texte initial. Les recommandations finales sont élaborées par le groupe de travail en tenant compte des avis du groupes de lecture.

Cette méthode est bien adaptée quand le thème à traiter est vaste et fait l'objet d'une littérature scientifique abondante mais souvent de qualité inhomogène et dont il faut faire l'analyse et la synthèse, les stratégies médicales abordées sont lourdes et complexes et déclinées en de nombreuses questions et sous-questions, le thème traité n'est pas l'objet de controverses majeures et prépondérantes.

Les recommandations médicales et professionnelles : une aide à la décision médicale

La nécessité pour le praticien de disposer de recommandations médicales et professionnelles pouvant l'aider dans sa décision s'est progressivement imposée pour pouvoir faire face à de multiples facteurs mettant en jeu la qualité des soins. Parmi ces facteurs certains méritent d'être soulignés : la variabilité des pratiques professionnelles liée en partie à la rapidité des progrès médicaux et de l'évolution technologique, l'accroissement de la quantité de données scientifiques disponibles, un contexte économique d'allocations de ressources rares pouvant être source de conflits d'intérêts.

1. *Une aide à l'analyse et à la compréhension de la variabilité des pratiques professionnelles et de la complexité des situations cliniques.*

Des variations significatives et non expliquées des pratiques de soins, variations indépendantes des allocations de ressources ont été clairement mises en évidence aussi bien aux Etats-Unis que dans d'autres pays (Grande-Bretagne, Canada, Suède). Ces variations concernent souvent les techniques les plus modernes et reflètent l'incertitude dont sont entachées les indications cliniques de ces procédures. Ces variations s'expriment aussi bien sous forme de prescriptions d'examens complémentaires et/ou de traitements inappropriés et/ou inutiles que par une sous utilisation de stratégies et/ou de technologies dont l'efficacité est pourtant démontrée (4,5).

Ces variations de pratiques médicales traduisent en partie les difficultés des praticiens à prendre une décision médicale appropriée face à des situations cliniques souvent complexes et pour lesquelles les données scientifiques sont parcellaires ou méconnues. Ces constatations ont favorisé le développement de recommandations mises à la disposition des cliniciens comme outils leur permettant de réduire le champ d'incertitude et la variabilité des pratiques.

2. *Une aide à l'assimilation des données scientifiques et des progrès technologiques*

L'inflation des données scientifiques est telle qu'aucun médecin ne peut, même dans sa seule spécialité, identifier, trier, analyser, assimiler les informations réellement intéressantes et utiles pour sa pratique quotidienne. Ainsi, chaque mois, les banques de données médicales, telles que MEDLINE, enregistrent 35.000 articles ou résumés nouveaux. Ces informations sont par ailleurs inégales dans leur qualité et dans l'apport réel qu'elles amènent à la pratique professionnelle. Le lecteur isolé n'a donc ni le temps, ni les moyens, ni bien souvent la compétence pour avoir une lecture critique et pertinente de la littérature.

De même, la progression rapide des technologies s'accompagne de la mise à disposition par les industriels de nouvelles techniques et de nouveaux matériels dont il est souvent difficile d'apprécier l'intérêt réel et le service médical rendu, faute d'une évaluation technologique rigoureuse avant la mise sur le marché.

Les méthodologies d'élaboration de recommandations résolvent ces difficultés en utilisant des techniques rigoureuses et souvent complexes d'analyse et de synthèse de la littérature scientifique et en permettant d'intégrer dans la réalité des pratiques professionnelles les données ainsi identifiées. Les recommandations médicales et professionnelles reflètent alors l'état des connaissances et de l'art médical et permettent au médecin de disposer d'une aide à la décision basée sur des données scientifiques et professionnelles qu'il peut intégrer dans la situation clinique particulière d'un malade.

3. *Une aide à la décision dans un contexte d'allocations de ressources rares*

Les pays industrialisés sont confrontés à un accroissement des dépenses de santé alors que les ressources disponibles sont limitées. La nécessité de juguler les dépenses de santé confrontée aux besoins croissants de l'homme en matière de santé et à l'innovation technologique souvent coûteuse impose de faciliter, d'améliorer et d'optimiser les choix et la distribution des ressources. Les recommandations médicales et professionnelles constituent, dans un tel contexte, le pivot d'une stratégie d'allocation médicalisée des ressources sans préjudice pour la qualité des délivrés aux malades.

4. *Une aide à la résolution de conflits d'intérêts*

Les professionnels de santé, les décideurs, les financeurs peuvent d'une part avoir des objectifs différents en matière de choix médicaux, d'autre part faire intervenir des intérêts non médicaux dans ces choix. Ils se trouvent alors dans une situation de conflits d'intérêt qui peuvent être de différentes natures.

Ces conflits d'intérêt peuvent être financiers et/ou économiques, à l'origine de prescriptions abusives dans un système de paiement à l'acte ou au contraire à l'origine de restrictions abusives dans le cadre d'une maîtrise des dépenses de santé faisant appel à des incitatifs financiers ou à des pénalités en cas de dépassement d'objectifs quantitatifs fixés par les financeurs du système de protection sociale. Les conflits d'intérêt peuvent être également de nature scientifique voire commerciale ou organisationnelle.

Ces différents conflits d'intérêt peuvent être préjudiciables à la prescription et à la réalisation de soins appropriés. L'existence de « guidelines « fournis par des textes de recommandations médicales et professionnelles permet de résoudre ces conflits d'intérêt à condition que ces recommandations n'aient pas été élaborées dans une optique non médicale prenant en compte des éléments opposés à la prescription de soins de qualité (6).

5. *Un moyen de réponse au consumérisme médical*

Les moyens d'information, notamment dans les médias « grand public « écrits et télévisés dont disposent les patients sont nombreux et recherchés. Ils sont pour partie à l'origine d'exigences d'un « patient-consommateur de soins « et d'une montée de consumérisme médical. L'existence de recommandations médicales et professionnelles éventuellement diffusées sous une forme grand public fournit à la fois un élément de réponse à la demande du consommateur et un point d'ancrage pour les professionnels de la santé leur permettant de faire face à la vague consumériste.

Les recommandations médicales et professionnelles : une contrainte

Les contraintes liées aux recommandations médicales sont de plusieurs ordres : professionnelle et déontologique, éthique, réglementaire et juridique.

1. *Une contrainte professionnelle et déontologique*

Les recommandations médicales et professionnelles constituent un état des données de la science à un moment donné. Le médecin a obligation « à assurer personnellement au patient des soins... fondés sur les données acquises de la science « (art 32 du Code de Déontologie Médicale) (7). Il doit tenir compte des avantages, des inconvénients et des conséquences des différentes investigations et thérapeutiques possibles (Article 8 de Code de Déontologie Médicale). Il y a donc pour le médecin une obligation professionnelle et déontologique à tenir compte de recommandations médicales et professionnelles élaborées selon une méthodologie explicite et rigoureuse et qui proposent des conduites à tenir appropriées. Cette obligation ne dispense néanmoins pas le médecin de ses obligations de clinicien et d'une obligation de moyens adaptés au cas singulier du malade. Le médecin reste en effet libre de ses prescriptions. Cependant, ces dernières doivent être limitées à ce qui est nécessaire à la qualité, à la sécurité et à l'efficacité des soins (article 8 du Code de Déontologie Médicale) et la décision médicale et le comportement du médecin doivent accepter d'être confrontés à des références admises sur le plan scientifique et professionnel. La contrainte professionnelle et déontologique imposée par l'existence de recommandations permet de respecter à la fois les données de la science et de l'art, le bénéfice individuel du patient et la qualité des soins qu'il reçoit, et le bénéfice collectif pour la société lié à une meilleure répartition des ressources.

Enfin, l'utilisation de référentiels issus de recommandations médicales et professionnelles permet au médecin de s'engager dans un processus de perfectionnement des connaissance et d'évaluation des pratiques professionnelles comme l'imposent par ailleurs le Code de Déontologie Médicale (article 11) et une exigence de constante mise à niveau des connaissances.

2. *Une contrainte éthique*

L'évolution des connaissances et des possibilités techniques dans le domaine médical a soulevé de nombreuses interrogations de nature éthique. L'arrivée de recommandations médicales et professionnelles, véritable état de l'art et des connaissances, a renforcé ces préoccupations éthiques, en fournissant au professionnel de santé un outil de réponse à ces préoccupations (8).

Ces recommandations constituent de fait une contrainte éthique car elles impliquent le respect des principes fondamentaux de l'éthique :

– le principe de bienfaisance et le principe de non nuisance en faisant bénéficier le malade de recommandations concernant les soins les plus appropriés à son état, en évitant une variabilité non compréhensible et non justifiée des pratiques professionnelles. Par ailleurs, pour tout soin délivré à un malade sont clairement établis les bénéfices et les risques attendus de l'investigation ou du traitement.

– le principe de justice en permettant au praticien de prendre la décision la plus appropriée indépendamment de pressions externes, de nature économique par exemple, et en évitant les biais reconnus pour affecter la décision médicale comme le sexe, la race, le contexte médical lui-même (9). Des cas similaires sont traités de façon similaire. Un même traitement est administré aux patients quels que soient leurs origines, leur rôle dans la société...

–le principe d'autonomie en identifiant et en clarifiant les différentes options médicales utiles que le praticien peut présenter au patient et même en facilitant directement l'information des patients en passant par la diffusion au grand public de recommandations adaptées aux médias utilisés. De toute façon, il est probable que ces recommandations facilitent le dialogue et la communication entre médecin et malade (9).

Cependant, si les recommandations médicales et professionnelles permettent habituellement de proposer des réponses aux questions concernant les situations cliniques les plus fréquentes, elles peuvent ne pas s'appliquer à une situation clinique particulièrement complexe; un raisonnement de type collectif ne doit jamais s'opposer à une démarche clinique individuelle. Enfin, les normes adoptées pour obtenir le meilleur résultat au niveau d'un groupe ou d'une population peuvent être différents de celles choisies pour un malade (8). L'éthique peut ici commander de ne pas suivre les recommandations proposées.

3. *Une contrainte réglementaire et juridique*

Les recommandations peuvent être à l'origine de décrets, d'arrêtés ou de circulaires qui s'imposent alors aux professionnels. Ainsi, la prescription et les indications du plasma frais congelé ont fait l'objet d'un décret (10). Ainsi, la convention médicale appliquée en France depuis 1994 prévoit d'utiliser des références médicales comme outils de la maîtrise médicalisée de l'évolution des dépenses de santé et les rendre opposables avec mise en place de mesures de suivi accompagnées de sanctions financières. Les références sont opposables au médecin, opposables d'un point de vue juridique et réglementaire. Cette opposabilité n'est cependant pas absolue et le médecin demeure libre de ses prescriptions et peut déroger à la référence opposable si la situation clinique d'un patient l'exige. Il faut d'ailleurs noter que cette opposabilité concerne le médecin dans ses relations avec les Caisses et non le malade dans ses relations avec le médecin.

En dehors des circonstances où les recommandations sont à l'origine de textes réglementaires ou législatifs, la valeur juridique de ces textes dans un contexte de plaintes mérite d'être évoquée (11). En effet, si les recommandations sont l'aboutissement d'un processus rigoureux et explicite réalisant la synthèse des données disponibles sur un sujet donné en exprimant un consensus professionnel, elles peuvent alors avoir une portée juridique conséquence d'une légitimité scientifique et professionnelle qui s'impose à tous les acteurs de santé et qu'ils ne peuvent refuser ou ignorer. Ces recommandations ne peuvent cependant en aucun cas constituer une protection juridique du médecin et ne dispensent pas celui-ci d'une obligation de moyens appropriés (11,12).

Ces différentes contraintes sont acceptables voire même souhaitables à condition que les recommandations élaborées répondent à des critères de qualité qui garantissent qu'elles permettent une amélioration réelle des pratiques professionnelles. Des critères de qualité ont été proposées dans cette optique par l'Institute of Medicine (13) : élaboration par un groupe multidisciplinaire afin que tous les points de vue concernés puissent s'exprimer, prise en compte de toutes les informations disponibles, reproductibilité assurée grâce à une méthodologie explicite et transparente quant aux méthodes de recherche et d'analyse de la littérature scientifique, quant aux experts et aux moyens utilisés, précision et spécificité des situations et des contextes cliniques concernés par les recommandations, clarté et lisibilité des recommandations, applicabilité et flexibilité en précisant les besoins humains, matériels et logistiques nécessaires à l'application des recommandations, large diffusion auprès de tous les professionnels concernés, révision prévue des recommandations en fonction de l'évolution prévisible des connaissances et des techniques.

Ces exigences de qualité sont indispensables pour que d'une part l'aide et la contrainte de recommandations médicales et professionnelles soient acceptées par les acteurs de santé et que d'autre part elles soient l'objet d'un mécanisme d'appropriation professionnelle dans des démarches d'amélioration de la qualité des soins. C'est à cette condition que l'élaboration de recommandations a des chances d'améliorer la qualité des pratiques professionnelles et le devenir des patients (14).

Bibliographie

1. Institute of Medicine
Clinical practice guidelines – Directions for a new program.
Washington : National Academy Press. Field M.J., Lohr K.N.Eds 1990 : 160 p.

2. Agence Nationale pour le Développement de l'Evaluation Médicale
Les conférences de consensus. Base méthodologique pour leur réalisation en France.
Paris, ANDEM, 1997.

3. Agence Nationale pour le Développement de l'Evaluation Médicale
Les recommandations pour la Pratique Clinique. Base méthodologique pour leur réalisation en France.
Paris, ANDEM, 1997.

4. Chassin M.R., Brook R.H., Parck R.E. et al.
Variations in the use of medical and surgical services by the medical population.
N Engl J Med. 1986; 314 : 285-290.

5. Mc Pherson K.
Variations entre pays des pratiques médicales.
In : Les systèmes de santé. A la recherche d'efficacité. Paris.
OCDE.1990 : 17-29.

6. Emanuel E.J.
Medical ethics in the era of managed care : the need for institutional structures instead of principles for individual cases.
J Clin Ethics 1995; 6 : 335-338.

7. Ordre National des Médecins
Code de Déontologie Médicale. Ed Décembre 1995.

8. Berger J.T., Rosner F.
The ethics of pratice guidelines.
Arch Intern Med 1996; 156 : 2051-2056.

9. Lohr K.N.
Guidelines for clinical pratice : what they are and what they count.
J Law Med and Ethics 1995; 23:49-56.

10. Ministère des Affaires Sociales et de l'Intégration
Arrêté du 3 Décembre 1991 relatif à l'utilisation du plasma congelé.
Journal Officiel 1991, 12 décembre, 289 : 16217.

11. Jutras D.
Clinical practice guidelines as legal norms.
Can Med Assoc J 1993; 148 : 905-908.

12. Kluge E.H.
Clinical practice guidelines and the law.
Can Med Assoc J 1996; 155 : 574-576.

13. Institute of Medicine
Guidelines for clinical practice : from development to use. Field M.J., Lohr K.N. Eds. Washington National Academic Press, 1992.

14. Grimshaw J.M., Russel I.T.
Effect of clinical guidelines on medical practice : a systematic reviev of rigorous evaluation.
Lancet 1993; 342 : 1317-1321.

Ethique et économie de la santé

PHILIPPE BANVILLET

Ethique et économie de la Santé : un sujet immense à effleurer dans un espace très limité en tentant de dégager l'essentiel !

Pour aller au cœur du sujet, en parlant la même langue, alors que bien des notions sont galvaudées, ou trahies, je commencerai par un retour aux définitions. Sans cela, je ne saurais me faire comprendre.

Puis je concentrerai mon regard sur quelques réalités de l'économie médicale qui posent le plus questions aujourd'hui, en essayant de décrypter les enjeux et les logiques en présence.

Enfin, je donnerai quelques pistes pour répondre à ces questions à partir des expériences déjà mises en œuvre et de ce que nous croyons connaître de la nature de l'homme.

Puis le débat sera ouvert sur tous ces points.

I. Qu'est-ce-que l'éthique ? Qu'est-ce-que l'économie de la Santé ? Quelles sont les relations entre ces notions ?

Pour l'éthique, initialement synonyme grec du mot morale, je pars du plus concret, la **déontologie**. C'est-à-dire la science des devoirs de l'homme en société, et tout particulièrement, en situation professionnelle.

Ces devoirs ou normes s'appliquant à un individu, en société, sont susceptibles d'évolution, et de sanctions. De façon plus large, on parlera de **morale** pour qualifier « l'ensemble des **règles** dont on **pose** qu'elles devraient diriger la **conduite des hommes.** »

On parlera des valeurs communément admises par la morale. Le concept s'applique à la fois à un individu et à une société, qui doivent l'un et l'autre s'en inspirer. L'individu, pour encadrer son comportement, ses mœurs ; la société, pour donner cohérence au groupe, en légiférant par exemple.

On comprend que la morale est fortement influencée par la **société** qui y fait référence, qui se la pose à elle-même, et que ses règles n'ont pas d'autres **sanctions** que celles, religieuses ou laïques, imposées par les **lois de cette société.**

On voit qu'une morale a des limites, qui sont celles de la société qui l'a vue naître, et des valeurs qu'elle pose devant ses yeux.

Reste **l'éthique** : **science des principes** de la (ou des) **morale**(s). **Par**ce qu'elle prétend aller au cœur des sources d'une morale humaine, quels que soient les temps et les lieux, l'éthique aurait **vocation à l'universalité.**

En ce sens, l'éthique énonce plus des principes fondamentaux que l'homme ne saurait récuser, que des règles. Sauf à travers les morales et les lois d'une société, il n'y a pas de sanction au déni des principes éthiques.

Ces **principes** sont, logiquement, des données immédiates qui fonderaient toutes les règles plus concrètes qui encadrent l'activité humaine.

Or, nous venons de dire que les déontologies et les morales sont fortement contingentes aux sociétés qui les adoptent.

Il y a donc un mouvement aller-retour permanent entre **l'autorité** des principes **idéaux** de l'éthique et la contestation que toute société, et particulièrement les sociétés matérialistes et scientifiques, apporte, à travers ses mœurs et ses règles mêmes, aux **principes fondateurs.**

Nous croyons que cet aller-retour est essentiel à la recherche éthique, il en fait une pratique plus qu'une science.

Si l'on rappelle quelques **préceptes** éthiques : obligation de compétence, respect de la personne, par exemple, on voit immédiatement qu'il vaudrait mieux ne parler que de **quête, questionnement, aspiration éthique**, pour mettre en évidence le caractère quasi **inaccessible** des **finalités** poursuivies, en **face de l'obligation** impérieuse de la **démarche elle-même.**

Pour conclure, l'exigence éthique n'est pas un savoir, ni un art, mais une **expérience** (une praxis) inlassable de tout homme pour trouver en lui les **valeurs inhérentes à sa nature** enfouies dans une gangue de présupposés et de fausses valeurs.

La démarche éthique est celle d'un homme **responsable** à ses propres yeux et vis-à-vis des hommes qui l'entourent. Elle est recherche de vérité et de liberté individuelle et collective. La **nature** et les **œuvres de l'homme** n'auraient peut-être alors qu'un rôle de **catalyseurs** qui accélèrent cette **quête éthique.**

Que dire maintenant de l'économie de la Santé ? La **science économique** prétend dégager les lois universelles qui régissent la répartition des **besoins et biens matériels** (qu'il est convenu d'appeler la **richesse**) entre les hommes.

En tant que science, elle n'a **aucune prétention morale**, pas plus que n'importe quelle autre science.

Plus concrètement, on parlera d'un **secteur économique** pour décrire les biens rares d'un certain type : l'agriculture, la banque, l'industrie, l'automobile, la Santé.

D'où il résulte une première définition de l'économie de la Santé comme « l'ensemble des lois qui régissent la **répartition** des **biens et prestations de santé** dans une **population donnée**, et, par assimilation, la valeur de ces biens et services eux-mêmes, de ce secteur de l'économie générale »

Là, tous les mots ont leur importance.

Les « règles de répartition » sont pour l'économiste de la santé, à découvrir et à respecter mais la « **meilleure répartition** », qui implique une démarche éthique préalable, n'est **pas l'affaire de l'économiste,** mais de chaque acteur individuel ou collectif, à l'instar de tous les choix dits économiques.

La notion de biens et prestations de Santé, souligne la variété nouvelle du contenu de la « richesse » de ce secteur, où, peu à peu, à la prestation de service à base de capital humain s'est ajouté un ensemble de produits et techniques extrêmement coûteux. D'autre part, la définition large du mot Santé permet d'inclure dans le secteur sanitaire des prestations d'un intérêt inégal au regard de la thérapeutique. C'est donc un **secteur économique fourre-tout.** Ce point est capital lorsqu'on observe la croissance de ce secteur et son poids dans l'économie nationale passé de 5 % à près de 10 % du P.I. Brut en 20 ans. Si la notion de **Santé Publique** signifie la prise en charge des **besoins de santé fondamentaux d'une société**, ce secteur, à condition de le définir, serait plus cohérent et un peu moins lourd à financer par la collectivité.

Enfin, notre définition met l'accent sur la contingence du secteur santé, par rapport à une société. L'économie de la santé qui est l'un des tendons d'Achille de toutes les économies développées est quasi-inexistante dans les pays en voie de développement.

A ce stade, pour mieux saisir les liens entre la démarche éthique et l'économie de la santé, il faut dire deux mots de la spécificité de ce secteur et de son financement.

Le produit « Santé » a trois particularités que l'on trouve rarement dans d'autres secteurs économiques.

La première, le **produit santé** touche **l'homme** dans son **être total, corps et esprit.** A cause de cela, avant même Hippocrate, le corps médical et ses collaborateurs proches et lointains, aujourd'hui, ont développé une déontologie centrée sur cette relation **d'aide privilégiée soignant-patient.** Cette approche éthique de la médecine est aujourd'hui mise en question devant le poids des enjeux économiques et politiques de la **décision médicale individuelle.**

Dans le même temps, la collectivité s'intéresse à l'ensemble des hommes malades, et, aidée par le corps médical et la science épidémiologique, développe des approches de type recherche, prévention, ou politique ciblée, qui sont de nature collective, sans pour autant que les responsables de ces approches aient hérité d'une **déontologie adaptée** à encadrer ces **choix collectifs.** Cette double spécificité justifierait à elle seule l'ampleur de la requête éthique actuelle.

Le phénomène est accru par la folle vitesse des progrès scientifiques et techniques à impact médical. Puisqu'on peut délivrer un médicament, greffer un organe, il faut le faire. C'est la règle : « **Celui qui peut et ne fait pas, commet une faute** ». Au cas où le médecin oublierait l'adage, le patient mieux informé et qui exige un **résultat,** comme s'il achetait un bien ou une prestation quelconque, le lui rappellera jusqu'au tribunal.

Le résultat, en termes de théorie économique, est très particulier. **L'offre de santé,** même avec un numérus clausus à la formation médicale, est « **potentiellement** » énorme. Sa **limite essentielle** est dans son **financement, social** ou **privé**. D'autre part, la **demande** de santé est **quasi illimitée**, encourageant toutes les dérives par pression sur une **offre réelle rationnée.** Enfin, alors qu'en économie générale, la régulation d'un secteur se fait par la confrontation offre/demande, d'où découle un prix et donc un financement, les systèmes de santé ont tous, peu ou prou, engendré des **financements spécifiques** qui combinent les **sources privées et publiques**. Cela n'exclut pas totalement la loi du marché, puisque la plupart des prestations intermédiaires qui concourent à l'acte de soins y sont soumises (frais de personnel, actes de biologie, médicaments, hôtellerie et matériels de tous ordres etc.)

En France, **la Sécurité Sociale** a été créée pour gérer ce financement, sur un mode parafiscal, à base de cotisations et de prestations. C'est donc à elle que revient, **de droit**, la **régulation** de la majeure partie du système au niveau de la **dépense totale** et en choix internes. Malgré beaucoup d'efforts pour y parvenir, devant le décalage de rythme entre la croissance économique générale, (puis la récession) et la croissance du secteur santé, **l'Etat, de tuteur, est devenu acteur,** fixant un taux de croissance politique (dit « taux directeur »), et des choix internes, ciblés sur certaines priorité collectives. Il serait intéressant de s'interroger sur les causes de l'inaptitude de la S.S. à organiser cette régulation. L'Etat a comblé cette carence de la triade contractuelle : patients, S.S., professionnels de Santé. Avec l'Etat, le jeu se joue à quatre et la politique de santé devient un élément majeur de la politique générale. Tout est fait pour lui sauvegarder un certain caractère contractuel. Mais l'Etat a d'autres **priorités** : Chômage, Retraites, Ecoles etc. Donc, jamais les pouvoirs publics n'ont eu autant besoin d'un questionnement éthique.

Ils recherchent des préceptes de type : équité, dignité de la personne, indisponibilité du corps humain pour dépasser la seule rationalité de l'économie et fonder leurs décisions politiques.

II. Pour concrétiser le propos, illustrons-le par trois grands problèmes de santé publique

1 – La prise en charge des personnes âgées dépendantes,
2 – la croissance du coût des médicaments,
3 – la pathologie H.I.V.

Ce choix est guidé par l'**impact économique** de ces questions qui, en outre, **provoquent** largement notre **réflexion éthique.**

1. L'allongement de la durée de vie, produit de l'efficacité médicale et de la hausse des niveaux de vie, entraîne l'augmentation du nombre des **personnes âgées** de plus de 60 ans. Parmi elles, on estime à 10 % celles de plus de 85 ans qui est un bon indicateur de la **dépendance.** Pendant 25 ans, le nombre des personnes âgées dépendantes va continuer de croître. (1,5 Millions en 2020).

Or, aujourd'hui, les possibilités de prises en charges en établissement de long-séjour et Maison de Retraite médicalisée sont insuffisantes malgré les efforts faits depuis vingt ans. Le financement est assuré par la S.S. au titre d'un **forfait soins plafond** fixé par l'Etat, et, pour l'hôtellerie, soit par un budget global social à la charge de la collectivité départementale, soit par les intéressés eux-mêmes si leurs revenus le permettent.

L'Etat a donc centralisé la prise en charge sociale et d'aucuns de poser la question : pourquoi la **défense et protection de ces citoyens amoindris par l'âge et la maladie** ne serait-elle pas de compétence étatique? Sont-ils devenus citoyens de deuxième zone? Ne faut-il pas « tout faire » pour assurer **une fin de vie dans la dignité**, puisque c'est tout ce qui demeure de leur personne?

Sur ce premier exemple, on voit que **chaque acteur** joue **son rôle sans pouvoir améliorer le résultat.** Celui-ci est, par ailleurs, très inégal selon les établissements.

L'Etat impute à la S.S. un forfait soins qui interdit tout progrès qualitatif car un tel progrès serait gourmand en main-d'œuvre. (C'est le laser ou l'aide-soignante!)

Les particuliers ont des retraites limitées très vite absorbées. Les collectivités territoriales ont des responsabilités économiques concurrentes. Les familles, quand elles existent, ne peuvent ou ne veulent plus assumer – comme autrefois – une charge devenue plus durable et plus lourde.

Les établissements eux-mêmes ne savent plus faire des progrès de productivité dans des budgets si étriqués.

Enfin, dans ce contexte, les professionnels de santé ressentent un mépris de la collectivité pour leur travail, bien ingrat, même s'il est déontologiquement plus que justifié.

Entre le **discours** alibi **individuel** qui prône le **respect de la personne âgée** dépendante et la **mise en œuvre réelle** des moyens adaptés en quantité et qualité, il y a une sorte d'hypocrisie individuelle et collective.

Faut-il en déduire que la prise en charge insuffisante de la dépendance en général reflète les valeurs réelles de notre société ? Faut-il, différemment, constater que **notre société ne sait pas faire cheminer de pair le discours** et **les actes**, exigence éthique de base, au nom de la vérité ?

L'année 1995 et les avatars de l'allocation-dépendance illustrent la difficulté de l'action politique. Créée en fanfare, elle est programmée a minima pour les particuliers à domicile dans le Plan Social de l'automne puis, sacrifiée « sine die » sur l'autel des revendications catégorielles et de la protection des acquis qui hypothèquent son financement.

Début 1998, alors que la prestation-dépendance est enfin mise en œuvre, les débats portent sur les inégalités de traitement qu'elle génère et les transferts de charge qu'elle induit.
Au plan de l'éthique, ces débats arrivent à leur heure et ne doivent pas cacher les progrès réalisés. La suite de la démarche éthique consistera à « paramètrer » cette prestation pour l'adapter aux évolutions de la démographie et des moyens de financement.

2. Deuxième exemple :
Avec la **montée en flèche du coût des médicaments nouveaux**, les questions se font plus cruciales. Le temps est fini où la lente montée en charge de ce coût pouvait

être assumée par la croissance du secteur sanitaire, aidée par les gisements de productivité économique dans certaines dépenses hôtelières ou de structure.

Depuis le début des années 1990, avec un taux de croissance des coûts médicamenteux de 6 % à 8 % par an, personne ne sait plus faire de compensation. Or, il faut savoir que seuls quelques médicaments participent à ces **surcoûts**. Personne ne conteste l'obligation impérieuse d'administrer ces produits qui guérissent, allongent le temps de survie, ou atténuent des douleurs intolérables.

Par ailleurs, le prix unitaire élevé de ces produits n'est pas anormal au regard des investissements financiers et humains faits dans les recherches et la mise en œuvre industrielle dont ils sont issus. Seuls le double mouvement d'amortissement des frais initiaux et la venue de produits plus performants et substitutifs fera chuter ce prix. Mais de nouveaux produits, plus efficaces et peut-être plus chers, prendront le relais !

Le problème est crucial pour tout médicament qui prolonge la survie puisqu'alors la charge totale pour la société est le résultat de la multiplication des trois facteurs croissants : **nombre de patients, durée de traitement, et coûts unitaires.**

Hors de toute connotation morale, le **réalisme économique suggère l'idée de rationnement** à plusieurs niveaux. D'abord, celui du produit lui-même, qui, après autorisation publique, mise sur le marché, sera plus ou moins pris en charge par la S.S., ce qui traduit une préférence, par rapport à des pathologies, qui s'imposera au médecin.

Un second niveau est celui du taux de croissance **autorisé** et pour le secteur pharmaceutique, et pour les budgets hospitaliers qui est un frein global direct à la dépense.

Un troisième niveau plus concret, est celui de la répartition des enveloppes pré définies par exemple, à l'hôpital, entre les différents services ou, ce qui est vécu de façon encore plus dramatique, entre différents malades relevant d'une même décision médicale. Tout ceci pour répondre aux questions : **pour quels ou pour combien de patients, pour combien de temps, dans quel budget... ?**

Chaque « décideur » qui participe à un tel rationnement, le politique, l'acteur du secteur économique et le médecin, est interpellé dans sa **responsabilité** propre. C'est-à-dire dans la réponse qu'il doit **librement** apporter à ces questions qu'il se pose à lui-même et que la **société** se pose et lui pose. Plus l'acteur de santé est proche du patient, plus la responsabilité est cruciale, au point même que le décideur plus lointain sera vite traité d'irresponsable. Dans ce contexte, chacun, **s'il ne trouve la réponse, en paroles et en actes, vraie et acceptée**, partira à la recherche d'une **autre responsabilité** que la sienne, qui le couvre ou le dédouane. Il est évident qu'il y a là **l'inverse de la quête éthique.** Nous avons tous mille fois entendu et sûrement pratiqué l'art de dire : « Là, je décline toute responsabilité. Car il faut qu'on me donne les moyens de faire mon travail. » Or, nous savons tous qu'aucun système d'allocation de ressources ne peut se résoudre par la somme des satisfactions individuelles aux besoins exprimés.

J'aurais pu évoquer, avec les médicaments, la question des greffes d'organes qui prend un poids économique croissant. Parce que la réussite d'une greffe est une guérison, son coût social est considéré unanimement par les économistes comme moindre que les soins de substitution, lorsqu'ils sont possibles (Ex : dialyse). La question en termes d'allocation de ressources est encore masquée par la relative rareté des greffes du fait du manque de donneurs. C'est donc la société, en direct, par le choix de chaque donneur potentiel, qui freine l'explosion prévisible des coûts. Une nouvelle contradiction dans la démarche éthique apparaît.

Alors que collectivement, l'accord est fait sur le bien-fondé de la technique, chaque individu est capable, à la fois d'exiger une bonne place dans une **file d'attente à greffer** et de refuser, pour lui ou ses proches, l'**accord de prélèvement** d'organes; dans les deux cas, au nom du **respect imprescriptible de sa personne**!

Que dire du candidat à la greffe cardiaque qui se refuse à cesser de fumer?

Aujourd'hui, le coût des greffes est fixé par un *tarif national* et les enveloppes budgétaires fondées sur une prévision de n greffes à x Francs. Le malade receveur doit justifier d'une prise en charge sociale de ce coût pour être admis sur une liste d'attente. L'étranger doit rassembler la somme à l'avance et la virer au Comptable de l'Hôpital.

Ces réflexions concernaient la limitation de l'offre de soins. Aujourd'hui se multiplient des démarches visant à en limiter la demande. L'idée de base est de rationaliser la demande de soins par l'éducation du public au bon usage des moyens de santé. Il a été démontré que mieux une population est informée, meilleur est l'usage qu'elle fait du système de soins, notamment à partir de la sous-population des enfants de médecins.

Cette idée se décline de multiples manières :

C'est le renouveau de l'éducation sanitaire relative aux fléaux sociaux : alcool, tabac, drogue.

C'est la multiplication des prises en charge amont et aval par rapport aux épisodes pathologiques.

C'est l'information sur le bon usage des médicaments, cures thermales, transports ambulanciers.

C'est enfin l'information sur l'abus médicamenteux, sur les dangers de l'errance thérapeutique, sur les filières de soins les plus adaptés à chaque pathologie, sur l'intérêt de comportement volontaire de dépistage pour les pathologies largement répandues (cancer du sein ou de la prostate...).

Cette éducation de la demande de soins qui mêle rationalisation et moralisation est un travail considérable et difficile. En dépit d'intérêts corporatistes, côté offre de soins, qui la freineront, il faut espérer son plus grand développement.

3, Dernier cas de santé publique provocateur de la réflexion éthique : le SIDA.

Avec, selon l'O.M.S., 600.000 cas d'infection VIH déclarés dans le monde début 1993, c'est plus de 2,5 millions de cas réels. Compte-tenu de la vitesse de progression actuelle, en particulier en Afrique (700.000 nouveaux cas estimés par an) et en Asie (100.000 nouveaux cas par an actuellement, mais ce nombre risque de doubler chaque année), c'est entre 30 et 40 millions de malades qui sont attendus en l'an 2000. Encore, tous ces chiffres doivent-ils être exprimés avec précaution car ce virus met en échec les plus sophistiquées des techniques de l'épidémiologie.

Qui arrêtera cette peste des temps modernes?

Comment même « organiser la défense » dans un monde réduit par le progrès technique aux dimensions d'un village et, par ailleurs, politiquement et économiquement si divisé?

L'immaturité politique de la planète face à cette pandémie renvoie d'un bloc à une quête éthique largement **hors du champ médical.**

En termes, strictement, de calcul économique, le coût de la pandémie met à son tour en échec les méthodes des meilleurs spécialistes. Un coût dépend habituellement : d'un point de vue, du champ de l'étude dans l'espace et le temps, de la prise en compte de différents éléments médicaux ou sociaux (perte d'espérance de vie) qui puissent s'additionner.

Par sa nature, le SIDA ne permet que de difficiles estimations en raison de la variété des formes, des protocoles de soins, des moyens d'assistance mis en œuvre, des niveaux économiques, culturels et d'organisation des sociétés où se développe la pandémie.

Pour illustrer le propos, on a évoqué des fourchettes, pour la France, en 1990, de 4 à 9 milliards de Francs de coût strictement médical et de 0,5 à 5 milliards de Francs pour le coût social surajouté.

Le coût médical depuis 1990 est resté du même ordre de grandeur, le ralentissement de la pandémie étant compensé par l'augmentation de la survie des patients ; par ailleurs l'efficacité des traitements a permis de mieux cibler la dépense.

Pour le politique, cette **difficulté** à estimer la croissance de la pandémie et son coût économique **freine** inévitablement **ses décisions.** Le responsable politique, comme n'importe quel acteur économique, **si avancée que soit sa préoccupation éthique,** a besoin de connaître le champ de son action, les mécanismes en jeu, pour donner efficacité à sa décision.

Enfin, dernier **paradoxe**, c'est peut-être la première fois qu'une **maladie** est bien **connue**, à ce jour, dans son **étiologie**, et surtout ses **modes simples de transmission** et que le corps médical dans l'ensemble des sociétés se trouve en échec pour **stopper la contamination.**

Avant le SIDA, toutes les maladies contagieuses ont fait, sur la base minimale de la déclaration obligatoire, l'objet de plans de lutte fondés sur la **protection de la collectivité** et sur **celle de l'individu.**

On a pu dire que, lorsque « le risque de la maladie et la probabilité de succès d'une thérapie sont également et aléatoirement répartis dans toute une population, alors les démarches éthique collective et individuelle se rejoignent. »

Les plans économiques s'élaborent et l'efficacité est au bout du chemin.

Il suffit de se rappeler la tuberculose et les sanatoriums.

Mais, avec le SIDA, la pathologie n'est pas contagieuse, mais **transmissible,** et le risque dépend de la **décision individuelle** de chacun, en face de sa **liberté**, et de sa **responsabilité,** pour risquer de transmettre ou risquer d'être contaminé.

Est-il possible que les démarches éthiques individuelles et collectives rentrent dans un tel conflit qu'aucun moyen de ralentir la contamination ne puisse être mis en œuvre ? Ne faut-il pas **élargir** le champ de la recherche éthique pour **sortir de ce piège** ?

Les définitions que nous avons posées et leur confrontation avec ces trois questionnements bien réels nous amènent à formuler différemment notre sujet et à recadrer notre réflexion

Oublions les subtilités épistémologiques et les prétendus divorces entre les connaissances. Soyons concrets, ensemble, pour répondre aux **questions que nous nous posons à nous-mêmes.**

Nous, ce sont tous ceux qui, par profession ou mandat, avons une **responsabilité** individuelle ou collective concernée par **l'allocation des ressources** destinées à satisfaire les **besoins fondamentaux** de notre **société**, dont le **besoin de santé.**

Ce n'est pas si simple. L'intérêt général – concept purement théorique – n'existe que comme la **résultante** de l'affrontement de mille intérêts particuliers. Il n'est pas préalable. Les **arbitrages** sont difficiles. Il faut trouver les hommes, les procédures et les lieux pour y procéder. **C'est cela, concrètement, la quête éthique.** Elle est affaire de **vérité** et de **responsabilité.**

La question est : Comment, raisonnablement, accorder les **faits,** bien rugueux, avec notre **discours,** bien idéal ? Comment parler vrai ? et comment **agir** en accord avec notre **vérité** ? Et s'il faut **concerner** les économistes, et bien d'autres professions, c'est simplement parce que leurs méthodes partent toujours des faits et – sauf les utopistes – y reviennent.

L'ensemble des méthodes qui permettent de cerner la valeur des choses ou des actions porte le nom générique **d'évaluation.** Au sens strict, c'est porter un jugement de valeur. En santé publique, puisque le besoin s'y fait particulièrement sentir, c'est adapter une **démarche intellectuelle** rigoureuse mais **élargie** quant à son objet et **ses participants.**

La rigueur, c'est comparer les résultats et les moyens, définir des normes, des standards cibles, des niveaux de **qualité**, c'est aussi comparer les stratégies, chercher la **stratégie optimale.**

L'objet des évaluations est quasi sans limites. Presque tout s'évalue : les techniques, bien sûr, mais aussi les pratiques, les organisations, les programmes et même les politiques.

Enfin, il paraît important puisqu'il faut sortir des logiques individuelles, source de conflits, de multiplier les éclairages et les niveaux du dialogue évaluatif, c'est-à-dire accroître le nombre et la qualité des « 'experts » évaluateurs. Cela signifie une démarche qui dépasse largement celles de la médecine, de la biologie et de l'économie pour leur ajouter en particulier l'éclairage des sciences humaines, à commencer par la philosophie.

Cependant, malgré le côté incontournable de la démarche évaluative, application de la rigueur scientifique à une problématique sociale complexe, il nous semble qu'il faut aller au-delà.

Autrefois, le monde moral, cadré par la tradition (surtout religieuse), éclairait un monde objectif mal connu. A cette époque, la médecine était essentiellement accompagnatrice de l'homme malade.

Aujourd'hui, le monde objectif est connu. Le corps de l'homme lui-même est devenu objet d'une science opératoire. Il est exigé de la médecine qu'elle soit opérationnelle, efficace. Dans ces conditions, le monde moral, détaché de la tradition, perd sa valeur explicative du monde objectif. La science a remplacé la tradition comme donneuse de sens. Mais le risque alors est que chaque individu, à la fois sujet et objet de science, crée sa morale.

On voit cette tentation aujourd'hui à propos des débats sur la législation « bioéthique ».

Les chercheurs expriment souvent au nom de l'enrichissement du patrimoine scientifique que la recherche porte en elle-même sa propre justification. La société ne saurait donc poser aucune règle qui la freine. Est-il possible que chaque profession, et chaque individu, construise sur la seule appréhension qu'il a du monde objectif, sa propre morale ?

Alors la démarche éthique n'est plus aller-retour entre la réalité et l'homme. Elle devient unilatérale et à proprement parler matérialiste. Issue du seul monde objectif. La même réflexion peut être appliquée aux économistes. On appelle « économisme » la déviation qui donne valeur morale aux choix économiques. Ces deux manières de penser, qui se constatent tous les jours, expliquent le désarroi de la quête éthique, alors amputée d'un élément essentiel, l'autorité de principes idéaux que l'homme ne peut trouver que dans le monde moral, celui où se meut son esprit, libre et responsable. La quête éthique est exercice de liberté. Elle ne saurait dériver d'un état des mœurs, du droit ou de la science.

Parmi ces principes idéaux, il faut en citer deux au moins : le premier est sans doute le goût de la vérité, dite et agie.

En second, je mettrais le respect absolu de l'autre, qui est fait comme moi, corps et esprit.

Il me semble que ces deux guides peuvent éclairer nos décisions d'acteurs de santé et nous aider à dépasser les contradictions que nous avons mises en évidence. Bien des gens s'en inspirent tous les jours. La vérité pour dire, chacun à sa place, et selon sa responsabilité, ce qui est possible, raisonnable, en termes d'allocation de moyens. Le respect pour rappeler l'obligation morale de veiller sur la fin de vie des personnes âgées dépendantes ou encore pour accompagner le malade du SIDA en attendant de pouvoir le guérir un jour.

Pour conclure, je dirai un mot du **rôle de l'Etat.** Je l'ai, exprès, passé sous silence jusqu'à présent.

Il y a toujours un risque dans nos sociétés très structurées à se décharger sur l'Etat de responsabilités qui ne sont pas les siennes, surtout en période de difficultés économiques et sociales, et de mise en cause des traditions. Or, le rôle de l'Etat est d'utiliser sa puissance – le pouvoir – pour protéger des menaces qui font peser sur l'homme, corps et esprit libre, l'indigence naturelle, la maladie, la mort. Il doit établir les conditions de base de l'exercice de la liberté humaine. Ainsi, en économie de la santé, seuls les besoins de santé fondamentaux sont de santé publique. Pour exercer ce rôle de protecteur de la liberté, il est capital que l'Etat soit indépendant de tout autre pouvoir, y compris du « pouvoir » scientifique. Nous savons que le risque de complaisance vis-à-vis par exemple des exigences de la recherche scientifique est réel. Ce risque est d'autant plus grand que la société fait aujourd'hui plus confiance aux médecins et aux scientifiques « **pour édicter des règles éthiques** » qu'aux religieux et aux philosophes.

S'il faut dépasser la rationalité économique, ce n'est pas pour adopter une autre rationalité, quelle qu'elle soit, mais pour que chaque acteur de santé trouve et affirme sa **responsabilité**.

En matière de santé publique, la recherche éthique est affaire de toute la société. Elle doit certainement intégrer les avancées éthiques des professions de santé. Plus généralement, les conseillers en éthique se garderont bien de dicter des règles s'ils veulent lui garder une vocation universelle.

Il me semble que l'éthique doit rester une requête de la liberté de l'homme face aux contradictions entre la nature, brute ou transformée, et les idéaux qui sont en lui.

> « La vie n'est pas comme les médicaments, tous accompagnés d'une notice qui énumère les contre-indications et les doses à prendre. La vie nous est donnée sans ordonnance ni notice.
>
> L'éthique ne peut pallier complètement cette défaillance, car elle est, avant tout, la chronique des efforts déployés par les humains pour y remédier ».
>
> Fernando Savater : « Ethique à l'usage de mon fils »
> éd. DU SEUIL. Epilogue 1994

Bibliographie

1996

1. Le Parlement vote la 1re Loi de financement de la Sécurité Sociale. Budget hospitalisation, taux zéro, sauf crédits ciblés.

2. La Prestation dépendance se met en place à minima, le forfait soins de personnes âgées augmente de 1,03 %.

3. V.I.H. L'efficacité démontrée des antirétroviraux entraîne adaptation des ressources ciblées.

4. Les Ordonnances du 24/4/96 refondent le système d'allocation des moyens sur trois bases majeures
– ciblage sur des priorités de Santé Publique
– création d'un lien entre moyens et activité
– recherche de l'équité interrégionale

1997 – 1998

La Convention du 26 mars 1997 entre les Médecins de ville et la Sécurité Sociale introduit 2 novations essentielles : le principe d'une contractualisation avec les représentants de la profession pour stabiliser la croissance des coûts, et l'instrument permettant d'atteindre cet objectif : les Références Médicales Opposables qui se sont avérées efficaces. Leur nombre va augmenter pour l'avenir, dans le cadre d'une négociation validée par la nouvelle Agence Nationale d'Evaluation et d'Accréditation en Santé. Cette même Agence diffusera des référentiels d'Accréditation à destination des Hôpitaux dans le même esprit.
Enfin la mise en place des Agences Régionales de l'Hospitalisation conforte le dispositif prévu par les Ordonnances de 1996 sur les points importants : Contrats d'Objectifs et de Moyens avec les Etablissements publics et privés, sur la base des SROSS et rééquilibrages interrégionaux des allocations budgétaires.

Claude Bruaire : « Une Ethique pour la Médecine » éd. Fayard
« L'Etre et l'Esprit » éd. P.U.F. 1983.

Béatrice Majnoni d'Intignano :
« Santé, mon cher Souci », éd. Economica 1987.

Euthanasie et suicide assisté, décisions médicales en fin de vie

Maurice A. M. de Wachter

Les pièces du dossier « Mourir aujourd'hui » ont été rassemblées par plusieurs auteurs tels que Philippe Ariès et Michel Vovelle. En 1983 Vovelle conclut son ouvrage sur ***La mort en Occident de 1300 à nos jours*** en disant que « Les pièces du dossier sont aujourd'hui rassemblées, sans mystères, et l'on peut rapidement – trop schématiquement même – énumérer les griefs : médicalisation de la mort dans le système hospitalier, acharnement thérapeutique surtout, conduisant, par une réaction en chaîne, à formuler les problèmes de l'euthanasie – passive et active – d'où sort la revendication de la mort dans la dignité » (9). Or, s'il est vrai que nos contemporains, dans la majorité des cas, ne font face à la mort que lorsqu'il s'agira de leur propre mort, il faut également reconnaître que médecins et soignants n'ont jamais été à l'abri de cette confrontation. En plus, les décisions à prendre sont devenues de plus en plus complexes. Enfin, la relation médecin-malade exige qu'on implique le malade dans les décisions en fin de vie.

Euthanasie : le terme et la pratique

Le mot euthanasie a connu de multiples significations, ainsi la mort douce et sans souffrance ou la bonne mort. Dans d'autres définitions on vise directement un acte médical : Francis Bacon en 1605 demande aux médecins d'aider les mourants à trépasser paisiblement et facilement, en adoucissant l'agonie et les souffrances de la mort.

Or, si le terme lui-même est déjà sujet à controverses, il ne faut pas s'étonner que, en y ajoutant les diverses pratiques médicales contemporaines que recouvre le mot, on en arrive à un combat plutôt qu'à un débat. On a même dit que le mot euthanasie a été empoisonné (6). Pourtant médecins, éthiciens et juristes semblent grosso modo d'accord pour définir l'euthanasie comme homicide, même si on agit à la demande du patient. Le fait que ce soit le médecin qui pratique l'euthanasie est pour certains une circonstance aggravante, tandis que d'autres y voient une condition pour justifier l'acte. Le seul pays qui a reconnu par une loi l'euthanasie est le Territoire du Nord en Australie. Depuis l'automne 1996, en effet et malgré l'opposition dans le reste du pays, cette loi est entrée en vigueur pour quelques mois, mais elle fût annulée à nouveau au cours de l'année 1997.

En Europe, c'est surtout la Hollande qui a été au centre d'un débat sur l'acceptation sociale, juridique et médicale de l'euthanasie. Là, depuis la publication d'un rapport d'une Commission d'Etat en 1985, l'euthanasie se définit comme l'acte de mettre délibérément fin à la vie d'une personne à la demande de celle-ci. Cette définition délimite clairement le champ de l'euthanasie. Celle-ci, en fait, n'inclut que la seule euthanasie active et volontaire. Pour plusieurs autres actes qui, dans d'autres pays, tombent encore sous le vocable d'euthanasie passive, la Hollande n'utilise plus le terme « euthanasie ». Ainsi l'arrêt d'un traitement après le refus de soins par le patient, par exemple la dialyse rénale; ou encore le fait de ne pas entamer un traitement, par exemple une chimiothérapie ou une cure d'antibiotiques. N'est pas appelée non plus l'administration de calmants, de sédatifs, d'analgésiques comme le Phénergan pour soulager la douleur. Et cela même si cet acte thérapeutique cause une perte de conscience, entraîne une insuffisance respiratoire ou raccourcit la vie du patient. Même si le médecin donne ces médicaments avec l'intention de mettre fin à la vie du patient, on ne parle pas d' « euthanasie ». Enfin, aux Pays-Bas le terme euthanasie n'est pas utilisé pour caractériser les décisions en fin de vie concernant les malades incompétents, par exemple des nouveau-nés ou des sujets comateux. Cependant, les Hollandais se rendent bien compte du fait que d'autres pays continuent à utiliser le terme « euthanasie passive » pour indiquer les pratiques mentionnées ci-dessus. Mais on les appelle « fantômes d'euthanasie » qui n'entrent pas dans la vraie définition. Il faut admettre, en toute vérité, qu'à certains, ces définitions désormais acceptées en Hollande, peuvent paraître arbitraires. Elles peuvent, en plus, fausser les enquêtes sur ce sujet tout autant que les tentatives de comparaison des pratiques hollandaises avec celles d'autres pays.

Euthanasie active et passive

Il faut, en effet, reconnaître que beaucoup d'autres impliquent encore, dans la définition de l'euthanasie, non seulement l'action mais également l'omission d'un acte thérapeutique. Ainsi Goffi, en 1996, dit que l'on pourrait définir l'euthanasie comme le fait de provoquer la mort d'un être humain, de telle façon que cette mort advienne rapidement et sans souffrance, soit en agissant à cette fin, soit en s'abstenant d'agir : dans le premier cas on parle d'euthanasie active, dans le second, d'euthanasie passive (5).

Le but de la distinction était sûrement, dans le passé, de distinguer certaines pratiques médicales qui sont justifiées du point de vue éthique de celles qui ne le sont pas. Les Commentaires du Code de déontologie médicale en France au sujet de l'article 37 en offrent un exemple. Cet article dit que « en toutes circonstances, le médecin doit s'efforcer de soulager les souffrances de son malade, l'assister moralement et éviter toute obstination déraisonnable dans les investigations ou la thérapeutique ». Les Commentaires expliquent que le médecin doit se garder de tout acharnement thérapeutique et éviter l'erreur par excès quand il « impose des investigations invasives, sans visée thérapeutique, et des soins douloureux difficiles à supporter pour son patient, afin de prolonger sa vie de quelques jours dans des souffrances supplémentaires inutiles » (17). Il est intéressant de noter combien le jugement négatif des investigations et des soins dépend des conséquences de ces actes plutôt que de leur structure comme telle. En d'autres mots le raisonnement est conséquentialiste et non pas déontologique. C'est plutôt la relation proportionnée ou disproportionnée entre effort et résultat, entre investissement et rendement qui détermine le jugement éthique. En plus, les Commentaires insistent sur le fait que « dans la prise de décision interviennent non seulement le médecin.... mais aussi le patient et son environnement familial » (7). Un profond respect de la liberté et de la volonté du patient est fondamental. En dernière instance, il s'agit, en effet, d'une responsabilité partagée.

Euthanasie et déontologie médicale

Le Code de déontologie médicale français dit que « le médecin n'a pas le droit de provoquer délibérément la mort » (art.38). Les Commentaires ajoutent qu'il s'agit d'un acte contraire au droit, à la déontologie et à l'éthique. Les arguments invoqués par les partisans de l'euthanasie, que ce soit la douleur non maîtrisée, le « testament de vie » pour formaliser la demande ou l'avis d'un groupe d'experts ou de juristes pour légaliser l'homicide « par pitié », sont récusés et condamnés formellement au nom de la déontologie médicale. Celle-ci, en l'occurrence, doit s'orienter sur les soins palliatifs et le devoir d'information et d'accompagnement du mourant (7).

Dans la plupart des pays les Ordres des Médecins ou les Associations médicales s'opposent à l'euthanasie. Toutefois, cette position ne semble pas totalement refléter l'avis des médecins eux-mêmes. En Angleterre, 46 % des médecins généralistes et les médecins des hôpitaux pensent que la loi devrait leur permettre d'achever la vie de patients parvenus en phase terminale qui demandent cette aide, tandis que 44 % restent opposés à cette possibilité.

Aux Pays-Bas, par contre, l'euthanasie peut être considérée comme un acte médical et légal dans une situation de conflit entre plusieurs devoirs, c'est-à-dire dans un cas de **force majeure**. Le médecin, en tant que professionnel de la santé et soignant, à un devoir envers le patient qui a exprimé son désir de mourir dans la dignité. Ce devoir est un devoir de fidélité dans une relation où le patient s'est fié au médecin. Par contre, et en tant que citoyen, le médecin est tenu par la loi qui interdit toujours l'euthanasie comme un acte criminel puni par une peine de 12 ans de prison. (art. 293 du Code pénal).

Depuis juin 1994, un amendement à la loi sur l'enterrement confirme la jurisprudence des 20 dernières années. Cette jurisprudence a mené à des critères qui rendent la poursuite en justice peu probable. Ces critères, établis par l'Association royale médicale en 1984, sont au nombre de cinq et exigent :

que le patient formule une demande explicite, libre et répétée
qu'il soit pleinement informé
que la situation du malade soit absolument désespérée
que tous les moyens disponibles aient été offerts au malade
qu'un autre médecin soit consulté pour juger si la demande est justifiée médicalement.

En plus l'amendement de 1994 ajoute l'obligation d'une notification pour tout cas où un médecin pratique l'euthanasie. Cette notification comporte un rapport écrit soumis au médecin légiste. Récemment, un rapport évaluatif de la pratique de la notification montre une augmentation allant de 18 % (484 notifications sur 2700 cas) en 1990 à 41 % (1463 notifications sur 3600 cas) en 1995 (8).

Le suicide assisté

Nous entendons par suicide assisté la même action que l'euthanasie active et volontaire sauf que, en l'occurrence, c'est le patient lui-même qui administre le médicament létal. Cette distinction des acteurs n'est pas sans signification morale. En effet, si le suicide peut se justifier par le droit à l'autodétermination, le suicide assisté et l'euthanasie demandent, en plus, de justifier le fait qu'on demande à une tierce personne de poser un acte, à savoir tuer, qui en toute autre circonstance, est condamné comme immoral. Si l'on ajoute à ceci que la tierce personne est médecin, on a tous les ingrédients du dilemme tragique qu'éprouve le médecin devant la demande d'euthanasie ou de suicide assisté.

Le suicide assisté, comme l'euthanasie, est dans la plupart des pays d'Europe rejeté par les Ordres des médecins. Au niveau des législations nationales, seules l'Allemagne, la Grèce, les Pays-Bas, le Portugal et la Suisse ont un régime légal permissif de la pratique du suicide médicalement assisté.

Aux Etats-Unis d'Amérique, l'American Medical Association votait en 1996 presque à l'unanimité son opposition au suicide assisté. Toutefois, une enquête parmi les oncologistes montrait que 14% d'entre eux avaient pratiqué l'euthanasie à la demande du patient. Parmi les citoyens américains 63% pensent que les médecins devraient avoir la permission de mettre fin aux jours de malades incurables qui le demandent (1).

Les arguments

Deux arguments majeurs **pour** l'euthanasie et le suicide assisté reviennent constamment dans le débat : le respect de l'autodétermination et le principe de non-malfaisance. Les arguments majeurs **contre** l'euthanasie et le suicide assisté sont au nombre de trois : la demande du patient est un appel au secours d'un souffrant et non une demande de mort; le danger de la pente glissante et l'érosion inévitable du respect de la vie dans nos sociétés. La position conservatrice, dans son adhésion au principe du respect de la vie, choisit souvent une interprétation maximale de la vie comme don sacré dont l'homme ne saurait disposer librement. Cette sacralité peut être soit d'origine religieuse, soit liée au pacte social obligeant l'Etat à assurer la protection des citoyens. Sacrée ou laïque dans son origine, l'interdiction concerne l'euthanasie comme le suicide assisté. Aucune société ne saurait permettre l'homicide sur demande.

Les responsables des thérapeutiques et des soins font face à une question simple et claire : peut-on parfois considérer l'euthanasie ou le suicide assisté comme un remède? La réponse à cette question est moins compliquée pour ceux qui répondent « Non » que pour ceux qui s'ouvrent à la possibilité de dire « Oui ». Comme l'a bien dit Goffi, « Que la mort d'un être humain puisse lui être un bienfait est un paradoxe difficile à penser : que ceux qui la procurent puissent être ses bienfaiteurs est encore plus paradoxal et difficile à penser » (5). Néanmoins, on entend de plus en plus souvent des médecins et des soignants dire que procurer la mort peut être un acte médical de bienfaisance. Et cela dans la mesure où le mourant se trouve non seulement sur une trajectoire irréversible, mais que, en plus, il perd ses pouvoirs. Pour reprendre Goffi : « Celui qui n'a pas la fortune de perdre ces pouvoirs rapidement et sans souffrances peut demander qu'on l'aide à ne rester impuissant devant cette perte » (5). Ainsi, certains médecins semblent en venir à penser que l'euthanasie est une « pratique médicale à part entière, lorsqu'on se rend compte que la souffrance engendre une perte de dignité et qu'on tombera dans un état permanent d'inconscience où on devient quelqu'un qu'on ne veut pas être. La prévention d'un tel état peut être considérée comme partie intégrante de l'action du médecin » (2). Ou encore l'affirmation que par l'euthanasie « nous avons aidé un être en détresse existentielle à l'intérieur des normes de notre profession » (2). Cependant, il ne faut pas oublier non plus le témoignage de certains médecins qui pratiquent l'euthanasie et qui se montrent bien moins sûrs de la rectitude morale de leur conduite. Ils reconnaissent le dilemme qui ne permet guère de solution qui soit entièrement bonne. Voir son patient souffrir est un mal, mettre fin à ses jours est un mal aussi. Mais dans les circonstances « c'est ce que je peux faire de mieux ». Raisonnement du moindre mal bien sûr.

Société, éthique et médecine

Tout Européen, qu'il soit patient ou médecin, ne peut que ressentir un malaise sinon un sentiment de perplexité devant des Ordres de médecins qui prennent des positions extrêmement opposées dans un domaine aussi important que la gestion de la mort, c'est-à-dire la fin de notre vie. En plus, il n'y a pas que l'opposition des extrêmes, mais entre les deux extrêmes on trouve de nombreux médecins qui semblent diverger plus ou moins de la position encore officiellement proclamée par les Ordres.

L'histoire de la médecine en Occident démontre que le comportement du médecin, dans une large mesure et pour la plupart du temps, a été un reflet de la société. Cependant, la même histoire connaît de courtes périodes exceptionnelles, telle le temps de Galien et quelques brefs moments pendant la Renaissance (Vésale) où la médecine ne concevait pas sa déontologie à partir de la société avec ses philosophies et ses théologies, mais de l'intérieur de la médecine elle-même (3). On pourrait penser que ce sont là les seuls cas qui justifient qu'on parle d'une « éthique hippocratique ». Dans les autres cas où la déontologie médicale trouve sa base en dehors de la médecine, il faut se méfier de l'étiquette « hippocratique » que l'on veut néanmoins lui attribuer. Comme s'il s'agissait d'une position inhérente à la médecine. En fait, nous pensons que cette étiquette ne se justifie que pour une éthique médicale tirée de la seule médecine.

De nos jours l'interaction entre société et profession médicale est plus fore que jamais. Il faut mentionner ici l'Angleterre où déjà en 1935 une association fut fondée pour l'euthanasie volontaire. Les fondateurs étaient médecins, ecclésiastiques et juristes. Aujourd'hui il existe dans presque tous les pays du monde des associations pour l'euthanasie, pour le droit de mourir dans la dignité, toutes réunies dans une fédération mondiale. Le but de ces associations est de permettre l'aide aux patients adultes et compétents, avec des souffrances insupportables d'une maladie terminale et qui demandent avec insistance que leur médecin les aide à mourir.

Le médecin peut-il agir comme bon lui semble?

Le débat sur l'euthanasie et le suicide se joue entre deux extrêmes incompatibles, d'une part le rejet rigide et de l'autre la permissivité totale. Ceux qui s'identifient avec une des deux extrêmes s'excluent mutuellement et s'excluent de fait du débat pourtant inévitable. Bien sûr, répondre « Oui » comme répondre « Non » à une demande d'euthanasie ou de suicide assisté est relativement aisé. Si, en plus, on a le courage inébranlable de sa conviction, on mérite la tolérance sinon le respect des gens.

Bien plus ardues sont les position du « Non, sauf.... » et du « Oui, si.... ». Ici, plus de langage absolu, mais un discours qui se tient toujours au conditionnel. C'est-à-dire qu'on devra découvrir, au cas par cas, reconnaître et respecter les valeurs et les normes des patients dans leur société comme aussi celles des médecins et des soignants dans la même société. Cette casuistique restera, probablement pour un bon moment encore, le seul modèle à la disposition de ceux qui prennent ces décisions ardues en fin de vie. En principe, l'approche au cas par cas ne devrait pas paraître comme une nouveauté dans le monde médical où la plupart des décisions ont un caractère particulier et provisoire. De la même façon, pour les situations en fin de vie, une fois les absolus abandonnés, il ne nous reste que d'aller en quête d'un compromis moralement acceptable.

Sans aucune doute, cette approche qui renvoie dos à dos les partisans du « Oui, si.... » et ceux du « Non, sauf.... » ne saura plaire aux parties impliquées dans le débat parce qu'elle ne donne pas raison à l'une plus qu'à l'autre position. On comprend en effet que certains se soucient d'un danger de laxisme devant cette tendance à accréditer l'idée qu'en définitive chaque médecin peut agir comme bon lui semble et que la casuistique restera encore longtemps le seul modèle en éthique biomédicale. Par contre, on peut se référer à une tradition éthique en Occident qui, depuis Aristote et après lui pendant des siècles, reconnaît le droit moral de l'homme prudent de décider et d'agir selon sa conviction morale, en âme et conscience (10).

Une des caractéristiques de toute casuistique c'est qu'elle adhère à la vérité dialogale, c'est-à-dire à la conviction que le dialogue mène à la vérité dans l'agir. Dans cette perspective la position du « Oui, si.... » et celle du « Non, sauf.... » illustrent un même souci de n'arriver à une décision qu'après avoir pesé le pour et le contre, les circonstances psychiques et sociales d'un cas concret.

Jonsen et S. Toulmin se sont efforcés de montrer que la casuistique peut fonctionner comme méthode de jugement moral dans les cas difficiles de la médecine contemporaine. En termes succincts, cette méthode se définit comme une analyse de problèmes éthiques par l'usage de raisonnements fondés sur des paradigmes et des analogies. Ces raisonnements mènent à une opinion experte au sujet de devoirs moraux particuliers, leur existence et leur rigueur. Cette opinion s'entoure de règles et de maximes qui valent en général mais pas universellement ni invariablement. En fait, ces règles ne valent que dans la condition typique de ce sujet et dans les circonstances de son cas (11).

Une casuistique ainsi définie ne saurait fonctionner que dans un contexte relationnel. Les acteurs dans ce contexte sont, en plus des médecins et du patient, une équipe de soignants et une cellule de réflexion multidisciplinaire, permettant la prise en charge par un médecin qui se sait soutenu moralement, même si, en dernier lieu, c'est à lui seul qu'incombe la responsabilité professionnelle.

Bibliographie

1. Blendon R.J.
Should physicians aid their patients in dying? The public perspective.
In : Journal of the American Medical Association 1992; 267 : 2658-2662.

2. De Wachter M.A.M.
Euthanasia in The Netherlands.
In : Hastings Center Report 1992; 22 (2) : 23-30.

3. Edelstein L.
The professional ethics of the Greek physician;
In : Temkin O. and Temkin C.L. Ancient medicine. Baltimore. The Johns Hopins Press 1967; 319-348.

4. Euthanasia and assisted suicide in the Netherlands and Europe. Methodology of the ethical debate.
(ed. M.A.M. de Wachter). Brussels. European Commission. Report EUR 16636 EN. 1996, 185p.

5. Goffi J. Y.
Euthanasie.
In : Dictionnaire d'éthique et de philosophie morale (ed. M. Canto-Sperber). Paris. PUF. 1996; 543-546.

6. Hoerni B.
Ethique et déontologie médicale. Permanence et progrès.
Paris. Masson. 1996. 35.

7. Ordre des Médecins. Conseil National de l'Ordre.
Commentaires du Code de déontologie médicale. Paris. 1996.

8. Van der Wal G, Van der Maas P.J.
Euthanasie en andere medische beslissingen rond het levenseinde.
De praktijk en de meldingsprocedure. SDU Uitgevers. Den Haag. 1996. 318p.

9. Vovelle M.
La mort en Occident de 1300 à nos jours.
Paris. Gallimard. 1983. 749p.

10. Carraud V., Chaline O.
Casuistique. In : Dictionnaire d'éthique et de philosophie morale (ed. M. Canto-Sperber). Paris. PUF. 1996. 213-222.

11. Jonsen A., Toulmin S.
The abuse of casuistry : a history of moral reasoning.
Berkeley, University of California Press. 1988. 257p.

Décision thérapeutique et secret médical

Bernard Hœrni

En préambule à ces réflexions, il faut rappeler les principes du secret médical, sans oublier que la décision thérapeutique implique largement le patient auquel ce secret n'est pas opposable.

Principes du secret médical

Selon la définition précise de l'adjectif « médical », ce secret se rapporte à l'exercice de la médecine plus qu'au médecin. La discrétion qu'il impose est apparue dès Hippocrate et son *Serment* pour la raison suivante. En rupture avec les pratiques magiques antérieures, Hippocrate et son école donnent toute sa valeur à l'observation clinique. Pour soigner, le « nouveau » médecin doit enregistrer les données géographiques et climatiques environnant le malade, il est introduit à son domicile où il recueille des données concernant maison et maisonnée, il accède enfin au malade qu'il va écouter, interroger, examiner jusque dans ses parties les plus intimes. Ainsi, pour accomplir son œuvre de soins, est-il amené à s'introduire par nécessité dans la vie privée, dans l'intimité. Selon une logique qui reste vraie, il n'y a pas de médecine sans confidence, de confidence sans confiance, de confiance sans secret. Pour confier au médecin des indications très personnelles qui peuvent être indispensables pour bien soigner, le malade doit être assuré que ces confidences ne sortiront pas de leur « colloque singulier », ne seront pas négligemment colportées auprès de tiers, vis-à-vis desquels le malade serait mis en difficulté.

Le secret médical n'est pas une fin qui aurait quelque valeur sacrée, mais seulement un moyen indispensable pour respecter les personnes – leurs intérêts matériels légitimes et leur réputation – qui doivent recourir à un médecin. Elles doivent pouvoir lui confier sans réserve des données intimes, sans s'en trouver plus menacées dans la position déjà vulnérable où elles se trouvent. Ce n'est pas – on l'a compris – le secret du médecin, c'est le secret du patient.

C'est son secret, même quand le médecin obtient non ses confidences, mais des données confidentielles par un examen complémentaire portant sur son corps et auparavant inconnues de lui. Ces données le concernent au premier chef et ont toutes raisons de lui être communiquées. La restriction du code de déontologie à propos de son information (« dans l'intérêt du malade et pour des raisons légitimes que le praticien apprécie en conscience, un malade peut être tenu dans l'ignorance d'un diagnostic ou d'un pronostic grave », art.35 du code) a été très atténuée par rapport au code de 1979 et ne devrait s'appliquer qu'à titre exceptionnel. On connaît suffisamment aujourd'hui les ravages de mensonges charitables – pour les malades comme pour les familles – pour choisir presque toujours la voie de l'authenticité – la vérité sinon toute la vérité – en suivant les règles habituelles de tact et mesure, et accompagnant comme il faut certaines révélations.

Comme, de plus, le médecin ne saurait se substituer au malade pour faire certains choix à sa place, il faudra recueillir les siens, après information « loyale, claire et appropriée » pour en tenir compte dans la décision thérapeutique, dans toute la mesure du possible. Il n'y a donc pas, entre patient et médecin, de secret qui ne soit partagé entre eux. Au contraire, nombre de ces données partagées n'ont pas à être divulguées et doivent être protégées vis-à-vis de tiers. Cela amène à détailler trois situations particulières : le partage de certains secrets entre soignants, l'occultation de certaines raisons justifiant les choix d'un malade vis-à-vis de ses proches et les cas où le malade est gravement incompétent.

Secret partagé entre soignants

C'est un concept qui n'a aucune existence juridique mais qui est anciennement et justement fondé. L'intérêt du patient étant déterminant, il ne faut pas qu'un médecin prive sa décision thérapeutique de l'avis d'un autre médecin – ou d'un autre soignant – susceptible d'être utile pour une meilleure décision.

Cet avis peut être demandé en respectant l'anonymat du malade, sur simple présentation d'un cas clinique. Ou bien on propose au malade une consultation avec l'autre médecin dont on souhaite l'avis. L'usage est de présenter alors le dossier médical ou son résumé. Cependant certaines données sensibles peuvent être retenues, en proposant au malade de les présenter lui-même. Ce partage entre soignants – médecins ou non-médecins – est souhaitable pour faire bénéficier des meilleurs soins le malade pris alors en charge par une équipe plutôt que par un médecin isolé.

Le partage ne s'impose pourtant pas sans réserve. Au contraire, il sera limité à ce qui est « nécessaire, pertinent et non excessif », selon la formulation européenne. Il est également souhaitable d'en faire part au patient, même s'il semble aller de soi, pour que ce dernier puisse éventuellement s'y opposer.

Secret sur certaine raisons

En vue d'une décision thérapeutique, certains patients peuvent avoir des raisons qu'ils ne souhaitent pas laisser connaître à leurs proches. Il est préférable d'en informer le médecin – plutôt que de donner un refus non motivé par exemple – mais ce dernier devra respecter le vœu du patient et taire sa position. Donnons-en quelques exemples.

Un jeune malade atteint d'affection maligne pourrait bénéficier d'une chimiothérapie renforcée suivie d'une greffe de moelle compatible venant d'un de ses frères. Celui-ci indique clairement au médecin qu'il ne veut pas donner sa moelle, tout en souhaitant que son refus ne soit pas connu. Il reviendra au médecin de trouver une autre raison – par exemple incompatibilité tissulaire – pour expliquer l'absence de greffe, pour éviter au frère bien-portant l'opprobre de sa famille... tout en prévoyant son éventuel soutien psychologique quand la mort du malade pourra engendrer sa culpabilité.

Un homme marié ayant eu plusieurs enfants avec sa femme est exposé à un traitement susceptible de le stériliser. Une préservation de sperme lui est proposée devant sa femme et il la refuse. Mais il s'arrange par la suite pour revoir seul le médecin, lui indiquer qu'il envisage de divorcer, ce que sa femme ignore encore, puis de se remarier et que, dans cette perspective, il préférerait avoir une conservation de sperme. Cette précaution doit alors être prise à l'insu de l'épouse ou en lui donnant une raison qui ne la mette pas au courant des intentions de divorcer de son conjoint.

Un homme âgé est exposé à un traitement susceptible d'entraîner une impuissance. Présente à la consultation, sa femme, avec qui il n'a plus de relations sexuelles, indique que cela n'a aucune importance. Cependant l'homme a une maîtresse et une activité sexuelle à laquelle il tient et dont il refuse l'interruption. Là aussi, le médecin aura à en tenir compte pour la décision thérapeutique, sans en donner la vraie raison à la femme qui reste attachée à son mari, lequel reste attaché par ailleurs à son ménage.

En fin de vie une femme demande à ne faire l'objet d'aucun acharnement thérapeutique, en refusant les pressions de sa famille qui souhaite le contraire, en raison d'une opposition à sa famille qu'elle indiquera au médecin mais ne souhaitera pas faire connaître par ailleurs.

Dans de tels cas, c'est bien le choix du malade qui doit être considéré, même si le médecin a parfois à faire preuve de persuasion – mais sans pression abusive – pour le modifier, mais les raisons du choix doivent rester cachées selon le vœu du patient ou pour préserver son intérêt.

Malade incompétent

A la suite de complications cérébrales ou mentales, un malade peut perdre toute compétence pour donner son avis à propos d'une décision thérapeutique. C'est alors un ou plusieurs de ses proches qui se substitueront à lui pour être contactés par le médecin et tenter d'être les représentants du malade.

Il peut cependant y avoir des volontés exprimées avant sa détérioration par le malade au médecin, ou des données pathologiques ignorées par la famille et qui n'ont pas à lui être révélées. Dans tous les cas, le médecin se gardera de considérer que la substitution d'un proche au malade va de soi et que n'importe quelle confidence peut être partagée. Bien des transmissions sont inutiles, bien des confidences s'imposent, sans pour autant montrer aux proches que l'affaire ne les concerne pas. Le médecin doit être prudent, rester poli et laisser d'autant moins suspecter un secret qu'il existe. Il lui faut, seul ou avec un confrère, situer où sont les divers intérêts du patient et comment on peut le mieux les respecter.

Une dernière situation, marginale, peut être encore envisagée bien qu'elle ne concerne pas, à proprement parler, le secret médical. Parfois un proche fait au médecin une révélation concernant le malade que ce dernier n'a pas cru devoir faire. Si elle a une grande importance pour la décision thérapeutique, le médecin pourra alors tenter, avec précaution, de la recouper à partir du malade lui-même, mais il peut aussi estimer que l'information est inexacte ou sans influence.

Dans tous les cas, le secret médical n'intervient que pour préserver les intérêts du patient en difficulté, en vue de la décision médicale la plus appropriée pour s'y conformer, à côté de bien d'autres facteurs envisagés dans cet ouvrage.

Bibliographie

1. Grenier B. Évaluation de la décision médicale. Paris : Masson, 1996.

2. Hœrni B. Éthique et déontologie médicale. Abrégé. Paris : Masson, 1996.

3. Hœrni B, Bénézech. Le secret médical. Confidentialité et discrétion en médecine. Abrégé. Paris : Masson, 1996.

Médecine et Droits de l'homme

Peter Leuprecht

La médecine a depuis des siècles occupé une place centrale dans la culture occidentale – pour le meilleur et le pire. La longue histoire qui va du Serment d'Hippocrate au Code de Nuremberg en témoigne ; et, bien sûr, cette histoire est loin d'être terminée. La science, les sciences, dont les sciences médicale et génétique, occupent une place centrale dans ce monde de la fin du 2ème millénaire. Elles exercent sur l'homme un pouvoir qui fascine et inquiète et suscitent des interrogations fondamentales. Elles sont parmi les grands enjeux de notre société.

Les droits de l'homme sont l'expression d'une forte aspiration éthique. Les médecins s'interrogent quant à eux sur l'éthique qui doit être la leur. Se faire rencontrer droits de l'homme et éthique médicale – tel doit être notre objectif. Pour y arriver, nous rappelerons dans un premier temps ce que sont les droits de l'homme pour voir ensuite comment ceux-ci concernent et interpellent le médecin et le pouvoir médical. Nous constaterons enfin que l'éthique, dont l'éthique des droits de l'homme, constitue un indispensable garde-fou contre les excès du pouvoir médical.

Les droits de l'homme

Que voulons-nous dire par « droits de l'homme » ? Il peut paraître superflu de poser cette question. Les droits de l'homme ne sont-ils pas dans l'« air du temps » ? N'y a-t-il pas un consensus universel, ou presque, autour des droits de l'homme ? A en croire les discours officiels, quasiment tout le monde est pour les droits de l'homme et contre leur violation. Les droits de l'homme font aujourd'hui partie de la réthorique poitique dominante.

Cependant, les apparences trompent; le consensus officiel sur les droits de l'homme est superficiel et trompeur. Derrière la belle façade de l'unanimité se cachent des divergences profondes et une confusion, voire un abus de langage de dimension Orwellienne.

Essayons donc d'y voir un peu plus clair! J'oserai une tentative de définition délibérément non-juridique des droits de l'homme en disant très simplement : les droits de l'homme sont des droits qui appartiennent à chaque être humain parce qu'il ou elle est homme. Ce ne sont pas des droits accordés ou octroyés par l'Etat ou une quelconque autorité, mais des droits que tout être humain possède parce qu'il ou elle est homme; des droits qui collent à la peau de l'homme, que l'homme porte avec lui; des droits dont l'être humain a besoin pour pouvoir mener une vie d'homme, une vie digne de l'homme. L'idée de dignité humaine, de l'égale dignité de tous les être humains, est le fondement de toute la philosophie et de tout le droit des droits de l'homme. Parce qu'ils sont fondés sur l'égale dignité, les droits de l'homme sont nécessairement universels – des droits égaux pour tous les êtres humains. S'ils ne l'étaient pas, si certains hommes ou catégories d'hommes en étaient exclus, ils ne mériteraient pas l'appelation « droits de l'homme». Le principe d'universalité signifie : les droits de l'homme pour tous.

Les droits de l'homme ne sont pas seulement universels; ils sont aussi indivisibles; ils forment un tout. C'est seulement si tous les droits de l'homme – les droits civils, politiques, économiques, sociaux et culturels – lui sont garantis que l'homme peut mener une vie digne de l'homme. Le principe d'indivisibilité signifie : tous les droits de l'homme.

La réalisation des droits de l'homme ainsi entendus, de tous les droits de l'homme pour tous, exige de la part de toute société des efforts énormes et incessants. Et pourtant, chaque société doit être mesurée à l'aune de cette exigence.

Les droits de l'homme ne sauraient être une réalité vivante et vécue sans humanité, sans solidarité. Les droits de l'homme ne peuvent vivre et s'épanouir sans solidarité entre les hommes. Cette solidarité devrait se manifester à tous les niveaux de la vie en société – du niveau le plus bas de la vie quotidienne jusqu'au niveau de la communauté internationale. Les grandes déclarations et traités internationaux sur les droits de l'homme placent l'homme au cœur de la communauté internationale qui est collectivement et solidairement responsable de la protection et de la promotion de la dignité de l'homme et de ses droits inaliénables. Comme le dit le premier paragraphe du préambule de la Déclaration Universelle des Droits de l'Homme de 1948, « la reconnaissance de la dignité inhérente à tous les membres de la famille humaine et de leurs droits égaux et inaliénables constitue le fondement de la liberté, de la justice et de la paix dans le monde ».

Universalité, indivisibilité et solidarité sont donc les piliers sur lesquels repose l'édifice des droits de l'homme.

En pratique, le problème du respect des droits de l'homme se pose partout où des hommes, parfois à travers des structures ou des institutions, exercent un pouvoir sur d'autres hommes. Les droits de l'homme s'affirment et se défendent toujours face au pouvoir – tout pouvoir. A une vision utilitariste du pouvoir les droits de l'homme opposent une exigence éthique. Ils sont ainsi subversifs au sens propre du mot : ils « subvertissent » les formes traditionelles de l'exercice du pouvoir; ils constituent une limite et un défi pour ceux qui exercent le pouvoir. Ils visent à limiter et à réduire la violence du pouvoir.

Au fil du temps, les droits de l'homme ont été des plus en plus ancrés dans le droit et, notamment depuis la seconde guerre mondiale, dans le droit international. Ils sont du droit, **ius cogens**. En même temps, ils sont beaucoup plus que du droit. Ils ne sont ni une idéologie ni un substitut d'idéologie. Ils sont une éthique – pas un « Ersatz » d'éthique. Ils expriment une exigence éthique à l'égard de tout être humain et de toute collectivité et société. Ils ne sont ni libres de valeurs ni neutres au point de vue des valeurs. Au contraire, ils constituent un système de valeurs qui doit s'insérer dans un systèmc plus global de valeurs. Ils marquent la « société démocratique », un des concepts centraux de la Convention européenne des Droits de l'Homme.

Les droits de l'homme et le pouvoir médical

Les droits de l'homme interpellent le médecin et le pouvoir médical principalement pour deux raisons : parce que les droits de l'homme ne sont pas seulement des droits de chacune et de chacun d'entre-nous, mais aussi, et avant tout, des droits de l'autre; et parce que le médecin exerce un pouvoir sur l'autre. Or, tout pouvoir doit être contrôlé; car les abus, les dérives et les excès sont toujours possibles.

L'eugénisme a été une de ces dérives qui mérite d'être rappelée; quelques « grands esprits », y compris des médecins, l'ont conçu, bien avant qu'il ne soit pratiqué. Ainsi,

Charles Richet, prix Nobel de médecine et physiologie, dans sa **Sélection humaine** publiée en 1919, rêve de la création d'« une race humaine admirable ». Il oppose le fait naturel au fait social :

«Le fait naturel, c'est l'écrasement des faibles. Le fait social, c'est la protection des faibles. Donc par l'état social se trouve viciée la grande loi de la sélection, qui est essentiellement la survivance des forts : il faut pour la vigueur de l'espèce, que tout ce qui est imparfait soit anéanti... Après l'élimination des races inférieures, le premier pas dans la voie de la sélection, c'est l'élimination des anormaux. »

Richet rentre dans une curieuse dialectique de la « barbarie » :

« A force d'être pitoyables nous devenons des barbares. C'est barbarie que de forcer à vivre un sourd-muet, un idiot, un rachitique... Ce qui fait l'homme, c'est l'intelligence. Une masse de chair humaine, sans intelligence humaine, ce n'est rien. Il y a de la mauvaise matière vivante qui n'est digne d'aucun respect ni d'aucune compassion. Les supprimer résolument, ce serait leur rendre service, car ils ne pourront jamais que trainer une misérable existence... »

Dans les années trente, **Alexis Carrel**, également prix Nobel de médecine, préconise une « aristocratie héréditaire » par la mise en œuvre d'un « eugénisme volontaire ». Lui aussi pose le « problème non résolu de la foule immense des déficients et des criminels »; sa réponse est l'élimination :

« Quant aux autres, ceux qui ont tué, qui ont volé à main armée, qui ont enlevé des enfants, qui ont dépouillé les pauvres, qui ont gravement trompé la confiance du public, un établissement euthanasique, pourvu de gaz appropriés, permettrait d'en disposer de façon humaine et économique... »

En Allemagne, des médecins ont développé et ensuite, sous le régime nazi, pratiqué la doctrine du « lebensunwertes Leben », c.à.d. de la vie qui n'est pas digne d'être vécue. Et – terrible hybris – des médecins s'érigeaient en juge sur la question de savoir si une vie était ou non digne d'être vécue. Des médecins et des biologistes ont aidé le régime nazi à mettre en œuvre sa politique d'élimination. En 1939, **Fischer** qui avait été l'auteur, avec **Lenz** et **Baur**, d'un traité d'hérédité qu'**Hitler** avait lu en prison, s'écriait à l'occasion du cinquantième anniversaire du Führer : « Dans quel état serions-nous aujourd'hui si cette immense action de politique raciale, de politique démographique et d'hygiène sociale n'avait pas été victorieuse? » On ne peut s'empêcher de poser cette question : dans quel état serions-nous aujourd'hui si le régime nazi avait pu continuer, avec les moyens scientifiques actuels, son œuvre d'« hygiène ».

Ces quelques exemples historiques nous montrent où la médecine sans éthique peut conduire et de quelles terribles dérives elle est capable. Ils nous montrent également combien peuvent être dangereuses la rencontre et la collusion entre le pouvoir médical et le pouvoir politique, surtout dans des régimes ne respectant pas les droits de l'homme.

Même dans des situations moins extrêmes, le médecin peut être amené à commettre des violations des droits de l'homme ou à participer à de telles violations. Il arrive que des médecins participent à des exécutions, à la torture ou à des mutilations punitives. D'autres situations ou lieux à risques sont l'hôpital psychiatrique, l'exercice de la médecine en milieu carcéral, l'expertise médico-légale ou médico-sociale devant le tribunal, l'usage punitif de la psychiatrie tel qu'il a été pratiqué en URSS.

Le développement spectaculaire des sciences médicale et génétique confère au médecin un pouvoir accru, de nouveaux pouvoirs sur la vie et la mort. La biogénétique, la médecine de la reproduction et la médecine prédictive ainsi que l'utilisation de celle-ci à des fins autres que la santé suscitent de graves interrogations.

Comment contrôler, comment brider l'énorme pouvoir du médecin afin qu'il ne constitue pas une menace pour l'homme, sa dignité et ses droits fondamentaux ? C'est ici qu'interviennent la loi et l'éthique comme garde-fou contre les excès toujours possibles du pouvoir médical.

La loi pertinente est de plus en plus européenne. L'exemple le plus frappant est la Convention pour la protection des droits de l'homme et de la dignité de l'être humain à l'égard des applications de la biologie et de la médecine (ou Convention sur les droits de l'homme et la biomédecine). Elaboré dans le cadre du Conseil de l'Europe, ce traité d'une importance fondamentale a été ouvert à la signature le 4 avril 1997. Le titre même de cette Convention énonce tout un programme : il s'agit de protéger la dignité et les droits fondamentaux de l'être humain. Il ne doit pas s'agir là d'une référence rituelle du bout des lèvres, mais d'une exigence fondamentale de tous les instants.

Cependant, le droit à lui seul ne saurait suffire. Même si, comme nous l'avons vu, le droit des droits de l'homme porte en lui une exigence éthique, le droit en général, surtout dans une société démocratique, n'exprime souvent qu'un « minimum éthique ». Dans un domaine aussi important et délicat que la médecine, étant donné le pouvoir que le médecin exerce sur d'autres hommes et l'énorme danger d'abus et de dérives qui peuvent conduire le médecin aux antipodes de sa mission première, il faut non seulement des moyens juridiques, mais aussi déontologiques et éthiques pour prévenir et combattre ce danger d'abus et de dérives. Il s'agit de former dans les professions de santé une conscience citoyenne fondée sur le respect de la dignité humaine et des droits de l'homme. Cela semble encore plus nécessaire au fur et à mesure qu'augmentent les pouvoirs que le progrès des sciences confère au médecin. Comme l'a écrit **Novalis**, « chaque fois que l'homme fait un nouveau pas pour s'assujettir la nature externe par l'art de l'organisation et de la technique, il devrait préalablement en avoir fait deux à l'intérieur de soi-même afin d'approfondir sa réflexion éthique ». Cela doit valoir davantage encore dans ce domaine où ce n'est pas « la nature externe », mais l'homme même qui est en jeu.

L'introduction à la prise de position éthique est l'apprentissage du doute. **Paul Ricœur** a écrit :

« Les situations extrêmes (telles que la torture) nous révèlent la nature de l'éthique : non pas des normes qui nous mettent à couvert, mais des directions de conduite, à l'intersection desquelles il faut savoir juger soi-même. »

Pour ce qui est des chercheurs, certains d'entre-eux auront tendance à considérer que leur liberté de recherche est illimitée et ne supporte pas la moindre restriction. Cependant, **John Locke** nous a déjà enseigné que la liberté doit aller de pair avec la responsabilité. La liberté dont nous écrivons le nom, comme **Paul Eluard** dans son merveilleux poème, doit être la liberté responsable. Le philosophe **Hans Jonas** écrit au début de son remarquable livre « Le principe responsabilité » :

« Le Prométhée définitivement déchaîné, auquel la science confère des forces jamais encore connues et l'économie son impulsion effrénée, réclame une éthique qui, par des entraves librement consenties, empêche le pouvoir de l'homme de devenir une malédiction pour lui. »

J'ajouterais : il s'agit d'empêcher le pouvoir de l'homme de devenir une malédiction non seulement pour les hommes vivants, mais aussi pour les hommes à venir.

Ethique médicale et droits de l'homme ont tout à gagner à se rencontrer et à se renforcer mutuellement si nous voulons une médecine qui soit véritablement au service de l'homme, qui ait le sens de l'homme, non pas d'un homme émietté, mais de l'homme dans son intégralité, son universalité et son indivisibilité, son inaliénable dignité.

Ethique et enseignement de la thérapeutique

JEAN-MARIE MANTZ

L'éthique est un état d'esprit soucieux de la défense des valeurs humaines. A ce titre elle concerne toutes les disciplines, médicales en particulier, et tout spécialement celle qui est la finalité même de la médecine, la **Thérapeutique**.

A vrai dire il est quelque peu artificiel de séparer les problèmes éthiques liés à la thérapeutique des problèmes éthiques généraux qui se posent en médecine car le choix d'une thérapeutique est directement lié à l'orientation diagnostique qui, en amont de la prescription, comprend une série de démarches – relation médecin-malade, examen clinique, choix des examens complémentaires, considérations économiques – comportant elles aussi une connotation éthique.

C'est dire qu'en bien des occasions l'enseignement qui se préoccupe des problèmes éthiques posés par certains traitements est amené à élargir le champ de sa réflexion éthique bien au-delà du seul domaine de la thérapeutique.

Néanmoins nous nous efforcerons de centrer notre réflexion pédagogique sur les aspects éthiques de la thérapeutique, d'autant plus que cette dernière a acquis, ces dernières décennies – cet ouvrage en donne d'innombrables exemples – un pouvoir sans précédant sur la vie et la santé des Hommes.

Faut-il enseigner l'éthique en thérapeutique ?

La réponse à cette question ne peut être qu'affirmative. En effet « les nouveaux moyens thérapeutiques médicamenteux ou instrumentaux en réanimation, en procréatique, en génétique, en cancérologie, en transplantation d'organes, en psychochirurgie, en psycho-pharmacologie interfèrent avec la dimension humaine de la médecine tandis que les contraintes de l'expérimentation, les sollicitations de l'industrie pharmaceutique, les exigences de plus en plus pressantes de la société en matière d'interruption de grossesse, de médecine du sport, de chirurgie esthétique, d'euthanasie multiplient les dilemmes moraux auxquels s'ajoutent des problèmes plus classiques mais tout aussi difficiles concernant l'autonomie du malade, le consentement aux soins, le secret médical, l'accompagnement des mourants (1) ». Qui pourrait demeurer indifférent aux effets iatrogènes de la thérapeutique, à l'incompétence d'un prescripteur, au gaspillage des ressources nationales ?

De plus le déclin du religieux dans le monde occidental, l'individualisme grandissant dans notre société, le culte idolâtrique de la toute puissante technique, les complaisances matérialistes et hédoniques de nos comportements rendent plus que jamais nécessaire l'expression claire de nos devoirs et de nos responsabilités.

Ainsi un éclairage éthique ne doit-il pas être absent d'un enseignement de thérapeutique. ; mais aussitôt une question plus générale se pose :

Peut on enseigner l'éthique ?

La question peut surprendre. Dans un ouvrage récent S. Rameix (1) l'a clairement discutée :

« La tradition philosophique a toujours affirmé l'impossibilité d'enseigner l'éthique... On peut parler à propos de l'éthique ou sur l'éthique, mais il est impossible de l'enseigner ». Déjà Platon, dans le Ménon affirmait que « la vertu ne peut s'enseigner » et les réflexions de certains philosophes contemporains comme L. Wittgenstein ou B. Williams vont dans le même sens.

« Pourtant l'éthique est bien l'objet d'un savoir : un travail rationnel est à la fois possible et nécessaire sur les valeurs... Le nier serait prendre position philosophique contre la possibilité pour la raison humaine de penser les valeurs » (1).

Ainsi un enseignement de l'éthique paraît possible à condition de le distinguer des modalités habituelles de la transmission du savoir et de le considérer comme l'expression publique d'une réflexion nationale et collective sur les valeurs humaines. D'innombrables expériences pédagogiques récentes dans le domaine de la bio-éthique le prouvent d'ailleurs à l'évidence.

Que faut-il enseigner ?

Quel peut être le contenu d'une réflexion bio-éthique adaptée à l'enseignement de le thérapeutique ? L'objectif de l'enseignement de l'éthique en thérapeutique est d'amener le médecin, lors d'une prise de décision, à réfléchir au meilleur choix pour son malade.

Cela suppose une information complète, une sensibilisation personnelle et une aide à la réflexion.

L'information tout d'abord. « Choisir », a dit Alfred Sauvy, « c'est être informé. « Le grand malheur pour un malade c'est d'être soigné par un médecin ignorant « (J. Bernard).

Informer le futur thérapeute c'est tout d'abord souligner les importantes possibilités d'actions thérapeutiques ouvertes par les applications des avancées scientifiques récentes dans d'innombrables secteurs de la médecine. C'est aussi montrer que toute thérapeutique, en dehors des effets bénéfiques qu'elle peut avoir sur la santé, comporte le risque d'effets indésirables, voire délétères, ce risque iatrogène étant souvent d'autant plus important que le traitement lui même est plus actif. Informer c'est aussi dénoncer les dérives possibles de certaines prouesses techniques qui touchent à ce que l'homme a de plus précieux, sa pensée, sa qualité de vie, son patrimoine génétique, son identité, sa descendance; ainsi en est il de certaines techniques de psycho-chirurgie ou de psycho-pharmacologie qui modifient la personnalité du patient, de certaine pratiques procréatiques qui défient le bon sens ou brouillent les patrimoines, de certains excès de la réanimation qui relèvent de l'obstination thérapeutique, de certaines formes de génothérapie qui ravivent le vieux rêve d'eugénisme...

C'est *rappeler* enfin que les traitements ont un coût et qu'aucun thérapeute ne saurait se désintéresser des *implications économiques* de ses choix. L'éthique, dit-on parfois, concerne surtout les *thérapeutiques d'exception.* Rien n'est moins vrai : les traitements les plus banaux, le maniement des médicaments les plus courants, les prescriptions les plus classiques, les commentaires apparemment les plus anodins peuvent interférer avec les valeurs fondamentales de l'homme. Ainsi l'éthique est elle la compagne quotidienne du thérapeute, du praticien.

Informer le futur thérapeute de la réalité des faits, mais aussi *LE SENSIBILISER* à la dimension éthique de ses choix et développer en lui un véritable *réflexe éthique* dès qu'il s'agit de thérapeutique. Il y va de la qualité de relation avec son patient. Il y va aussi de la politique générale de la santé dans notre société et de la répartition des ressources dans notre pays.

Il y va enfin de l'avenir de la médecine, terrain d'affrontement de tendances opposées :

instrumentalisation ou humanisation
élitisme ou égalitarisme
matérialisme ou spiritualisme

d'une médecine devenue à la fois extraordinairement puissante et paradoxalement fragile.

L'enseignement de l'éthique c'est aussi *L'AIDE À LA DÉCISION.* C'est fournir à l'étudiant des *références éthiques destinées à faciliter ses choix.* Là est la véritable difficulté dont nous avons analysé les composantes dans un autre chapitre de cet ouvrage.

Rappelons simplement ici la pluralité des *options philosophiques* dans ce domaine. Entre l'esthétisme de Platon, l'hédonisme d'Horace et Gassendi, l'utilitarisme de Bentham, le matérialisme de Marx, l'existentialisme de Sartre, le personnalisme de Mounier et toutes ces doctrines entre lesquelles l'éthique ne trouve tiraillée, on ne peut trouver aucun dénominateur commun qui permette de les concilier ou de les réconcilier. On peut en dire autant des *doctrines religieuses,* toutes préoccupées de morale mais souvent divergentes dans leurs directives et dont aucune ne peut prétendre, pour l'instant, à l'universalité.

Quant à la *science,* qui s'occupe des faits, non des valeurs, elle est par nature, amorale.

Or les nécessités pratiques et l'urgence de certaines décisions thérapeutiques obligent à se référer à quelques préceptes dont personne ne saurait, de bonne foi, contester le bien-fondé : **la nécessité de la connaissance des faits**, clé de la compétence ; elle est à la base de toutes les directives concernant les bonnes pratiques médicales, les conférences de consensus, les références médicalement opposables ; **le respect de l'être humain** sous tous ses aspects, physique, mental, affectif, **l'attention à l'Autre, enfin** à tous les stades de sa maladie et jusqu'à son décès. Ce précepte rappelle que la médecine est le service, ce qui fait à la fois sa grandeur et sa servitude.

Il reste à aborder une dernière question :

Comment enseigner l'éthique en thérapeutique ?

Quelle place cet enseignement doit-il occuper dans le programme général des cours de thérapeutique ?

Quels cadres pédagogiques sont les mieux adaptés ?

Quelle méthodologie appliquer ?

Les réponses à ces questions sont très variables d'un pays à l'autre. *Outre-Atlantique,* l'enseignement de la bio-éthique a été introduit dans certaines universités Nord-américaines il y a plus de vingt ans. Il a désormais droit de cité dans la plupart des établissements sous des formes très diverses quant à son contenu, ses modalités, sa durée.

C'est probablement l'expérience acquise *au Québec* depuis 1981 qui est la plus avancée dans ce domaine (2,3).

La tendance à former des éthiciens de profession, en petit nombre mais très spécialisés, capables d'intervenir sur demande pour dénouer des situations plus ou moins conflictuelles, n'est pas suivie en Europe où l'on estime en général que l'éthique est l'affaire de tous, de tous les enseignants en particulier. Par contre l'évaluation des enseignements d'éthique est une préoccupation constante des Centres d'Ethique Américains, en particulier du Hastings Center de New-York qui se demande depuis longtemps comment l'enseignement théorique peut améliorer les comportements en particulier au plan thérapeutique.

En Europe il existe une grande variété de dispositifs pédagogiques aussi bien en ce qui concerne les bases théoriques de l'éthique (forte tradition historique en Allemagne, philosophique en Belgique, juridique en Angleterre et aux Pays Bas), que ses modalités pratiques d'enseignement (9).

Des chaires d'éthique ont été créées en Allemagne, en Belgique, en Angleterre.

Il n'est pas possible de rendre compte en quelques lignes des nombreuses initiatives pédagogiques actuellement en cours. Pour plus de détails on consultera utilement, entre autres, les travaux de F. Abel (Barcelone), Engelhardt (Lübeck), W. Hittzig (Zurich), L. Honnefelder (Bonn), T. Hope (Oxford), A. Mauron (Genève), S. Reiter-Theil (Bad Segeberg), P. Schottsmann (Louvain), P.W. Schreiner (Weinstadt), E. Schroten (Utrecht) (5, 6).

Des réunions internationales transdisciplinaires périodiques, telles celles qui se sont tenues à Strasbourg en 1990 sous l'égide du Conseil de l'Europe (4) et à Bad Segeberg (5) en 1993 sous l'égide de l'Association Européenne des Centres d'Ethique Médicale, permettent de fructueuses confrontations.

En France, des réunions se sont tenues à plusieurs reprises au Comité National d'Ethique sous l'égide du recteur Lucas (7, 8).

On assiste actuellement à un foisonnement d'initiatives prises par les Universités, les Hôpitaux, les organisations professionnelles (9, 10, 11). La plupart concernent, directement ou non, des problèmes thérapeutiques. Ces formations ont été recensées en 1993 par le Comité Consultatif National d'Ethique, à l'occasion du 10e anniversaire de sa création (7) et plus récemment par l'Association Descartes à Paris : modules d'enseignement, certificats optionnels ou non, diplômes universitaires ou inter-universitaires, formations doctorales d'éthique, ont vu le jour dans plusieurs facultés de médecine ou de pharmacie, tandis qu'un effort de coordination des différentes initiatives françaises en un Diplôme Inter-Universitaire National d'Ethique est testé actuellement par l'Université de Paris V.

En pratique, la méthodologie de l'enseignement de l'éthique en thérapeutique dépend : des structures pédagogiques existantes, – ce qui conditionne sa place dans le curriculum des études médicales – de l'auditoire auquel il s'adresse et de son niveau de connaissance en thérapeutique – cet enseignement s'adresse préférentiellement aux étudiants avancés ou aux médecins ou chercheurs confirmés – des objectifs affichés : dégager la composante éthique d'un problème thérapeutique en la distinguant soigneusement des composantes techniques, scientifiques, économiques voire légales ou déontologiques qui l'englobent et souvent la masquent, substituer par ailleurs à une vérité « révélée » et imposée une approche éclairée et discutée de la solution jugée optimale par le groupe sans sortir des frontières du bon sens ni des limites imposées par la loi.

J'aurais tendance enfin à penser que l'esprit éthique doit l'emporter sur les modalités proprement dites et que toute forme d'enseignement de l'éthique est bonne dans la mesure où elle privilégie la pédagogie par problèmes et où elle est adaptée à l'auditoire, interactive, pluraliste et casuistique.

Ainsi, sauf exception, en thérapeutique les colloques, confrontations et débats, si possible précédés d'un travail par petits groupes en ateliers, me paraissent mieux adaptés à la pédagogie par problèmes que les cours magistraux, conférences et autres monologues. Le cas échéant et suivant les circonstances, la méthode des sketches, des cas simulés ou construits, des jeux de rôles, les séances de rédaction d'ordonnances peuvent rendre des services. Enfin la distribution préalable de documents, de tirés à part, de références augmente sans conteste le niveau, la qualité et l'efficacité des échanges.

Je m'arrêterai un instant, à titre d'exemples, à trois dispositifs dont nous avons, à Strasbourg, une expérience déjà longue et qui me paraissent particulièrement bien adaptés à l'enseignement des implications éthiques de la thérapeutique,

le Certificat de Synthèse Clinique et Thérapeutique (CSCT)

le stage clinique d'éthique au lit du malade

le diplôme interuniversitaire d'Ethique médicale

Le CSCT est, en France, le haut lieu de l'enseignement de la thérapeutique médicale en fin de 2^{è} cycle. Il est tout naturellement *le lieu d'élection* de l'enseignement des composantes éthiques de la thérapeutique. L'incidence de l'éthique varie suivant les thèmes thérapeutiques abordés, essentielle lorsqu'il s'agit de procréation médicalement assistée, de génothérapie, de transplantations d'organes, d'acharnement thérapeutique, de soins palliatifs, d'iatrogénie, de prise en charge de la douleur, d'euthanasie, importante aussi lorsqu'il s'agit du choix des examens complémentaires, de la prescription thérapeutique, de l'adhésion du malade à la thérapeutique, du suivi thérapeutique.

En fait la perspective éthique n'est jamais absente d'une préoccupation thérapeutique.

Cet enseignement de l'éthique présente un certain nombre de *caractéristiques* :

Il est *obligatoire* comme l'est lui même l'enseignement de la thérapeutique.

Il doit être *attractif* : il doit fixer l'attention, au besoin surprendre l'étudiant. La puissance documentaire de l'image est d'un grand secours dans ce domaine.

*L'image d'un facies tétanique traduit, mieux qu'un long discours, la souffrance et l'angoisse du malade.

*Parler du handicap mental est toujours quelque peu académique. L'image d'un nouveau-né anencéphale illustre la dramatique réalité du problème.

*Déclarer « personne potentielle » un embryon de 10 semaines peut apporter un certain confort intellectuel. Projeter l'image de ce qu'on trouve en fait dans les poubelles de certaines salles d'opération est de nature à ébranler les certitudes les plus sereines.

Cet enseignement ne s'improvise pas. Il doit être *préparé* par l'enseignant qui a la charge de l'organiser. Il s'agit d'éviter la ségrégation pédagogique des thèmes éthiques qui seraient regroupés en un mini module en marge du module principal de thérapeutique.

Il n'est pas question non plus d'aborder les considérations éthiques dans les cinq dernières minutes du cours, comme on l'a fait trop longtemps pour la thérapeutique elle-même.

Il s'agit de convaincre les collègues de la place que doit occuper aujourd'hui l'éthique dans leur enseignement, et au besoin de les familiariser avec les méthodes pédagogiques les plus adaptées. C'est dire l'importance qui s'attache *au choix du futur responsable* de l'enseignement de thérapeutique dans une Faculté.

L'enjeu est d'importance. Du choix qui est fait dépend un certain modelage du comportement du futur médecin. La solution n'est pas le recours à un « éthicien » de profession qui, loin de toute pratique médicale, plaquerait des directives désincarnées sur un enseignement fait par d'autres.

Le problème n'est pas non plus de savoir si l'enseignant coordonnateur de thérapeutique doit être spécialiste ou généraliste, pharmacologue ou réanimateur, interniste ou psychiatre. L'éthique, comme la thérapeutique n'appartient à aucune spécialité mais les concerne toutes.

Tout enseignant nécessairement médecin et praticien qui accepte et a fortiori brigue la responsabilité d'enseigner la thérapeutique, par exemple dans le cadre du CSCT, se doit d'inscrire au programme les aspects éthiques de la décision thérapeutique. Cela suppose une autorité professionnelle reconnue, gage de crédibilité, un certain charisme personnel fait d'humanisme, de capacité d'écoute, de tolérance, de civisme, car les décisions thérapeutiques engagent les ressources de la collectivité, de courage aussi, pouvant l'amener à prendre des positions à contre courant de celles de la majorité du moment, de modestie enfin car les solutions éthiques ne sont souvent que des compromis.

Ce problème ne peut laisser indifférent les responsables du recrutement des enseignants de thérapeutique au plan national. Longtemps des enseignants ont été recrutés essentiellement sur leurs connaissances scientifiques. Depuis peu les jurys semblent tenir compte également des activités cliniques et pédagogiques des candidats. Ne peut-on pas espérer qu'un jour leur engagement dans l'enseignement de l'éthique soit à son tour valorisé ?

Le stage clinique d'éthique d'une semaine, par petits groupes, au lit du malade, obligatoire à Strasbourg pour les étudiants hospitaliers de cinquième et sixième années de médecine, est un autre temps fort de l'enseignement de l'éthique en 2e cycle (10). Il permet d'aborder sur le terrain les problèmes éthiques qui se posent, en particulier en thérapeutique. L'objectif de ce stage est de fournir à l'étudiant une méthode lui permettant, dans un cas précis, d'identifier les problèmes éthiques et de l'aider à les résoudre.

Cette méthodologie consiste à montrer, à l'occasion de situations réelles, qu'un certain nombre de valeurs appartenant en propre au malade, sa santé, sa qualité de vie, sa volonté, sa liberté, l'égalité de ses droits, la confidentialité qu'on lui doit peuvent se trouver compromises, voire contrariées par diverses contraintes techniques, scientifiques ou économiques.

Dès lors les problèmes éthiques posés par le malade étant clairement identifiés, l'étudiant est invité à la réflexion en présence d'un moniteur de stage. L'outil choisi pour guider le raisonnement est la communication, les différents participants faisant, par un jeu de questions-réponses, circuler l'information sans formalisme ni préséances.

Une expérience de 10 ans (8) à laquelle participent trente collègues strasbourgeois de différentes spécialités nous a convaincus de l'extrême intérêt de ce type d'enseignement particulièrement bien adapté à la participation et à l'échange et aussi apprécié des étudiants que valorisant pour les enseignants.

Là encore le choix du moniteur de stage est important : techniquement directif, le moniteur de stage, généralement le chef de service ou un médecin senior doit rester éthiquement neutre. Interlocuteur attentif, référent crédible, généreux de son temps, ni théoricien doctrinaire ni moraliste censeur, il ne doit pas imposer ses vues personnelles mais par une analyse authentique des faits favoriser l'émergence des convictions de chacun.

« On n'enseigne pas ce que l'on sait » a dit Jean Jaurès, « mais ce que l'on est».

Les diplômes d'éthique universitaires ou interuniversitaires, représentent un cadre particulièrement favorable à l'approfondissement de la réflexion éthique au 3e cycle.

Les modalités pratiques en sont diverses mais à ce niveau la multidisciplinarité et l'ouverture sont la règle : médecins, infirmières, juristes, philosophes, ecclésiastiques, confrontent leurs points de vue et dialoguent avec l'auditoire.

Le D.I.U. d'Ethique Strasbourg-Nancy par exemple, permet depuis 5 ans, au cours de 12 journées annuelles, d'aborder de façon pluraliste, interactive et éventuellement contradictoire les grands problèmes actuels de l'éthique médicale et paramédicale, de la thérapeutique moderne en particulier.

Tels sont quelques unes des structures qui constituent un cadre privilégié de l'enseignement de l'éthique en thérapeutique.

Plusieurs problème cependant demeurent :

La question du prérequis :

L'enseignement de l'éthique devrait être précédé au cours des études secondaires, dans les collèges et les lycées, d'une formation philosophique et humaniste de base beaucoup plus poussée qu'elle ne l'est actuellement.

Les conférences de sensibilisation à l'éthique introduites officiellement en France en 1992 en première année de médecine dans le cadre du module des Sciences Humaines et Sociales, mettent bien en lumière cette carence : l'une des tâches pédagogiques les plus difficiles à ce niveau est de trouver un minimum de langage commun qui rende le discours intelligible et l'échange possible.

L'assistance record, l'enthousiasme de ces jeunes gens, les discussions qui se prolongent bien au-delà de l'horaire, montrent combien ces conférences répondent à leur attente.

Autre problème non résolu : celui de ***l'évaluation*** de l'enseignement de l'éthique en thérapeutique.

Evaluer un enseignement c'est apprécier le degré de concordance entre les objectifs affichés et les résultats obtenus.

Il faut reconnaître avec modestie que nous n'avons pas encore dans ce domaine les instruments fiables.

L'évaluation par la simple *présence* est insuffisante. Ce critère n'est cependant pas dénué de valeur pour la validation d'un stage d'éthique clinique par exemple, dans la mesure où l'expérience montre qu'aucun étudiant ne demeure indifférent aux idées qui ont circulé au cours du stage, ce qui est un des objectifs de l'éthique.

Le questionnement par QCM paraît totalement inadapté à la situation. Son caractère binaire et manichéen est aux antipodes de la démarche éthique toute en nuances, finesse et souvent compromis. De plus ce mode de questionnement ne teste que des connaissance et offre à l'étudiant un éventail d'items qu'il n'aurait peut être pas envisagés spontanément.

La fiche d'évaluation de l'enseignement rédigée par les étudiants eux mêmes, a un effet parfois salutaire sur le comportement de certains enseignants.

La méthode la plus satisfaisante consisterait à soumettre à un jury pluraliste le comportement du candidat et sa démarche en *situation clinique réelle.* Cette méthode qui s'apparente à l'ancien « examen clinique de sixième année de médecine » se heurte cependant à des difficultés de réalisation pratique.

Nous ne sommes pourtant pas totalement démunis : le recours *aux épreuves rédactionnelles* permet, en fonction d'une grille d'évaluation, d'apprécier équitablement chez l'étudiant mis en présence d'un dossier de malade, sa connaissance du problème, son aptitude à dégager la composante éthique d'une situation, sa capacité à conduire un raisonnement éthique, son choix personnel de solutions.

Une inconnue demeure cependant : une telle démarche n'offre aucune garantie d'un comportement éthique ultérieur de l'étudiant lorsqu'il se trouvera réellement en situation professionnelle.

L'enseignement de l'éthique exige la mise à disposition d'un certain nombre de ***moyens matériels*** : locaux adaptés, supports modernes de l'information et de la communication, section spécialisée d'une bibliothèque...

De plus cet enseignement ne peut s'épanouir que dans un ***climat général favorable***, hospitalier et universitaire : aucun enseignant, quelle que soit sa spécialité, ne peut rester à l'écart de l'effort général. Les CHU qui gagneront le pari de l'enseignement de l'éthique sont ceux qui réussiront à faire passer un souffle d'enthousiasme généreux et communicatif à travers le corps enseignant tout entier.

Enfin on ne peut ignorer aujourd'hui les problèmes éthiques particuliers qui se posent dans les pays qui, pour des raisons diverses, émergent enfin d'un long silence, ce qui devrait nous inciter à multiplier les échanges transfrontaliers dans l'espoir d'une ***harmonisation européenne*** des comportements éthiques en thérapeutique.

Bibliographie

1. Rameix S.
Fondements philosophiques de l'éthique médicale.
Edit. Ellipses, Paris, 1996.

2. Parizeau M.A.
L'enseignement de l'éthique dans la formation médicale : présupposé théorique et expérience pratique à l'Université Laval.
Rev. Pédagog. Méd., 1989, 12, n°4 : 37-41.

3. Fourcade J.
« Enseigner » la bioéthique : un expérience Québécoise.
Laennec, 1990, 15-20.

4. Le Bris S.
L'enseignement, la recherche et la pratique de la bio-éthique.
Rapport à l'occasion des 40 ans du Conseil de l'Europe. Strasbourg, Déc. 1990.

5. Schubert-Lenhardt V.
Bericht ueber das Symposium « Teaching and Training in Medical Ethics Countries, Professions, Orientations ». Bad Segeberg, 3 oct. 1993.
Ethics, 1994, 2, 1 : 163-166.

6. Reiter-Theil S.
Praktische Fälle und ethische principen.
Ethik Med. 1994, 6 : 71-76.

7. Lucas P.
L'éthique bio-médicale dans les formations supérieures.
Colloque « Enseigner l'Ethique ». Arche de la Fraternité. Paris. Juillet 1991.

8. Mirouze J.
L'enseignement de l'éthique dans la formation médicale.
Rev. Educ. Med. 1989, 5 : 37-41.

9. Sellier M.
Science du vivant. Ethique et pédagogie.
Bio-éthique. 1991. 2 : 88-92.

10. Mantz J.M.
Une expérience de deux ans d'enseignement de l'Ethique Médicale en stage hospitalier.
Bull. Acad. Méd. 1991. 175 n°8 : 1229-1236.

11. De Saint Martin et al.
Enseignement de l'éthique dans les UFR médicales françaises : évolution ou révolution.
La Presse Med 1998. 27, 20 : 968-970.

Conclusion

Conclusion
Ethique, compétence, humilité et humanisme

Patrice Queneau

« Science sans conscience n'est que ruine de l'âme », confiait déjà Rabelais il y a plus de trois siècles. Malgré les mérites des pionniers de la chirurgie et de la médecine d'alors, c'était un temps où la thérapeutique était bien modeste... Ne rêvons pas. Guérison et soulagement reposaient surtout sur les grandes valeurs éthiques du médecin : la connaissance anatomo-clinique, l'esprit d'observation et l'intuition, le bon sens, l'esprit critique, la conscience et le sens de l'humain, le courage, l'autorité, l'enthousiasme, l'espoir...

Et aujourd'hui, qu'en est-il ? Le progrès a balayé des pans entiers d'incertitudes et d'ignorances. La révolution thérapeutique de ce dernier demi-siècle a permis de guérir des centaines de millions de malades jadis condamnés. Or, ce qui devrait être ressenti par tous comme un triomphe éclatant est chaque jour battu en brèche et l'objet de salves de critiques. Les zélateurs d'hier deviennent les opposants les plus acharnés de cette médecine moderne, cependant souvent si brillante et (merveilleusement) efficace.

Serait-ce caprice des malades et des citoyens, plaisir malsain à dénigrer ou ingratitude effrontée vis-à-vis d'un grand bonheur de cette fin de siècle ? Probablement un peu tout cela à la fois.

Orgueil et naïveté

Mais nous voyons pour notre part deux autres causes à cet état de fait. La première est que notre monde moderne trop épris de faux semblants, de vitesse et de certitudes, attend souvent trop et trop vite de la médecine d'aujourd'hui. La chirurgie devrait être sans faille et le médicament la panacée. Et tout cela sans aucun risque, le fameux « zéro défaut » qui hante les cercles scientifiques. Alors que la réalité médicale est tout autre, ne serait-ce que par le fait que deux malades ne sont jamais totalement comparables, biologiquement, psychologiquement, affectivement. Ce qui fait qu'à un traitement donné Monsieur Dupont ne réagira pas de la même manière que Madame Durand, en termes d'efficacité comme de tolérance. Et ce, malgré les progrès majeurs, eux aussi, de l'évaluation scientifique qui placent aujourd'hui la Thérapeutique au rang des disciplines factuelles, reposant sur des niveaux de preuves validés. Malgré cela, la plupart des décisions thérapeutiques se prennent en situation d'incertitude plus ou moins grande. Pour la bonne et simple raison qu'elles concernent des malades à risques, ceux précisément chez lesquels les évaluations cliniques n'ont pu porter. Chez eux, tout spécialement, l'efficacité à 100 % et le risque zéro sont des leurres, le plus souvent. D'où enthousiasme excessif, puis déception…

Et si tout cela n'aboutissait qu'à asservir l'Homme ?

Il est une deuxième raison à cette dénégation si fréquente de la valeur de notre médecine actuelle. Celle-là est liée au fait que nombre de malades se disent insatisfaits de l'accueil qui leur a été réservé, tout spécialement dans certains hôpitaux. Serait-ce l'envers du décor ? Une médecine hyperspécialisée, high tech, et parallèlement déshumanisée ? Certains malades affirment l'avoir vécu : dans tel Service hospitalier, personne pour leur dire bonjour, les rassurer, leur expliquer ce qu'on leur faisait, la gravité de leur maladie, l'utilité des traitements… Ils affirment n'avoir jamais été informés – moins encore consultés – sur ces derniers, appliqués dès lors à leur insu. Ce qui, soit dit, en passant, est formellement contraire au Code de Déontologie médicale qui indique dans son article 36 que « Le consentement de la personne examinée ou soignée doit être recherché dans tous les cas ». Voici cette jeune femme opérée de sa colonne cervicale pour une névralgie cervico-brachiale rebelle : elle a confié son corps à un chirurgien qu'elle n'a vu qu'une fois très vite, qui ne lui a pas dit de quoi il allait l'opérer, pas plus que son avenir (risques, chances de guérison, douleurs, durée de l'hospitalisation, soins ultérieurs…). Seules les infirmières lui fournissent quelques explications. Le malade ne doit-il pas devenir l'ami du chirurgien… et le chirurgien l'ami du malade ?

L'on ne dit plus bonjour au malade, et l'on parle du « n° 7 qui s'aggrave ». Espérons que ce ne soient là qu'exemples rares. Mais prenons garde à ce que, trop fiers de leurs succès (sic) et faute de temps (!), pressés par la sacro-sainte maitrise des dépenses de santé, les artificiers de la médecine moderne ne négligent par trop la relation de confiance, comme le temps de l'écoute, celui de l'explication, de l'éducation et de l'accompagnement du malade chronique. L'anonymat serait un désastre, au plan humain, mais aussi, de surcroit, au plan économique. Certes, il faudra démontrer – pour tenter de convaincre les plus sceptiques que *la qualité est économique.*

Le progrès thérapeutique ne doit jamais faire « écran » à la relation médecin-malade, à la prise en compte de la véritable plainte du malade, de la confidence de son mal-être, de cette douleur qui signifie souvent tellement plus (ce « j'ai mal » qui signifie aussi « je suis mal, je vais mal, je suis malade, handicapé, dévalorisé, dévalué, diminué» de tout ce qu'il n'ose pas dire à des «savants»).

« Quoi de neuf demanda le patron à l'interne? Oh! pas grand chose, Monsieur. Ah, si j'oubliais, l'angoissé du 17 est mort, le simulateur du 24 aussi... »

C'était au temps jadis, bien entendu...

En guise de non-conclusion

Est-il possible de conclure une réflexion sur l'éthique? Certes non. Car cette dimension de la médecine ne peut être qu'incitation à une réflexion responsable. Il faut saluer la performance du Doyen Jean-Marie Mantz d'avoir su regrouper de tels témoignages vibrants et engagés sur des thèmes aux enjeux aussi brûlants pour les malades et les soignants, mais aussi pour les citoyens d'une civilisation qui cherche son second souffle, après les mirages de la toute puissance scientifique et de la vérité infaillible. En ces temps de violences et de doutes, la réflexion éthique est une religion de l'Homme.

Car ce livre n'expose pas une doctrine, au sens figé du terme, comme une sorte de musée des valeurs humaines, bien proprement rangées dans une vitrine aseptisée, éloignée de la réalité et de l'acuité des enjeux. Ce livre, passionnant, sensible, infiniment attentif au malade et à la société dans toute leur humanité, individuelle et collective, m'apparait un modèle d'incitation à la réflexion.

La médecine dérange. La belle affaire! Est-ce bien surprenant? On lui demande tout, puis on la voue aux gémonies, dans l'instant qui suit, parce qu'elle n'a pas tout de suite donné toute satisfaction à toute demande : de guérir en un jour les perforations d'ulcère, les ruptures de rate, les embolies pulmonaires, les infarctus comme les maux de tête, les douleurs de l'arthrose, chaque petit « bobo », au même titre que les soucis, les chagrin d'amour, la fatigue et le vieillissement... On voudrait même qu'elle confère aussi l'intelligence et la beauté, et pourquoi pas l*e bonheur en prime, remboursé lui aussi par la Sécurité Sociale!*

La médecine prométhéennne a vécu

Elle doit vaincre son propre triomphalisme. Elle doit faire bénéficier les malades de tous les progès, sans la moindre réserve, la moindre frilosité ; mais aussi en gardant toute sa lucidité, toute sa sagesse sur l'utilisation de ces progrès pour le bien-être réel des malades et non pour je ne sais quelle spirale d'intérêts commerciaux, de pouvoir « scientifique » voire de retombées médiatiques. Afin d'éviter que ces progrès ne soient dévoyés, au détriment du malade, et bien sûr sous les apparences d'un bénéfice invoqué.

Elle n'en sera que plus triomphante, et en toute transparence.

Humilité et modestie

Le médecin d'aujourd'hui, et les autres soignants avec lui, se trouvent confrontés à un triple défi éthique, chaque jour plus difficile à relever : *la compétence,* nécessairement actualisée, sans laquelle il n'est pas de médecin de qualité ; *l'écoute et la disponibilité psychologique au malade,* que le médecin doit savoir rassurer ; enfin *la prise en compte du coût pour la société,* principe éthique collectif. Le savoir scientifique et technique, pour essentiel qu'il soit, ne résume pas à lui seul toute la dimension thérapeutique. Car, dès le premier regard, dès le premier contact, le médecin se doit d'être disponible au malade et rassurant à son égard, en décelant ce qu'il lui faut d'information sur sa maladie et d'éducation pour la prise en charge de son traitement.

La Thérapeutique est la Finalité même de la Médecine, Art de guérir, de soulager et d'accompagner *le malade.* C'est un enjeu difficile et exigeant, qui est au cœur de l'attente de chaque malade, et donc de chaque thérapeute et de chacun d'entre nous. Mieux prescrire aujourd'hui, *c'est s'appliquer à toujours mieux soigner, tout en dépensant moins chaque fois que possible, notamment en évitant les prescriptions inutiles, non validées et/ou dangereuses.*

Mais une relation malade-médecin confiante et chaleureuse reste et restera toujours une clef de la réussite médicale. Il faut pourfendre les faux-prophètes et leurs fausses bonnes idées, qui déclarent que *« le Colloque singulier malade-médecin n'existe plus, qu'on n'en est plus là, à l'heure de l'Europe (et de ses directives!) »*. Aujourd'hui, modernisme, mondialisation (merci, pour la pensée unique!) et pseudo-communication anonyme obligent, on a « progressé » vers une médecine « libérée » de tout subjectivisme. « La voici enfin (et heureusement!) devenue un *« rapport » entre des prestataires de service et des consommateurs de soins!* » Certifié entendu en 1998 en haut lieu, de la bouche d'une personnalité non médicale. Ouf! Après le politiquement correct, voici enfin venu le Thérapeutiquement correct! Emotions, sensations, perceptions, tristesse, peurs et angoisses, allez au diable! ou faites-vous bombarder de drogues licites ou illicites... Mais n'embrouillez plus, de grâce, notre belle médecine moderne *high tech* par vos balivernes invérifiables, inquantifiables... et inqualifiables.

S'il est heureux que l'humanité soit « vouée au progrès à perpétuité » (Alfred Sauvy), la conscience des soignants devra toujours s'appuyer sur ce *sens de la responsabilité* personnalisée à chaque malade, sans laquelle il n'est point de médecine digne de ce nom.

Pour ce faire, nul doute que l'éthique recommande cette vertu majeure, à l'apparence désuète et démodée, qui a pour nom : humilité et modestie.

« Trop de docteurs, peu de médecins » (proverbe français)

Postface

Vers la médecine du XXIe siècle

JEAN BERNARD

On distingue généralement quatre grandes périodes dans l'histoire de la médecine.

La première période est magique, le sort de l'homme appartient aux dieux et les altérations de la santé font partie de ce destin.

La deuxième période s'ouvre avec Hippocrate et l'observation des symptômes se prolonge pendant plusieurs millénaires, mais toute parfaite qu'elle soit ou qu'elle prétende être en matière clinique, elle est totalement inefficace. Et il n'y a pas grande différence entre le pouvoir, ou plutôt l'absence de pouvoir, des médecins du temps d'Hippocrate, et le pouvoir ou l'absence de pouvoir d'un médecin du début de notre 19e siècle.

La troisième période est très courte, ce sont les six glorieuses, 1859-1865, avec tour à tour : Darwin et l'origine des espèces, Claude Bernard et la naissance de la physiologie; Pasteur et les microbes; Mendel et la naissance de la science de l'hérédité.

Ces six années, six glorieuses, ont plus changé le sort des hommes que les guerres, batailles, victoires de nos livres d'histoire : elles ont permis l'essor des vaccinations, la naissance de la chirurgie et de l'obstétrique modernes. Mais par un curieux paradoxe, elles ont peu eu d'influence sur le traitement des maladies.

Et à l'époque, certes lointaine, mais pas tout à fait préhistorique de mes études de médecine, nous n'avions aucun pouvoir, les maladies bénignes guérissaient toutes seules, et les maladies graves restaient fatales.

Tout a changé avec l'ouverture de la quatrième période, la découvertes des sulfamides en 1936, les antibiotiques, les hormones. Mais cette période, enfin efficace, reste très empirique.

La médecine du XXIe siècle va être différente et je vous propose le plan suivant : d'abord l'examen des caractères de cette médecine du XXIe siècle, et ensuite un rappel des incertitudes et des inquiétudes qui vont persister.

Premier caractère de cette médecine du XXIe siècle : ce sera enfin une *médecine rationnelle*, et ceci pour trois raisons : physiologie, physique et chimie.

Physiologie : c'est un phénomène très curieux mais bien connu dans l'histoire des sciences, que beaucoup de temps sépare les découvertes de leurs applications.

Plus de cent ans ont été nécessaires pour que la médecine utilise vraiment les concepts de Claude Bernard. Il n'y a pas si longtemps, il y a vingt ans, quand on apprenait à un étudiant en médecine le diagnostic d'une anémie, on lui demandait de tenir compte de la couleur de la peau, tirant sur le jaune, tirant sur le vert, ou couleur d'albâtre. Maintenant l'étudiant sait qu'il doit raisonner en physiologiste : s'il y a un trouble de production, de perte de globules ou de destruction. S'il y a destruction est-ce dû aux altérations du globule ou à un événement extérieur, etc., et par une série de dichotomies, on arrive au diagnostic.

Deuxième raison : l'extraordinaire progrès de la physique dans les dernières années, avec une série de méthodes nouvelles dont la plus remarquable est la dernière : la résonance magnétique qui permet de voir la chimie des tissus par la physique.

Et enfin, justement, la chimie. Peut-être le phénomène le plus important de ces dernières années est il la naissance de ce qu'on appelle la pathologie moléculaire, qui a commencé par une conversation dans un train, à l'époque où on voyageait encore en chemin de fer aux Etats-Unis, entre Castle, éminent professeur d'Harvard, et Pauling, grand chimiste. Et c'est ainsi qu'est né ce concept tout différent du passé.

Pendant très longtemps, toute la médecine a été dominée par la méthode anatomo-clinique due à Morgagni et à Laennec. On apprenait à l'étudiant en médecine, qui palpait un abdomen, d'essayer de se représenter ce que seraient les lésions si on opérait. Mais maintenant ce n'est pas du tout cela : il examine un malade, mettons anémique, et doit se représenter quelles sont les altérations de la molécule d'hémoglobine qui sont responsables de l'anémie qu'il est en train d'observer.

Et cette transformation de la médecine empirique en médecine rationnelle a des conséquences pour l'examen clinique, pas tout à fait celles qu'on a voulu nous indiquer. On s'est efforcé dans certains pays (surtout aux Etats-Unis d'Amérique) de dire que ces méthodes allaient supprimer la médecine clinique. C'est en grande partie vrai pour l'examen physique.

Je me rappelle il y a deux ans, un de mes amis m'avait appelé en consultation et il m'a dit : « *Allons faire les gestes* », c'est à dire qu'on allait faire semblant d'examiner le malade, alors que les radios d'examens avaient donné beaucoup plus d'informations.

Mais ce qui reste irremplaçable, c'est l'entretien avec le malade, et cela aucune formule, bien que l'on ait essayé dans certains cas des interrogatoires organisés, ne remplace cet entretien. C'est ce que l'écrivain et médecin français Georges Duhamel appelait le « colloque singulier « et, au détour de la conversation, brusquement le malade vous révèle un événement auquel il ne pensait pas et qui vous apporte un diagnostic.

Tel est le premier caractère de la médecine du XXIe siècle, rationnelle.

Deuxième caractère, une *médecine efficace.*

La médecine actuelle connaît quatre échecs ou demi-échecs : les maladies du cœur et des vaisseaux, les cancers, les maladies héréditaires et les maladies du système nerveux.

Au moins dans les trois premiers cas, on peut attendre, dans les trente prochaines années, la victoire à peu près complète sur ces maladies.

D'abord les maladies du cœur et des vaisseaux, les thromboses, les infarctus, qui sont en Europe occidentale la première cause de mort. Pendant longtemps on s'est borné à l'étude du contenant – les vaisseaux – puis on a étudié la cascade d'événements chimiques qui conduisent à la coagulation.

Mais la vérité est venue d'un autre côté, d'une cellule très longtemps méprisée, la plaquette sanguine. La plaquette a été découverte par un médecin de l'hôtel-Dieu de Paris, Alfred Donné, qui avait une très haute opinion de lui-même. Il s'est nommé lui-même professeur, ce qui est de beaucoup la méthode la plus sûre pour accéder à une chaire. Et il a justifié rapidement la haute opinion qu'il avait de lui-même par trois grandes découvertes : la description des leucémies, les plaquettes sanguines et les premières microphotographies. Après quoi, l'Université l'a réellement nommé professeur.

La plaquette donc a été longtemps négligée.

Je garde le souvenir d'un entretien remontant à 1948 avec l'illustre chercheur américain Quick – celui du temps de Quick – qui me disait que, pendant ses études 1915-1920, le professeur de physiologie leur avait dit, en parlant des plaquettes : « *Méfiez-vous, Messieurs, ce sont peut-être des poussières* ». Or ce sont ces éléments qui vont conduire à la victoire sur les maladies du cœur et des vaisseaux.

Et curieusement, c'est l'étude de deux très rares maladies héréditaires, l'une suisse, l'autre française, qui a conduit à la vérité. Ces maladies sont définies par l'altération d'une seule des fonctions des plaquettes : l'agrégation des plaquettes entre elles, dans la maladie suisse et l'adhérence des plaquettes aux vaisseaux, dans la maladie française.

Dans un premier temps, on a reconnu ce caractère unique du trouble des fonctions. Dans un deuxième temps, on a identifié les molécules qui s'appellent des glycoprotéines qui sont responsables de ces fonctions. Et, de proche en proche, on va, vers 2005-2010, vers une victoire complète, prévention et traitement des thromboses, qui font tant de mal et qui tuent tant d'être humains.

Deuxième victoire espérée : le cancer.

D'abord du côté des traitements. Pendant très longtemps, nous n'avons eu que des traitements curateurs et destructeurs : chirurgie, radiations, chimie. Mais voici que s'ouvre une nouvelle voie, celle des traitements correcteurs et, très curieusement, cette victoire est venue de Chine.

C'est un de nos collègues chinois, le Professeur Wang – qui a reçu son éducation des Jésuites, à l'université Aurore de Shanghai et qui parle un très bon français – qui a eu le premier l'idée de traiter une très grave leucémie, la leucémie à promyélocytes – qui a d'ailleurs été décrite autrefois par notre équipe – par un dérivé de la vitamine A qui s'appelle l'acide rétinoïque.

Le travail a ensuite été repris par mon successeur Laurent Degos, et une collaboration franco-chinoise a permis de très grands progrès. L'acide rétinoïque obtient la rémission, et dans certains cas la guérison, de la leucémie à promyélocytes, non pas en détruisant les cellules leucémiques, mais en les corrigeant. Elles redeviennent des cellules normales. C'est un très grand événement! Et quand j'ai interrogé Wang sur les raisons de sa découverte, il m'a dit : « *Il y a deux raisons. Premièrement, je n'avais pas d'argent pour acheter des médicaments occidentaux, et deuxièmement, la philosophie chinoise enseigne qu'il vaut mieux corriger que détruire* ».

Naturellement, pour le moment, c'est une seule variété de leucémie, mais tout permet de penser que dans le début du prochain siècle, on va étendre cette méthode à l'ensemble des maladies malignes avec de très remarquables résultats.

Une autre voie de traitement intéressante est le traitement immunitaire des cancers, qui a longtemps été très incertain parce qu'on voulait appliquer les règles, les lois de l'immunologie pastorienne. Actuellement, on sait qu'il faut se servir, plutôt comme « vecteur », des anticorps ou des lymphocytes. On a pu parler du lymphocyte « cheval de Troie « parce qu'il introduit le médicament sur la cellule maligne avec de bons résultats. Ceci est un premier changement dans l'évolution des cancers.

Le deuxième est venu des études épidémiologiques. Vous savez que le mot *épidémiologie* ne veut pas du tout seulement dire « étude des épidémies « mais étude de l'environnement. Et deux grandes découvertes ont été faites : l'une en Afrique, en Ouganda, par mon cher et regretté ami le chirurgien anglais Denis Burkitt, qui est mort l'année dernière, qui travaillait en Ouganda et qui a eu l'extraordinaire mérite de reconnaître qu'un cancer de la mâchoire de l'enfant africain était lié à la géographie, dépendait de l'altitude, de la longitude, de la latitude. C'était un très grand événement et ensuite cette découverte de Burkitt a eu deux conséquences :

1° l'identification d'un virus à l'origine de ce cancer, et,
2° la notion capitale du pluralisme des causes, c'est-à-dire que le virus ne suffit pas, il faut plusieurs causes associées, à l'origine d'un cancer, et dans le cas de la tumeur de Burkitt c'est un virus, plus le parasite du paludisme, plus l'anomalie des chromosomes, plus la pauvreté! S'il n'y a pas ces quatre facteurs, le cancer n'apparaît pas.

Je dois dire que déjà quelques années auparavant, étant en mission à Hiroshima et examinant les survivants du bombardement atomique, j'avais été frappé par le fait suivant : il y avait une forte augmentation du nombre de leucémies à Hiroshima, mais un nombre important de Japonais, à égale distance de la bombe, n'avaient rien du tout.

Donc même un événement aussi formidable, au sens étymologique du mot, que la bombe, ne suffisait pas. Il y avait d'autres facteurs qui étaient associés.

Et enfin, le troisième événement en matière de cancer, qui est le plus important, est que nous comprenons enfin ce qu'est la cellule cancéreuse qui a longtemps été très mystérieuse. C'est une découverte due à une équipe américaine avec un membre français, notre collègue Stéhelin, qui a reconnu les oncogènes et anti-oncogènes.

Toute croissance de cellule dans le monde végétal, dans le monde animal, est due à l'intervention de deux sortes de facteurs, les oncogènes qui favorisent la progression et la multiplication des cellules, et les anti-oncogènes qui la freinent et la gouvernent. Et le cancer est défini par une altération : ou bien un excès d'oncogènes, ou bien une insuffisance d'anti-oncogènes. Un peu comme dans une société anarchique – et après tout le cancer est une anarchie – l'anarchie peut être due, soit à l'agitation de certains citoyens : les oncogènes, soit à l'insuffisance de la police : les anti-oncogènes.

Et cette grande découverte a naturellement des conséquences fort importantes et en aura encore bien plus dans les vingt prochaines années.

Troisième efficacité : les maladies héréditaires. Ces maladies sont connues depuis très longtemps. On en trouve la trace dans les livres religieux, hébraïques et arabes. Mais on se bornait à les observer. Et même quand sont survenues les très grandes découvertes du moine Grégore Mendel, découvrant les lois d'hérédité en croisant les pois de senteur du jardin du couvent, jusqu'aux découvertes modernes des chromosomes et des gènes, il y avait un contraste cruel entre l'importance des connaissances en biologie fondamentale et une totale impuissance face aux maladies.

Et voici que s'ouvre la période de ce qu'on appelle les « thérapeutiques géniques». Nous commençons à être capables de modifier les gènes de ces maladies – avec bien sûr des problèmes éthiques qui sont faciles à concevoir – mais déjà, dans certaines maladies héréditaires comme les maladies de l'hémoglobine, des résultats sont obtenus et je pense que le premier quart du prochain siècle verra la victoire sur ces maladies qui ont fait tant de mal : hémophilie, myopathie, maladies de l'hémoglobine, mucoviscidose, etc

Donc voilà le deuxième caractère : une médecine efficace.

Troisième caractère : une médecine individuelle.

Nous-a-t-on assez dit que la médecine du futur serait une médecine de troupeau, une médecine grégaire ! C'est tout le contraire qui se produit. Et ceci est dû à une très grande découverte de mon ami Jean Dausset qui a développé ses recherches dans l'institut que j'ai longtemps dirigé. Jean Dausset a découvert un nouveau système de groupes sanguins qui s'appelle HLA. Autrefois les médecins parlaient latin ou grec – Molière le leur a assez reproché – maintenant ils parlent anglais ! Et cette grande découverte française est illustrée par des initiales américaines « *Human Leucocyte Antigen (HLA)* ».

Le système de Dausset est d'une extrême complexité. Actuellement, on compte 600 millions de combinaisons différentes. Si vous ajoutez à ces 600 millions, les autres groupes sanguins ABO Rhésus, vous arrivez à des milliards de milliards et à la notion que, depuis qu'il y a des hommes et tant qu'il y en aura – réserve faite des jumeaux vrais – il n'y en a jamais eu deux pareils : chaque homme est un être unique, différent de tous les autres.

Un de mes chers amis, malheureusement disparu, l'ambassadeur René Brouillet, était ambassadeur au Vatican. Et il m'a demandé d'aller exposer ces découvertes, il y a quinze ans, devant une assemblée de cardinaux et de chefs d'ordres religieux. Après la conférence, il y a eu une discussion et un éminent cardinal a pris la parole et m'a dit : « *Cher Docteur, vous dites que la biologie démontre que chaque homme est unique mais nous, théologiens, il y a très longtemps que nous le savions* ». Je n'ai pu que dire respectueusement au cardinal que ce n'était quand même pas rien d'apporter la preuve biologique et je ne suis pas tout à fait sûr que le cardinal et moi nous parlions du même homme !

Donc une médecine rationnelle, efficace, individuelle et aussi une médecine, enfin, de prévention et de prévision ! Ceci pour trois raisons : d'abord, une meilleure connaissance des dangers extérieurs, les radiations.

J'ai le triste privilège d'avoir soigné les premiers médecins radiologues des hôpitaux de Paris, presque tous morts de leucémie, à une époque où on ignorait les dangers des radiations. J'ai aussi soigné Irène Curie, qui est morte également de leucémie. Comme m'a dit un de mes amis américains : « *...la famille Curie est définie par un tragique et glorieux palmarès : cinq prix Nobel, deux leucémies* ».

Mais je peux vous dire que, depuis plus de trente ans, je n'ai pas vu un seul cas de leucémie chez les radiologues : ils savent se protéger. Et il faut savoir que, premièrement, les radiations sont dangereuses, et deuxièmement, que nous avons les moyens de nous protéger. Il se trouve que j'ai été expert, et dans l'accident américain de Three Miles Island, et dans l'accident russe de Tchernobyl : dans les deux cas, de très graves fautes avaient été commises, expliquant les accidents.

Deuxième danger extérieur : les poisons chimiques utilisés dans l'industrie. Le benzol est cause de leucémies, l'amiante est cause de cancers de la plèvre. Sur le plan moral, je suis resté un peu scandalisé qu'on continue à employer dans l'industrie, pour des raisons économiques, des substances capables de créer des leucémies et des cancers.

Nous nous sommes beaucoup battus contre le benzol, on a à peu près abandonné son emploi ; il faut faire la même chose pour l'amiante, l'aniline et autres poisons. En réalité, les vrais poisons dangereux ne sont pas ceux-là : ce sont l'alcool et le tabac ! L'année dernière, il y a eu 450.000 morts en France : 100.000 d'alcool et de tabac, soit 35.000 d'alcool, 65.000 de tabac.

J'habite rue d'Assas, près d'une faculté de Droit et je vois toutes les jeunes filles monter en fumant. Le tabagisme masculin est en diminution, le tabagisme féminin est en grande croissance en France : ces jeunes filles préparent le cancer du poumon qu'elles auront dans 15 ou 20 ans.

Donc premier effort considérable de prévention, la lutte contre les dangers extérieurs, physiques, chimiques et avant tout le tabac.

Deuxième progrès de la médecine de prévention : le nouvel essor des vaccinations. C'est un événement inattendu, on croyait qu'après le B.C.G., la diphtérie, la poliomyélite, c'était fini ! Pas du tout. Nous assistons à de nouveaux progrès dans ce domaine. Le premier est la mise au point de méthodes faciles de vaccination. En Afrique, les vaccinations demandent trois injections à trois semaines d'intervalle : c'est très compliqué. On va vers des vaccins qu'on pourra donner par la bouche et qui amélioreront beaucoup la situation. On va aussi vers l'espoir d'avoir des vaccins contre des maladies longtemps tenues pour incurable. Par exemple, nous savons maintenant que l'hépatite B est finalement un état pré-cancéreux et qu'un certain nombres de personnes atteintes d'hépatite B mourront du cancer du foie : la vaccination contre le virus de l'hépatite B va empêcher les cancers du foie ultérieurs.

C'est la premier groupe de progrès.

Le deuxième, qui est dû à un de mes anciens collaborateurs, devenu chef de service à l'hôpital de l'Institut Pasteur, Tiollais, qui a réussi à préparer des vaccins par génie génétique, c'est-à-dire par synthèse, ce qui enlève toutes les complications qu'on avait eues si longtemps. Et déjà l'Institut Pasteur de Paris prépare le vaccin de l'hépatite B, par synthèse, par génie génétique.

Et le troisième progrès concerne les maladies parasitaires. C'est encore un progrès espéré. Vous savez peut-être que la première cause de mort sur cette terre, c'est le paludisme. Mon collègue Capron, professeur à l'Institut Pasteur de Lille, a ouvert une voie nouvelle dans ce domaine. Le grand phénomène de la vie de tous les êtres, végétaux, ou animaux vivants, c'est le rejet. Si on greffe à l'un de vous la peau d'un autre, il la rejettera. Et ceci est vrai pour tous.

Il y a deux exceptions : la grossesse, puisque l'enfant a la moitié des caractères paternels et qu'il est quand même toléré et les parasites. Et Capron a découvert que le parasite se revêt des antigènes de l'hôte, il se camoufle, il emprunte des éléments à l'hôte qui le reçoit.

Et, pour le moment, on en est seulement à ces recherches fondamentales mais déjà, dans une grande maladie parasitaire, la bilharzioze qui, après le paludisme, est la seconde en importance, des espoirs sérieux sont permis de vaccination et de traitement.

C'est la deuxième voie de la prévention.

Mais il y en a une troisième, encore plus importante. Nous commençons à être capables de reconnaître à l'avance une maladie ou la prédisposition à une maladie. Une maladie : l'exemple le plus remarquable et peut-être le plus tragique, est celui d'une grave maladie du système nerveux, qui s'appelle la « chorée de Huntington ». Vous savez que, quand les généraux gagnent une bataille, ils donnent le nom de la rivière ou de la ville : la bataille de la Marne ou d'Austerlitz. Mais quand les médecins perdent et que la maladie est mortelle, ils donnent leur nom à maladie, et on parle de la cirrhose de Laënnec, ou de maladie de Hodgkin, ou de chorée de Huntington.

La chorée de Huntington peut être reconnue pendant la grossesse, est constamment fatale en se révélant à 40 ans. Voyez les problèmes que cela posent !

Au Comité consultatif national d'éthique, que j'ai eu l'honneur de présider pendant dix ans, plusieurs de nos collègues disaient : « *La seule solution c'est l'avortement systématique* ».

J'ai dû leur faire remarquer qu'en dehors des domaines spirituels qui ne sont pas petits, si on agissait ainsi on n'aurait eu ni Pascal, ni Mozart, dont toute l'œuvre avait été accomplie avant 40 ans. Et on a donc renoncé à ce projet, et nous espérons qu'un traitement permettra, un jour ou l'autre, de limiter le danger de cette grave maladie.

Ce qui est encore plus important, c'est la possibilité acquise de reconnaître non pas une maladie, mais la prédisposition à une maladie. Depuis Hippocrate, les médecins savent qu'il y a des êtres humains fragiles et donc peu résistants. Mais le constatant, ils ne comprenaient pas. Et ne comprenant pas, ils faisaient ce qu'on fait toujours les médecins quand ils ne comprenaient rien : ils parlent! Ils créent des mots : idiosyncrasie, diathèse, intolérance, terrain morbide, allergie... pour masquer l'ignorance.

Nous savons maintenant, qu'au moins pour certaines maladies, c'est l'appartenance à certains groupes du système HLA de Dausset, que représente cette fragilité. L'enfant est HLA 6.623 : 30 fois plus de risques que le voisin d'avoir plus tard un diabète.

Mais si les parents donnent un bon régime, il n'y aura pas de diabète. L'enfant voisin a 2.273 : il a 25 fois plus de risques d'avoir plus tard un rhumatisme. Mais s'il vit dans un bon climat, il n'aura pas de rhumatisme.

Bien sûr, mes exemples sont des caricatures, c'est beaucoup plus compliqué que cela. C'est ce que le langage actuel appelle polygénie, il y a X plus Y plus Z, etc. Mais c'est une voie capitale qui a été ouverte, et tout permet de penser que le XXIe siècle verra une médecine de prévention et de prédiction, fondée sur ces données, avec des conséquences capitales, la limitation du malheur des hommes et aussi la limitation des dépenses de santé.

Voilà la partie consacrée à l'éloge, si je puis dire, de la médecine du XXIe siècle : rationnelle, efficace, individuelle et préventive.

Mais je voudrais maintenant examiner avec vous les incertitudes et inquiétudes qui persistent.

D'abord les *incertitudes.*

On a de grands espoirs dans les domaines que j'ai évoqués, mais la médecine des maladies du système nerveux reste bien stationnaire : les psychoses, les névroses, restent d'une très haute gravité. Il y avait eu un espoir de progrès quand deux très chers amis à moi, aujourd'hui disparus, Bernard Halpern et Jean Delay, ont mis au point les premiers traitements psycho-pharmacologiques des maladies de l'esprit ; mais depuis trente ans, il y a un plafonnement, on ne progresse plus.

Je sais bien que le système nerveux est beaucoup plus compliqué que tout le reste. Je ne sais pas si vous connaissez la version moderne de la fable de Faust et du diable. Autrefois, Faust vendait son âme au diable en bloc, mais maintenant, avec les progrès de la neurologie, il peut la vendre en détail, neurone par neurone, synapse par synapse. Alors, comme c'est le cas avec le diable, il y a un marchandage. Et puis on se met d'accord : un franc français, le neurone, un franc français, la synapse. Le diable se frotte les mains, si tant est qu'il ait des mains, mais il a tort ! La somme qu'il aura à verser est égale à la somme des impôts payés par l'ensemble des français pendant 30 siècles. Ce qui vous donne une bonne idée du nombre des neurones.

Et nous sommes, à l'heure actuelle, simplement en train d'espérer !

Et il y a trois attitudes dans ce domaine.

La première est celle des grands neurobiologistes – comme mon éminent collègue et ami Changeux, qui m'a succédé à la tête du comité d'éthique – qui ne sont pas loin de penser qu'ils vont trouver l'âme au bout de leur bistouri. Cela est l'hypothèse numéro un.

La deuxième hypothèse est qu'il manque un concept. Après tout, en 1840, avant Pasteur, on croyait que les souris naissaient du fromage. C'est Pasteur qui a réfuté la génération spontanée.

Alors peut-être qu'en 2010-2020, on se moquera de nous en disant : « *Comment ! ils n'avaient pas compris cela* ! », parce qu'un concept sera arrivé.

Et puis, la troisième hypothèse, c'est qu'on ne saura jamais. Et cette hypothèse a été défendue par deux de mes amis, aussi différents qu'on peut l'imaginer. L'un est le grand philosophe catholique Jean Guitton, qui m'a dit : « *Ne vous en occupez pas. Cela regarde Dieu, il vous le dira quand il voudra », et il appelle cela d'un joli mot « espérance évolutive »!*

Et l'autre est mon regretté ami Jacques Monod, qui est un des grands biologistes de notre temps, athée et agnostique, qui m'a dit : « *Il est le contraire à la logique d'être à la fois sujet et objet* ».

Donc, le cerveau humain ne peut pas prétendre découvrir ce qu'est le cerveau humain !

Je ne peux que vous livrer ces deux objections. Voilà pour la première incertitude.

Deuxième incertitude : les maladies de gravité modérée.

La médecine a fait d'énormes efforts du côté des maladies graves, mortelles, tout naturellement. Elle a quelque peu négligé les maladies de gravité moyenne, qui tourmentent la vie des uns et des autres.

Je prends des exemples dans ma discipline, l'hématologie. La baisse des globules blancs s'appelle leucopénie. Et bien, nous avons eu à nous occuper de trois troubles modérés : le premier est la leucopénie des personnes qui prennent trop de médicaments. Je crois que je détiens un record du monde. J'ai vu à ma consultation hospitalière, il y a cinq ans, une très gentille dame, 50 ans malade, qui prenait 65 médicaments par jour ! Elle avait consulté huit médecins et elle additionnait : 65 !

Je l'ai hospitalisée pour la sevrer. Elle a eu un joli mot : elle a dit à l'interne : « *Oh docteur, je suis contre l'acharnement thérapeutique !* « En effet, n'est-ce pas !

La deuxième leucopénie, modérée, est celle des surmenés : hommes politiques éminents, mères de sept enfants, et sous savez que le travail est un peu un poison comme la morphine : c'est une toxicomanie, on a quelque peine à s'en défaire... ! et ils ont 3.000 globules blancs.

Si vous réussissez à les convaincre d'abandonner leur travail politique, de confier leurs enfants à quelqu'un d'autre, vous les mettez sur une croisière et, au bout de six mois, les globules blancs sont redevenus normaux.

Et la troisième variété, la plus difficile à comprendre, c'est ce que nous avons appelé la leucopénie des dames nerveuses insupportables.

Ce sont des dames de 50-60 ans, qui sont tourmentées par des malaises les plus variés, qui tourmentent leur entourage et qui ont 2800 ou 3000 globules blancs ! Et, dans l'état actuel, nous ne comprenons rien à cette situation. Nous pouvons donner un nom pittoresque à la maladie, mais nous ne savons pas ce qui se passe et tout l'effort de la médecine au prochain siècle va être d'augmenter le confort, le bonheur de vie des gens, en luttant contre les maladies de gravité modérée.

Voilà pour les incertitudes.

Maintenant les *inquiétudes.*

La première inquiétude du côté des maladies infectieuses : le SIDA, crée beaucoup de tourments à l'heure actuelle, peut-être parce que nos contemporains croyaient que tout était fini. J'ai eu le privilège d'être, à l'Institut Pasteur, l'élève de l'illustre Charles Nicolle qui a découvert, comme vous le savez, le mode de transmission du typhus. Charles Nicolle a écrit un très beau livre qui vient d'être réédité par l'Institut Pasteur, qui s'appelle « Destin des maladies infectieuses « et il montre que, tous les cinquante ans, tous les cent ans, il tombe une catastrophe infectieuse sur l'humanité.

Au XIVe siècle, la peste a tué un tiers des français ! Et quand j'étais enfant, en 1919, la grippe espagnole a tué 16 millions d'européens, soit beaucoup plus que la grande guerre qui venait de se terminer.

Dans cinq ans, dix ans, on aura trouvé la solution du SIDA ; dans cinquante ans, cela ira bien, et puis une nouvelle maladie infectieuse viendra et une des fonctions des pouvoirs, des gouvernements, est sûrement d'avoir réfléchi à cette question et d'avoir mis au point les méthodes qui permettent de limiter les dégâts quand ils surviennent.

Voilà une première inquiétude.

La deuxième, c'est le destin des vieillards. On va triompher des maladies mais on va augmenter le nombre des vieillards.

Dans le passé, on se bornait à connaître un petit nombre de vieillards et à décrire leurs impressions, leurs maux.

Ainsi l'illustre Fontenelle, qui fut à la fin du XVIIIe siècle un éminent philosophe, était interrogé par un ami quand il avait 99 ans et un mois. L'ami lui dit : *Vous irez bien jusqu'à 100 ans* « et Fontenelle a répondu : « *Pourquoi êtes-vous si pessimiste*? «

Et on raconte que lorsqu'il était en train de mourir, quelques mois plus tard – il est mort quinze jours avant d'avoir 100 ans – on lui a demandé : « *Qu'est-ce que vous éprouvez*? « Il a répondu : «... *une certaine difficulté d'être*! » Si c'est vrai, c'est admirable!

Il y a une autre description de la vieillesse qui a été donnée par le grand homme politique anglais Disraeli, Lord Beaconsfield, qui fut le premier ministre de la Reine Victoria.

Il a dit : « *Il y a trois périodes dans la vieillesse : première période : le vieillard se rend compte qu'il est moins brillant qu'avant; deuxième période : lui et son entourage s'en rendent comptent; troisième période : seulement l'entourage s'en rend compte* ».Il faut toujours se demander à quelle période on est!

Et les sociétés futures vont certainement beaucoup avoir à s'occuper des vieillards, bien plus qu'elles ne le font maintenant, et avoir prévu les méthodes. Et, personnellement, je trouve peu raisonnable de constamment abaisser l'âge de la retraite alors qu'il vaudrait beaucoup mieux apprendre à quoi peuvent servir les vieillards, par une activité modérée, partielle, etc.

Troisième grande inquiétude du futur : le problème financier.

Je ne vais pas insister car on en parle beaucoup à l'heure actuelle. Mais je voudrais dire que le problème va se décaler : pendant une première période, on va avoir à lutter contre des dépenses de santé considérables, dues aux progrès de la médecine. Dans mon domaine, la greffe de moelle osseuse, qui sauve l'enfant leucémique, coûte 800.000 FF. Ce sont des sommes très considérables. C'est à la société à dire si elle accepte de dépenser cet argent pour sauver des enfants.

Et puis, dans une deuxième période, on aura beaucoup diminué ces dépenses, avec les progrès de la médecine de prévention et le vrai problème sera le financement de la vieillesse qui va être un rude problème pour nos enfants et petits-enfants.

Quatrième et dernière inquiétude : la discordance Nord-Sud.

Il y a trois ans, dans la même semaine, je bavardais avec un fermier de Charente, où j'ai des attaches familiales, qui m'expliquait qu'il était payé pour laisser ses champs en jachère, pour ne pas cultiver trop de territoires.

La même semaine, j'étais invité à faire des conférences à Yaoundé au Cameroun : on m'a emmené dans la campagne, dans la brousse, j'ai vu des enfants mourir de faim. Alors là, que la société humaine contemporaine, d'un côté interdise de cultiver et de produire, et de l'autre laisse les enfants mourir de faim, je crois qu'il y a un scandale qu'il est difficile d'accepter. Et je me permets d'espérer que le XXIe siècle trouvera une solution à ce problème.

Et finalement, je crois qu'à côté des incertitudes, des inquiétudes – et j'aimerais terminer par là – il faut parler des *espérances.*

Deux sortes d'espérances, l'une liée aux progrès de la médecine : très souvent un problème économique ou éthique grave que posait un progrès, a été réglé par le progrès suivant; et deuxièmement, peut-être espérer un progrès de la sagesse. La situation actuelle est caractérisée par ce qu'on peut appeler une discordance. Il y a, d'un côté les progrès de la science et, d'un autre côté, l'absence de progrès de la sagesse. Si vous comparez Einstein à Archimède, le pouvoir d'Einstein est sans commune mesure avec celui d'Archimède. Mais si vous comparez Platon – par courtoisie, je ne vais citer aucun philosophe contemporain – à celui que vous voulez, là il n'y a aucun progrès.

Alors je crois que l'avenir est lié à une alliance entre les progrès de la science. Et, ne pas oublier que la médecine n'est pas seulement la biologie moléculaire. C'est l'amour de son prochain.

TABLE DES MATIÈRES

Impression et finition
Saint-Paul France S.A.
55000 Bar le Duc
Dépôt légal : novembre 1998
N° 11-98-2218